ALEG
Asociación Latinoamericana de Endocrinología Ginecológica

ENDOCRINOLOGÍA GINECOLÓGICA

Una visión latinoamericana en el siglo XXI

EDITORIAL ASCUNE

Asociación Latinoamericana de Endocrinología Ginecológica ALEG
Endocrinología ginecológica: una visión latinoamericana en el siglo XXI
Alejandra Elizalde Cremonte Ortiz. - 1a ed. - Ciudad Autónoma de Buenos Aires: Ascune, 2023.
492 p.; 24 x 17 cm.

ISBN 978-987-82947-3-5

1. Ginecología. I. Título.
CDD 618.1

EDITORIAL ASCUNE

Impreso en Argentina 2023
Printed in Argentina 2023

PRÓLOGO

¿Qué decir?

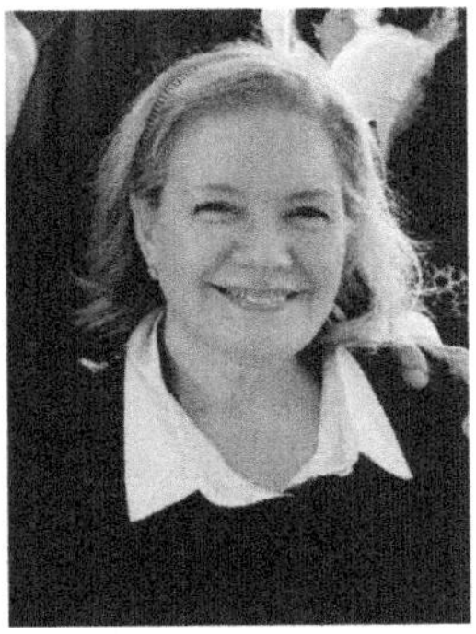

Es un verdadero honor prologar este libro. La Asociación Latinoamericana de Endocrinología Ginecológica ALEG, festeja sus 15 años y el cierre de mi gestión, con esta genial producción.

El libro que tienes en tus manos te va a sorprender muchísimo, y espero que desees volver a leerlo cada vez que tengas alguna duda. En este se han volcado experiencias científicas, criterios avalados por la evidencia y conocimiento de líderes de opinión que se han reunido para darle vida.

En él se recorre la vida de la mujer a través de la Endocrinología Ginecológica, desde la Adolescencia hasta la senectud, abarcando los temas más relevantes y prevalentes de ésta hermosa conjunción de especialidades. También podrás encontrar respuesta actual y con respaldo, a cuestiones con las que te puedes encontrar en el consultorio día a día, por ejemplo: la anticoncepción según las edades; ¿Los problemas hormonales son exclusivos de una edad determinada?; qué sabemos de la biología de la reproducción; el embarazo… un enigma en las patologías endocrinológicas y las alteraciones metabólicas; la transición a la menopausia y la Menopausia, todo lo que hay que saber.

Tengo el orgullo de decir que en este libro vas a encontrar todas las respuestas y mucho más y siempre de la mano de, como dije antes, los líderes de opinión que marcan el rumbo de cada uno de nuestros pasos en esta hermosa y fascinante área de la Medicina, la Endocrinología Ginecológica.

¡¡QUE LO DISFRUTEN!!

Prof. Dra. Alejandra Elizalde Cremonte
Presidente de ALEG

Introducción

Los estatutos de ALEG destacan la promoción del conocimiento y aportes científicos entre la comunidad médica, para que esta se impregne de los mejores conceptos clínicos y farmacológicos y así tenga las herramientas óptimas para ponerlas al servicio de la salud de las mujeres en las diferentes etapas de su desarrollo.

Conscientes de este mandato nos propusimos como tarea durante esta gestión, preparar y editar este segundo libro de "Endocrinología ginecológica, *una visión latinoamericana en el siglo XXI*".

La salud femenina, ginecológica, endocrinológica y reproductiva, con constantes y continuos progresos, nos obliga a actualizarnos día a día y así prepararnos para otorgar la mejor calidad en la atención, contribuir de manera notable en la prevención y conservación de la salud de las mujeres y mantener en el tiempo su calidad de vida.

Para este objetivo, ALEG nos encomendó esta ardua y difícil tarea, recopilar entre los mas notables y prestigiosos profesionales latino e iberoamericanos, en sus diferentes sub especialidades capítulos de temas relevantes que despiertan el mayor interés y actualización.

No fue fácil lograrlo, hemos trabajado intensamente, encontrando la muy buena disposición de los autores de cada texto que se ve materializado en este libro.

Agradecemos a cada autor su colaboración desinteresada y sin fines de lucro, así como también a la Directiva de ALEG por confiar en nosotros y a muchos colaboradores anónimos, como también a nuestras familias por el tiempo que les hemos quitado.

Cada capítulo fue cuidadosamente elaborado individualmente y al unirlos en este libro, se transforman en una verdadera herramienta de trabajo para cada uno de los lectores.

ALEG debe continuar con estas publicaciones en nuestra Asociación, integrada por profesionales de todo nuestro continente y de la madre patria España. Siempre serán bienvenidos aquellos que desean aportar para el desarrollo de la salud femenina y la mantención de la mejor calidad de vida, como también apoyarlas con las mejores herramientas en los éxitos de la reproducción.

Estamos felices y orgullosos por haber cumplido la meta, todo el esfuerzo, cansancio y tiempo dedicado a este logro se diluye ante la alegría de presenciar el nacimiento de nuestro libro, esperamos que cuando lo tengan en vuestras manos y lean los conocimientos allí plasmados, se entusiasmen para asumir el relevo de futuras ediciones, esto no tan sólo es científico, sino que demuestra que nuestra sociedad y comunidad hispanoamericana es notable, forjada con mucho esfuerzo por hombres y mujeres de la mejor calidad humana, social y científica.

Al terminar reiteramos nuestras agradecimientos a cada autor por su notable contribución, también un agradecimiento muy especial al equipo de impresores y a Editorial Ascune por su notable colaboración para permitir cumplir la meta.

Humildemente nosotros los editores Selva, Susana y René nos sentimos orgullosos y felices. Hemos logrado el objetivo y este verdadero nacimiento del segundo libro cumple los sueños y metas que se propusieron los fundadores de ALEG muchos años atrás.

Un abrazo para cada autor y en especial para cada lector, con la esperanza de que la lectura de estos capítulos le permitirá ejercer de manera integral su especialidad y las mujeres que les consulten recibirán una adecuada información.

Dr. René Montaño Villegas (Chile)
Editor en Jefe

Dra. Selva Lima (Uruguay); ***Dra. Susana Pilnik*** (Argentina)
Co-editores,

Índice

UNIDAD VII: Ginecología regenerativa y endocrinología ginecológica en el piso pélvico

UNIDAD VIII: Trastornos metabólicos en patologías endócrinas

Índice de autores

Acedo, Sònia Anglès
Servei de Ginecologia, Institut Clínic de Ginecologia, Obstetrícia I Neonatologia (ICGON), Hospital Clínic de Barcelona, Spain.
Grup de Treball de Sexologia Clínica, Hospital Clínic de Barcelona, Spain.
Departament de Cirurgia i Especialitats medicoquirúrgiques, Facultat de Medicina i Ciències de la Salut, Universitat de Barcelona (UB),
Institut d´Investigacions Biomèdiques August Pi i Sunyer.

Acuña San Martín, Margot
Gineco-obstetra/epidemióloga.
Presidenta de la Sociedad Chilena de Climaterio.
Directora del Departamento de Obstetricia y Ginecología, Universidad de la Frontera, Temuco, Chile.
Experta latinoamericana en Climaterio y Menopausia.
Maestra latinoamericana en Endocrinología Ginecológica.

Arteaga U. Eugenio
Profesor titular.
Departamento de Endocrinología y Centro Traslacional de Endocrinología, Facultad de Medicina, Pontificia Universidad Católica de Chile, Santiago, Chile.

Bandeira Marchesan, Lucas
Médico Endocrinológo, Conselho Federal de Medicina y Sociedade Brasileira de Endocrinologia e Metabologia (SBEM), Brasil.
Preceptor en el Serviço de Endocrinologia del Hospital Nossa Senhora da Conceição, Porto Alegre Máster y Doctorando en Endocrinologia pela Universidade Federal do Rio Grande do Sul (UFRGS) Investigador clinico en el Hormona, Instituto Nacional em Hormônios e Saúde da Mulher.

Belardo, Alejandra
Jefe Sección Endocrinología Ginecológica.
Jefe Sección Climaterio del Servicio de Ginecología. Hospital Italiano Buenos Aires.
Presidente de AACOG (Asociación Argentina de Controversias en Obstetricia y Ginecología).
Profesora Adjunta del Instituto Universitario Hospital Italiano de Buenos Aires.

Camero Lascano, Adriana P.
Ginecóloga y Obstetra Universidad Militar Nueva Granada.
Experta latinoamericana en Climaterio y Menopausia por la Flascym.
Expresidente Asociación Colombiana de Menopausia.
Expresidente y actual fiscal Capítulo Bogotá Asomenopausia.
Exdirectora Hospital Central Policía Nacional.

Enrique Casado
Médico especialista en Reumatología. Parc Taulí Hospital Universitari.
Institut d'Investigació Parc Taulí (13TP-CERCA) Sabadell – España.

Broutin Gutierrez, Gerardo
Ginecólogo-Obstetra. Experto Latinoamericano en Climaterio. Ex presidente de ALEG.

Castaño Ruiz, Isabel
Médica Ginecóloga y Obstetra, especialista en Endocrinología Ginecológica de la Facultad de Medicina, Universidad de Murcia, España. Doctorado en Reproducción en la Universidad de Murcia. Máster en nutrición y salud Nutricional en la Universidad de Cataluña, España. Becaria postdoctoral de Endocrinología Reproductiva y experta en Nutrición Hormonal de la Universidad de Harvard, USA.

Castelo-Branco, Camil
Servei de Ginecologia, Institut Clínic de Ginecologia, Obstetrícia I Neonatologia (ICGON), Hospital Clínic de Barcelona
Grup de Treball de Sexologia Clínica, Hospital Clínic de Barcelona
Departament de Cirurgia i Especialitats medicoquirúrgiques, Facultat de Medicina i Ciències de la Salut, Universitat de Barcelona Barcelona, Spain.
Institut d´Investigacions Biomèdiques August Pi i Sunyer Barcelona, España.

Chedraui, Peter MD, PhD
Médico Gineco-Obstetra. Profesor Investigador. Escuela de Posgrado en Salud, Universidad Espíritu Santo (UEES) Samborondón, Ecuador. Ex Presidente Sociedad Ecuatoriana de Climaterio y Menopausia (SECLIM). Editor Jefe de Gynecological Endocrinology.

Ciamatore, Silvia
Médica Ginecóloga. Sección Reproducción.
Sección Ginecología Endocrinológica.
Jefa de la Sección Planificación Familiar Hosp. Italiano de Buenos Aires.
Jefa de la Sección Medicina Reproductiva Hosp. Italiano de San Justo Agustín Rocca.

De La Parra, C. Inés
Docente Autorizada de Ginecología. Fac. Medicina de la UBA. Médica del Servicio de Ginecología del Hospital Italiano de Buenos Aires.
Especialista de Ginecología Infanto Juvenil (SAGIJ).
En Medicina Reproductiva (SAEF).
Especialista en Endocrinología Ginecológica y Reproductiva (SAEGRE).
Ex. Presidenta de la Asociación Médica Argentina de Anticoncepción (AMADA).
Ex Presidenta de la Sociedad Argentina de Ginecología Infantojuvenil (SAGIJ).
Ex Presidenta de la Sociedad De Endocrinología Ginecológica t Reproductiva (SAEGRE).

Díaz Torres, Aida Lorena
Médico Pediatra, Master en Bioética de la Pontificia Universidad Javeriana
Miembro activo del Comité de Bioética de la Clínica Infantil Colsubsidio.

Domínguez González, Raúl
Jefe de División de Obstetricia y Ginecología del Hospital Ángeles Torreón; Miembro del Consejo Consultivo del Hospital Ángeles Torreón, México; Past Presidente de ALEG). Profesor Titular de la Especialidad de Ginecología y Obstetricia, ISSSTE Torreón, Universidad de Monterrey. México; Profesor Libre Facultad de Medicina de la Universidad Nacional del Nordeste (UNNE). Corrientes. Argentina; Experto Latinoamericano de Climaterio y Menopausia. FLASCYM. Maestro Latinoamericano de Endocrinología Ginecológica. Miembro de la Comisión Directiva y Socio Fundador de AMEGIN; Coordinador del Consejo Consultivo ALEG.

Elizalde Cremonte, Alejandra
Profesora Titular del Departamento de la Mujer, el Niño y los Adolescentes, de la Facultad de Medicina de la UNNE. Maestra Latinoamericana de Endocrinología Ginecológica. Presidenta de la Asociación Argentina de Perinatología (ASAPER). Presidente de la Asociación Latinoamericana de Endocrinología Ginecológica (ALEG). Miembro del Consejo Académico Nacional de FASGO.

Estefan, Soledad
Médico gineco tocólogo. Docente de Facultad de Medicina UCLAEH.
Pastpresidente de Sociedad Uruguaya de ginecología de infancia y adolescencia.
Miembro FLASOG y ALOGIA.

Fernández, Gladys Isabel
Médica ginecóloga, Especialista en Endocrinología Ginecológica y reproductiva de la Universidad Favaloro.
Docente de la diplomatura de Endocrinología ginecológica y reproductiva de la universidad Favaloro. Docente de UBA. Jefa de la Sección. Endocrinología ginecológica y climaterio de la división de ginecología del Hospital de Clínicas.

Fretes, Blanca Lila
Especialista en Gineco-Obstetricia, Universidad Nacional de Asunción.
Especialista en Endocrinología Ginecológica y Trastornos de la Fertilidad, FCM Rene Descartes (Paris-Francia).

Maestro Latinoamericano de Gineco-Obstetricia (FLASOG).
Maestro Latinoamericano de Endocrinología Ginecologíca y Reproducción.
Coordinadora del Comité Climaterio y Menopausia (FLASOG 2021-2023).
Ex Presidente de la Sociedad Paraguaya de Gineco Obstetricia.
Presidente de la Sociedad Paraguaya de Climaterio y Menopausia.

Fux Otta, Carolina
Médica Endocrinóloga. Especialista en Endocrinología Ginecológica y Reproductiva. Doctora en Medicina y Cirugía. Jefa Dpto. de Endocrinología y Diabetes. Directora Unidad de Conocimiento Traslacional Hospitalaria. Hospital Universitario de Maternidad y Neonatología de Córdoba. Facultad de Ciencias Médicas. Universidad Nacional de Córdoba. Córdoba Capital. Argentina.
Comité Científico de Asociación Latinoamericana de Endocrinología Ginecológica ALEG.

Gaspar, Adrián
Médico Cirujano Especialista en Ginecología y Obstetricia. Especialista en Medicina Antienvejecimiento y Clínica Estética. Past Presidente de SOLAGEF (Sociedad Latinoamericana de Ginecología Estética y Funcional). Miembro de la Asociación Latinoamericana de Endocrinología Ginecológica ALEG. Director de la Comisión de Técnicas Regenerativas de AAMA (Asociación Argentina de Menopausia y Andropausia).

Gómez Quinteros, Ángela María
Master en Medicina reproductiva.
Miembro ConceptumUnidad Fertilidad del Country Bogotá-Colombia.
Miembro Grupo Ginecología endocrinológica y reproductiva Clínica. Country y Clínica Colina Bogotá Colombia.

Grajales, Maria Camila Cetina
Médico y cirujano Universidad Javeriana.
Colombia

Hohl, Alexandre
Médico Endocrinológo, Conselho Federal de Medicina y Sociedade Brasileira de Endocrinologia e Metabologia (SBEM), Brasil.
Profesor Asociado de Endocrinologia e Metabologia del Departamento de Clínica Médica da Universidade Federal de Santa Catarina (UFSC).
Máster en Neurociencias, Doctorado y Postdoctorado en Ciencias Médicas por la Universidade Federal de Santa Catarina (UFSC).
Vicepresidente de la Associação Brasileira de Estudos em Medicina e Saúde Sexual (ABEMSS)
Vicepresidente del Departamento de Endocrinologia. Feminina, Andrologia e Transgeneridade (DEFAT) de la SBEM.
Ex-Presidente de la Sociedade Brasileira de Endocrinologia e Metabologia (SBEM).

Lima, Selva
Profesora de ginecología y obstetricia.
Decana de facultad medicina Uclaeh.
Ex presidente de ALEG.
Maestra latinoamericana de endocrinología ginecológica.
Miembro comité científico Sociedad Uruguaya de Ginecología de Infancia y Adolescencia.
Miembro grupo estudio osteoporosis de sociedad uruguaya de reumatología (GEOSUR).

Manzur Yanine, Alejandro
Presidente de la Sociedad Chilena de Medicina Reproductiva (SOCMER), ex Presidente de la Asociación Latinoamericana de Medicina Reproductiva (ALMER).
Vicepresidente de Asociación Latinoamericana de Endocrinología Ginecológica (ALEG).
Profesor Asociado de la Universidad Finis Terrae e integrante de la Unidad de Medicina Reproductiva de Clínica Monteblanco, Santiago, Chile.

Martino, Mabel
Ginecóloga.
Especialista en Endocrinología ginecológica y reproductiva.
Ex docente de la Univ. Nac., Rosario.
Experta latinoamericana en climaterio.

Meirelles, Ricardo
Médico Endocrinológa, Conselho Federal de Medicina y Sociedade Brasileira de Endocrinologia e Metabologia (SBEM), Brasil.
Profesor Asociado de Endocrinologia, Pontificia

Universidade Católica do Rio de Janeiro (PUCRJ). Notório Saber por la PUCRJ.
Vocal del Departamento de Endocrinologia Feminina, Andrologia e Transgeneridade de la SBEM.

Messina, Osvaldo Daniel
Médico Internista, reumatólogo y especialista en enfermedades metabólicas óseas.
Director de centro IRO Investigaciones Reumatológicas y Osteológicas SRL centro colaborador de la OMS Buenos Aires Argentina.
Board Member y representante legal para América Latina, International Osteoporosis Foundation IOF. Geneva. Switzerland.

Mirkin, Sebastián
Doctor en Medicina por la Universidad Nacional de Rosario, en Santa Fé, Argentina. Beca de investigación en Medicina Reproductiva en la Escuela de Medicina en el Instituto Jones de Medicina Reproductiva en Norfolk, Virginia, USA. Director médico de la empresa Therapeutics MD. Líder clínico global de investigación clínica en Pfizer. Director Sénior de investigación clínica en Wyeth Research, Líder mundial en servicios médicos y salud de la mujer en Organon Internacional.

Montoya Botero, Pedro
Master en medicina reproductiva.
Master en Epidemiología Clínica.
Director de innovación desarrollo e investigación Conceptum Unidad de Fertilidad del Country Bogotá Colombia.

Munevar Vega, Liliana
Médico Ginecobstetra U. Javeriana.
Postítulo en medicina reproductiva e infertilidad U. Chile.
Especialista en medicina reproductiva FERTIVIDA.
Grupo de endocrinológica ginecológica Clínica del Country y la Colina. Comité Científico ALEG.

Neyro, José Luis
MD. MSc. ExMpSEGO. Licenciado en Medicina y Cirugía. Especialista en Obstetricia y Ginecología. Máster en Bioética.
Academia de Ciencias Médicas. Bilbao. España.
Máster internacional de Climaterio y Menopausia. Universidad de Madrid (UDIMA).
Vicepresidente (y presidente electo) de la Sociedad Iberoamericana de Osteología y Metabolismo Mineral - SIBOMM. www.neyro.com

Montaño Villegas, Rene
Ginecólogo Obstetra Universidad de Chile, Ex presidente de ALEG. Ex presidente de Sochiclim, experto latinoamericano en Climaterio y Maestro en endocrinología ginecológica, ex académico de Universidad de Valparaíso. Chile.

Muniz, Fighera Tayane
Médica Endocrinológa, Conselho Federal de Medicina y Sociedade Brasileira de Endocrinologia e Metabologia (SBEM), Brasil.
Profesor asociado del Departamento de Medicina Interna, e del Programa de Postgrado en Endocrinologia, Universidade Federal do Rio Grande do Sul (UFRGS).
Máster en Endocrinologia pela Universidade Federal do Paraná y Doctorado en Endocrinologia por la Universidade Federal do Rio Grande do Sul (UFRGS).
Investigadora clínica en el Hormona, Instituto Nacional em Hormônios e Saúde da Mulher.
Vocal del Departamento de Endocrinologia Feminina, Andrologia e Transgeneridade de la SBEM Presidente de la Comissão de Valorização de Novas Lideranças da SBEM.

Oizerovich, Silivia
Docente UBA Facultad de Medicina.
Profesora Universidad Favaloro Facultad de Ciencias Médicas.
Presidenta de la Red Iberoamericana de Profesionales de la Salud Sexual y Salud Reproductiva REDISSER.
Ex Directora. Direccion Nacional de Salud Sexual y Reproductiva, Ministerio de Salud de la Nación Argentina.

Palacios, Santiago
Director de la clínica Palacios de Salud y Medicina de la Mujer. Madrid. España. Miembro Honorario

de ALEG. Presidente de la Sección de Asistencia Privada SEGO, Presidente FEMYS, Presidente FHOEMO, Profesor de Universidades y Director de Masters en la Universidad a Distancia de Madrid (UDIMA) y la Universidad Internacional Menéndez Pelayo (UIMP). Expresidente y miembro honorario de AEEM, Expresidente del Consejo de Sociedades Afiliadas de Menopausia (CAMS) de la Sociedad Internacional de Menopausia (IMS) y Expresidente de la Sociedad Iberoamericana de Osteología y Minerales Metabolismo (SIBOMM).

Perez Ramirez, Daniela
Médico y cirujano Universidad Javeriana.
Colombia

Pilnik, Susana
Médica Especialista en Ginecología.
Médica Especialista en Endocrinología Ginecológica y Reproductiva.
Magister en Psicoinmunoneuroendocrinología.
Docente de Posgrado en la Maestría de Psicoinmunoneuroendocrinología, Facultad de Ciencias Médicas. Universidad Favaloro.
Miembro del Comité Científico de ALEG.

Pizzi La Veglia, Rita
Especialista en Ginecología y Obstetricia Universidad Central de Venezuela.
Coordinadora del Curso universitario de Endocrinología Ginecológica Hospital Universitario de Caracas Universidad Central de Venezuela.

Restrepo Castro, Olga Isabel
Ginecología y Obstetricia
Master en Bioética
Profesora asistente
Facultad de Medicina - Universidad de La Sabana, Colombia.

Reynoso, Roxana
Doctora en Bioquímica.
Bioquímica especialista en Endocrinología ABA-SAEM.
Bioquímica especialista en Endocrinología Ginecológica y Reproductiva SAEGRE.
Docente Autorizado UBA. Profesora Titular de la Cátedra de Fisiología, Facultad de Ciencias Médicas, Universidad Católica Argentina.
Investigadora colaboradora, Laboratorio de Endocrinología, Facultad de Medicina, Universidad de Buenos Aires. Argentina

Ribera Torres, Laura
Institut Clínic de Ginecologia, Obstetrícia i Neonatologia.
Hospital Clínic de Barcelona. Universitat de Barcelona. España

Rodríguez, Vidal Doris
Médica Toco ginecóloga. Especialista en endocrinología ginecológica y de la reproducción.
Experta Latinoamericana en Climaterio (Flascym).
Docente de la UBA. Médica de la sección endocrinología ginecológica y climaterio de la división ginecología Htal. de Clínicas.

Lamas Majek, Eugenia
Médica ginecóloga. Especialista en endocrinología ginecológica y de la reproducción de Universidad Favaloro. Auxiliar docente de UBA.
Médica de la sección endocrinología ginecológica y climaterio de la división ginecología Hospittal de Clínicas.

Ronsoni, Marcelo
Médico Endocrinológo, Conselho Federal de Medicina y Sociedade Brasileira de Endocrinologia e Metabologia (SBEM), Brasil.
Doctorado en Ciências Médicas por la Universidade Federal de Santa Catarina (UFSC) Profesor del Programa de Postgrado en Ciências Médicas de la UFSC.
Presidente del Departamento de Endocrinologia Feminina, Andrologia e Transgeneridade (DEFAT) de la Sociedade Brasileira de Endocrinologia e Metabologia (SBEM).

Rossi, Guillermo
Bioquímico, Especialista en manejo de Radiaciones Ionizantes Comisión. Nacional de Energía Atómica.
Especialista en Endocrinología, Universidad de Buenos Aires.
Especialista en Endocrinología Ginecológica y Reproductiva, SAEGRE.
Ex Presidente de la Cámara Argentina de Laboratorios de Análisis Clínicos.

Rueda Beltz, Camilo
Ginecólogo Especialista en Menopausia.
Jefe Menopausia y Endocrinología Ginecológica.
Clínica del Country-La Colina, Bogotá. Colombia
Profesor Clínico Universidad de la Sabana Chía, Colombia.
Ex Presidente Asociación Colombiana de Menopausia.
Secretario General Consejo Asociaciones Mundiales de Menopausia CAMS.

Spritzer, Poli Mara
Doctorado en Ciencias por la Universidade de Sao Paulo (SP) y Postdoctorado en Endocrinología Ginecológica, Université Paris VI; Hôpital Necker, Service de Medicine et Endocrinologie de la Reproduction, Francia Catedrática de Fisiología y Endocrinología y profesora del Programa de Postgrado en Endocrinologia, Universidade Federal do Rio Grande do Sul (UFRGS).
Jefe de la Unidad de Endocrinología Ginecológica, División de Endocrinología, Hospital de Clínicas de Porto Alegre.
Vocal del Departamento de Endocrinologia Feminina, Andrologia e Transgeneridade de la SBEM, Brasil.

Vázquez, Alejandro
Médico especialista en Obstetricia y Ginecología.
Presidente de la Asociación Mexicana de Osteoporosis y Metabolismo Mineral - AMOMM. Ciudad de México. México.

Velásquez Falconi, Rocio
Servei de Ginecologia, Institut Clínic de Ginecologia, Obstetrícia I Neonatologia (ICGON), Hospital Clínic de Barcelona, Spain.
Departament de Cirurgia i Especialitats medicoquirúrgiques, Facultat de Medicina i Ciències de la Salut, Universitat de Barcelona (UB Barcelona, España.

UNIDAD I
Anticoncepción

1-1

Anticoncepción en mujeres mayores de 40 años

Dra. Mabel Martino

Para hablar de anticoncepción en mujeres mayores de 40 años, debemos enmarcarlas dentro de la "transición a la menopausia", si tomamos los estadios fisiológicos descriptos en el STRAW+10 (Staging System for Reproductive Aging in Women),[1] correspondientes a los estadíos -1 y -2. Esta transición o perimenopausia se extiende desde 5 a 10 años antes de la menopausia (fecha de la última menstruación: FUM), hasta 1 año posterior a la FUM, donde la mujer transita desde ciclos ovulatorios normales hasta el cese de la ovulación y la menstruación.

Cuadro 1. "Taller del Envejecimiento Reproductivo+10", sistemas de estadificación para el envejecimiento reproductivo en mujeres.[1]

	Menarquia					FUM (0)				
Estadio	-5	-4	-3b	-3a	-2	-1	+1a	+1b	+1c	+2
Terminología	REPRODUCTIVA				TRANSICIÓN MENOPÁUSICA		POSTMENOPAUSIA			
	Temprana	Media	Tardía		Temprana	Tardía	Temprana			Tardía
					Perimenopausia					
Duración	variable				variable	1 a 3 años	2 años (1+1)		3 a 6 años	Esperanza de vida restante
CRITERIO PRINCIPAL										
Ciclo menstrual	Variable a regular	Regular	Regular	Cambios sutiles en flujo/LENGTH	Duración variable Persistente ≥ 7 días diferencia en duración en ciclos consecutivos	intervalo de amenorrea de ≥ 60 días				
CRITERIOS DE APOYO										
Endocrino FSH AMH Inhibina B			 Bajo Bajo	 Variable Bajo Bajo	 ↑Variable Bajo Bajo	 ↑>25 UI/L** Bajo Bajo	 ↑Variable Bajo Bajo		 Estabiliza Bajo Bajo	
Recuento de folículos antrales			Bajo	Bajo	Bajo	Bajo	Muy bajo		Muy bajo	
CARACTERISTICAS DESCRIPTIVAS										
Síntomas						Síntomas vasomotores, probable	Síntomas vasomotores, muy probable			Aumento de síntomas de atrofia urogenital

*Sangre extraída los días 2-5 del ciclo ↑= elevado

** Nivel aproximado esperado basado en ensayos que utilizan estándares actuales internacionales de hipófisis [67-69]

Como la población va envejeciendo, el porcentaje de mujeres entre 40-49 años es cada vez mayor. Este período está caracterizado por irregularidades menstruales y alteraciones clínicas y endocrinológicas.

Estas alteraciones en las señales endócrinas, parácrinas y autócrinas están soportadas por irregularidades en la secreción hormonal como consecuencia del envejecimiento del aparato folicular, que se acelera a partir de los 35 años. Se produce reducción en el número y calidad de los folículos; disminución de las células de la granulosa, con bajos niveles de inhibina B y hormona anti-Mülleriana, asociados a un aumento de la hormona folículo estimulante (FSH); y reducción en los niveles de estradiol (E_2), que no induce el pico de hormona luteinizante (LH), necesaria para la ovulación. Es en ese período que se producen las irregularidades de los ciclos menstruales (anovulación, hipermenorreas, metrorragias), marcadores tempranos de la disminución de la fertilidad (estudio SWAN).[2]

En el inicio de este período, el aumento de FSH induce un mayor reclutamiento folicular e insuficiencia lútea, lo que produce un hiperestrogenismo fisiológico que se manifiesta con mastalgias y metrorragia. Con el agotamiento de la reserva ovárica, el aumento de FSH se acompaña de disminución de los estrógenos, lo que genera síntomas vasomotores (SVM), y sítomas anímicos como cambios de humor, disturbios en el sueño, dolores articulares, cefaleas o agravamiento de migrañas preexistentes. En el Cuadro 2 queda resumida la clínica y el correspondiente laboratorio de esta etapa.

Cuadro 2. Clínica y laboratorio de la transición a la menopausia.

Estadio	Clínica	Laboratorio
Transición temprana (-2) STRAW+10	Hipermenorrea Metrorragia Dismenorrea Mastalgia	↓ Inhibina B ↑ FSH y LH normal ↑ Estrógenos Progesterona normal
Transición tardía (-1) STRAW+10	Hipermenorrea Oligomenorrea Sangrado irregular Síntomas vasomotores	↓ Inhibina B ↑↑ FSH y ↑ LH ↓Estrógenos o normales ↓Progesterona o ausente
1 año Post FUM	Amenorrea 12 meses	↓ Inhibina B ↑↑↑ FSH y ↑ LH ↓ Estrógenos

La fecundidad disminuye en esta etapa de la mujer, pero puede no ser al 0 % a los 50 años; un 10 % de mujeres pueden ser fértiles entre 40-45 años, mientras que un 2-3 % pueden serlo entre los 45-49 años.[3] Actualmente, es tendencia que las mujeres tengan hijos más tardíamente. Así lo demuestra un estudio realizado en Inglaterra y Gales entre el año 2000 y 2015, que concluyó que el número de nacidos vivos por año de mujeres mayores de 40 años se duplicó.

Otro estudio de cohorte retrospectivo de 583.847 mujeres nulíparas que dieron a luz un nacido vivo, entre 1980 y 2005, encontró que, durante el período de estudio, la proporción de mujeres que dieron a luz por primera vez cuando tenían entre 30-34 años se triplicó. La proporción entre 35-39 años aumentó 7 veces y la proporción de 40 años o más fue 10 veces mayor.[4]

¿Por qué anticoncepción (AC) en esta etapa de baja fertilidad?

Las mujeres a esta edad son sexualmente activas. Con la AC, se evitan:

1. Embarazos no planificados (75 %) con profundo impacto físico y emocional.
2. Abortos espontáneos: el aumento de la edad se asocia con un incremento significativo de estos. La tasa de abortos espontáneos en mujeres menores de 40 años es del 10-20 %, mientras que aumenta a más de 50 % en las mujeres mayores de 45 años.[5]
3. Embarazos ectópicos: también aumentan con la edad.
4. Embarazos con anomalías congénitas: las mujeres mayores de 40 años tienen mayor prevalencia de bebés con anomalías no cromosómicas y cromosómicas en comparación con las mujeres más jóvenes. El sindrome de Down constituye más del 50 % de las anomalías cromosómicas. Según datos del "National Down Syndrome", en Inglaterra y Gales en la década de 1990 el riesgo de tener un bebé con este síndrome para una mujer de 20 años era de 1 en 1544; para una mujer de 30 años era de 1 en 909; para una de 40 años era 1 en 46; y para una mujer de 45 años era 1 en 28.[6]
5. Complicaciones obstétricas: el embarazo y el parto después de los 40 años significan un mayor riesgo de resultados adversos para la madre y el hijo que antes de esa edad:
   a. Diabetes (DBT) gestacional.
   b. Hipertensión (HTA) gestacional/preeclampsia.
   c. Bajo peso al nacer.
   d. Mayor número de cesáreas.
   e. Placenta previa.
   f. Hemorragias posparto.
   g. Parto prematuro.
   h. Muerte perinatal.
   i. Muerte materna. En el Reino Unido, la mortalidad materna en mujeres mayores de 40 años es 3 veces mayor que en las mujeres de 20-25 años.[7]

La AC a esta edad tiene, además, otros beneficios no contraceptivos: mejoran los SVM; dan protección de la patología anexial benigna; protegen del cáncer de ovario, colorrectal y endometrio, así como también controlan el ciclo; y disminuyen el sangrado y evitan el agravamiento de patologías preexistentes: miomas, pólipos, hiperplasia, prolapso, obesidad (OB), HTA y DBT.

Debido a la disminución estrogénica, hasta el 80 % de las mujeres perimenopáusicas padecen SVM persistentes o intermitentes, como sofocos, sudoraciones nocturnas que trastornan el sueño, ansiedad y depresión. Estas condiciones alteran la calidad de vida de estas mujeres y agregan un riesgo aumentado de enfermedades crónicas óseas y cardiovasculares (CV).[8]

Las determinaciones hormonales durante la transición a la menopausia no son confiables debido a las fluctuaciones hormonales individuales. Estos cambios difieren entre mujeres y, además, pueden variar incluso de un ciclo a otro, determinando un período endocrinológicamente inestable y clínicamente impredecible.

En la perimenopausia pueden usarse múltiples métodos AC seguros y efectivos que previenen un embarazo de alto riesgo, regulan el sangrado uterino anormal y mejoran los SVM. Todas las opciones AC pueden ser apropiadas durante la perimenopausia y ningún método está contraindicado sólo por la edad.

La elección del método AC en la mujer perimenopáusica dependerá de las preferencias que ella tenga con respecto a la vía de administración o al esquema terapéutico, siempre valorando los efectos secundarios y los potenciales efectos benéficos adicionales de los métodos, de las circunstancias y entorno en las cuales viva. Según los Criterios Médicos de Elegibilidad, la edad no es ninguna limitante para el uso de métodos AC.

Pese a que ninguno está contraindicado para esta etapa de transición, la edad es un indicador de riesgo aumentado para desarrollar algunas patologías que podrían condicionar la elección del método. En función de detectar posibles contraindicaciones o indicaciones especiales, se deben tener en cuenta estos criterios para orientar en la decisión.

Para la elección se tienen que considerar las diferentes categorías:

- Categoría 1: una condición para lo cual no hay restricción para el uso del método.
- Categoría 2: una condición en donde las ventajas de usar el método generalmente superan los riesgos probados.
- Categoría 3: una condición en donde los riesgos teóricos generalmente superan las ventajas del uso del método.
- Categoría 4: una condición que representa un riesgo mayor ó inaceptable para la salud si se utiliza el método.

Los criterios de elegibilidad de la Organización Mundial de la Salud (OMS),[9] como los del Reino Unido (UKMEC) respecto de la edad de mujeres mayores de 40 años, son categoría 2 para los AC hormonales combinados (AHC) y categoría 1 para la AC libre de estrógenos (ALE), incluidos los métodos de larga duración (LARCs). El acetato de medroxiprogesterona de depósito (AMPD) es categoría 2 en este grupo etario.

Las mujeres de esta edad deben ser informadas sobre los métodos AC, debido a que no afectan el inicio o duración de los síntomas menopáusicos, pero pueden enmascararlos y aliviarlos. Además, confieren beneficios no contraceptivos, que serán detallados en los respectivos métodos.

Durante la perimenopausia disminuye la fertilidad a causa de la irregularidad de los ciclos (ovulatorios y anovulatorios intercalados), pero las mujeres sexualmente activas conservan aún capacidad gestante y necesitan de un método AC hasta la menopausia confirmada o 12 meses luego de la FUM si esta ocurrió luego de los 50 años, y 24 meses si ocurrió antes de los 50 años. Las mismas recomendaciones provienen de American Society for Reproductive Medicine (ASRM) y North American Society (NAMS).

En este grupo etario es preciso ser muy analítico al momento de aplicar los criterios médicos de elegibilidad, porque si bien las mujeres mayores de 40 años no tienen ningún método contraindicado solo por la edad, se debe realizar un minucioso interrogatorio de antecedentes familiares y personales para pesquisar factores de riesgo metabólicos, CV y oncológicos, potenciados por el tabaquismo.

1. Métodos AC para mujeres sanas mayores de 40 años

a. No hormonales.
   - Barrera, quirúrgicos, naturales, coito interruptus, dispositivo intrauterino (DIU).

b. AHC
   - Orales, vaginales, transdérmicos, inyectables.

c. ALE
   - Orales, inyectables, implantes, DIU-Levonorgestrel (LNG).

d. Anticoncepción de emergencia (AE)
   - DIU, LNG, Ulipristal.

a. No Hormonales

Barrera:

Condon masculino y femenino: no hay restricción para su uso en la perimenopausia. El uso correcto disminuye el riesgo de enfermedades de transmisión sexual (ETS). En caso de existir sequedad vaginal, deben usarse lubricantes de base acuosa y no cremas, aceites, vaselina u otros lubricantes de base grasa que disminuyan la protección de los métodos de barrera.[10]

Diafragma/capuchón cervical: a pesar de ser un método manejado por la mujer, que no interrumpe la relación sexual; no es muy elegido. No ofrece protección contra las ETS.

Espermicidas: no son métodos de alta seguridad. El uso repetido de nonoxinol-9 puede ocasionar lesiones genitales que aumenten el riesgo de ETS. Son categoría 1 de los criterios de elegibilidad de OMS.[9]

Quirúrgicos: brindan protección anticonceptiva eficaz.

Esterilización femenina: es una buena opción, ya que no influye en las patologías sistémicas, considerando algunas condiciones que aumentan el riesgo quirúrgico. Se asocia a menor incidencia de cáncer de ovario.[11]

Vasectomía: es una buena opción, especialmente si la mujer tiene riesgo quirúrgico.

Naturales: son de baja eficacia cuando los ciclos son irregulares. Requieren alta motivación.

DIU: Es uno de los métodos de elección a esta edad, dependiendo cuánto tiempo lo ha tenido colocado; permite mantenerlo hasta confirmada la menopausia. Si la paciente no tiene pareja estable, se debe aconsejar el uso simultáneo de preservativo. No se recomienda el uso cuando la paciente tiene hipermenorrea o metrorragias como síntomas de su transición menopáusica o de patología uterina como miomatosis, adenomiosis, dismenorrea severa; porque el DIU de cobre puede intensificar estos síntomas. Es categoría 1 de la OMS en los criterios de elegibilidad para esta edad.[9]

b. AHC: orales, vaginales, transdérmicos, inyectables; recordar siempre la toma de la presión arterial previo a su indicación. En mujeres perimenipáusicas, las AHC se pueden usar no sólo por su efecto AC, sino para mejorar síntomas comunes a esta etapa, irregularidad menstrual, hipermenorrea, dismenorrea y SVM. Pueden reducir el riesgo de cáncer de endometrio (50-60%) (24 % de reducción de riesgo cada 5 años de uso) al suprimir la proliferación de las células endometriales.[12] Se reduce la posibilidad de contraer cáncer de ovario (40-50%) al disminur ovulaciones y si persiste esa protección hasta 30 años.[12] Reducción del riesgo de cáncer de ovario con el uso de AHC en mujeres que son portadoras de una mutación en el gen BRCA1 y 2 y disminución de riesgo de cáncer colorrectal (20%) al bajar las concentraciones de ácidos biliares sanguíneos[12] y además mantener la densidad mineral ósea. Los AHC aumentan el riesgo de trombosis tanto venosa como arterial, aunque son eventos raros aún en mujeres mayores de 40 años. Pueden ser usados de manera segura mientras no sean fumadoras ni tengan riesgo CV aumentado. A pesar de los efectos colaterales, la OMS considera que el riesgo de embarazo a esta edad supera los posibles riesgos de los AHC, estando permitido su uso hasta la menopausia[9]. En mujeres ≥ de 40 años, y en ausencia de otra condición clínica adversa, los beneficios de la AHC superan los riesgos.

Los nuevos AHC orales que contienen Valerato de E_2 y 17 β-E_2, que reemplazan al etinilestradiol (EE_2), parecen tener menor impacto sobre la hemostasia con menos eventos trombóticos venosos, pero como la evidencia final no es concluyente, deben respetarse las mismas contraindicaciones de uso en las mujeres de alto riesgo.

Los nuevos AHC usando estetrol tal vez puedan resolver la AC en esta etapa de la vida, es tema de otro capítulo.

Controversias en el uso de AHC:

• Cáncer de mama: la evidencia que relaciona los AHC con el cáncer de mama no es concluyente, ya que algunos estudios señalan un leve aumento del riesgo mientras otros no lo confirman. Sin embargo, están de acuerdo en que no aumenta la muerte por cáncer de mama en usuarias de AHC.[12]

La historia de la enfermedad benigna de la mama o los antecedentes familiares de cáncer de mama no deben ser considerados como una contraindicación para el uso de AHC.

c. **ALE (orales, inyectables, implantes, DIU-LNG):** son métodos ventajosos para las mujeres perimenopáusicas, en las cuales existen contraindicaciones al uso de estrógenos; tienen una eficacia igual o mejor que la AHC. Una ventaja es que los niveles de E_2 no son suprimidos a pesar de que la ovulación sí lo está; por consiguiente no se expone a la usuaria a riesgos adicionales de osteoporosis. Los métodos ALE tienen la ventaja de usarse solos o en combinación con estrógenos para abordar tanto los síntomas perimenopáusicos como las necesidades AC. Estos métodos serán tratados ampliamente en otro capítulo.

d. **AE: DIU, LNG, ulipristal**

LNG[13] en dosis única de 1,5 mg o 2 dosis de 0.75 mg separadas 12 h puede ser prescripto sin ninguna contraindicación y lo más pronto posible, hasta 120 horas después de coito sin protección. Muy útil para mujeres que tienen relaciones sexuales esporádicas. Su eficacia disminuye en pacientes con índice de masa corporal (IMC) ≥26 o peso igual o mayor a 70 kg, por lo que debe indicarse el doble de la dosis convencional. También se debería duplicar la dosis si la paciente consume en forma continua medicación inductoras de las enzimas hepáticas.

El acetato de Ulipristal[13] es un modulador sintético selectivo del receptor de progesterona usado como AE, siendo 3 veces más efectivo que el LNG antes de las 24 hs y el doble antes de las 72 hs. La dosis es 30 mg oral lo antes posible, como máximo 120 hs después de una relación sexual sin protección o por fallo del AC.

La AC o contracepción instrumental[13] consiste en la colocación de DIUc hasta 5 días después de una relación sexual sin protección.

2. Métodos AC para mujeres mayores de 40 años con situaciones especiales

- Irregularidades menstruales, quistes de ovario y miomas

En esta etapa de la mujer son frecuentes las irregularidades menstruales, principalmente, las hipermenorreas y el sangrado uterino anormal; se deben evitar los picos hormonales. Al estabilizar las capas funcionales del endometrio, con menor vascularización y espesor se logra disminuír el sangrado en un 50%. Deben administrarse AHC oral con formulaciones que contengan EE_2 30 ug o E_2 más dienogest (DNG). También son efectivos los métodos ALE.

Cuadro 3. Criterios de Elegibilidad de la OMS.[9]

CONDITION	CATEGORY I = intiation, C= continuation				CATEGORY I = intiation, C= continuation		
	COC	P	CVR	CIC	POP	DMPA/	LNG/ETG
VAGINAL BELLEDING PATTERS* a) Irregular pattern without heavy bleeding	1	1	1	1	2	2	2
b) Heavy or prolonged bleeding (include regular and irregular patterns)	1	1	1	1	2	2	2

COC: AHC oral, P: AHC parches, CVR: AHC anillo vaginal, CIC: AHC inyectable, POP: ALE oral, DMPA: AMPD, LNG/ETG: DIU/Implante

Las mujeres que toman AHC oral tienen entre 50-70 % menos de posibilidades de desarrollar quistes de ovario que las no usuarias. No deben usarse bajas dosis de estrógenos, sino formulaciones que contengan 30 ug de EE_2.

Las mujeres mayores de 40 años que consumen AHC oral con dosis de 30 ug de EE_2 ó métodos ALE, disminuyen el tamaño de miomas un 17 % por cada 5 años de uso. A corto plazo mejoran el sangrado abundante y la dismenorrea. Para todos los métodos AC, los miomas son categoría 1 de los criterios de elegibilidad de la OMS[9].

3. Métodos AC para mujeres mayores de 40 años con co-morbilidades

a. Endometriosis (EMT).
b. Sindrome de Ovario poliquístico (SOP).
c. Riesgo Cardiovascular (RCV).
   i. HTA.
   ii. DBT.
   iii. OB.
   iv. Dislipemias.
   v. Cigarrillo.

a. EMT: los métodos más indicados son los ALE, cuyo mecanismo de acción es el siguiente:

1. Inhiben crecimiento tejido endometrósico → atrofia.
2. Inhiben secreción de gonadotrofinas.
3. ↓ secreción hormonas ováricas.

Los progestágenos de mejor acción son el DNG oral y el AMPD[63] inyectable; dentro de los LARCs, el implante de etonogestrel (ETN) y el DIU-LNG o SIU.[14]

Si con estos AC no se logra el control del sangrado y la dismenorrea, pueden usarse los AHC por un tiempo limitado; cuyo mecanismo de acción es el siguiente:

1. Inhibición de la ovulación.
2. Reducción inflamación.
   a. Inhibición aromatasas.
   b. Inhibición COX 2.

Las asociaciones que pueden usarse son EE_2 bajas dosis (≤30 µg) + DNG, o ETN, o píldoras que contengan E_2 asociado a DNG, o acetato de Nomegestrol (NOMAC).[15]

Según los criterios de elegibilidad de la OMS,[9] todos los AC son categoría 1.

b. SOP: en mujeres mayores de 40 años con historia de SOP, se pueden dar dos situaciones diferentes:

- Irregularidades menstruales y signos de hiperandrogenismo.
- Factores de RCV: sobrepeso (SP), OB, insulinorresistencia (IR), DBT, HTA y dislipemias. A su vez, aumentan el riesgo de trombosis venosas (trombosis venosa profunda (TVP) y tromboembolia pulmonar (TEP)) ó arteriales (infarto agudo de miocardio (IAM) y accidente cerebrovascular (ACV).

La primera línea de tratamiento para aquellas mujeres con irregularidades menstruales y signos de hiperandrogenismo es la AC hormonal estrógeno-progestacional, cuya ventaja es:

- Regularizar los ciclos menstruales.
- Proteger el endometrio.
- Atenuar los signos de hiperandrogenismo.
  - ↓ secreción de LH.
  - ↑ síntesis de SHBG.
  - ↓ producción de andrógenos ováricos.
  - ↓ niveles de DHEA-S 30-60% en mujeres hiperandrogénicas.

Sin embargo, tiene como efectos indeseables el aumento de la IR, la modificación negativa del metabolismo lipídico y el aumento del riesgo de tromboembolismo.[16]

Si la mujer mayor de 40 años continúa con las irregularidades menstruales e hiperandrogenismo, se deberán seleccionar aquellas formulaciones combinadas de estrógenos sintéticos o naturales unidos a progestágenos con acción antiandrogénica. En el cuadro 4, visualizamos los progestágenos y su potencia antiandrogénica.

Cuadro 4. Potencia antiandrogénica de los progestágenos.

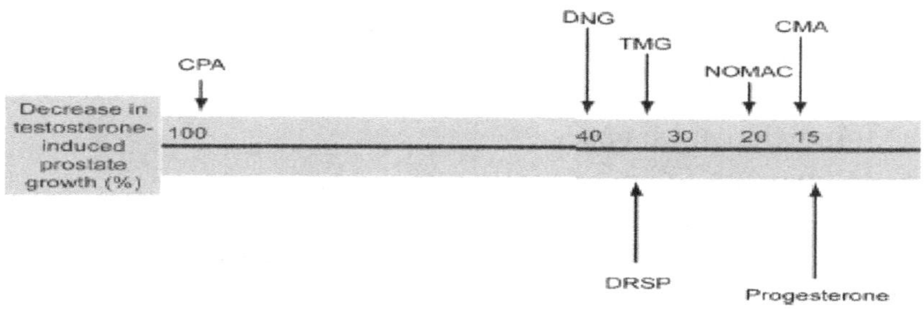

CPA: acetato de ciproterona, DNG: dienogest, DRSP: drospirenona, TMG: trimegestona, NOMAC: acetato de nomegestrol, CMA: clormadinona, Progesterone: progesterona

El CPA en formulación unida al EE_2 35 μg es una opción, considerando que su uso no es recomendado en lapsos prolongados, principalmente a esta edad debido a los efectos trombóticos. Se pueden usar formulaciones que contengan DNG asociado a EE_2 30 μg ó a E_2 en sistema cuadrifásico. También, DRSP 3 mg con 20 ó 30 μg de EE_2 o NOMAC 2.5 mg asociado a 1,5 mg de E_2.

Sin embargo, se debe considerar en estas mujeres un método ALE, como es la DRSP 4 mg; ya que tienen efectos beneficiosos importantes.

Cuadro 5. Efectos AC de DRSP.

- Inhibición de la ovulación. Efecto anti GT
- Espesamiento del moco cervical
- Eficacia en obesas
- Buen control de ciclo
- ↓ dismenorrea
- Efecto antiandrogénico
- Seguridad endometrial y ósea

El uso de la DRSP es segura en mujeres con riesgo vascular por OB, HTA, hiperglicemia o enfermedad renal /hepática.

Si está contraindicada la AHC oral, se puede usar la vía transdérmica o vaginal, pero teniendo en cuenta que los progestágenos Norelgestromin y ETN de estas vías no tenen potencia antiandrogénica. Lo mismo aplica a los LARCs como el implante o el SIU. Si la mujer tiene un IMC ≥35 Kg/m,[2] el parche no le brinda seguridad AC y el implante debe ser removido cada 2 años.[17] El DIU no regula los ciclos ni mejora el hiperandrogenismo, pero no empeora los parámetros metabólicos ni aumenta el riesgo de tromboembolismo.

c. **Mujeres con RCV aumentado**

i. HTA: la tensión arterial debe ser medida antes y al menos 6 meses después de iniciado el uso de AHC en mayores de 40 años; monitorearla por lo menos una vez por año. Los AC orales aumentan la presión arterial un 4-5 % en normotensas y 9-16 % en mujeres con HTA preexistente. La asociación de AHC e HTA puede elevar el riesgo de IAM, ACV y TEV.

Según los criterios de elegibilidad de la OMS[9]

a. HTA controlada ó sistólica 140-159 y diastólica 90-99

Categoría 3: AHC oral, transdérmica, vaginal ó inyectable.

Categoría 2: AMPD.

Categoría 1: ALE, DIU y métodos de barrera.

b. HTA con sistólica ≥160 y diastólica ≥100

Categoría 4: AHC oral, transdérmica, vaginal ó inyectable.

Categoría 3: AMPD.

Categoría 2: ALE.

Categoría 1: DIU y métodos de barrera.

ii. DBT: los progestágenos son los de mayor acción sobre la insulinosensibilidad, y es permitido el uso de aquellos de 3° y 4° generación. Los estrógenos disminuyen la insulina en ayunas y la glicemia en ayunas y posprandial. Asimismo, mejoran la sensibilidad a la insulina, mientras que los progestágenos disminuyen la sensibilidad a la insulina; algunos producen intolerancia a la glucosa y contrarrestan los efectos beneficiosos de los estrógenos. Los cambios de insulina y glucosa con dosis bajas de AC orales monofásicos y multifásicos (E_2 + NOMAC/DNG) son tan mínimos que ahora se cree que no tienen importancia clínica.

Cuadro 6. Criterios de elegibilidad de la OMS[9]

ACO de baja dosis (<35 μg de EE)	Inyectables combinados	Parches / anillos	POP	AMPD/ Noretisterona	IMP	DIUc	SIU
Diabetes gestacional							
1	1	1	1	1	2	1	1
Diabetes no dependiente de insulina							
2	2	2	2	2	2	1	2
Diabetes dependiente de insulina							
2	2	2	2	2	2	1	2
Nefropatia, retinopatia, neuropatia							
3/4	3/4	3/4	2	3	2	1	2
Enfermedad vascular o diabetes con más de 20 años de evolución							
3/4	3/4	3/4	2	2	2	1	2

Si la mujer es DBT y fumadora, tiene contraindicado el uso de AHC, independientemente del tipo de DBT que posea.

iii. OB: las mujeres mayores de 40 años que no tengan otro factor de RCV asociado a su OB, pueden usar AHC oral con estrógenos bajas dosis y progestágenos, preferiblemente antiandrogénicos que mejoran la tolerancia glúcida. Siempre se pensó que, debido al secuestro del anticoceptivo en el tejido graso, se tenía como resultado una disminución de su efectividad; no obstante, una revisión de la Cochrane del año 2016 no encontró asociación entre el IMC elevado y la disminución de la efectividad con AHC oral.[18] Una buena opción es la DRSP 4 mg, que por su actividad antimineralocorticoide contrarresta la retención de líquido generada por el estímulo de los estrógenos sobre el sistema renina-angiotensina-aldosterona. La OB y la edad son factores de riesgo independientes de trombosis venosa; este riesgo está aumentado con la asociación de AC oral.

Estas mujeres pueden usar las vías no orales como el anillo vaginal, y también los parches teniendo en cuenta que el peso no supere los 90 Kg ya que puede disminuir la eficacia anticonceptiva. Todos los métodos LARCs pueden emplearse teniendo en cuenta que, cuando hay SP u OB, el implante debe ser removido cada 2 años.

Si la OB se asocia con otro factor de RCV como HTA, dislipemias, DBT o fumadoras, la AHC está contrindicada.

Según los criterios de elegibilidad de la OMS, la OB es categoría 2 para la AHC y categoría 1 para el resto de los métodos AC[9].

iv. Dislipemias: los AC orales, si bien mejoran el HDL colesterol y disminuyen el LDL colesterol, aumentan los triglicéridos. Por lo tanto, cuando una mujer tiene estos elevados, no debe usar AHC oral por el riesgo de tener una pancreatitis. Según los criterios de elegibilidad de la OMS, la AHC sea oral, transdérmica, inyectable ó vaginal es caregoría 2/3; la ALE incluído los LARCs son categoría 2 y el DIUc es categoría 1[9].

v. Cigarrillo: las mujeres mayores de 40 años fumadoras tienen contraindicada la AHC, siendo categoría 3/4 de la OMS,[9] mientras que la ALE y LARCs son categoría 1. El cuadro 7 resume los criterios de elegibilidad de la OMS para mujeres mayores de 40 años con y sin factores de RCV.

Cuadro 7. Criterios médicos de elegibilidad de la OMS.[9]

Anticoncepción	AOC	Parche/ Anillo	P	AMPD	Implante ENG	DIU de Cu	SIU-LNG
IMC ≥ 30 Kg/m2	2	2	1	1	1	1	1
Obesidad	2	2	1	1	1	1	1
Edad > 40 años	2	2	1	2	1	1	1
Diabetes mellitus	2	2	2	2	2	1	2
Hipertensión	3	3	1	2	1	1	1
Hiperlipidemia	2/3	2/3	2	2	2	1	2
Enfermedad CV	4	4	2	3	2	1	2
Múltiples fact. RCV	3/4	3/4	2	3	2	1	2
Cirugía bariátrica malabsortiva	3	1	3	1	1	1	1
Cirugía bariátrica restrictiva	1	1	1	1	1	1	1

Tromboembolismo

El riesgo de trombosis venosa o arterial aumenta con la edad. Es controversial la seguridad de la administración tanto de estrógenos como progestágenos. Hay evidencias de que el E_2 tiene menos efectos indeseables sobre los factores de coagulación y la síntesis de proteínas que el EE_2[19]. En cuando a la acción de los progestágenos, una revisión de Cochrane mostró que el uso de AHC que contiene DRSP, Gestodeno, Desogestrel, CPA fue asociado a mayor R de TEV (50-80%) en comparación con LNG[20].

En pacientes mayores de 40 años, la AHC asociada a OB u otro factor de RCV incrementa el riesgo de eventos tromboembólicos. En consecuencia, estas mujeres no deberían utilizar AHC si presentan cualquiera de los factores de riesgo para trombosis arterial ó venosa: antecedentes personales de TEV, ACV ó IAM, IMC >30 kg/m^2, inmovilización prolongada, tabaquismo, DBT, HTA, migraña, lupus eritematoso sistémico, colestasis y/o enfermedad hepática[21].

Dado que las ALE, así como los LARCs, no parecen estar asociados a incremento de riesgo de TEV, representan una opción segura para mujeres con riesgo aumentado de eventos CV. Dos metaanálisis recientes no mostraron asociación entre los métodos de solo progestágenos y eventos arteriales.[22,23] El cuadro 8 muestra un resumen de los criterios de elegibilidad de la OMS.

Cuadro 8. Criterios de elegibilidad de OMS para tromboembolismo.[9]

Condición	ACO	Parche	Anillo	Iny	P	AMPD	DIU	SIU	Barrera
Antec. trobosis Venosa profunda	4	4	4	4	2	2	1	2	1
Antec. Embolia pulmonar	4	4	4	4	3	3	1	3	1
Anticoagulada	4	4	4	4	2	2	1	2	1
Antec. Fliares. 1º grado TEV	2	2	2	2	1	1	1	1	1
Cirugía Mayor **c/inmov. Prol.** **s/inmov. Prol.**	4 2	4 2	4 2	4 2	2 1	2 1	1 1	2 1	1 1
Cirugía Menor **s/inmov. Prol.**	1	1	1	1	1	1	1	1	1
Mutaciones trombogénicas	4	4	4	4	2	2	1	2	1
Várices	1	1	1	1	1	1	1	1	1
Tromboflebitis superficial	2	2	2	2	1	1	1	1	1

¿Cuándo se debe suspender la anticoncepción en perimenopausia?

La edad y el patrón menstrual son los elementos de mayor utilidad para determinar la probabilidad de la aproximación a la menopausia; el 95 % de las mujeres mayores de 40 años con ciclos regulares y el 35 % de las mujeres oligomenorreicas ovulan. Luego de 6 meses de amenorrea, las mujeres entre 45-49 años tienen 46 % de probabilidad de estar en menopausia; si tienen entre 50-52 años, un 65 %; y si tienen más de 52 años, un 72 % de probabilidad de estar en menopausia. Las mujeres que están con AC hormonal y no posean contrindicaciones a usarla, pueden continuar hasta los 55 años y, así, podrán minimizar la sintomatología clásica de la menopausia, disminuir los RCV y preservar la masa ósea. Si hubiera algún factor de riesgo puede cambiar a ALE ó LARCs. En usuarias de DIU-LNG que están en amenorrea podría ser de utilidad agregar un dosaje hormonal: un resultado de FSH ≥30 UI/L y un E_2 <20 pg/ml garantiza que ese aumento de FSH es por falla ovárica y no por un pico ovulatorio. Organismos internacionales sugieren usarlo hasta los 55 años.

La valoración de dos determinaciones de FSH ≥ 30 UI /L con un intervalo de 6 a 8 semanas permitiría discontinuar el método AC luego de un año de amenorrea en mujeres mayores de 50 años sin AC o portadoras de DIUc, y luego de 2 años de amenorrea si la mujer tiene menos de 50 años.

A partir de los 50 años, en mujeres que usan AHC, para valorar el cese de la función ovárica, se deben obtener dos determinaciones de FSH separadas por 6 a 8 semanas, realizadas a partir del día 14 o más de haber dejado de tomar el AC.[24]

BIBLIOGRAFÍA

1. Soules MR, Sherman S, Parrott E, et al. Stages of Reproductive Aging Workshop (STRAW). J Womens Health Gend Based Med. 2001;10(9):843–848
2. Santoro N, Crawford SL, El Khoudary SR, et al. Menstrual cycle hormone changes in women traversing the menopause: study of women's health across the nation. J Clin Endocrinol Metab 2017; 22 March (Epub ahead of print). doi:10.1210/jc.2016-4017
3. Chandra A, Copen CE, Stephen EH. Infertility and impaired fecundity in the United States, 1982–2010: data from the National Survey Of Family Growth. Natl Health Stat Rep. 2013;67:1–18
4. Smith GCS, Cordeaux Y, White IR, et al. The effect of delaying childbirth on primary cesarean section rates. PLoS Med 2008;5:e144.
5. Khalil A, Syngelaki A, Maiz N, et al. Maternal age and adverse pregnancy outcome: a cohort study. Ultrasound Obstet Gynecol 2013;42:634–643.
6. British Isles Network of Congenital Anomaly Registers. Congenital Anomaly Statistics 2012: England and Wales. 2014. http://www.binocar.org
7. Knight M, Nair M, Tuffnell D, et al. (eds). Saving Lives, Improving Mothers' Care. 2016. https:// www.npeu.ox.ac.uk/downloads/files/mbrrace-uk/reports
8. Juan Enrique Blümel, María Soledad Vallejo. Anticoncepción en la premenopausia. Ginecol Obstet Mex. 2020;88(Supl 1):S109-S120
9. WHO Library Cataloguing-in-Publication Data Medical eligibility criteria for contraceptive use -- 5th ed. World Health Organization. ISBN 978 92 4 154915 8 (NLM classification: WP 630) © World Health Organization 2015
10. Workowski KA, Bolan GA. Sexually Transmitted Diseases Treatment Guidelines, 2015. MMWR Recomm Rep. 2015; 64(RR-03): 1–137.
11. Crum C, Herfs M, Ning G, Bijron JG, Howitt BE, Jimenez CA et al. Through the glass darkly: intraepithelial neoplasia, top-down differentiation, and the road to ovarian cancer. J Pathol. 2013;231(4):402-12
12. Michels KA, Pfeiffer RM, Brinton LA, Trabert B. Modification of the associations between duration of oral contraceptive use and ovarian, endometrial, breast, and colorectal cancers. JAMA Oncology 2018.
13. Anticoncepción de urgencia - World Health Organization (WHO). Nov 2021.
14. E.S. SurreyThe role of progestins in treating the pain of endometriosis.J Minim Invasive Gynecol, 13 (2006).

15. L. Davis, et al. Modern combiend oral contraceptives for pain associated with endometriosis. Cochrane Database Syst Rev, (2007).
16. Actualización del síndrome de ovario poliquístico.Dra. Mary Orias Vásquez Revista Médica Sinergia Vol.6 Num.2, Febrero 2021.
17. La anticoncepción en la mujer obesa. Cardona, M et al. Clínica e investigación en Ginec y Obst. Vol. 46. Núm. 3.páginas 134-141 (2019).
18. Lopez LM, Bernholc A, Chen M, Grey TW, Otterness C, Westhoff C, et al. Hormonal contraceptives for contraception in overweight or obese women. Cochrane Database Syst Rev. 2016(8):CD008452.
19. Frank Z Stanczyk, David F Archer, Bhagu R Bhavnani. Ethinyl estradiol and 17β-estradiol in combined oral contraceptives: pharmacokinetics, pharmacodynamics and risk assessment. Contraception 2013 Jun;87(6):706-27. doi: 10.1016/j.contraception.2012.12.011
20. De Bastos M, Stegeman BH, Rosendaal FR, Van Hylckama Vlieg A, Helmerhorst FM, Stijnen T, et al. Combined oral contraceptives: venous thrombosis. Cochrane Database Syst Rev. 2014(3):CD010813.
21. Peragallo Urrutia R, Coeytaux RR, McBroom AJ, Gierisch JM, Havrilesky LJ, Moorman PG et al. Risk of acute thromboembolic events with oral contraceptive use: a systematic review and meta-analysis. Obstet Gynecol. 2013;122:380-89.
22. Chakhtoura Z, Canonico M, Gompel A, Scarabin PY, Plu-Bureau G. Progestogen-only contraceptives and the risk of acute myocardial infarction: a meta-analysis. J Clin Endocrinol Metab. 2011;96:1169-74.
23. Chakhtoura Z, Canonico M, Gompel A, Thalabard JC, Scarabin PY, Plu-Bureau G. Progestogen-only contraceptives and the risk of stroke: a meta-analysis. Stroke. 2009;40:1059-62.
24. Faculty of sexual and reproductive healthcare guideline 2017. Contraception for women aged over40 years. https//wwwfsrh.org/documents/fsrh.

1-2 Anticoncepción libre de estrógenos

Dra. Silvia Ciamatore

INTRODUCCIÓN

Pocos eventos en el área de la salud han sido tan revolucionarios en el mundo como la aparición de la anticoncepción hormonal en los años ´60. La primera forma de anticoncepción hormonal fueron los anticonceptivos orales combinados (ACO), una combinación de estrógeno más gestágeno. Rápidamente se convirtió en un método anticonceptivo (MAC) utilizado por millones de mujeres en todo el mundo. Lamentablemente, a poco tiempo de introducirse, apareció una de las principales complicaciones asociadas a su uso, que al día de hoy, sigue siendo una pesada mochila: el riesgo de tromboembolismo (TEV). El responsable señalado fue el componente estrogénico, motivo por el cual, se redujo la dosis del estrógeno. Si bien el riesgo de TEV disminuyó marcadamente, no llegó a desaparecer.

Sin embargo, el efecto anticonceptivo de la anticoncepción hormonal depende esencialmente de la presencia de gestágeno, que no solo suprime la actividad folicular e inhibe la ovulación, sino que también modifica el moco cervical y altera la función endometrial y tubárica, impidiendo de este modo que ocurra la fertilización. ¿Por qué, entonces, usamos anticoncepción hormonal combinada, es decir, con estrógeno y gestágeno?

Cuenta la historia que cuando Gregory Pincus y John Rock estaban investigando un gestágeno (la noretisterona) por su efecto anovulatorio, se dieron cuenta que estaba contaminado con un bajo porcentaje de un estrógeno, el mestranol. Al advertirlo, decidieron purificarlo. Pero el nuevo preparado purificado se acompañaba de sangrados intermenstruales y una tasa mayor de embarazos, por lo cual se decidió incorporar intencionalmente un 2,2% de mestranol y de esa manera, garantizar una mayor estabilidad del endometrio y una mayor eficacia anticonceptiva. Sin embargo, quedaba abierta la puerta a pensar en una alternativa con solo gestágeno...o, dicho de otro modo, anticoncepción hormonal libre de estrógenos.

¿Qué son los progestágenos?

Los progestágenos, también llamados progestinas o gestágenos, son esteroides sintéticos con actividad progestacional, de muy variada estructura química. Ejercen sus efectos biológicos al unirse a receptores intracelulares, los cuales regulan la transcripción de genes diana específicos mediante múltiples mecanismos. El denominador común de todas las progestinas es la actividad progestágena, producto de la unión al receptor de progesterona A y/o B. Sin embargo, algunas progestinas también se unen y activan a otros miembros de la superfamilia de receptores de esteroides, como los receptores de glucocorticoides, de andrógenos y mineralocorticoides. A su vez, los gestágenos se unen a estos receptores en diferente grado, con diferente afinidad y ejerciendo diferentes efectos transcripcionales (agonistas, agonistas parciales o incluso antagonistas). Esto explica porque estos compuestos pueden actuar como antiestrógenos, como andrógenos o antiandrógenos débiles, como glucocorticoides o antimineralocorticoides, según el tejido.

Desde el punto de vista de la estructura química, los progestágenos sintéticos activos por vía oral se clasifican en cuatro tipos: la progesterona y derivados, los derivados de la 17 α-hidroxiprogesterona, (norpregnanos), los derivados de 19-nortestosterona (estranos y gonanos), y el derivado de la espironolactona, la drospirenona. (Tabla 1). Mas frecuentemente, los gestágenos son clasificados de acuerdo con el momento de aparición en el mercado, con el nombre de generaciones (primera, segunda, tercera y cuarta generación) (Tabla 2).

La concentración necesaria de cada progestina para provocar las acciones biológicas en los distintos tejidos está influenciada por diversos factores como la vía de administración, el metabolismo, la biodisponibilidad, la vida media y la fracción que queda disponible después de unirse a la proteína transportadora de esteroides sexuales (que es la fracción biológicamente activa).

Los gestágenos no solo difieren en sus acciones hormonales, sino también en su potencia. Identificar la potencia es de suma importancia porque implica encontrar la dosis óptima para su uso terapéutico o anticonceptivo, y así elegir aquellos compuestos que puedan utilizarse con menor dosis, y que estén dentro del rango de seguridad. Durante los ´60 se realizaron múltiples investigaciones para evaluar actividad progestágena de las diferentes moléculas. Estos ensayos expresan la potencia progestágena de una molécula, determinando la dosis necesaria para inhibir la ovulación o producir cambios progestacionales en el endometrio y comparándola con la dosis necesaria de progesterona para alcanzar esos efectos.

Tabla 1: Clasificación de los gestágenos según su estructura química (Adaptado de Regidor PA. Horm Mol Biol Clin Investig. 2018 Oct 26;37(1).

Grupo estructural		Progestágeno
Progesterona y derivados		Progesterona Didrogesterona Medrogestone
Derivados de la 17⊠-hidroxiprogesterona	Norpregnanes (C20)	Acetato de Medroxiprogesterona Megestrol Acetato de clormadinona Acetato de ciproterona
	Norpregnanes (C19)	Acetato de nomegestrol Caproato de gestenorona
Derivados de la 19-Nortestosterona	Estranos (C18)	Noretindrona Acetato de Noretisterona Linestrenol Noretinodrel Acetato de Etinodiol
	Gonanos (C17)	Norgestrel Levonorgestrel Desogestrel Etonogestrel Gestodeno Norgestimato Dienogest
Derivado de la espirolonactona		Drospirenona

Tabla 2: Clasificación de los gestágenos según su aparición en formulaciones de anticonceptivos orales combinados (1ª, 2ª, 3ª y 4ª generación)

1° generación	Noretinodrel, Acetato de Noretisterona
2° generación	levonorgestrel
3° generación	gestodeno, desogestrel, norgestimato
4° generación	Drospirenona, getodeno

El acetato de ciproterona y el acetato de clormadinona nunca se han incluido en esta categorización, ya que los anticonceptivos orales que contienen estos gestágenos se clasificaron originalmente como medicamentos para tratar el hiperandrogenismo en mujeres que requerían anticoncepción

Características distintivas de los anticonceptivos de solo gestágeno

Desde el punto de vista anticonceptivo, los gestágenos comparten ciertas características distintivas con relación a las indicaciones, al impacto sobre la hemostasia, al mecanismo de acción y a los cambios en el patrón menstrual, características que los diferencian de las formulaciones de anticoncepción combinada.

En principio, la gran ventaja común a todos los anticonceptivos de solo gestágeno es que pueden ser utilizados en cualquier circunstancia, aún en aquellas en la que los estrógenos estén contraindicados. La única excepción es el cáncer de mama, condición en la que también están contraindicados los gestágenos solos. En la práctica, esto significa que casi no hay mujer que no pueda utilizar esta opción anticonceptiva de forma segura. Efectivamente, algunas mujeres en edad reproductiva presentan contraindicación absoluta para el uso de estrógenos: mujeres hipertensas, mujeres mayores de 35 años tabaquistas, o mujeres con migraña con aura, con antecedente de trombosis o con trombofilias, o que combinan más de un factor de riesgo para TEV (obesidad más sedentarismo o dislipemia), solo por citar algunos ejemplos. Del mismo modo, otras mujeres no presentan contraindicación absoluta, pero, sin embargo, sufren alguna condición en la que los estrógenos pueden no ser recomendables: mujeres con endometriosis, con fotosensibilidad, con cefaleas que empeoran con la toma de estrógenos, con várices o intolerancia al estrógeno, entre otras. Todas estas mujeres podrían optar por alguna de las formas de anticoncepción de solo gestágeno, sin problemas.

La mayor parte de la evidencia no ha demostrado que los gestágenos induzcan cambios significativos pro trombóticos o de los factores anticoagulantes en los parámetros de hemostasia ni un aumento del riesgo trombótico. Esto es lo que los hace seguros para su uso, aun en mujeres con factores de riesgo para TEV.

El mecanismo de acción común a todas las formulaciones de solo gestágeno son los cambios en el moco cervical que impiden el ascenso de los espermatozoides; de esta manera, evitan la fertilización (mecanismo prefertilización). Secundariamente, actúan disminuyendo la motilidad tubaria (condición indispensable para transportar las gametas y lograr la fertilización) y modificando las características del endometrio. Sin embargo, la acción anovulatoria no es constante en estos anticonceptivos: depende como se dijo previamente, de la potencia propia del compuesto, de la dosis, de la vía de administración, del metabolismo (algunos gestágenos presentan metabolitos activos que actúan sinérgicamente con la molécula original) y de la biodisponibilidad.

Uno de los principales inconvenientes de estas formulaciones son las alteraciones del ciclo, especialmente los sangrados/goteos no programados, los sangrados frecuentes y/o los sangrados prolongados. Estas alteraciones del ciclo varían mucho, en función del gestágeno y fundamentalmente de la vía administración. Poder lograr un patrón de sangrado cíclico y predecible es un factor clave para mejorar la adherencia a estos métodos, y aumentar el número de mujeres que los eligen. La razón de por qué se producen estas alteraciones no se conocen exactamente bien, pero algunas evidencias muestran que en las mujeres que usan progestágenos continuos, el endometrio parece ser intrínsecamente inestable, con pequeños vasos sanguíneos superficiales que tienden a romperse y sangrar de manera impredecible. Las células endometriales del epitelio superficial también tienden a despegarse fácilmente de sus uniones al estroma subyacente, lo cual hace evidente las hemorragias subepiteliales. Los mecanismos de reparación epiteliales también parecen ser defectuosos, permitiendo que el sangrado leve a menudo persista durante muchos días. Estas alteraciones tisulares se producen sobre la base de una angiogénesis endometrial alterada, con microvasos superficiales frágiles, distendidos y de paredes delgadas. Estos microvasos frágiles sangran fácilmente, aparentemente por alteraciones en los pericitos de los microvasos endometriales y en la composición de la membrana basal.

Una proporción importante de usuarias de métodos de solo gestágeno pueden experimentar amenorrea. Si bien algunas mujeres expresan cierto rechazo a la ausencia de sangrado, cada vez está más instalado en la población femenina el beneficio de la amenorrea. Es responsabilidad del profesional, al momento de la indicación del método, asesorar a la usuaria sobre ventajas que produce en la mujer el "no menstruar".

¿Por qué es tan importante tener en consideración los cambios en el patrón menstrual? La eficacia de un método anticonceptivo, en especial, de los métodos de corta duración (anticonceptivos orales, parches, anillos, inyectables) depende de los efectos farmacológicos, los factores farmacocinéticos y del cumplimiento de la usuaria, es decir, de que lo use adecuadamente. El cumplimiento, a su vez, se ve afectado por factores socioeconómicos, por la experiencia previa con el uso de otros anticonceptivos, por el temor a quedar embarazada y por los efectos adversos. Todos aquellos cambios que se alejen de un patrón de sangrado estándar pueden ser potencialmente interpretados por la usuaria como un daño a su salud o directamente, afectar su calidad de vida. Esto lleva, con frecuencia, a un mal uso del método o a su discontinuación, y en consecuencia, al riesgo de un embarazo no intencionado. A la inversa, cuantos menos efectos adversos experimente la usuaria (o no perciba esos efectos secundarios negativamente), mayor será su satisfacción, mayor será el cumplimiento de su uso y la tasa de falla se reducirá sustancialmente. Existe sobrada evidencia que el asesoramiento exhaustivo sobre todos los potenciales cambios en el sangrado menstrual y la posible aparición de efectos adversos mejora sustancialmente la "*compliance*".

AC libre estrógenos de corta duración

Anticoncepción oral de solo gestágeno

Levonorgestrel, un gestágeno 2.0: La *minipíldora de levonorgestrel* (LNG), *un gestágeno de segunda generación*: La primera pastilla anticonceptiva de gestágeno solo o POP (del inglés, *progestogen only pill*) fue la minipíldora, un comprimido de LNG de 30 mcg. La indicación de esta pastilla era la anticoncepción durante la lactancia. Si bien pasa a la leche cierta cantidad de LNG, no se ha visto perjuicio alguno sobre el lactante, ni sobre su crecimiento ni sobre la producción de leche. La dosis tan baja de LNG solo logra la inhibición de la ovulación en un porcentaje de entre el 60 y el 70%. El mecanismo de acción anticonceptivo se basa principalmente sobre los efectos sobre el moco cervical, el endometrio y las trompas de Falopio; por lo tanto, la eficacia anticonceptiva es menor a la de los anticonceptivos orales combinados (ACO). De todos modos, usada durante la lactancia, la eficacia anticonceptiva es buena porque se suma al efecto anovulatorio propio de la lactancia.

El LNG 30 mcg se administra como comprimido de toma diaria, de forma continua, sin intervalo libre de hormonas. El efecto sobre el moco cervical se alcanza a las 48 hs de toma, pero suele durar apenas 24 hs. Debido a la vida media del LNG, es necesario que se respete estrictamente la toma de la pastilla cada 24 hs para alcanzar la máxima eficacia anticonceptiva. Esto ofrece una ventana estrecha contras los olvidos, (un retraso no mayor de 3 horas), lo cual expone a la usuaria a una probabilidad de falla del método. Otra de las desventajas del LNG 30 mcg es el pobre control del ciclo menstrual, con cambios en el patrón de sangrado generalmente impredecibles, que van de la amenorrea u oligomenorrea hasta sangrados o goteos prolongados o no programados. La menor eficacia anticonceptiva respecto de los ACO, la necesidad de una toma con respeto riguroso del horario sumado a la impredecibilidad de los sangrados ha hecho que el uso del LNG 30 mcg se limitara casi exclusivamente a la lactancia.

Desogestrel, un gestágeno 3.0: A finales de los ´90 se introdujo otro gestágeno solo como anticonceptivo, el Desogestrel (DSG) en dosis de 75 mcg. El DSG es un gestágeno de tercera generación que presenta alta eficacia anticonceptiva y seguridad, y buena tolerancia. Se administra como comprimido de toma diaria, de forma continua. Su metabolito activo es el etonorgestrel y tiene menor efecto androgénico que el LNG, lo cual reduce los efectos adversos sobre el metabolismo de lípidos y carbohidratos y sobre la piel. Tanto el DSG como su metabolito tienen una alta afinidad por el receptor de progesterona, pero una baja afinidad por los receptores de estrógeno, glucocorticoide y mineralocorticoide. El DSG tiene una vida media de entre 21 a 38 hs, lo cual da una mayor ventana de protección ante olvidos. La acción anovulatoria se observa en el 98% de los ciclos. Con el uso perfecto, la eficacia es muy alta, superior al 99% (índice de Pearl: < de 1 embarazo por cada 100 mujeres- año-uso); pero con el uso típico, la eficacia se reduce al 92 %, en el mismo rango de eficacia de los ACO. A pesar de haber alcanzado una mayor eficacia para inhibir la ovulación que el LNG 30 mcg, el DSG 75 mcg siguió prescribiéndose fundamentalmente como anticonceptivo para la lactancia.

El DSG 75 mcg también se ha investigado para otras indicaciones no contraceptivas como las cefaleas relacionadas con el ciclo o la endometriosis. Efectivamente, el uso de DSG 75 mcg se ha asociado a una disminución en la frecuencia de los eventos migrañosos, en la intensidad y en el uso de analgésicos en mujeres migrañosas, con y sin aura. Del mismo modo, también se ha observado su eficacia en el tratamiento posoperatorio de pacientes con endometriosis, con dolor moderado a intenso, y disminuir la dispareunia y la dismenorrea asociada a la endometriosis.

Drospirenona, un gestágeno 4.0: Al igual que con el LNG, la alteración del patrón de sangrado con el DSG seguía siendo uno de los principales efectos adversos, especialmente en mujeres no lactantes. Por esta razón, existía la necesidad de continuar investigando sobre anticonceptivos libres de estrógenos que tuvieran mejor control del ciclo menstrual. Claramente, sería una alternativa atractiva para aquellas mujeres que prefirieran usar un anticonceptivo sin estrógenos.

La DRSP es un potente progestágeno, de cuarta generación, derivado de la espironolactona, con actividad antimineralocorticoidea y actividad antiandrogénica, que se utiliza desde hace años como ACO, en dosis de 3 mg combinado con etinil estradiol (EE). Como anticonceptivo libre de estrógenos, se utiliza en dosis de 4 mg en forma no micronizada, administrado en un régimen de 24 pastillas activas + 4 placebos (régimen 24/4). La necesidad de aumentar la dosis y cambiar la forma micronizada por la no micronizada (para que la absorción intestinal se vea retrasada) fue a raíz de un estudio farmacocinético que mostró que cuando se administraba DRSP micronizada 3 mg sola, las concentraciones en sangre eran un 34% menores que con DRSP micronizada 3 mg combinada con EE 20 mg, debido esto a la ausencia de interacción entre el progestágeno y EE. Al aumentar la dosis, a 4 mg, la DRSP no micronizada proporciona niveles séricos similares a la DRSP micronizada 3 mg combinada con EE.

A diferencia del LNG y el DSG, la DRSP 4 mg no micronizada se administra en esquema de 24 pastillas activas más 4 comprimidos placebo (esquema 24/4). Esto es posible gracias a la vida media más prolongada de la DRSP no micronizada 4 mg. También se ha investigó la posibilidad de ovulación en caso de olvidos. Se estudiaron durante 2 ciclos en un grupo de 127 pacientes a quienes se les indicó hacer 4 "olvidos programados" los días 3, 6, 11 y 22. Para el diagnóstico de ovulación se utilizó la prueba de Hoogland, que incluye un monitoreo ecográfico (para diagnóstico de cuerpo lúteo) y medición de estradiol y progesterona séricos (progesterona sérica ≥ a 5 ng/mL se consideró diagnóstico de ovulación). La tasa de ovulación a pesar de los "olvidos programados" fue del 0.8%. Esto genera cierta tranquilidad en relación a la baja probabilidad de ovulación, a pesar de algún olvido.

Debido a su estructura molecular similar a la de la espironolactona, la DRSP tiene cierto efecto diurético. Esto explica la disminución moderada de los valores de tensión arterial (TA), tanto sistólica como diastólica observada en mujeres con HTA leve. Este efecto no se observa en mujeres normotensas.

La DRSP sola 4 mg puede considerarse segura desde el punto de vista del riesgo de trombosis. Durante los estudios clínicos, no se registraron eventos trombóticos, a pesar de que habían sido incluidas mujeres con 2 o más factores de riesgo. La DRSP no afecta los parámetros hemostáticos ni el equilibrio entre los factores anticoagulantes y procoagulantes.

Una preocupación teórica con el uso de anticonceptivo de solo gestágeno es el posible impacto negativo sobre el hueso, especialmente sobre la ganancia de masa ósea en adolescentes y mujeres jóvenes. Lamentablemente, a la fecha no se han realizado estudios en usuarias de DRSP sola que evalúen el verdadero marcador, que es la incidencia de fracturas. Sin embargo, algunos autores consideran los niveles séricos de E2 entre 30 y 45 pg/ml durante el uso de anticonceptivos podrían considerarse suficientes para prevenir la pérdida de masa ósea y utilizarse como un marcador surrogante. Los resultados de los estudios muestran que los valores de E2 durante el uso de DRSP sola tuvieron un promedio 50 pg/ml; es decir, estuvieron por encima de los valores mínimos. Por lo tanto, para algunos autores, la DRSP sola debería considerarse un anticonceptivo seguro con respecto al efecto sobre la masa ósea.[13] También se observó que los niveles de marcadores de remodelación ósea en usuarias de DRSP sola estuvieron dentro del rango del de las mujeres premenopáusicas que no recibían anticonceptivos. Tampoco se encontraron diferencias estadísticamente significativas entre los valores basales y los registrados después de 9 ciclos de tratamiento.

Anticoncepción libre de estrógenos por vías no orales

Inyectable: La forma más utilizada de anticoncepción de solo gestágeno, no oral, es el acetato de medroxiprogesterona (AMPD) inyectable, que se puede aplicar como inyección intramuscular profunda (Depo-Provera® 150 mg) o como inyección subcutánea (104 mg de AMPD), cada 3 meses. Por este motivo, es considerado por algunos un MAC de larga duración. El principal mecanismo de acción es la inhibición de la ovulación. También modifica el moco cervical, lo cual impide el ascenso de los espermatozoides. Adicionalmente produce cambios en el endometrio, provocando un entorno desfavorable para la implantación. Es un método de alta eficacia: en diferentes estudios la tasa acumulativa de embarazo osciló entre el 0,7 % y 0,2 % al año de uso . El AMPD suele producir cambios en el patrón de sangrado: amenorrea, sangrado poco frecuente, manchado y sangrado prolongado. A medida que pasa el tiempo, la amenorrea o la reducción del sangrado es frecuente, lo cual puede beneficiar a las mujeres con sangrado menstrual abundante. También se ha demostrado que el AMPD ayuda a mejorar la dismenorrea y los síntomas de la endometriosis.

Más allá de los cambios en el patrón de sangrado, los dos efectos adversos más importantes se observan sobre el hueso y sobre la ganancia de peso. El uso de AMPD se ha asociado a pérdida de la densidad mineral ósea (DMO), debido a la profunda supresión de la ovulación que lleva a una disminución marcada de los niveles de estradiol y estrona. No está claro cuál es la importancia clínica de los cambios en la DMO con el uso de AMPD a largo plazo, ni si esto se traduce en un mayor riesgo de fractura. Existe particular preocupación con el uso de AMPD en jóvenes menores de 18 años -porque aún no han alcanzado su masa ósea máxima- y entre mujeres en la perimenopausia, por la pérdida adicional de DMO característica de esta etapa de la vida. Por ello, la indicación de AMPD debe ser siempre acompañada con la recomendación de una dieta rica en lácteos y actividad física. Se ha probado que la DMO vuelve a los valores la línea de base en todas las mujeres, independientemente de la edad.

El uso de AMPD también se ha asociado con aumento de peso -que puede llegar hasta un 10%- y es uno de los principales motivos de discontinuación del método. Las usuarias de AMPD suelen experimentar mayor ganancia de peso que las usuarias de otros MAC (ACO, DIU). Las adolescentes (edad <18 años) con índice de masa corporal (IMC) inicial más alto tienen más probabilidad de aumentar de peso con el uso de AMPD que aquellas con IMC más bajo;sin embargo, esta asociación no se ha observado en mujeres adultas.

El AMPD es un excelente MAC durante el puerperio, independientemente de que la mujer esté amamantando o no. Puede administrarse inmediatamente después de un parto o de un aborto.

Parches y anillos solo de gestágenos: En el año 2010, se comercializó un parche con solo gestodeno, pero después de unos años, desapareció del mercado. También se inició la investigación de un parche que libera acetato de noretindrona. Si bien el laboratorio avanzó hasta estudios de Fase III, los resultados aún no están disponibles.

En varios países de Latinoamérica se comercializa un anillo vaginal de progesterona (AVP), que ha demostrado ser eficaz y seguro como anticonceptivo en mujeres durante la lactancia. Es un MAC de acción prolongada diseñado para un uso de 3 meses. La amenorrea de la lactancia suele prolongarse más en las usuarias AVP que en las usuarias de DIU, lo cual resulta beneficioso en estas mujeres, dada la alta incidencia de anemia posparto en estos países. El APV resulta altamente satisfactorio para las mujeres que amamantan, debido a la comodidad, la facilidad de uso, el control de la usuaria y porque contiene una hormona natural. Otro anillo vaginal que contiene acetato de ulipristal (UPA) -un modulador selectivo del receptor de progesterona (SPRM, del inglés, *selective progesterone receptor modulator*)- está siendo evaluado, especialmente para observar su efecto sobre la inhibición de la ovulación, los cambios endometriales y los patrones de sangrado. El anillo vaginal con UPA se utilizaría durante dos períodos de tratamiento consecutivos de 12 semanas.

AC libre estrógenos de larga duración

Tanto los implantes anticonceptivos subdérmicos como los sistemas intrauterinos liberadores de levonorgestrel (SIU LNG) son métodos anticonceptivos reversibles de acción prolongada o LARCs (del inglés, *long acting reversible contraception*). Son MAC que proporcionan una anticoncepción extremadamente eficaz. Además de la alta eficacia intrínseca, los LARCs se asocian a una alta tasa de continuidad de uso, condición clave para reducir el riesgo de un embarazo no intencionado. No requieren de la adherencia regular de la usuaria para mantener una alta efectividad. La incidencia de efectos secundarios es muy baja y son MAC muy cómodos; no interfieren con la espontaneidad del sexo. Desde el punto de vista anticonceptivo, son los métodos que ofrecen la mejor relación costo beneficio. Aunque el costo inicial de los dispositivos y la inserción pueden ser altos, el costo total disminuye con cada año de uso porque no se requieren gastos adicionales.

Implante anticonceptivo

Los implantes subdérmicos son métodos anticonceptivos de larga duración que consisten en una o dos varillas, del tamaño de un fósforo aproximadamente, que se insertan por debajo de la piel y liberan un gestágeno en forma continua. El implante de dos varillas (Jadelle®) libera LNG con una acción anticonceptiva de 5 años; el implante de etonorgestrel (ETN) consta de una única varilla y dura 3 años (Implanon®). La eficacia anticonceptiva es altísima, cercana al 100% (Índice de Pearl: 0.03 embarazos/100mujeres-año-uso). Esto ha llevado a que, en varios países, las coberturas de seguro de salud o los gobiernos reembolsen completamente el costo de la provisión de implantes o los brinden de forma gratuita en los centros de atención médica. El mecanismo de acción es la inhibición de la ovulación. El implante puede ser utilizado en cualquier momento de la vida reproductiva de la mujer, incluida la adolescencia, la perimenopausia y el posparto o post aborto. De hecho, ha demostrado ser una excelente opción en anticoncepción inmediata post evento obstétrico, incluso en mujeres lactantes. La única contraindicación absoluta es el cáncer de mama.

Con el implante se observa una alta tasa de continuidad: 83% de las usuarias continúan su uso a los 12 meses de haberlo colocado, y casi el 70% a los 24 meses de la colocación, tasas significativamente mayores que las que se observan con cualquiera de los MAC de corta duración. Esta es una de las razones que contribuye a su alta eficacia.

El principal efecto adverso son los trastornos del sangrado menstrual: si bien algunas mujeres tienen sangrados regulares, muchas otras cambian a patrones de sangrado irregulares, completamente impredecibles. Esos cambios pueden variar desde la amenorrea (entre un 20 a 30% de las usuarias) hasta sangrados frecuentes y/o prolongados (24 a 30%)[34,35]. Además, la mujer puede cambiar de patrón de sangrado a lo largo de los 3 años de uso. En general, los sangrados son de poca cantidad y muchas mujeres experimentan disminución de la dismenorrea.[35] Otros eventos adversos incluyen cefalea (16%) aumento de peso (18%), acné (12%), sensibilidad en los senos (10%), labilidad emocional (6%) y dolor abdominal (5%). Se ha observado un aumento de peso promedio a los 36 meses de uso de 3 kg aproximadamente para ambos tipos de implantes. *Más allá de estos efectos adversos, la mayoría de las usuarias expresan un alto nivel de satisfacción con el uso de este MAC.*[35]

No es necesario tratar los sangrados no programados, a menos que resulten un síntoma molesto para la usuaria o sean un motivo para discontinuar el método. Inicialmente debe realizarse un examen del cérvix y descartar infecciones de transmisión sexual, como la clamidia. Para aquellas usuarias de anticonceptivos de gestágeno solo que necesiten tratamiento, las alternativas mejor estudiadas y más efectivas para terminar un episodio de sangrado fueron el ácido tranexámico, el estrógeno asociado a la mifepristona (un SPRM) y la doxiciclina. También se ha propuesto el uso de estrógenos solos o en alguna formulación de ACO, de antiinflamatorios no esteroideos (ibuprofeno, ácido mefenámico, celecoxib), de tamoxifeno o de ácido tranexámico. La revisión del tema muestra que varios regímenes son prometedores para regular el sangrado, pero los hallazgos se limitan a estudios con escaso número de pacientes y no demuestran el efecto a largo plazo; deberían reproducirse en ensayos más grandes. El asesoramiento exhaustivo previo a la colocación, informando detalladamente los posibles cambios en el patrón de sangrado y los potenciales efectos adversos, sumado al acompañamiento de la usuaria en controles posteriores, -ayudando a despejar dudas y tratando de corregir los efectos molestos-, constituyen la mejor estrategia para reducir la tasa de abandono del implante anticonceptivo.

El implante de ETN no afecta los niveles de estradiol endógeno y, por lo tanto, no induce una pérdida ósea significativa, a pesar de generar un estado relativamente hipoestrogénico.[14]

Varios efectos beneficiosos no contraceptivos se han observado con este MAC en mujeres con endometriosis (EDT) y/o adenomiosis. Con el uso del implante de ETN, el dolor pelviano y la dismenorrea asociados a la EDT se reduce significativamente. Del mismo modo se ha observado la disminución del tamaño de los nódulos endometriósicos en el tabique rectovaginal, llevando a una reducción del dolor y a una mejoría en la calidad de vida. Algunos autores han encontrado que la función sexual en pacientes con quistes endometriósicos en los ovarios parecen mejorar con el uso del implante de ETN. En mujeres con adenomiosis, la colocación del implante disminuyó significativamente el volumen menstrual.

Para su colocación, la paciente debe estar acostada con el brazo doblado a la altura del codo. En el caso del implante de ETN, se inserta a unos 8 cm, por arriba y lateralmente al epicóndilo medial del húmero y 3 a 5 cm por debajo del surco entre los músculos bíceps y tríceps, bajo anestesia local. Se introduce con un trócar que guía la inserción subdérmica. Una vez que el trocar está completamente avanzado debajo de la piel, una palanca que se corre con la presión del dedo descarga completamente el implante. La varilla del implante de ETN es radiopaca, por lo que puede ser visible a los rayos X en caso de que no sea palpable.

Los implantes pueden ser retirados en cualquier momento de los 3 o 5 años que dura su acción anticonceptiva. Estudios recientes aseguran que la eficacia anticonceptiva del Implanon® puede durar hasta 1 ó 2 años más que la propuesta por el fabricante.' La extracción del implante es un procedimiento de consultorio que solo requiere anestesia local y una hoja de bisturí para una mínima incisión de no más de 2 a 3 mm. Existen múltiples videos del fabricante que muestran paso a paso el procedimiento. En algunos casos las extracciones resultan dificultosas, debido a que la/las varilla/s están recubiertas por fibrosis, están colocadas profundamente o no son palpables. Nunca debe intentarse la remoción de un implante no palpable: previamente debe ser ubicado por RX (en el caso del Implanon®) o de una ecografía o una RMN. Los efectos hormonales terminan rápidamente después de la extracción; los niveles circulantes de ETN son indetectables a la semana de la remoción. El 90% de las mujeres ovulan dentro de las tres o cuatro semanas posteriores a la extracción.

Sistema intrauterino liberador de levonorgestrel

El SIU-LNG (también llamado endoceptivo o DIU hormonal) es un dispositivo con forma de T que contiene un reservorio de LNG, el cual se libera en forma constante durante un período de cinco años. Esta forma de anticoncepción intrauterina es un LARC y como tal, es un método con altísima eficacia, cercana al 100% (índice de Pearl: 0,16 embarazos/100mujeres-año-uso). Es un MAC seguro y con numerosos efectos beneficiosos no contraceptivos

Existen dos presentaciones del SIU LNG: el SIU LNG 52 mg (Mirena®) y el SIU LNG 19,5 (Kyleena®). Además de la diferente carga de LNG, estos dispositivos difieren en el tamaño de su armazón. Ambos están recubiertos de bario, lo cual los hace radiopacos. La tabla 3 detalla las principales características de cada dispositivo. Independientemente de la carga de LNG (52 mg/19,5 mg), la liberación permanente de este gestágeno produce una alteración del moco endocervical, que impide la penetración de los espermatozoides a la cavidad uterina; este efecto constituye su principal mecanismo de acción. A su vez, afecta la motilidad tubaria (condición indispensable para producir la fertilización) y a nivel del endometrio, suprime la proliferación e induce su atrofia. No inhibe la ovulación; sin embargo, algunas mujeres pueden experimentar anovulación porque la cantidad de LNG que libera el sistema post colocación es mayor.

Específicamente con el SIU LNG 52 mg, el efecto atrofiante sobre el endometrio es de tal magnitud, que produce una drástica reducción del sangrado menstrual. A los 6 meses de uso, la reducción del sangrado respecto al volumen de sangrado previo a la colocación es superior al 90%. Efectivamente, el 20% de las mujeres experimentan amenorrea a los 12 meses de la inserción; y las que siguen menstruando experimentan una hipomenorrea marcada. Este efecto se mantiene durante todo el tiempo de uso. La tasa de amenorrea es superior al 50% al quinto año de uso. El efecto anticonceptivo ha sido aprobado por 5 años; sin embargo, algunos estudios recientes han demostrado que el SIU LNG 52mg puede ser usado 2 años más de dicho periodo, manteniendo la misma eficacia anticonceptiva[44,]

La concentración de LNG que se alcanza a nivel uterino es muy alta, suficiente para saturar los receptores de progesterona en las células endometriales; al contrario, la concentración sérica es muy baja, lo que sugiere un alto margen de seguridad. La concentración sérica es incluso mucho más baja que la observada con la administración oral de la minipíldora (LNG 0,03mg).

Todas las formas de anticoncepción intrauterina se asocian a una muy baja tasa de embarazo no deseado. A pesar de ser recomendada en todas las guías de práctica clínica, es una forma de anticoncepción subutilizada. Esto se debe a conceptos y temores no basados en la evidencia sobre posibles riesgos, falta de eficacia, y sobre la dificultad o el dolor en el momento con la inserción del SIU. Estas creencias están vastamente difundidas, tanto entre los médicos como entre las potenciales usuarias. Sin embargo, existe sobrada evidencia de que la anticoncepción intrauterina en general; y los SIU LNG en particular, son MAC seguros y eficaces, tanto en mujeres nulíparas como en multíparas, en adolescentes y jóvenes como en mujeres adultas. Así mismo, cualquiera de los dos dispositivos constituye una excelente opción anticonceptiva para el post evento obstétrico inmediato (post parto /cesárea o post aborto). La recuperación de la fertilidad posteriormente a la extracción es inmediata; la posibilidad de concepción oscila entre el 70 y 80% durante el primer año.[48,49]

La incidencia de la mayoría de los efectos adversos es, en general muy baja para cualquiera de los SIUs; en el orden del 2 al 5%.[50] Los más frecuentes son la mastalgia (suele ser transitoria, aparece post colocación y desaparece a los pocos meses), los trastornos depresivos, el acné o la cefalea. En cambio, las alteraciones del sangrado (goteo, sangrado irregular y/o prolongado) que aparecen posteriormente a la colocación son mucho más frecuentes, y se observan aproximadamente en el 30 al 50% de las usuarias; son transitorias y pueden persistir algunas semanas o eventualmente unos meses. Estos efectos adversos raramente constituyen un motivo de discontinuación del MAC. Después de 6 meses, es excepcional el sangrado irregular y/o prolongado.

Algunas mujeres presentan quistes de ovario en las semanas/meses siguientes a la colocación; son quistes funcionales, habitualmente asintomáticos y no requieren ser operados. Suelen reabsorberse espontáneamente en uno o dos ciclos. La incidencia de estos quistes ováricos es mayor con el SIU-LNG 19,5 mg que con el SIU-LNG 52 mg.[52]

El uso de SIU LNG, tanto el de 52mg como el 19.5mg, se asocia a una muy baja tasa de complicaciones. La perforación uterina con el SIU LNG es un evento muy raro; la tasa acumulada a 5 años es de 2,1 por 1000 inserciones (IC del 95 %: 1,6-2,8). La perforación no se asoció a lesiones graves en las estructuras abdominales o pelvianas. Del mismo modo, la tasa de expulsión acumulada (total o parcial) a 5 años es baja (3,5%). En el caso del SIU LNG 52mg, la probabilidad de expulsión es más alta entre las mujeres con antecedente de sangrado menstrual abundante que en aquellas que lo colocaron como MAC.

El riesgo de embarazo ectópico en usuarias de SIU LNG es menor que el de las mujeres que no usan MAC. Un estudio reciente encontró que el riesgo de un embarazo ectópico era mayor con el SIU de menor dosis: 0,037 (IC 95%:0,021-0,067) para el SIU LNG 19,5 mg y 0,009 (IC95%: 0,006-0,014) para el SIU LNG 52 mg. De todos modos, el riesgo absoluto de embarazo ectópico es muy bajo durante el uso de cualquiera de los dos SIU LNG.

Al igual que para los otros MAC de gestágenos solos, son muy pocas las situaciones que contraindican su uso: cáncer de mama actual o pasado, y otras contraindicaciones que tienen que ver con la vía intrauterina (cáncer de cuello de útero en espera de tratamiento, distorsión severa de la cavidad uterina, infección pelviana inflamatoria en curso, entre otras).

SIU LNG 19,5, una nueva alternativa en sistemas intrauterinos

El SIU LNG 19,5mg es un MAC de reciente aparición. Varias de sus características fueron descriptas en los párrafos previos. Además del menor tamaño de su estructura, la principal diferencia con el SIU de 52 mg es que la reducción del sangrado no es tan marcada, debido a la menor carga de LNG. La incidencia de amenorrea a los 12 meses es del 5% y del 23% a los 5 años. El goteo persistente, el sangrado irregular y/o prolongado es relativamente frecuente durante los primeros 90 días de uso; después de los 6 meses, la incidencia de estas alteraciones baja sustancialmente y las mujeres experimentan sangrados más escasos y(o de menor número de días.[51,54]

Como se comentó previamente, la posible dificultad durante la colocación y el dolor relacionados con la inserción del DIU especialmente en mujeres nulíparas, son preocupaciones y temores frecuentes entre los profesionales y las potenciales usuarias. En ese sentido, el menor tamaño de la estructura del SIU LNG 19,5 mg, especialmente el menor diámetro del vástago (3,8mm vs 4,4 mm del SIU LNG 52mg) facilita su colocación y disminuye el dolor. Así lo han comprobado los resultados de los ensayos clínicos: la mayoría de las mujeres informaron dolor leve o nulo durante la inserción del SIU LNG 19,5 mg y la mayoría de los profesionales consideran que la inserción de este dispositivo es fácil.

Tabla 3. Diferencias y similitudes entre el SIU LNG 52 mg y el SIU LNG 19,5 mg

	SIU LNG 52 mg	SIU LNG 19,5 mg
Indicación	Anticoncepción, Menorragia. Prevención de la hiperplasia endometrial durante la THM	Anticoncepción
Dimensiones de la T	32 x 32 x 2.8 mm	28 x 30 x 1.55 mm
Diámetro del tubo de inserción	4.4 mm	3.80 mm
Tasa promedio de liberación de LNG in vivo	20 mg/día	12 mg/día
Tasa de amenorrea a 12 meses	20%	5%
Duración máxima de uso	5 años	S5 años
Contenido total de LNG	52 mg	19.5 mg
Anillo de plata para diferenciación en ultrasonido	No	Sí
Índice de Pearl	0.11 a 5 años	0.29 a 5 años
Color de los hilos de extracción	Marrón	Azul

THM: Terapia hormonal de la menopausia

Regidor PA. Clinical relevance in present day hormonal contraception. Horm Mol Biol Clin Investig. 2018;37(1).

¿Cuál sería la indicación específica del SIU LNG 19,5 mg? Ni los ensayos clínicos ni las guías de práctica clínica especifican una indicación preferencial para este nuevo MAC. Al igual que con el SIU LNG 52 mg, el SIU LNG 19,5 mg puede ser recomendable para cualquier mujer, en cualquier momento de su vida reproductiva. Es cierto que el nuevo MAC puede satisfacer mejor las necesidades de las mujeres que valoren la posibilidad de una inserción menos molesta por el vástago más estrecho, el recibir menos dosis hormonal o la menor probabilidad de experimentar amenorrea. De ahí que muchos especialistas consideren que este MAC es óptimo para mujeres adolescentes y jóvenes nulíparas.

SIU-LNG 52: anticoncepción y algo más

El SIU-LNG 52 mg tiene otras indicaciones no contraceptivas. La más importante es el tratamiento del sangrado menstrual abundante (SMA), una condición que impacta negativamente en la mujer; no solo físicamente sino en la calidad de vida. La eficacia del SIU LNG en el tratamiento de esta condición supera a la de otros tratamientos clásicos (como los AINE, los gestágenos orales, el ácido tranexámico, el ácido mefenámico o los ACO)[55] y resulta comparable, en términos de satisfacción, a la histerectomía o la endometrectomía en mujeres mayores de 40 años, pero con la ventaja de ser una alternativa mucho menos invasiva. Las revisiones sistemáticas han probado, así mismo, el impacto positivo que el uso del SIU LNG tiene sobre la calidad de vida de mujeres con SMA. La reducción del sangrado se observa incluso, en las mujeres que presentan patología uterina subyacente o trastornos hemorrágicos, y se acompaña de un beneficio adicional: la reducción de la dismenorrea. La satisfacción de las usuarias de SIU LNG 52 mg en relación al MAC es consistentemente alta en todo el mundo, a pesar de las culturas y los hábitos sexuales completamente diferentes.

Además de las dos indicaciones aprobadas por la FDA (la anticoncepción y el tratamiento del sangrado menstrual abundante), el SIU LNG 52 mg presenta otras ventajas y beneficios no anticonceptivos:

- Menor riesgo de embarazo ectópico (0,009/100 mujeres-año-uso).
- Prevención de hiperplasia endometrial
- Disminución del riesgo de cáncer de ovario y de endometrio
- Tratamiento de la hiperplasia endometrial con atipia en mujeres que desean conservar la fertilidad o que no desean someterse a la cirugía
- Protección endometrial durante la terapia estrogénico en el climaterio
- Reducción del riesgo de infección pelviana inflamatoria (por la acción progestínica sobre el moco cervical que dificulta el ascenso de los microorganismos)
- Tratamiento postquirúrgico de la endometriosis (EDT)
- Reducción del sangrado en hombres transgénero

Aunque el uso del SIU LNG52 mg en estas situaciones son indicaciones *off label,* existe una vasta evidencia que apoya su uso. Numerosos estudios han demostrado que el endoceptivo disminuye la recurrencia de la EDT después de la cirugía, reduce la proliferación de la enfermedad -especialmente en los casos de EDT profunda-, y disminuye la dismenorrea. La colocación de un SIU LNG 52 mg es una terapéutica efectiva, no invasiva y muy bien tolerada, especialmente en las pacientes con algias pelvianas severas y sin deseos reproductivos inmediatos, o en mujeres con focos endometrósicos de difícil acceso quirúrgico, como la EDT del tabique recto vaginal.

En el caso de la patología endometrial, el SIU LNG 52 también ha demostrado ser efectivo en el manejo de la hiperplasia endometrial con atipias y el cáncer endometrial. El tratamiento indicado para ambas patologías es la histerectomía. En mujeres que desean conservar la fertilidad o que por alguna razón no pueden someterse a la cirugía, puede proponerse dentro de protocolos de investigación, la colocación de un SIU LNG 52 mg. Las altas concentraciones de LNG intraútero que se logran con el SIU LNG 52mg pueden revertir la hiperplasia endometrial a corto plazo (hasta seis meses) y a largo plazo (hasta dos años). Después de la colocación de un SIU LNG, se toman biopsias endometriales seriadas por histeroscopia, hasta lograr la reversión del cuadro histológico. En ese punto se autoriza la búsqueda del embarazo. Después de la gestación, se indica la histerectomía. Del mismo modo, el SIU LNG 52mg también se probado con buenos resultados, solo o en combinación con AMPD 500 mg/día, para el tratamiento conservador del cáncer de endometrio en estadio IA, grado 1 ó 2 en mujeres con alto riesgo perioperatorio.

Anticoncepción de emergencia

La anticoncepción de emergencia (AE) es aquel método anticonceptivo que puede ser utilizado después de una relación sexual no protegida para prevenir un embarazo no deseado. La AE es un método seguro, eficaz y simple de utilizar para la mayoría de las mujeres que pudieran necesitarla. Puede ser administrada hasta 5 días después del coito no protegido. Si bien la primera forma de AE fue una combinación de etinil estradiol más un gestágeno, en la actualidad, las opciones más efectivas, aparte del DIU de cobre, son esquemas con gestágenos o con SPRM

Levonorgestrel: se utiliza en 2 dosis de 0,75 mg o una sola dosis de 1,5 mg. Es el más empleado por mayor facilidad de uso, mayor eficacia y menor incidencia de efectos adversos. Prevención: hasta 85% de los embarazos esperados. Los efectos adversos más comunes son los sangrados irregulares, goteo intermenstrual (*spotting*), náuseas, fatiga y dolor pelviano, de carácter transitorio. El sangrado suele aparecer dentro de los primeros 7 a 10 días de la toma. Es importante avisar a la paciente la posible aparición de estos efectos adversos e indicar el uso de anticoncepción o abstinencia entre el tratamiento y la menstruación. Puede utilizarse todas las veces que sea necesario.

RU-486 o mifepristona: En algunos países está aprobado su uso como AE. Este SPRM compite por la unión al receptor de progesterona. Una única dosis de 10 mg en fase folicular puede inhibir la maduración folicular y la ovulación. Si se administra después de la ovulación, retrasa la maduración del endometrio y actúa por un mecanismo antiimplantatorio. La eficacia de una dosis de mifepristona como AE es similar a la del esquema con levonorgestrel, pero con menos efectos adversos.

Acetato de ulipristal (dosis única de 30 mg) es un SPRM de segunda generación, bien tolerado. Administrado dentro de las 120 horas posteriores a la relación sexual sin protección, es la AE oral más eficaz. Como AE se comercializa en Europa y en EE. UU.

SIU LNG: junto con el DIU, son los métodos de mayor eficacia como AE. Presenta como ventaja adicional que puede dejarse colocado como MAC para uso regular, a largo plazo.

Anticoncepción con solo gestágeno: ¿a futuro?

Una de las cuestiones fundamentales a las que debe dirigirse la investigación es cómo solucionar los problemas del sangrado alterado en las usuarias de gestágenos solos. Uno de los principales desafíos es comprender los mecanismos endometriales que se alteran en aquellas mujeres que presentan patrones de sangrados más molestos y persistentes, e identificar qué diferencias tienen con aquellas que desarrollan amenorrea o períodos leves e infrecuentes. Conocer estos mecanismos y poder ofrecer un patrón de sangrado aceptable resulta fundamental para evitar esta causa frecuente de discontinuación prematura del uso de anticonceptivos con solo gestágeno. Varias líneas de investigación se han concentrado en los mecanismos moleculares y celulares a nivel del endometrio. Se sabe que los anticonceptivos de progestágeno solo alteran la expresión de los receptores de esteroides, la morfología de los vasos sanguíneos y la unión de las células epiteliales del endometrio a la matriz. Otras líneas de investigación abordan el concepto de posibles "desencadenantes". Ejemplo de ello son las fluctuaciones locales de moléculas reguladoras como las metaloproteasas de la matriz endometrial en el endometrio, que se ubican alrededor de los pequeños vasos sanguíneos superficiales y el epitelio, lo que da como resultado una descamación localizada intermitente. Los agentes destinados a "reparar" el endometrio deberán explorar como mantener la integridad de los vasos sanguíneos y del epitelio con el objetivo final de lograr la amenorrea o un patrón de sangrado regular y predecible. Indudablemente sigue siendo necesaria una mayor investigación en esta área.

CONCLUSIONES

Los anticonceptivos de progestágeno solo ocupan un lugar destacado dentro del abanico de opciones anticonceptivas. Son métodos seguros y de alta eficacia. Actualmente, esta forma de anticoncepción está disponible como inyecciones, implantes, preparaciones orales, anillos vaginales, dispositivos intrauterinos liberadores de hormonas y como anticoncepción de emergencia. La gran ventaja que presentan es que casi no existen situaciones que contraindiquen su uso. Pueden ser utilizados por la gran mayoría de las mujeres, en las diferentes etapas de la vida reproductiva. La mayoría de los efectos adversos no son graves; los más frecuentes son las alteraciones del sangrado, que suelen ser impredecible. De todos modos, las usuarias de estos MAC expresan un alto nivel de satisfacción con el uso.

BIBLIOGRAFÍA

1. Regidor PA. Clinical relevance in present day hormonal contraception. Horm Mol Biol Clin Investig. 2018;37(1).
2. Tepper NK, Whiteman MK, Marchbanks PA, James AH, Curtis KM. Progestin-only contraception and thromboembolism: A systematic review. Contraception. 2016 Dec;94(6):678-700.
3. Baheiraei A, Ardsetani N, Ghazizadeh Sh. Effects of progestogen-only contraceptives on breast-feeding and infant growth. Int J Gynecol Obstet 2001; 74:203-205.
4. Porter C, Rees M. Bleeding problems and progestogen- only contraception. J Fam Plann Reprod Health Care 2002; 28:178–181.
5. Ciarmatori S, Glassman R. ¿Cómo es la actividad ovárica durante la toma de un anticonceptivo de gestágeno solo? Revista AMAdA Volumen 19, Nº1 (2023) disponible en http://www.amada.org.ar/index.php/numero-actual/79-revista/revista-n1-2023/570-como-es-la-actividad-ovarica-durante-la-toma-de-un-anticonceptivo-de-gestageno-solo
6. Archer DF. Clinical and metabolic features of desogestrel: a new oral contraceptive preparation. Am J Obstet Gynecol. 1994;170(5 Pt 2):1550-5.
7. Hatcher, RA; Rinehart, W; Blackburn, R; Geller JS y Shelton, JD. Lo Esencial de la Tecnología Anticonceptiva: Manual para Personal Clínico Edit. Programa de Información en Población. Centro para Programas de Comunicación. Facultad de Salud Pública. Universidad Johns Hopkins. Baltimore, EE.UU. 1999
8. Merki-Feld GS, Imthurn B, Gantenbein AR, Sandor P. Effect of desogestrel 75 µg on headache frequency and intensity in women with migraine: a prospective controlled trial. Eur J Contracept Reprod Health Care. 2019;24(3):175-181.
9. Samy A, Taher A, Sileem SA, Abdelhakim AM, Fathi M, Haggag H, Ashour K, Ahmed SA, Shareef MA, AlAmodi AA, Keshta NHA, Shatat HBAE, Salah DM, Ali AS, El Kattan EAM, Elsherbini M. Medical therapy options for endometriosis related pain, which is better? A systematic review and network meta-analysis of randomized controlled trials. J Gynecol Obstet Hum Reprod. 2021 Jan;50(1):101798.
10. Grandi G, Barra F, Ferrero S, Sileo FG, Bertucci E, Napolitano A, Facchinetti F. Hormonal contraception in women with endometriosis: a systematic review. Eur J Contracept Reprod Health Care. 2019;24(1):61-70.
11. Chemo. Drospirenone Velvian Clinical Overview. 2015.

12. Duijkers IJ, Heger-Mahn D, Drouin D, Skouby S. A randomised study comparing the effect on ovarian activity of a progestogen-only pill (POP) containing desogestrel and a new POP containing drospirenone in a 24/4 regimen. Eur J Contracept Reprod Health Care. 2015;20(6):419-27.
13. Hoogland HJ, Skouby SO. Ultrasound evaluation of ovarian activity under oral contraceptives. Contraception 1993; 47:583–90
14. Hadji P, Colli E, Regidor PA. Bone health in estrogen-free contraception. Osteoporos Int. 2019;30(12):2391-2400
15. Task Force on Long-Acting Systemic Agents for Fertility Regulation. Multinational comparative trial of long-acting injectable contraceptives: norethisterone enanthate given in two dosage regimens and depot-medroyproegesterone acetate. Final Report.Contraception 1983; 28: 1–20
16. Trussell J. Contraceptive failure in United States. Contraception 2011; 83: 397–404.
17. National Institute for Health and Clinical Excellence (NICE). Heavy Menstrual Bleeding. 2007. http://www.nice.org.uk/guidance/cg44/resources/guidance-heavy-menstrual-bleeding-pdf [Accessed 27 November 2014
18. Wong AYK, Tang LC, Chin RKH. Levonorgestrel-releasing intrauterine system (Mirena) and depot medroxyprogesterone acetate (Depoprovera) as long-term maintenance therapy for patients with moderate and severe endometriosis: a randomised controlled trial. Aust N Z J Obstet Gynaecol 2010; 50: 273–279
19. European Society for Human Reproduction and Embryology. Guideline on the management of women with endometriosis. Hum Reprod 2014; 29: 400–412.
20. Albertazzi P, Bottazzi M, Steel SA. Bone mineral density and depot medroyprogesterone acetate. Contraception 2006; 73: 577–583
21. Lopez LM, Grimes DA, Schulz KF, Curtis KM, Chen M. Steroidal contraceptives: effect on bone fractures in women. Cochrane Database Syst Rev 2014; 6: CD006033.
22. Harel Z, Johnson CC, Gold MA, Cromer B, Peterson E, Burkman R, et al. Recovery of bone mineral density in adolescents following the use of depot medroxyprogesterone acetate contraceptive injections. Contraception 2010; 81: 281–291
23. Paul C, Skegg DC, Williams S. Depot medroxyprogesterone acetate. Patterns of use and reasons for discontinuation. Contraception 1997; 56: 209–214.
24. Curtis KM, Ravi A, Gaffield ML. Progestogen-only contraceptive use in obese women. Contraception 2009; 80: 346–354.
25. Pantoja M, Medeiros T, Baccarin MC, Morais SS, Bahamondes L, dos Santos Fernandes AM. Variations in body mass index of users of depot-medroxyprogesterone acetate as a contraceptive. Contraception 2010; 81: 107–111.
26. Carr SL, Gaffield ME, Dragoman MV, Phillips S. Safety of the progesterone-releasing vaginal ring (PVR) among lactating women: A systematic review. Contraception. 2016 Sep;94(3):253-61.
27. Huang Y, Jensen JT, Brache V, Cochon L, Williams A, Miranda MJ, Croxatto H, et al A randomized study on pharmacodynamic effects of vaginal rings delivering the progesterone receptor modulator ulipristal acetate: research for a novel estrogen-free, method of contraception. Contraception 2014; 90(6):565-74.
28. Birgisson NE, Zhao Q, Secura GM, Madden T, Peipert JF. Preventing Unintended Pregnancy: The Contraceptive CHOICE Project in Review. J Womens Health (Larchmt). 2015;24(5):349-353.
29. Lynch M, De Abreu Lourenco R, Flattery M, Haas M. Reviewing the cost-effectiveness of long-acting reversible contraceptive methods in an Australian context. Aust N Z J Obstet Gynaecol. 2019;59(1):21-35.
30. Graesslin O, Korver T. The contraceptive efficacy of Implanon: a review of clinical trials and marketing experience. Eur J Contracept Reprod Health Care. 2008;13 Suppl 1:4-12.
31. US Medical Eligibility Criteria for Contraceptive Use, 2016 (US MEC) Disponible https://www.cdc.gov/reproductivehealth/contraception/mmwr/mec/summary.html
32. Peipert JF, Zhao Q, Allsworth JE, Petrosky E, Madden T, Eisenberg D, Secura G. Continuation and satisfaction of reversible contraception. Obstet Gynecol. 2011 May;117(5):1105-1113.
33. O'Neil-Callahan M, Peipert JF, Zhao Q, Madden T, Secura G. Twenty-four-month continuation of reversible contraception. Obstet Gynecol. 2013 Nov;122(5):1083-1091.
34. Mansour D, Korver T, Marintcheva-Petrova M, Fraser IS. The effects of Implanon on menstrual bleeding patterns.

Eur J Contracept Reprod Health Care. 2008;13 Suppl 1:13-28.
35. Bitzer J, Tschudin S, Alder J; Swiss Implanon Study Group. Acceptability and side-effects of Implanon in Switzerland: a retrospective study by the Implanon Swiss Study Group. Eur J Contracept Reprod Health Care. 2004;9(4):278-84.
36. Darney P, Patel A, Rosen K, et al. Safety and efficacy of a single-rod etonogestrel implant (Implanon): Results from 11 international clinical trials. Fertil Steril 2009; 91:1646-52.
37. Bahamondes L, Brache V, Meirik O, Ali M, Habib N, Landoulsi S; WHO Study Group on Contraceptive Implants for Women. A 3-year multicentre randomized controlled trial of etonogestrel- and levonorgestrel-releasing contraceptive implants, with non-randomized matched copper-intrauterine device controls. Hum Reprod. 2015;30(11):2527-38.
38. Abdel-Aleem H, d'Arcangues C, Vogelsong KM, Gaffield ML, Gülmezoglu AM. Treatment of vaginal bleeding irregularities induced by progestin only contraceptives. Cochrane Database Syst Rev. 2013 Jul 2;(7):CD003449.
39. Mansour D, Bahamondes L, Critchley H, Darney P, Fraser IS. The management of unacceptable bleeding patterns in etonogestrel-releasing contraceptive implant users. Contraception. 2011; 83(3):202-10.
40. Ferrero S, Scala C, Ciccarelli S, Vellone VG, Barra F. Treatment of rectovaginal endometriosis with the etonogestrel-releasing contraceptive implant. Gynecol Endocrinol. 2020;36(6):540-544.
41. Sansone A, De Rosa N, Giampaolino P, Guida M, Laganà AS, Di Carlo C. Effects of etonogestrel implant on quality of life, sexual function, and pelvic pain in women suffering from endometriosis: results from a multicenter, prospective, observational study. Arch Gynecol Obstet. 2018;298(4):731-736.
42. Niu X, Luo Q, Wang C, Zhu L, Huang L. Effects of Etonogestrel implants on pelvic pain and menstrual flow in women suffering from adenomyosis or endometriosis: Results from a prospective, observational study. Medicine (Baltimore) 2021;100(6):e24597.
43. Thaxton L, Lavelanet A. Systematic review of efficacy with extending contraceptive implant duration. Internat J Gynecol & Obstet 2019;144(1):2-8.
44. Ali M, Bahamondes L, Bent Landoulsi S. Extended Effectiveness of the Etonogestrel-Releasing Contraceptive Implant and the 20 µg Levonorgestrel-Releasing Intrauterine System for 2 Years Beyond U.S. Food and Drug Administration Product Labeling. Glob Health Sci Pract. 2017;5(4):534-539.
45. Creinin MD, Barnhart KT, Gawron LM, Eisenberg D, Mabey RG Jr, Jensen JT. Heavy Menstrual Bleeding Treatment With a Levonorgestrel 52-mg Intrauterine Device. Obstet Gynecol. 2023;141(5):971-978.
46. McNicholas C, Swor E, Wan L, et al. Prolonged use of the etonogestrel implant and levonorgestrel intrauterine device - two years beyond FDA-approved duration. Am J Obstet Gynecol. 2017;216:586.e1–586.e6.
47. French R, Gullebaud J, Mirena. the levonorgestrel intra-uterine system (20 ug/day). J Drug Evaluation. 2003;2:43–69.
48. Zgliczynska M, Kocaj K, Szymusik I, Dutsch-Wicherek MM, Ciebiera M, Kosinska-Kaczynska K. Levonorgestrel-Releasing Intrauterine System as a Contraceptive Method in Nulliparous Women: A Systematic Review. J Clin Med. 2020 Jul 3;9(7):2101.
49. Prager S, Darney PD. The levonorgestrel intrauterine system in nulliparous women. Contraception. 2007;75(6 Suppl):S12-5.
50. Grandi G, Farulla A, Sileo FG, Facchinetti F. Levonorgestrel-releasing intra-uterine systems as female contraceptives. Expert Opin Pharmacother. 2018;19(7):677-686.
51. Gemzell-Danielsson K, Apter D, Dermout S, et al. Evaluation of a new, low-dose levonorgestrel intrauterine contraceptive system over 5 years of use. Eur J Obstetrics Gynecol Reprod Biol. 2017;210:22–28
52. Eisenberg DL, Schreiber CA, Turok DK, et al. ACCESS IUS investigators. Three-year efficacy and safety of a new 52-mg levonorgestrel releasing intrauterine system. Contraception. 2015;92:10–16.
53. Barnett C, Moehner S, Do Minh T, Heinemann K. Perforation risk and intra-uterine devices: results of the EURAS-IUD 5-year extension study. Eur J Contracept Reprod Health Care. 2017;22(6):424-428.
54. Nelson AL. LNG-IUS 12: a 19.5 levonorgestrel-releasing intrauterine system for prevention of pregnancy for up to five years. Expert Opin Drug Deliv. 2017;14(9):1131-1140.
55. Kaunitz AM, Inki P. The levonorgestrel-releasing intrauterine system in heavy menstrual bleeding: a benefit-risk review. Drugs. 2012 Jan 22;72(2):193-215.
56. Beckert V, Aqua K, Bechtel C, Cornago S, Kallner HK, Schulze A, Parashar P, Waddington A, Donders G. Insertion

experience of women and health care professionals in the Kyleena® Satisfaction Study. Eur J Contracept Reprod Health Care. 2020;25(3):182-189
57. Spencer JC, Louie M, Moulder JK, Ellis V, Schiff LD, Toubia T, Siedhoff MT, Wheeler SB. Cost-effectiveness of treatments for heavy menstrual bleeding. Am J Obstet Gynecol. 2017;217(5):574..
58. Beelen P, van den Brink MJ, Herman MC, et al. Levonorgestrel-releasing intrauterine system versus endometrial ablation for heavy menstrual bleeding. Am J Obstet Gynecol. 2021;224(2):187.e1-187.e10.
59. Bofill Rodriguez M, Lethaby A, Jordan V. Progestogen-releasing intrauterine systems for heavy menstrual bleeding. Cochrane Database Syst Rev. 2020 Jun 12;6(6):CD00212
60. Wang J, Deng K, Li L, Dai Y, Sun X. Levonorgestrel-releasing intrauterine system vs. systemic medication or blank control for women with dysmenorrhea: Systematic review and meta-analysis of randomized controlled trials. Front Glob Womens Health. 2022;3:1013921.
61. Hubacher D, Masaba R, Manduku CK, et al. The levonorgestrel intrauterine system: cohort study to assess satisfaction in a Kenyan population. Contraception. 2014;90:316
62. Romer T, Linsberger D. User satisfaction with a levonorgestrelreleasing intrauterine system (LNG-IUS): data from an international survey. Eur J Contracept Reprod Health Care. 2009;14:391– 398.
63. Elgemark K, Graner S, McTaggart J, Ramirez Löfström J, Sörensen D, Envall N, Kopp Kallner H. The 13.5-mg, 19.5-mg, and 52-mg Levonorgestrel-Releasing Intrauterine Systems and Risk of Ectopic Pregnancy. Obstet Gynecol. 2022;140(2):227-233
64. Lin M, Xu X, Wang Y, et al. Evaluation of a levonorgestrel-releasing intrauterine system for treating endometrial hyperplasia in patients with polycystic ovary syndrome. Gynecol Obstet Invest. 2014;78:41– 44.
65. Jareid M, Thalabard JC, Aarflot M, Bøvelstad HM, Lund E, Braaten T. Levonorgestrel-releasing intrauterine system use is associated with a decreased risk of ovarian and endometrial cancer, without increased risk of breast cancer. Results from the NOWAC Study. Gynecol Oncol. 2018; 149(1):127-132.
66. Depypere H, Inki P. The levonorgestrel-releasing intrauterine system for endometrial protection during estrogen replacement therapy: a clinical review. Climacteric. 2015;18(4):470-82.
67. Somigliana E, Busnelli A, Benaglia L, et al.. Postoperative hormonal therapy after surgical excision of deep endometriosis. Eur J Obstet Gynecol Reprod Biol 2017;209:77–80
68. Koga K, Takamura M, Fujii T, Osuga Y. Prevention of the recurrence of symptom and lesions after conservative surgery for endometriosis. Fertil Steril 2015;104:793–801
69. Carvalho N, Margatho D, Cursino K, Benetti-Pinto CL, Bahamondes L. Control of endometriosis-associated pain with etonogestrel-releasing contraceptive implant and 52-mg levonorgestrel-releasing intrauterine system: randomized clinical trial. Fertil Steril. 2018;110(6):1129-1136.
70. Ørbo A, Vereide A, Arnes M, Pettersen I, Straume B. Levonorgestrel-impregnated intrauterine device as treatment for endometrial hyperplasia: a national multicentre randomised trial. BJOG 2014;121(4):477-86.
71. Rezk M, Kandil M, Saleh S, Shaheen A. Comparison of levonorgestrel-releasing intrauterine system, medroxyprogesterone and norethisterone for treatment of endometrial hyperplasia without atypia: a randomized clinical trial. Obstetrics and Gynecology International 2016;5:00163
72. Rizvi S, Ghaffar S, Haider R, Jafri A. Levonorgestrel Intrauterine System (LNG-IUS) versus medroxyprogesterone acetate for the treatment of endometrial hyperplasia: a randomized control trial. Pakistan Journal of Medical and Health Sciences 2018;12:675-8.
73. El Behery MM, Saleh HS, Ibrahiem MA, Kamal EM, Kassem GA, Mohamed Mel S. Levonorgestrel-releasing intrauterine device versus dydrogesterone for management of endometrial hyperplasia without atypia. Reproductive Sciences 2015;22:329-34
74. Hwang JY, Kim DH, Bae HS, Kim ML, Jung YW, Yun BS, Seong SJ, Shin E, Kim MK. Combined Oral Medroxyprogesterone/Levonorgestrel-Intrauterine System Treatment for Women with Grade 2 Stage IA Endometrial Cancer. Int J Gynecol Cancer. 2017;27(4):738-742.
75. Paradise SL, Landis CA, Klein DA. Evidence-Based Contraception: Common Questions and Answers. Am Fam Physician. 2022;106(3):251-259.

1-3

Estretol: Nuevas opciónes en anticoncepción hormonal y terapia hormonal de la menopausia

Dres.: Doris Rodríguez Vidal; Eugenia Lamas; Gladys Fernández

SUMARIO

El Estetrol (E4) es un estrógeno nativo con acción selectiva en los tejidos (NEST). El E4 presenta un mecanismo de acción particular, activando la vía de señalización de los receptores de estrógeno nucleares (RE) alfa y beta, pero ejerciendo un efecto antagonista, sobre la vía de señalización del REα de membrana, en tejidos específicos. Este modo de acción es específico del E4 y distinto del de los demás estrógenos nativos.

Por sus características farmacocinéticas, que incluyen vida media prolongada, baja unión a proteína transportadora de esteroides sexuales (SHBG), mínimo metabolismo hepático y excreción como metabolitos inactivos y farmacodinámicas, como impacto mínimo en el metabolismo hepático, hemostasia, lípidos y tejido mamario, que determinan bajo riesgo de interacciones farmacológicas y una baja "estrogenicidad", que condiciona un perfil más favorable de riesgo tromboembólico, el E4 se perfila como una opción más segura en anticoncepción y una posible opción tejido específica, para la terapia hormonal de la menopausia (THM).

INTRODUCCIÓN

Existen cuatro estrógenos nativos presentes en la especie humana: la estrona (E1), el estradiol (E2), el estriol (E3) y el estetrol (E4). La estructura básica es común entre ellos, mientras que sus abreviaturas indican el número de grupos hidroxilo presentes en la molécula. La estrona (E1) es el principal estrógeno durante la etapa climatérica de la mujer. El estradiol (E2), producido por el ovario, es el principal estrógeno durante los años reproductivos. El estriol

(E3) es producido por la placenta, siendo el principal estrógeno en circulación materna durante el embarazo (*Figura 1*).

El Estetrol (E4) es el principal estrógeno nativo de la vida fetal, siendo el hígado del feto el único órgano capaz de sintetizarlo en forma natural. No es posible obtener E2 o E3 a partir de la molécula de E4, es decir, no existe reacción inversa (Thomas 2013).

Está presente en la sangre y la orina materna a partir de la novena semana de gestación y llega a la circulación materna a través de la placenta. Sus niveles son más de 10 veces superiores en el feto que en plasma materno y los mismos se incrementan progresivamente desde el segundo trimestre, con un aumento sostenido hasta el momento del parto, luego del cual, desaparecen tanto de la circulación materna como de la del recién nacido.

Figura 1: Estructura molecular de los estrógenos nativos. E4 5α-hidroxiestracliol; Estra-1,3,5 (10)- triene-3, 15α, 17β tetrol

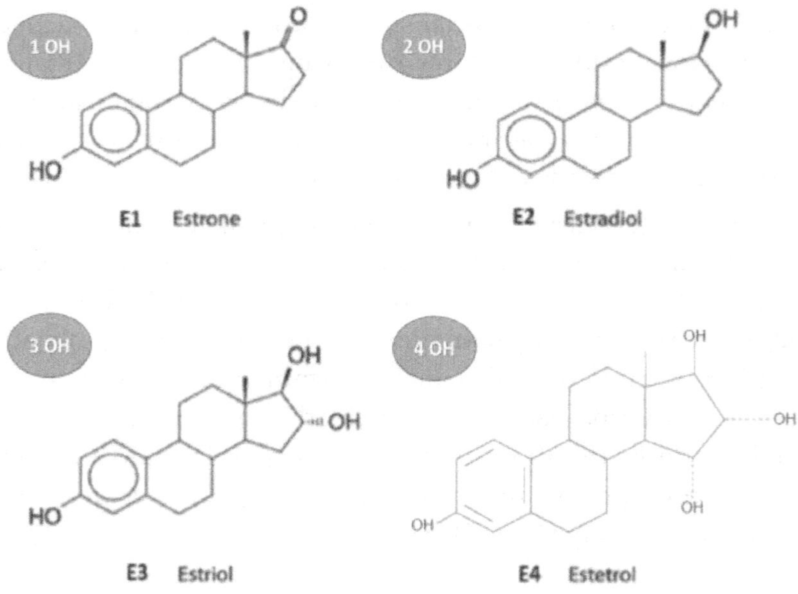

El E4 fue descubierto por Diczfalusy y col. en la década del 60 e investigado en profundidad para uso terapéutico en las últimas dos décadas.

Se trata de una molécula esteroide, caracterizada por 4 grupos hidroxilos, sintetizada por el hígado fetal, por hidroxilación en la posición 15α y 16α del E2 y por sólo hidroxilación en posición 15α del E3.

Su manufactura a partir de estrona vegetal, se ha logrado en la última década y se ha demostrado que sus perfiles farmacodinámico y farmacocinético, su tolerabilidad y su margen de seguridad son muy favorables.

En este sentido, E4 es potencialmente un gran avance en la terapia ginecológica para la anticoncepción y para el manejo de la de la sintomatología asociada a la menopausia y con posible aplicación para otros campos terapéuticos, como el tratamiento en estadios avanzados de cánceres hormono-dependientes resistentes a otras terapéuticas (mama y próstata), osteoporosis, neuroprotección, dolor muscular y cicatrización de heridas.

Presentamos una síntesis de la evidencia actual sobre esta molécula que ya ha sido aprobada para anticoncepción y se encuentra en desarrollo para otras indicaciones como la THM.

Características Farmacocinéticas

Para uso humano, el E4 se sintetiza a partir de estrona de soja comercialmente disponible. Sus características farmacocinéticas se sintetizan en la *Tabla 1*.

Tabla 1: Características farmacocinéticas de Esterol

Farmacocinética de E4		Observaciones
Abosorcion Tmax	15-20 min	rápida
Biodisponibilidad	90 %	Mayor que E2 y EE
Vida Media	24-32 hs	Permite administración diaria
Unión a proteinas	50% albumina	Baja afinidad por SHBG
Metabolismo	Hepático: UGT2B7: glucurónicos; Sulfatasa: sulfatos No presenta circulación enterohepática	No presenta excreción biliar
Efecto s/enzimas CYP450	No inhibe CYP1A2, CYP2C9, CYP2C19, CYP2D6 Estimula CYP3A4 en un 23%	Bajo margen de interacciones medicamentosas
Síntesis proteica hepática	No estimula SHBG, CBG, AGT, ceruloplasmina, Col, TGL, IGF-1, IGFBP, ni proteínas de coagulación sensibles a estrógenos	Bajo potencial tromboembólico
Metabolitos Activos	No posee Sin reconversión a E2 o E1	Sin potencial carcinogénico
Excreción	Renal: glucurónidos inactivos (60%) sulfato inactivos (18%)	Sin metabolitos activos

SHBG: proteína ligadora de esteroides sexuales; CBG: proteína ligadora de glucocorticoides; AGT: angiotensinógeno; TGL: triglicéridos; IGF-1: factor de crecimiento Insulino simil; IGFBP: proteína ligadora de IGF-1; EE: etinilestradiol

Después de su administración oral, el E4 sufre una rápida absorción (tmax oscila entre 15-20 minutos), seguida de una rápida distribución. Su biodisponibilidad es de un 90% de la dosis administrada. La vida media de eliminación es de 24 a 32 horas, ostensiblemente más prolongada que la de otros estrógenos naturales, como el E2 y el E2 micronizado, que tienen vidas medias de 1 a 2 horas y de 10 a 12 horas, respectivamente. Esta vida media prolongada lo hace particularmente favorable para su administración una vez al día.

A diferencia de otros estrógenos, E4 no se une a la globulina fijadora de hormonas sexuales (SHBG), uniéndose parcialmente a la albúmina. No aumenta la producción de SHBG por las células hepáticas, lo que sugiere un riesgo potencialmente menor de tromboembolismo venoso, que es un efecto secundario de todos los estrógenos y de los moduladores selectivos de los receptores estrogénicos sintéticos (SERMs). Un 50% de la dosis administrada circula en forma libre.

El E4 se metaboliza en el hígado, donde es glucuronizado principalmente por la enzima uridina 5'-difosfo-glucuroniltransferasa (UGT) para formar conjugados de glucurónido (60%) y sulfatos inactivos (18%), que se excretan por la orina.

A diferencia del estrógeno sintético etinilestradiol (EE) y el E2, las enzimas del citocromo P450 (CYP450) no desempeñan un papel importante en su metabolismo y, a su vez, el E4 muestra un impacto mínimo en las principales enzimas CYP450. Como resultado, E4 puede exhibir potencialmente menos interacciones farmacológicas en relación con otros estrógenos, incluidos EE y E2. Adicionalmente, el E4 no parece entrar en la circulación enterohepática, no existiendo eliminación biliar.

Es importante destacar que E4 es un producto de etapa final del metabolismo, no se convierte in vivo en metabolitos hidroxilados activos como E3, E2 o E1, los cuales son precursores de estrógenos de quinona, que pueden reaccionar y dañar el ADN, es decir son "*genotóxicos*" y se han relacionan con el desarrollo de diferentes cánceres hormono dependientes.

Características Farmacodinámicas

Estetrol (E4) es un estrógeno nativo con acción selectiva en los tejidos (sigla en inglés NEST: *Native Estrogen with Selective action in Tissues*).

Se trata de un estrógeno débil, 10 a 20 veces menos potente que el EE, con afinidad selectiva por los receptores estrogénicos, mostrando interacciones débiles con los receptores de glucocorticoides, progesterona y testosterona.

La afinidad de unión por los receptores de estrógeno alfa y beta (REα y REβ) es moderada, siendo cuatro a cinco veces mayor por el REα.

Exhibe actividad agonista estrogénica a nivel cardiovascular, hueso, vagina, miometrio, endometrio y cerebro, mientras que, en células de tumores mamarios, el compuesto se comporta como un antagonista en presencia de E2.

E4 se ha identificado como un activador específico de los REα nucleares (en forma similar al E2) pero no activa los REα de membrana, implicados en vías de señalización más rápidas (efectos no genómicos). En consecuencia, se produce un "desacople" de la activación de los REα nucleares y de membrana. Es decir, el E4 aparece como un agonista nuclear específico de ERα y un antagonista de membrana, acción única y distintiva del E4 frente a los demás estrógenos.

Este efecto es dependiente de la concentración de E4 y de la concentración de E2 presente en el medio estudiado, lo cual es particularmente interesante para comprender sus efectos fisiológicos en la gestación y sus posibles aplicaciones en THM. En el estudio de Montt-Guevara y col. (Montt-Guevara 2017) se midió la actividad del E4 para estimular la síntesis de óxido nítrico sintetasa (sNO), en cultivos de células endoteliales de vena umbilical, en presencia de E2 y se comprobó que el E4 antagonizó la síntesis de NO inducida por concentraciones de E4 y E2 similares a las del embarazo (altas). Sin embargo, el E4 en bajas concentraciones, no impidió la modesta inducción de la síntesis de NO asociada con los niveles de E2 posmenopáusicos (bajos). Esto permite especular que en THM, bajas concentraciones de E4 en un ambiente hipoestrogénico, ejercería un efecto positivo sobre la síntesis de NO, acción eminentemente cardioprotectora.

Sobre la base de varios experimentos in vivo e in vitro, se demostró que el E4 desarrolla una "Acción Tejido Específica" que resulta en potentes efectos de tipo estrogénico en el cerebro, el tejido óseo, el sistema cardiovascular, la ovulación y el útero, mediados por la activación de la vía nuclear del REα y anti estrogénicos en la mama (Abot 2014).

Acciones Tejido Selectivas

Sus acciones como NEST se describen en la *Tabla 2.*

- **Hígado y via biliar**

El Estetrol a una concentración mayor de 10 mmol/l no inhibió las enzimas principales del citocromo P450: CYP1A2, CYP2C9, CYP2C19, CYP2D6 y CYP3A4. El E2 y el etinilestradiol (EE) inhibieron significativamente el CYP2C19 (citocromo que participa en el metabolismo de antiepilépticos y de la bomba inhibidora de protones). El EE tuvo un fuerte efecto inhibidor sobre CYP3A4, el E2 estimuló significativamente esta enzima, mientras que el E4 tuvo un leve efecto estimulante. Estos resultados sugieren que el E4 puede presentar menos interferencia con los fármacos administrados de forma concomitante (interacción fármaco-fármaco) en comparación con EE y E2 (Hammond 2008).

Tabla 1: Características farmacocinéticas de Esterol

Farmacodinámica de E4		Observaciones
Mecanismo de acción	Agonista RE α y β (100 veces < E2) Antagonista parcial GPER	Actividad s/ REα 5 veces mayor que s/ REβ θ PI3K/Akt : no activa eNOs/NO
Eje HHG	En combinacion con DRSP o LNG ⊖ pico LH	Anovulatorio
Higado	Sin actividad enzimas CYP450 Sin circulacion enterohepatica Sin actividad s/angiotensinogeno	Baja posibilidad de interacciones Baja posibilidad de colestasis Baja posibilidad de HTA
Metabolismo	Sin cambios HDL-LDL-TGL Sin cambios metabolismo glucosa	Favorable para pacientes con factores de riesgo CVC
Coagulación	SHBG +50% (E4/DRSP APCr +30% (E4/DRSP) Protrombina 1-2 +23% (E4/DRSP)	Significativamente < actividad vs E2 y EE
Mama	100 veces < proliferación que E2 En presencia de E2 efecto anti proliferativo	Efecto neutro
Útero	Efecto proliferativo + REα	Requiere progestágenos en Terapia Hormonal de la menopausia (THM)
Vagina	Efecto trófico	Mejora atrofia urogenital
Cerebro	Antioxidante (4 OH) Neurotrófico –Promielinizante Pro angiogénico	Neuro protector

PI3K: fosfatidilinositol3 kinasa; Akt: proteinkinasa; eNOs: oxido nitrico sintetasa;NO: oxido nitrico;DRSP: drospirenona;LNG: levonorgestrel;TGL: triglicéridos SHBG: proteina transportadora de esteroides sexuales; APCr: resistencia a la proteína C activada; HDL-LDL: lipoproteina de alta y baja densidad;

La recirculación enterohepática de las terapias con estrógenos se ha relacionado con un riesgo 2,5 veces mayor de afecciones del tracto biliar, incluida la enfermedad benigna o maligna de la vesícula biliar. Es posible que este riesgo no se aplique al E4, ya que no parece entrar en la circulación enterohepática.

El E4 no estimula la producción hepática de globulina transportadora de esteroides sexuales (SHBG) in vitro (Hammond 2008).

En mujeres, puede producir mínimos cambios en la síntesis de proteínas hepáticas en comparación con EE y E2, incluida la producción de SHBG, globulina fijadora de corticosteroides (CBG), ceruloplasmina, angiotensinógeno

(AGT), colesterol, triglicéridos, factor de crecimiento similar a la insulina 1 (IGF-1) y proteínas de unión al factor de crecimiento similar a la insulina (IG-FBP) (Visser 2008).

- **Metabolismo**

Los datos en mujeres pre y posmenopáusicas muestran efectos estimulantes mínimos sobre los triglicéridos, la SHBG, la globulina transportadora de corticosteroides y el angiotensinógeno (Klipping 2022).

Para evaluar el impacto metabólico de E4, se determinó si E4 podía conferir protección contra la obesidad inducida por la dieta occidental en respuesta a E2 y SERM. Con este objetivo, se alimentó a ratones hembra WT oforectomizadas con una dieta occidental (42 % kcal de grasa, 0,2 % de colesterol) y se les implantó concomitantemente gránulos subcutáneos de E4 o un vehículo durante 9 semanas. Las mediciones semanales del peso corporal revelaron que los ratones tratados con E4, estaban protegidos contra la obesidad inducida por la dieta occidental desde las primeras semanas de tratamiento. Este efecto es mediado por la activación de RE alfa nucleares en hígado.

El descenso de los estrógenos en la menopausia provoca redistribución de la grasa corporal, con adiposidad visceral que se asocia con incrementado riesgo cardiovascular, DM2 y esteatosis hepática. La exposición crónica a E4 en ratas hembras oforectomizadas previno la aterosclerosis aórtica, la ganancia de peso, la intolerancia a la glucosa y la esteatosis hepática, todo lo cual es dependiente de la activación de RE alfa nucleares hepáticos (Guivarc'h 2018; Buscato 2020).

- **Coagulación**

El E4 a dosis de 15 mg no produjo cambios significativos, a las 12 semanas de uso, sobre factores hemostáticos, con un limitado impacto sobre la resistencia a la proteína C activada (parámetro asociado a riesgo de desarrollar trombosis), lo que sugiere un perfil hemostático más favorable que E2 y EE, que podría asociarse a menor riesgo de trombosis (Douxfils 2020). De manera similar, E4 ejerce efectos mínimos sobre los marcadores de coagulación (Kluft 2017).

Como se ha observado una relación entre los niveles de SHBG y el mayor riesgo de tromboembolismo venoso (TEV) asociado con el uso de anticonceptivos orales combinados (ACO), la evaluación de esta proteína hepática representa un biomarcador importante a considerar durante el desarrollo de anticonceptivos esteroideos. Dado que el E4 no posee un efecto estimulador significativo de la síntesis de SHBG, representa una ventaja diferencial respecto a los ACO existentes con E2 o EE, que incrementan la SHBG e implican riesgo de TEV (Morimont 2021).

- **Aparato cardiovascular**

Las acciones cardioprotectoras y antiaterogénicas del E4, están mediadas por el RE alfa nuclear. E4 aparece como un agonista nuclear específico de ERα y un antagonista de membrana (Guivarc'h 2018), dependiendo de las concentraciones de E2 presentes en el medio (Montt-Guevara 2017).

La administración in vivo de altas dosis de E4 estimuló la expresión génica, la proliferación epitelial y previno el ateroma, tres acciones reconocidas del RE alfa nuclear. Sin embargo, el E4 no logró promover la activación de la NO sintetasa endotelial y la aceleración de la cicatrización endotelial, dos procesos claramente dependientes de la señalización de esteroides iniciada en la membrana (Guivarc'h 2018). Este perfil de activación del ER alfa por E4, que desacopla la activación nuclear y de membrana, caracteriza al E4 como un modulador selectivo de los RE (Fontaine 2020).

- **Mama**

Los datos de los estudios preclínicos también sugieren que el E4 tiene efectos antiestrogénicos en la mama y un impacto limitado en la proliferación de células mamarias normales o malignas. Esta propiedad del E4 está asociada con su actividad antitumoral en presencia de E2 y se cree que está relacionada con la activación diferencial de las vías de señalización y no con el bloqueo de la actividad nuclear inducida por E2 (Abot 2014).

Los estudios en tejido mamario normal y en líneas de cultivo de cáncer de mama demostraron que E4 actúa como débil estrógeno estimulando el crecimiento a concentraciones bajas y altas (Giretti 2014). En cambio, el E4 presenta actividad antitumoral en presencia de E2, reduciendo el fuerte efecto estimulatorio inducido por el E2. Esta actividad dual, estrogénica débil y antiestrogénica es característica de esta molécula (Gallez 2021; Yue2019).

En el estudio de Gérard y col (Gérard 2015) se usaron modelos de ratas transgénicos de cáncer de mama (inducido por administración de dimetilbenzantraceno (DMBA) y se comprobó que la administración de E2 provocaba aceleración del crecimiento tumoral, mientras que E4 sólo, o asociado con progesterona, tenían un efecto neutro.

En suma, los estudios preclínicos y clínicos iniciales indican que E4 es un estrógeno débil en mama y casi neutral en las concentraciones utilizadas para la anticoncepción y la THM. Los resultados sugieren que las propiedades estrogénicas y antiestrogénicas combinadas de E4 en cáncer de mama pueden proporcionar una ventana terapéutica segura para el tratamiento de los sofocos en mujeres sanas. Además, se ha descrito el efecto beneficioso del E4 en un estudio de fase II para el tratamiento de mujeres con cáncer de mama avanzado resistente al tratamiento endocrino y en etapa tardía (Gallez 2021).

- Útero y Vagina

El E4 exhibe un efecto estimulatorio endometrial que es dependiente de la activación de RE alfa nucleares. Esto implica que un progestágeno debe combinarse con E4 para proteger el endometrio de mujeres no histerectomizadas que utilicen THM en preparados que contengan este compuesto (Fruzzetti 2021).

El efecto trófico sobre epitelio el vaginal esta mediado por la activación de los RE alfa, ejerciendo acciones proliferativas en ratones (Benoit 2017).

- **Hueso**

Para evaluar el efecto óseo del E4, se estudiaron ratas hembras oforectomizadas a las que se les administró 0.1-0.5 o 2.5 mg/kg/día de E4, o bien 0.1 mg/kg/día EE o placebo por 4 semanas (Mawet 2015). Los parámetros evaluados fueron osteocalcina, densidad mineral ósea (DMO), contenido mineral óseo, tomografía cuantitativa periférica de la tibia izquierda y propiedades biomecánicas del fémur distal. El E4 demostró significativa inhibición, dosis dependiente, del aumento de osteocalcina observado con la oforectomía, incrementando la densidad y el contenido mineral óseo, al tiempo que aumentó la resistencia ósea. En este modelo de rata, la potencia relativa de la dosis más alta de E4 (2,5 mg/kg/día) fue comparable a la dosis de EE (Coelingh Bennink 2008).

- **Cerebro**

Estudios iniciales revelaron que E4 tiene propiedades neuroprotectoras, angiogénicas, mediadas por RE α y β, y promielinizantes y neurogénicas en cerebro, mediadas principalmente por RE β. (Tskitishvili 2017). Estas acciones no son potenciadas por la administración simultánea de progesterona (P4) o E2 en estudios animales (Tskitishvili 2016).

Las propiedades antioxidantes de los estrógenos se correlacionan potencialmente con su fracción fenólica, por lo que la presencia de cuatro grupos hidroxifenólicos libres, está relacionada con su capacidad neuroprotectora contra el estrés oxidativo. El E4 tiene el mayor número de grupos hidroxifenólicos libres entre los estrógenos naturales y, consecuentemente, puede tener fuertes efectos antioxidantes. Sus acciones antioxidantes parecen ejercerse a través de los RE alfa y beta. Estas propiedades del E4 puede tener potencial terapéutico en recién nacidos, especialmente prematuros para prevenir la encefalopatía hipóxico-isquémica y en adultos con trastornos neurológicos (Tskitishvili 2017).

En un modelo de ratas ovariectomizadas, se midió el efecto del E4 sólo o en combinación con E2 sobre la concentración de beta endorfinas (B-END) en SNC y plasma. La administración de E4 sólo aumentó los niveles de B-END tanto en SNC como en plasma, lo que fue contrarrestado por la administración concomitante de E2. Estos hallazgos perfilan el efecto del E4 como NEST natural. Dado que B-END es crucial para el desarrollo del cerebro, la termorregulación, los mecanismos anti nociceptivos y de recompensa, esta actividad del E4 aporta efectos adicionales beneficiosos para la fisiología humana (Pluchino 2014).

Aplicaciones clínicas aprobadas y en desarrollo

Ha sido aprobado recientemente en USA, Canadá, Europa y Australia como el componente estrogénico de un anticonceptivo hormonal oral combinado asociado a drospirenona (DRSP) (Nextstellis® en USA Y Canadá y Australia, Drovelis® en UE y otros nombres Lydisilka®, Estelle®, PeriNesta® fuera de UE) y está actualmente bajo desarrollo clínico para el tratamiento de los síntomas climatéricos, como también para el cáncer de mama y de próstata avanzados.

Estudios en Anticoncepción

Sobre la base de los primeros datos preclínicos y clínicos, se investigaron múltiples combinaciones de dosis de E4/DRSP y E4/levonorgestrel (LNG) y se compararon con 20 µg de EE en asociación con 3 mg de DRSP, evaluando sus efectos sobre la inhibición de la ovulación y biomarcadores hemostáticos. Las combinaciones de 5 mg, 10 mg o 20 mg de E4 y el progestágeno, es decir, LNG o DRSP, bloquearon eficazmente la ovulación e indujeron efectos menores en los marcadores de hemostasia, en comparación al EE (Duijkers 2021).

Se realizó un estudio multicéntrico, aleatorizado para identificar la dosis adecuada, evaluar el patrón de sangrado y establecer el control del ciclo de E4 combinado con DRSP o LNG (estudio FIESTA). La combinación de 15 mg de E4 con 3 mg de DRSP, en esquema 24+4 demostró ser la más eficaz con respecto al control del sangrado y del ciclo, mostrando la mayor satisfacción entre las usuarias (Apter 2016-2017).Asimismo, otras investigaciones sobre hemostasia, revelaron que este nuevo ACO que contenía E4, tenía un impacto muy bajo en los sistemas de coagulación y fibrinolíticos (Douxfils 2020).

A la luz de los datos de eficacia clínica y seguridad del programa de Fase II, se seleccionó, para el desarrollo de fase III, la asociación de E4 a la dosis de 15 mg con 3 mg de DRSP (régimen monofásico 24+4). El programa de Fase III de E4 concerniente a la eficacia y seguridad de E4/DRSP como anticonceptivo oral en un estudio multicéntrico (FREEDOM), consistió en dos estudios abiertos de un sólo grupo, uno realizado en Europa y Rusia y el otro en USA y Canadá, que incluyó un total de 3.725 mujeres. Estos estudios pivotales, confirmaron la eficacia anticonceptiva, un buen perfil de sangrado y control del ciclo, como así también, se informó una alta tasa de satisfacción. Esto condujo a la aprobación de E4/DRSP por varias agencias reguladoras desde principios de 2021 (Creinin MD 2021; Gemzell Danielsson 2022).

En síntesis, E4 en dosis de 15 mg en combinación con DRSP 3 mg en esquema 24+4 es una nueva opción anticonceptiva eficaz en la inhibición de la ovulación, con mejor perfil de seguridad que las combinaciones existentes, ya que muestra mínimo efecto sobre la coagulación, SHBG, metabolismo lipídico, glucémico y función hepática, además de ofrecer un óptimo control de ciclo (Kaunitz 2022; Archer 2022; Lee 2022).

Estudios en Terapia Hormonal de la Menopausia (THM)

El primer ensayo clínico en mujeres posmenopáusicas con más de 50 sofocos por semana, mostró que el E4 oral en múltiples dosis crecientes (de 2 a 20 mg), resultó en una disminución en el número promedio de sofocos y sudoración, y en un aumento esperado en el grosor del endometrio. Se observó una disminución dependiente de la dosis tanto en los niveles séricos de hormona folículo estimulante (FSH) como de hormona luteinizante (LH). Los efectos adversos más frecuentes relacionados con el fármaco fueron mastalgia, cefalea, dolor abdominal y flujo vaginal. Por lo tanto, E4 parece ser seguro sin presentar efectos adversos graves. En todos los grupos hubo un cambio evidente de células parabasales a células superficiales cervicovaginales, lo que indica un efecto estrogénico potencial para el tratamiento de la atrofia vulvovaginal.

El grosor endometrial se evaluó en comparación a la administración de valerato de E2 en dosis de 2mg y 2 y 10 mg E4. El grosor del endometrio se mantuvo estable en el grupo de 2 mg de E4 y aumentó con E2 y con 10 mg de E4(Coelingh Bennink 2016).

Sobre la base de estos primeros hallazgos, se realizó un estudio de búsqueda de dosis de fase II, multicéntrico, aleatorizado, controlado con placebo, doble ciego, para determinar la dosis mínima efectiva de E4 para aliviar el síndrome vasomotor (SVM) en mujeres posmenopáusicas: estudio E4 Relief (Gaspard 2021).

El estudio incluyó a 257 mujeres posmenopáusicas de 40 a 65 años que recibieron E4 2,5-5-10 o 15 mg o placebo una vez al día durante 12 semanas. La variable principal de eficacia de este estudio fue el cambio en la frecuencia semanal registrada en el diario electrónico y la gravedad de SVM de moderado a grave desde el inicio hasta la semana 4 (S4), y desde el inicio hasta la semana 12 (S12). La frecuencia semanal de SVM moderado a severo al inicio del estudio, S4 y S12 se definió como el número total (suma) de todos los SVM moderados a severos registrados durante los períodos de 7 días anteriores al punto de tiempo, es decir, días - 7 a -1 (línea base), días 22 a 28 (S4) y los días 78 a 84 (S12). La gravedad del SVM debía puntuarse como 0 (ninguno), 1 (leve), 2 (moderado) o 3 (grave).

Todas las dosis de E4 demostraron una reducción en la frecuencia de sofocos moderados a severos. Sin embargo, el grupo de dosis de 15 mg de E4 demostró la mejoría más pronunciada, con una diferencia significativa en el cambio porcentual de la frecuencia semanal de los sofocos, en relación con el placebo y una disminución absoluta estadísticamente significativa en la gravedad del SVM. Las quejas relacionadas con la menopausia, evaluadas por la escala de calificación de la menopausia, mostraron una reducción en la severidad de los sofocos y la sudoración con 15 mg de E4 en comparación con el placebo.

La frecuencia de sofocos moderados a severos disminuyó con todas las dosis de E4. La diferencia en el cambio porcentual de la frecuencia semanal fue significativa para 15 mg de E4 versus placebo, tanto en la S4 (66 % frente al 49 %, p 0,03) como en la S12 (82 % frente al 65 %, p 0,02).

Todas las dosis de E4 mejoraron las escalas de calidad de vida, siendo significativa para la dosis de 15 mg/día.

La disminución en la severidad de los SVM fue más pronunciada para 15 mg de E4 que para el placebo. El 92 % de las mujeres tratadas con 15 mg de

E4, experimentó una reducción del 50 % en la frecuencia de los sofocos moderados a graves, desde el inicio hasta la S12, en comparación con el 65 % con placebo (p 0,004), mientras que el 78 % experimentó una reducción del 75 % con 15 mg de E4 en comparación con el 44 % con placebo (p 0,001).

La incidencia y la gravedad de los síntomas del síndrome genitourinario de la menopausia (SGM) y los parámetros de citología vaginal, también mejoraron desde el inicio hasta la semana 12, en todos los grupos de dosis de E4. Sin embargo, la mayor reducción en la incidencia y gravedad de los síntomas de SGM en comparación con el placebo, se produjo en el grupo de 15 mg de E4.

Sobre la base de estos resultados, en el 2019 se iniciaron dos estudios de fase III, que examinaron E4 15 mg y 20 mg en mujeres postmenopáusicas y actualmente están en curso los estudios E4 Comfort I Y II.

El estudio Comfort I está en curso en USA y Canadá con E4 sólo (15 o 20 mg) en mujeres histerectomizadas (HT) y no histerectomizadas (no HT). La primera parte de este estudio implica la valoración de eficacia sobre la base de la evaluación de la frecuencia y gravedad del SVM en participantes posmenopáusicas HT y no HT después del tratamiento con dos dosis de E4 (15 mg o 20 mg) o placebo durante 12 semanas consecutivas. Para la protección del endometrio, todas las pacientes no HT reciben 200 mg de progesterona (P4) una vez al día durante 14 días consecutivos, luego de completar el tratamiento con E4/placebo. La segunda parte de este estudio incluye la valoración de la seguridad, evaluando seguridad general y la seguridad endometrial, la eficacia secundaria (lípidos, metabolismo de la glucosa, calidad de vida relacionada con la salud (HRQoL) y satisfacción con el tratamiento después un año. Esta rama incluye mujeres postmenopáusicas no HT con SVM que reciben diariamente ya sea 20 µg E4 combinado en forma continua con 100 mg de P4 o placebo durante 12 meses.

El Confort II es un estudio similar que también está en curso en grupos de otros países, incluyendo Latinoamérica.

En suma, acorde a la evidencia actual, el E4 podría ser una alternativa interesante para las pacientes en transición a la menopausia (que requieren anticoncepción), representando un puente para la THM, en aquellas que la requieran (Chen 2022).

Estudios en Otras Indicaciones

Se han realizado estudios de fase II que examinan la eficacia de E4 para el tratamiento del cáncer de mama avanzado y para el cáncer de próstata, demostrando efectos antitumorales de dosis relativamente altas de E4 (20-40 mg) en ambos tipos de cáncer, sin problemas de seguridad (Herjan 2021; Zimmermann 2023).

COMENTARIOS FINALES

Con su perfil único de actividad, E4 es una nueva entidad química, distinta de todos los demás estrógenos utilizados en terapéutica hasta la fecha.

E4 presenta acción tejido específica y perfil farmacocinético ideal, sin productos finales metabólicos activos, posee un metabolismo de primer paso mínimo, una alta disponibilidad oral, una vida media superior a la de cualquier otro estrógeno conocido y un impacto estrogénico mínimo sobre la síntesis hepática y los parámetros de la hemostasia.

El potencial terapéutico de E4 como especialidad medicinal para la anticoncepción, así como su utilidad en la menopausia, sugiere una eficacia similar al E2 para aliviar síntomas, mientras proporciona anticoncepción y control del ciclo durante la perimenopausia (Fruzzetti 2021). Por lo tanto, E4 puede ofrecer un estrógeno alternativo con un mejor perfil de seguridad para satisfacer las necesidades de las mujeres durante este período de transición de la vida (Gérard 2022).

PUNTOS CLAVE

- El E4 es el primer estrógeno nativo con acción selectiva tisular (NEST), con un modo único de acción dual sobre el RE alfa.
- Posee bajo impacto a nivel hepático y en tejido mamario, con un efecto más potente en el endometrio, el epitelio vaginal y el sistema cardiovascular.
- Se caracteriza por su bajo efecto metabólico, en consecuencia, con impacto neutral sobre los factores hemostáticos y sobre los triglicéridos.
- Presenta bajo riesgo de interacción con otras drogas.
- Este estrógeno ya se encuentra asociado con DRSP como anticoncepción hormonal oral combinada y continúa en estudio para su uso en THM.

BIBLIOGRAFÍA

1. Abot A et al. The uterine and vascular actions of estetrol delineate a distinctive profile of estrogen receptor a modulation, uncoupling nuclear and membrane activation. EMBO Mol Med (2014) 6: 1328–1346.
2. Apter D et al. Bleeding pattern and cycle control with estetrol-containing combined oral contraceptives: results from a phase II, randomised, dose-finding study (FIESTA). Contraception 2016;94:366-373.
3. Apter D et al. Estetrol combined with drospirenone: an oral contraceptive with high acceptability, user satisfaction, well-being and favourable body weight control. Eur J Contracep & Reprod Health Care 2017; 22(4):260–267.
4. Archer DF et al. Bleeding Patterns of Oral Contraceptives with a Cyclic Dosing Regimen: An Overview. J Clin Med 2022, 11, 4634.
5. Benoit, T et al. Estetrol, a Fetal Selective Estrogen Receptor Modulator, Acts on the Vagina of Mice through Nuclear Estrogen Receptor Activation. Am. J. Pathol. 2017, 187, 2499–2507.
6. Buscato M et al. Estetrol prevents Western diet–induced obesity and atheroma independently of hepatic estrogen receptor alpha. Am J Physiol Endocrinol Metab2021;320:E19–E29.
7. Chen MJ et al. Tolerability and safety of the estetrol/drospirenone combined oral contraceptive: Pooled analysis of two multicenter, open-label phase 3 trials. Contraception 2022;116:44-50.
8. Coelingh Bennink HJT,et al. Clinical effects of the fetal estrogen estetrol in a multiple-rising-dose study in postmenopausal women. Maturitas. 2016; 91: 93-100.
9. Creinin MD, et al. Estetrol-drospirenone combination oral contraceptive: north American phase 3 efficacy and safety results. Contraception. 2021;104(3):222.30
10. Douxfils J et al. Evaluation of the effect of a new oral contraceptive containing estetrol and drospirenone on hemostasis parameters. Contraception 2020;102(6):396-402.
11. Duijkers I et al. Effects of an oral contraceptive containing estetrol and drospirenone on ovarian function. Contraception 2021;113:386-393.
12. Fontaine C et al. The Impact of Estrogen Receptor in Arterial and Lymphatic Vascular Diseases. Int. J. Mol. Sci. 2020;21:3244-65.
13. Fruzzetti F et al. Estetrol: A New Choice for Contraception. J. Clin. Med 2021;10:5625-37.
14. Gallez A et al. Estetrol Combined to Progestogen for Menopause or Contraception Indication Is Neutral on Breast Cancer. Cancers 2021; 13:2486-2509.
15. Gallez A et al. Estetrol and Mammary Gland: Friends or Foes? J of Mammary Gland Biology & Neoplasia 2021;26:297–308.
16. Gaspard U et al. A multicenter, randomized study to select the minimum effective dose of estetrol (E4) in postmenopausal women (E4Relief): part 1. Vasomotor symptoms and overall safety. Menopause 2020;27(8):848-857.
17. Gemzell Danielsson K, et al Estetrol-drospirenone combination oral contraceptive: a clinical study of contraceptive efficacy, bleeding pattern, and safety in Europe and Russia. Br J Obstet Gynaecol. 2022;129(1):63–71.
18. Gerard C et al. Combined estrogenic and anti-estrogenic properties of estetrol on breast cancer may provide a safe therapeutic window for the treatment of menopausal symptoms. Oncotarget 2015;6 19):17621-36.
19. Gerard C et al. Profile of estetrol, a promising native estrogen for oral contraception and the relief of climacteric symptoms of menopause. Exp Rev Clin Pharmacol 2022. DOI:10.1080/17512433.2022.2054413.
20. Giretti MS et al. Effects of estetrol on migration and invasion inT47-D breast cancer cells through the actin cytoskeleton. Front Endocrinol 2014;5 (80). https://doi.org/10.3389/fendo.2014.00080
21. Guivarc'h E et al. Predominant Role of Nuclear Versus Membrane Estrogen Receptor a in Arterial Protection: Implications for Estrogen Receptor a Modulation in Cardiovascular Prevention/Safety. J Am Heart Assoc 2018;7:e008950. DOI:10.1161/JAHA.118.008950.
22. Herjan JT et al. Estetrol Co treatment of Androgen Deprivation Therapy in Infiltrating or Metastatic, Castra-

tion-sensitive Prostate Cancer: A Randomized, Double-blind, Phase II Trial (PCombi) Eur urol open science 2021; 28:52-61.

23. Hammond GL, et al. Estetrol does not bind sex hormone binding globulin or increase its production by human HepG2 cells. Climacteric 2008; 11(S1): 41–46
24. Kaunitz AM et al. Pooled analysis of two phase 3 trials evaluating the effects of a novel combined oral contraceptive containing estetrol/drospirenone on bleeding patterns in healthy women. Contraception 2022;116:29-36.
25. Klipping C et al. Endocrine and metabolic effects of an oral contraceptive containing estetrol and drospirenone. Contraception 2021;103:213-21.
26. Kluft C et al. Reduced hemostatic effects with drospirenone-based oral contraceptives containing estetrol vs. ethinyl estradiol. Contraception 2017;95:140-147.
27. Lee A & Syed YY. Estetrol/Drospirenone: A Review in Oral Contraception. Drugs 2022;82:1117–1125.
28. Mawet M et al. Unique effects on hepatic function, lipid metabolism, bone and growth endocrine parameters of estetrol in combined oral contraceptives. Eur J Contracep & Reprod Health Care 2015; 20: 463–475.
29. Montt-guevara MM et al. Estetrol modulates endotelial nitric oxide synthesis in human endothelial cells. Front Endocrinol 2015; 6:111. doi:10.3389/fendo.2015.00111.
30. Morimont L et al. Combined Oral Contraceptives and Venous Thromboembolism: Review and Perspective to Mitigate the Risk. Front. Endocrinol 2021;12:769187. doi: 10.3389/fendo.2021.769187.
31. Navarrete-Horta T et al. Estetrol: a new paradigm in gynecological therapy? Acta Med GA 2022;20(1):50-57.
32. Pluchino N et al. Effect of estetrol on Beta-Endorphin level in female rats. Steroids 2015; 95:104-110.
33. Regidor PA et al. Pharmacological and metabolic effects of drospirenone as a progestin-only pill compared to combined formulations with estrogen. Women⊠s Health 2023;19:1-11.
34. Schwers J, Eriksson G, Diczfalusy E. 15 alpha-hydroxylation: a new pathway of estrogen metabolism in the human fetus and newborn. Biochim Biophys Acta. 1965;100:313–316
35. Thomas MP, Potter B. The structural biology of oestrogen metabolism. J Steroid Bio Mol Biol 2013;137:27-49
36. Tskitishvili E et al. Estrogen receptors and estetrol-dependent neuroprotective actions: a pilot study. Journal of Endocrinology 2017;232: 85–95.
37. Visser M et al. In vitro effects of estetrol on receptor binding, drug targets and human liver cell metabolism. Climacteric 2008;11(Suppl 1):64–68.
38. Yue W et al. Pro-Apoptotic Effects of Estetrol on Long-Term Estrogen-Deprived Breast Cancer Cells and at Low Doses on Hormone-Sensitive Cells. Breast Cancer: Basic and Clinical Research 2019;13: 1–8.
39. Zimmerman Y et al. Estetrol Prevents Hot Flushes and Improves Quality of Life in Patients with Advanced Prostate Cancer Treated with Androgen Deprivation Therapy: The PCombi Study. Eur Urol Open Science 2022; 45:59-67.

UNIDAD II: Disfunciones hipotálamo - hipófiso - ovárica y tiroidea que afectan la salud gineco - reproductiva

2-1 Introducción

Dra. Selva Lima

En este capítulo se describen las principales causas y repercusiones de disfunciones del eje hipotálamo-hipofiso-ovárico y tiroideo que impactan en el área ginecológica y el área reproductiva. El capítulo pretende acercar a los profesionales, en forma clara y precisa, el abordaje de esas situaciones que se presentan con relativa frecuencia en la práctica clínica. Su adecuada evaluación y corrección redundará en una mejor respuesta terapéutica y una disminución de sus consecuencias, atendiendo en este aspecto a la necesidad de la medicina del siglo XXI, que es la prevención primordial o, al menos, la prevención primaria.

2-2 Eje hipotálamo-hipófisis-gonadal

Dra. Soledad Estefan

La regulación de la función reproductora tiene dos lugares de acción primordiales, que son el hipotálamo y la hipófisis. Sin embargo, a la luz de nuevas investigaciones, existe un nuevo concepto en el que el ciclo menstrual esta controlado por un mecanismo intracrino, los esteroides sexuales y péptidos producidos por el folículo que va a ovular. La función endocrina que induce a la ovulación esta vinculada estrechamente a la retroalimentación en la adenohipófisis, pero este mecanismo no seria posible sin el hipotálamo y la hipófisis.

Hipotálamo

El hipotálamo es una estructura que se encuentra debajo del tálamo, estrechamente relacionado con el sistema nervioso central. Es considerado un centro integrador que recibe señales de todo el organismo que genera respuestas para la regulación de todas las funciones correspondientes. Se relaciona con la hipófisis mediante el sistema portal hipofisario, el cual es una vía de comunicación entre ambas estructuras para la regulación hormonal.

En el hipotálamo se originan agentes neuroendocrinos que tienen acción positiva en la hormona del crecimiento, la tirotropina, la corticotropina y las gonadotropinas. El núcleo arqueado del hipotálamo es el sustrato anatómico de acción central que libera hormona liberadora de gonadotropinas GnRH a la circulación.

Se creía que existían dos hormonas de liberación distintas para la hormona foliculoestimulante (FSH) y luteinizante (LH), pero actualmente se sabe que hay una sola hormona liberadora de gonadotropinas o gonadoliberina (GnRH) que actúa sobre la porción anterior de la hipófisis.

La molécula de GnRH existe desde al menos 500 millones de años y en diferentes formas en muchas especies. En el ser humano hay dos formas de GnRH codificadas por genes diferentes que se denominan GnRH -I y GnRH II. La GnRH I se localiza en el hipotálamo y la GnRH II en el mesencéfalo y en otros órganos. La GnRH tiene receptores en numerosos tejidos fuera de la hipófisis, por ejemplo, el folículo ovárico y la placenta. Tiene funciones autocrinas y paracrinas. Las neuronas productoras de GnRH están controladas por una familia de péptidos denominados KISS peptinas. Estas, a su vez, están moduladas por los niveles de leptina que se originan en la grasa. En la pubertad son la señal para la puesta en marcha del eje reproductor.

Los distintos comportamientos de la FSH y LH estimuladas por una única GnRH se deben a la retroalimentación de los esteroides sobre la adenohipófisis. La secreción de GnRH para el control del ciclo reproductor depende de interacciones coordinadas con las gonadotropinas hipofisarias, los esteroides gonadales y otras neurohormonas. Mecanismos de retroalimentación positivos y negativos regulan la liberación de GnRH en forma pulsátil, con un rango estrecho de frecuencia y amplitud para que la secreción de gonadotropinas sea normal.

Hipófisis

La hipófisis se encuentra sobre la silla turca y tiene dos partes: el lóbulo anterior o adenohipófisis y el lóbulo posterior o neurohipofisis. La adenohipófisis tiene cinco diferentes células: gonadotropas, lactotropas, tirotropas, somatotropas y corticotropas.

La LH y FSH son secretadas por las células gonadotropas, sensibles a la estimulación pulsátil de la GnRH. Lejos de ser un mecanismo simple, la liberación de gonadotropinas es una interacción compleja de funciones autocrinas y paracrinas que van mas allá de la estimulación de factores hipotalámicos y la regulación por retroalimentación.

Varios péptidos hipotalámicos pueden tener relevancia en a la secreción de GnRH interactuando en la hipófisis afectando las células gonadotropas o liberando sustancias activas en la hipófisis. Van a tener un efecto indirecto en la secreción de FSH y LH.

Como ya mencionamos existe un sistema autocrino-paracrino intrahipofisario. Las interleuquinas, el factor de crecimiento epidérmico, los factores de crecimiento del fibroblasto, la activina, la inhibina, la endotelina y muchas otras sustancias están presentes en la hipófisis. Describiremos brevemente el mecanismo de la activina-inhibina. Son péptidos de la familia del factor de crecimiento transformador B.

La inhibina es secretada por las células de la granulosa pero también se han encontrado en las células gonadotropas hipofisarias. Su función es inhibir selectivamente la FSH pudiendo potenciar la actividad de la LH. La activina presente igualmente en las células de la granulosa y las gondatropas hipofisarias aumenta la actividad de la FSH. También aumenta la respuesta hipofisaria a la GnRH. La folistatina secretado por las células gonadotropas se ha denominado proteína supresora de la FSH porque inhibe su síntesis y secreción. La función de la activina es bloqueada por la inhibina y la folistatina.

La LH y FSH presentan una secreción pulsátil en la mujer. En la pubertad, esta pulsatilidad se da solo por la noche, y luego se mantiene durante 24 h con picos en la fase folicular cada hora y media o dos horas, y en la fase lútea, cada 3 o 4 horas, dependiendo de la pulsatlidad de la GnRH.

Ovario

Los ovarios son los responsables de la secreción de hormonas femeninas una vez transcurrida la pubertad y también proporcionan los óvulos. En el ovario, la FSH y LH se unen a las células de la granulosa y la teca con la finalidad de estimular la foliculogenesis y la producción ovárica de esteroides sexuales (estrógenos, andrógenos y progesterona), factores de crecimiento, activina, inhibina y folistatina.

El folículo ovárico esa formado por varias capas de células granulosas que rodean al oocito delimitada por el estroma adyacente por una lamina basal, denominado folículo primordial. Estos folículos inician su maduración en el 5to o 6to mes de gestación, convirtiéndose en folículos primarios. Desde que se inicia la proliferación de células de la granulosa se producen cambios en las células del estroma, que dan lugar a la aparición de células tecales que se van a diferenciar en teca interna y teca externa.

Las células de la granulosa y la teca crecen aumentando de tamaño el folículo dando lugar a la aparición del antro. Esta formación da lugar al folículo de Graff el único destinado para liberar el ooocito. El resto de los folículos se transforma en el cuerpo lúteo, que es el responsable de la secreción de hormonas sexuales en la segunda fase del ciclo.

Biosíntesis de las hormonas sexuales

La granulosa, la teca y el cuerpo lúteo poseen el sistema enzimático requerido para la producción de hormonas esteroideas. El ovario produce las hormonas sexuales femeninas fundamentales estradiol y progesterona y también pequeñas cantidades de estrona, androstenediona, tetosterona, 17 alfa hidroxiprogeserona y otras hormonas no esteroideas como la inhibina, la relaxina y otros factores locales.

Los esteroides sexuales se sintetizan a partir del colesterol lipoproteico obtenido de las lipoproteínas de baja densidad.

La biosíntesis esteroidea como primer paso produce pregnenolona catalizada por el citocromo P450. Luego, continua la vía A4 en el cuerpo lúteo, que convierte la pregnenolona en progesterona y en el folículo la vía A5, con la metabolización de la 17 hidroxipregnenolona.

Las células de la teca y el cuerpo lúteo sintetizan elevadas dosis de andrógenos, los cuales mediante la aromatización del anillo A por la enzima CYP 19 aromatasa se convierten en estrógenos.

La teoría mas actual supone la interacción entre las células de la teca y la granulosa para la síntesis de estradiol. La LH interviene en la síntesis de androstenediona, que se aromatizará en las células de la granulosa. Las células de la granulosa carecen de enzimas para la conversión de progesterona en androstenediona y las células tecales carecen de aromatasa de ahí la necesidad de colaboración para la síntesis de estradiol.

El estradiol se sintetiza en forma creciente hasta la ovulación, donde disminuyen sus niveles plasmáticos. El pico secretor de LH y FSH en la mitad del ciclo son responsables de la ovulación y luteinización.

Ciclo menstrual

Desde la pubertad a la menopausia se producen en el ovario una serie de secreciones cíclicas hormonales que regulan el ciclo menstrual. El evento fundamental de este ciclo es la liberación de un ovulo fecundable cada mes. El evento clínico más tangible es la aparición de un sangrado periódico.

El ciclo menstrual se divide en fases que describiremos brevemente:

Fase folicular temprana: del día 1 al 4. Inicia con el sangrado menstrual, que es el final del ciclo menstrual precedente. Los niveles de FSH son elevados en esta fase. Se produce el desarrollo de folículos primarios que elevan el numero de receptores para LH en las células de la granulosa y la teca, los cuales ponen en marcha la producción esteroides ováricos. El estradiol es bajo en plasma en esta fase.

Fase folicular media: del día 5 al 7. En esta fase hay un aumento progresivo de estrógenos y de inhibina, y disminuyen los niveles de FSH. La reducción de los niveles de FSH llevan a la atresia gradual de los folículos con menores receptores de FSH. En este momento se produce la selección del folículo mejor preparado para ser el folículo dominante.

Fase folicular tardía: del día 8 al 12. Se caracteriza por el aumento de estrógenos provenientes del folículo dominante, que alcanza valores máximos entre 40 y 50 horas previo al pico ovulatorio de LH. El folículo alcanza diámetros de 15-20 mm. La FSH y LH se elevan para dar lugar al pico ovulatorio de LH. El endometrio tiene el aspecto proliferativo típico y el moco cervical se cristaliza dado al alto contenido de cloruro de sodio determinado por la acción de los estrógenos.

Fase periovulatoria: del día 12 al 14. Es en esta fase donde se alcanza el mayor nivel de estradiol, luego del cual aparecen entre 24 y 48 hs los picos de LH y FSH los que serán máximos entre 16 y 24 h de la ovulación. Cuando se produce la ovulación los niveles de estrógeno bajan y la progesterona aumenta lentamente. El endometrio llega a su proliferación máxima y comienzan los cambios a la fase secretora; el moco cervical es filante.

Fase luteinica inicial: del día 15 al 21. En este periodo se forma el cuerpo lúteo, sustrato elemental en la segunda mitad del ciclo menstrual. Aumenta la progesterona, los estrógenos luego de una disminución post ovulatoria comienzan a incrementarse. LH y FSH disminuyen progresivamente. El endometrio es secretor apto para la fecundación.

Fase luteinica media: del día 22 al 24. La progesterona alcanza sus concentraciones máximas y los estrógenos tienen otro pico, menor al periovulatorio. Las gonadotropinas están bajas. El endometrio es secretor, el moco cervical disminuye y se vuelve espeso.

Fase luteinica tardía: del día 25 al 28. Está caracterizada por el declinar de la progestrona y el estradiol. Es acompañada de un incremento de las gonadotropinas. Se produce el regreso del cuerpo lúteo. Disminuyen los niveles plasmáticos de esteroides y se incrementa la FSH por la ausencia de feedback negativo sobre las gonadotropinas. Se produce el esfacelamiento del endometrio con el inicio del sangrado menstrual.

BIBLIOGRAFÍA

1. Endocrinología ginecológica clínica y esterilidad 8va edición. Marc FRITZ, León SPEROFF.
2. Fisiología humana 4ta edición. Jesús FERNADEZ-TRESGUERRES.
3. Grenenspan. Endocrinología básica y clínica. David GARDNER. Dolores SHOBACK
4. XVII Curso intensivo de formación continua. Endocrinología ginecológica y reproducción humana. A. Cabero Roura. J. Calaf Alsina. J.M. Lailla Vicens. 2009.
5. Hernandez-Valencia M, Mason M, Eugenia Fonseca M, Zarate A. Variaciones de las formas moleculares de LH y FSH durante el ciclo ovárico normal [Variations in the molecular forms of LH and FSH during the normal ovarian cycle]. Ginecol Obstet Mex. 1996 Mar;64:140-5. Spanish.
6. Clarkson J, D´Anglemont de Tassigny X, Moreno AS. Colledge WH, Herbison AE. Kisspeptin-GPR54 signaling is essential for preovulatory gonadotropin-releasing hormone neuron activin and the luteinizing hormone surge. J. Neurosci 28:8691,2008

2-3

Disfunciones endocrinas con repercusión reproductiva: patología tiroidea e hiperprolactinemia

Dra. Rita Pizzi La Veglia

INTRODUCCIÓN

La última década ha sido testigo de increíbles avances en el campo de la endocrinología reproductiva. El uso de nuevas herramientas genéticas y genómicas ha tenido un impacto particular, lo que ha llevado a avances en la comprensión, el diagnóstico y el tratamiento de los trastornos endocrinos reproductivos, en particular, los relacionados con el control neuroendocrino de la reproducción y la biología ovárica.[1]

Las neuronas de la hormona liberadora de gonadotropina (GnRH) forman la vía común final que integra el control central de los procesos reproductivos. Están ubicadas en el área preóptica ventral media (POA) del hipotálamo y la mayoría proyectan axones a la eminencia media, donde se libera GnRH cerca de los capilares primarios del sistema portal hipofisario. Hay dos modos de liberación de GnRH: pulsátil y continua.[1]

La GnRH se une a sus receptores en los gonadotropos hipofisarios donde estimula la síntesis y secreción de gonadotropinas, hormona luteinizante (LH) y hormona estimulante del folículo (FSH). La LH y la FSH actúan sobre las gónadas para regular tanto la gametogénesis como la esteroidogénesis. Los esteroides gonadales retroalimentan al cerebro y la hipófisis para regular la GnRH y la secreción de gonadotropina, respectivamente.[1] Sin embargo, son múltiples las hormonas que actúan en la regulación y funcionamiento de eje hipotálamo hipófisis gónada. En el presente capitulo revisaremos la repercusión de la patología tiroidea y la hiperprolactinemia en el sistema reproductivo.

Enfermedad tiroidea y reproducción

Las enfermedades de la tiroides están asociadas con numerosas consecuencias en la salud general. Tanto el hipotiroidismo como el hipertiroidismo pueden afectar a la reproducción en términos de alteración de la fertilidad. Por ende, hay un mayor riesgo de pérdida del embarazo, disfunciones gestacionales y morbilidad - mortalidad infantil.

La prevalencia de trastornos tiroideos[2] en mujeres de entre 20 y 45 años varía entre 5 y 7 % para hipotiroidismo subclínico (HSC), y entre 0,2 y 4,5 % para hipotiroidismo manifiesto (HM), 0,3-1% para hipertiroidismo y 5–10% para enfermedad tiroidea autoinmue (ETA). La diferencia entre países puede estar presente según el estatus de yodo, el origen étnico de la población y los puntos de corte utilizados para definir HSC.

Existen varias interacciones entre las hormonas tiroideas (HT) y el eje hipotálamo-hipófisis-ovárico. Una es la interacción sinérgica entre la estimulación del folículo por la hormona FSH y la T3 para ejercer efectos estimulantes directos sobre funciones de las células de la granulosa, la formación de receptores de LH/hCG y la supresión de la apoptosis.[3]

Las HT pueden reducir la actividad de la aromatasa de las células de la granulosa, perjudicar el desarrollo del folículo preantral y regular la función ovárica, en parte, a través de sus efectos sobre óxido nítrico sintasa.[3] Se han descrito receptores tiroideos en el ovocito en desarrollo y maduro, así como anticuerpos tiroideos presentes en el líquido folicular.[4]

Además de los cambios que ocurren directamente en la unidad ovárica, una serie de cambios hormonales pueden afectar el sistema reproductivo indirectamente. En el caso del hipotiroidismo, el aclaramiento metabólico alterado, el aumento la aromatización periférica y la disminución de la globulina transportadora de hormonas sexuales (SHBG) dan como resultado una disminución total de concentraciones de testosterona y estradiol (E2), mientras que su fracción libre aumenta. Los niveles de prolactina tienden aumentar, lo que puede afectar la secreción pulsátil de hormona liberadora de gonadotropina (GnRH).[5]

La senescencia ovárica está estrechamente relacionada con agotamiento de la reserva folicular de una mujer durante su vida reproductiva. El suministro de ovocitos de las mujeres es establecido durante el desarrollo fetal y no se puede reponer una vez que su reserva ovárica se ve comprometida debido a una lesión o enfermedad (incluidos los trastornos de la tiroides); por lo tanto, afecta el potencial de fertilidad.[5]

En la etapa inicial del embarazo, la implantación, la falla puede estar presente, o permanecer oculta y confundida con menstruaciones normales. Los trastornos de la tiroides también se han asociado con el fracaso de la implantación, y en etapas posteriores del embarazo con aborto espontáneo clínico (recurrente).[5]

¿Cómo evaluar la función tiroidea? [6]

La TSH (también llamada tirotropina) se mide mediante ensayos de alta sensibilidad que utilizan anticuerpos monoclonales, generalmente, en una técnica que utiliza dos anticuerpos: uno dirigido a la subunidad α y otro a la subunidad β de TSH. Los niveles normales varían de laboratorio a laboratorio, pero el ensayo de TSH sensible puede detectar concentraciones tan bajas como 0.01 μU/mL. El rango normal suele ser de 0.45 a 4.5 μU/mL.

En ausencia de enfermedad hipotalámica o pituitaria, el ensayo de TSH sensible proporcionará la mejor indicación de exceso o deficiencia de tiroxina; ligeros cambios en T4 se reflejan en una respuesta mucho mayor en TSH. Casi todas las mujeres con niveles elevados de TSH tienen hipotiroidismo. Los cambios transitorios en TSH pueden ser causados por enfermedades sistémicas, trastornos psiquiátricos y tratamiento farmacológico con agentes glucocorticoides o dopamina.

Tiroxina Libre (FT4)

Los ensayos que miden la T4 libre suelen ser ensayos de desplazamiento que utilizan un anticuerpo contra la T4. El resultado no se ve afectado por los cambios en TBG. El nivel T4 libre tiene un diferente rango de valores normales de un laboratorio a otro, pero por lo general es de 0,8 a 2,0 ng/dL

Tiroxina Total (TT4)

La tiroxina total, tanto la porción unida a TBG como la porción libre no unida, es medida por ensayos de desplazamiento. En ausencia de terapia hormonal u otra enfermedad, estima la concentración de tiroxina en la sangre. Sin embargo, la T4 libre no se ve afectada por factores que influyen en TBG, así que se prefiere esa hormona.

T3 total y T3 inversa

Ambas tironinas se pueden medir mediante inmunoensayos sensibles. Sin embargo, en la mayoría durante circunstancias clínicas, añaden poco las mediciones de T4 libre y TSH.

Autoanticuerpos receptores de TSH, peroxidasa tiroidea y de tiroglobulina

La enfermedad tiroidea autoinmune se caracteriza por la presencia de autoanticuerpos contra varios componentes de la tiroides, a saber, el receptor de TSH, la peroxidasa tiroidea (TPO) y la tiroglobulina (Tg), así como un infiltrado celular inflamatorio de gravedad variable dentro de la glándula. Los autoanticuerpos que compiten con la TSH por su receptor se conocen colectivamente como autoanticuerpos del receptor de TSH (TRAb) e incluyen la inmunoglobulina estimulante de la tiroides (TSI) y la inmunoglobulina inhibidora de unión a tirotropina (TBII). Todas las formas de tirotoxicosis autoinmune (enfermedad de Graves, Hashitoxicosis, tirotoxicosis neonatal) son causadas por la producción de TRAb estimulantes.

La prueba TRAb es un ensayo de unión que detecta tanto TSI como TBII; se puede usar en lugar del ensayo TSI para la mayoría de las aplicaciones, siempre que los resultados se interpreten en el contexto clínico.

La mayoría de los pacientes con enfermedad de Graves tendrán TRAbs detectables. Esto es una prueba esencial en pacientes con hipertiroidismo para diferenciar la enfermedad de Graves de hipertiroidismo no autoinmune, específicamente, bocio multinodular tóxico, para seleccionar la terapia adecuada. Esta prueba (o prueba TSI) no es necesaria para monitorear el tratamiento.

El papel de los autoanticuerpos TPO y Tg en la tirotoxicosis autoinmune o el hipotiroidismo autoinmune está menos establecido. Pueden, simplemente, representar epifenómenos.

Se observan concentraciones detectables de anticuerpos anti-TPO en la mayoría de pacientes con enfermedad tiroidea autoinmune (por ejemplo, tiroiditis de Hashimoto, mixedema y enfermedad de Graves).

La evaluación de laboratorio [6]

Para propósitos de tamizaje, o cuando hay una sospecha clínica relativamente baja de enfermedad de la tiroides, el paso inicial es medir la TSH. Una TSH normal esencialmente excluye hipotiroidismo o hipertiroidismo.

Una TSH alta requiere la medición de T4 libre para confirmar el diagnóstico de hipotiroidismo.

Si la TSH inicial es baja, especialmente menos de 0.08 μU/mL, entonces la medición de una T4 alta confirmará el diagnóstico de hipertiroidismo. Si la T4 es normal, se mide el nivel de T3, porque algunos pacientes con hipertiroidismo tendrán predominantemente toxicosis T3. Si el T3 es normal, este estado compensado se llama hipertiroidismo subclínico.

Enfermedades tiroideas

Las enfermedades tiroideas manifiestas están asociadas con numerosas consecuencias en la salud general. Tanto el hipotiroidismo como el hipertiroidismo pueden afectar a la reproducción en términos de alteración de la fertilidad, mayor riesgo de pérdida del embarazo y/o disfunciones gestacionales y morbilidad, y/o mortalidad infantil [7]

Hipotiroidismo y reproducción [7]

En general, la prevalencia de hipotiroidismo subclínico (HSC) no difirió entre mujeres fértiles y mujeres infértiles. Un estudio prospectivo de Poppe et al[8] sobre 438 mujeres (media de edad 32 ± 5 años) afectadas por infertilidad frente a 100 mujeres sanas de la misma edad (media de edad 33 ± 5 años) mostró que ambas condiciones TSH por encima de lo normal (>4,2 mIU/L) o suprimidas (<0,27 mIU/L) no fueron más frecuentes en mujeres infértiles en comparación con los controles. Sin embargo, en mujeres infértiles, hubo una mayor prevalencia de TPO-Ab positivos en comparación con controles (18 % versus 8 %).

Sin embargo, estos resultados siguen siendo contradictorios, ya que, según otros autores, la presencia de enfermedad tiroidea autoinmune ETA parece estar asociada con una mayor tendencia a la infertilidad inexplicable, fallo de implantación y aborto espontáneo recurrente.[7]

Los beneficios del tratamiento con LT4 en la mejora de la probabilidad de la concepción en todos los pacientes afectados por HSC (con o sin ETA) que están intentando la concepción natural no ha sido probado. Los datos parecen sugerir un impacto favorable del tratamiento en mujeres que dependen de técnicas de reproducción asistida (TRA). Más específicamente, de acuerdo con las principales recomendaciones, el nivel de TSH antes de someterse a la fertilización in vitro (FIV) y/o o inyección intracitoplasmática de espermatozoides (ICSI) no debe exceder de 2,5mUI/L.

Las consecuencias de ETA *per se* en los resultados del TRA son controvertidas y el tratamiento de las mujeres eutiroideos Ab-positivas no se recomienda al someterse a TRA. La prevalencia de HSC en el embarazo es de, aproximadamente, 3 a 5 %, e incluso mayor en áreas de insuficiencia de yodo.

Según las últimas recomendaciones de la Asociación Americana de Tiroides (ATA),[9] el uso de los rangos de TSH específicos de la población y del trimestre. Pero, si no es factible, se podría considerar como límite superior de referencia un valor de TSH de 4 mIU/L.

El rango normal de los niveles de TSH cambia con cada trimestre. El límite inferior de TSH en el primer, segundo y tercer trimestre es 0,1, 0,2 y 0,3 μU/L, respectivamente. El límite superior de la normalidad en el primer trimestre es de 2,5 y 3,0 μU/L en el segundo y tercer trimestre.[9]

Existen muchos datos sobre la asociación entre HSC y pérdida recurrente del embarazo, parto prematuro, hipertensión trastornos del peso al nacer y trastornos neurocognitivos de la descendencia. De acuerdo con las pautas de ATA de 2017,[9] se debe recomendar LT4 para mujeres TPOAb positivas con TSH mayor que el rango de referencia específico del embarazo y/o TPOAb-negativo mujeres con TSH >10,0 mIU/L.

El tratamiento LT4 se puede considerar para TPOAb-positivo en mujeres con concentraciones de TSH >2.5 mIU/L y por debajo del límite superior del rango de referencia específico del embarazo, y/o en mujeres TPOAb negativas con concentraciones de TSH superiores al rango de referencia específico del embarazo y por debajo de 10,0 mIU/L. [9]

La terapia no se recomienda en mujeres TPOAb negativas con TSH dentro del rango de referencia específico del embarazo o si no está disponible (<4.0 mIU/L).[9]

El tratamiento con hormona tiroidea se utiliza especialmente para restablecer el eutiroidismo en sujetos con mayor riesgo de progresión a hipotiroidismo manifiesto, por ejemplo, en caso de TSH 10 mUI/L y/o TPOAb-positivo.[9]

Hipertiroidismo y reproducción[6]

El hipertiroidismo afecta al 1,3 % de la población adulta de EE. UU. Sus dos causas principales son enfermedad de Graves (bocio difuso tóxico) y enfermedad de Plummer (bocio nodular tóxico).[6]

El diagnóstico de hipertiroidismo requiere pruebas de laboratorio. Una TSH suprimida (por debajo de 0,4 µU/mL) con un T4 alto o un T3 alto confirma el diagnóstico. La enfermedad de Graves se asocia con la presencia de TRAb. La medición de TRAb en todos los pacientes con hipertiroidismo es importante para confirmar un diagnóstico. Por definición, los pacientes con hipertiroidismo subclínico tienen niveles normales de T4 y T3, pero concentraciones subnormales de TSH.

Los objetivos de la terapia del hipertiroidismo son múltiples: control de los efectos de la hormona tiroidea en tejidos periféricos por bloqueo farmacológico de los receptores beta-adrenérgicos, inhibición de la secreción de la glándula tiroides y liberación de la hormona tiroidea, y el tratamiento específico de enfermedades sistémicas no tiroideas que pueden exacerbar el hipertiroidismo o ser adversamente afectados por hipertiroidismo.

Los fármacos antitiroideos se administran primero para lograr eutiroidismo antes de que se logre la terapia definitiva mediante tratamiento con yodo radiactivo. Esto se aplica sólo cuando los síntomas son graves o cuando se debe retrasar la terapia con yodo radiactivo.

Por supuesto, es importante asegurarse que una mujer no esté embarazada antes del tratamiento con yodo radiactivo, y el embarazo debe posponerse varios meses después tratamiento. El seguimiento de la respuesta al tratamiento requiere un intervalo completo de 8 semanas para estabilización del sistema hipotálamo-pituitario-tiroideo.

La tirotoxicosis no tratada en el embarazo se asocia con un mayor riesgo de preeclampsia, insuficiencia cardíaca, retraso del crecimiento intrauterino, parto prematuro y muerte fetal.

La causa más común de tirotoxicosis en el embarazo es la enfermedad de Graves. La mayoría las pacientes con esta patología tendrán niveles detectables de TRAb. El clínico debe siempre tener en cuenta que la enfermedad trofoblástica puede causar hipertiroidismo debido a la TSH propiedad inherente a la hCG. Los cambios maternos con el embarazo pueden hacer diagnóstico difícil.

La hiperémesis gravídica es una presentación común de hipertiroidismo en el embarazo, la evaluación de laboratorio no se ve afectada por el embarazo y los TRAb será indetectable en el hipertiroidismo gestacional.

Recuerde que el rango normal de los niveles de TSH cambia con cada trimestre. El límite inferior de TSH en el primer, segundo y tercer trimestre es 0,1, 0,2 y 0,3 μU/L, respectivamente.

El hipertiroidismo subclínico no necesita ser tratado ya que no está asociado con complicaciones obstétricas y neonatales adversas. Algunas mujeres con hipertiroidismo gestacional requerirán tratamiento de drogas antitiroideos. La mayoría de las mujeres pueden tratarse con éxito con medicamentos de tioamida, propiltiouracilo y metimazol, que son igualmente eficaces para las mujeres embarazadas. Aunque los datos son controversiales, el metimazol ha sido asociado con teratogénesis; por lo tanto, no es recomendado durante el primer trimestre, por lo que el propiltiouracilo es el fármaco de elección. Durante el segundo y tercer trimestre, se prefiere el metimazol debido a la hepatotoxicidad asociado con propiltiouracilo.

Hiperprolactinemia y reproducción

La prolactina (PRL) juega un papel central en una variedad de funciones reproductivas. Inicialmente, a pesar de que esta hormona fue reconocida en relación con la lactancia en la mujer, en tiempos recientes el interés se ha centrado en la prolactina con respecto a su efecto sobre la reproducción.

La hiperprolactinemia es una condición de elevación niveles de prolactina en la sangre que podrían ser de origen fisiológico, patológico. Los niveles de prolactina elevados podrían estar asociados con síntomas clínicos severos en un lado del espectro o ser completamente asintomáticos del otro lado.

Fisiología [10]

La prolactina es una hormona polipéptidica de 23 kDa (198 aminoácidos) sintetizada en las células lactotrofas de la hipófisis anterior. Su secreción es pulsátil y aumenta con el sueño, el estrés, la ingesta de alimentos, el embarazo, la estimulación de la pared torácica y el trauma.

El nivel de prolactina es el resultado de un complejo equilibrio entre los estímulos positivos y negativos derivados tanto de ambientes externos como endógenos. Muchos mediadores de origen central, hipofisario y periférico participan en la regulación de la secreción de prolactina a través de un efecto indirecto sobre las células lactotrofas.

La secreción de prolactina está bajo doble regulación hipotalámica. La señal predominante es inhibidora tónica. El control de la dopamina hipotalámica que atraviesa el sistema venoso portal para actuar sobre los receptores D2 de la célula lactotropa hipofisaria. Otros factores inhibidores de la prolactina incluyen ácido gamma aminobutírico (GABA), somatostatina, acetilcolina y norepinefrina.

La segunda señal es estimuladora que es proporcionada por péptidos hipotálamicos, la hormona liberadora de tirotropina (TRH), el péptido intestinal vasoactivo (VIP), el factor de crecimiento epidérmico (EGF) y antagonistas de los receptores de dopamina. La serotonina, fisiológicamente, media los aumentos repentinos nocturnos y la prolactina inducida por la succión, y es un potente modulador de la secreción de prolactina. La histamina tiene un efecto predominantemente estimulante debido a la inhibición del sistema dopaminérgico.

El estrógeno estimula la proliferación de lactotropo especialmente durante el embarazo. Sin embargo, la lactancia es inhibida por los altos niveles de estrógeno y progesterona durante el embarazo.

La principal acción biológica de la prolactina es inducir y mantener la lactancia. Sin embargo, también ejerce funciones metabólicas, participa en el desarrollo mamario reproductivo y estimula la capacidad de respuesta inmunitaria.

Se sabe que, además de estas funciones, la prolactina también gobierna la regulación de la función gonadal. Participa en la esteroidogénesis y en la formación del cuerpo lúteo y modulación de los efectos de las gonadotropinas, así como en la producción e inmunorregulación de esteroides ováricos. Es importante para la degradación del cuerpo lúteo y disminución en los niveles de esteroides sexuales durante el ciclo menstrual. Además, la prolactina estimula el proceso de ovulación, implantación y desarrollo placentario.[11]

El mecanismo por el cual la hiperprolactinemia resulta en anovulación y amenorrea se relaciona con una interrupción o inhibición del ritmo normal del pulso hipotalámico de GnRH, que resulta en niveles ineficaces o incluso francamente bajos de secreción de gonadotropina. Puede ser que el aumento de los niveles de prolactina circulante estimula un aumento generalizado de actividad neuronal dopaminérgica hipotalámica, destinada a suprimir la secreción de prolactina, pero también inhibiendo las neuronas GnRH. [12]

Las consecuencias de la pulsatilidad alterada de GnRH debido al exceso de prolactina pueden variar desde una disfunción ovulatoria sutil hasta anovulación o incluso hipogonadismo hipogonadotrópico profundo, dependiendo de la medida en que se suprime la secreción de gonadotropinas.[12] La hiperprolactinemia leve[12] (niveles en el rango de 20–50 ng/mL) puede causar sólo una fase lútea corta como resultado de un deficiente desarrollo folicular, mientras que la hiperprolactinemia moderada[12] (50–100 ng/mL), con frecuencia causa oligomenorrea o amenorrea, y niveles más altos de prolactina (>100 ng/mL), típicamente dan como resultado un hipogonadismo franco con niveles bajos de estrógeno y su clínica consecuencia (por ejemplo: atrofia genitourinaria y pérdida de masa ósea).

Diagnostico [10]

Los niveles normales de prolactina sérica varían entre 5 y 25 ng/ml, aunque se producen variaciones fisiológicas y diurnas. Los niveles de prolactina sérica son más altos por la tarde que por la mañana, y, por lo tanto, deben medirse preferiblemente por la mañana. La hiperprolactinemia, generalmente, se define como los niveles en ayunas superiores a 25 ng/ml en mujeres al menos 2 horas después de despertar.

Otras condiciones comunes que deben ser excluidas cuando los niveles de prolactina están elevados son muestras sin ayuno, ejercicio excesivo, antecedentes de consumo de drogas, cirugía de la pared torácica o trauma, enfermedad renal, cirrosis y convulsiones entre 1 o 2 horas. Estas condiciones, con frecuencia, causan una elevación de PRL de <50 ng/ml.

Las causas de hiperprolactinemia son múltiples e incluyen hipotiroidismo, adenomas hipofisarios secretores de prolactina y otros tumores hipofisarios o hipotalámicos que pueden comprimir el tallo pituitario y alterar el suministro de dopamina. También, una variedad de medicamentos que reducen los niveles de dopamina o inhiben la acción de la dopamina, incluidas las anfetaminas, benzodiazepinas, butirofenonas, metoclopramida, metildopa, opiáceos, fenotiazinas, reserpina y antidepresivos tricíclicos. La cirugía de mama o pared torácica, las lesiones de la columna cervical, o el herpes zoster (que afecta el dermatoma que incluye la mama) pueden activar la vía neural sensorial aferente que estimula la prolactina secreción de una manera similar a la succión. La insuficiencia renal puede causar hiperprolactinemia debido a la disminución de la depuración. En raras ocasiones, puede producirse hiperprolactinemia de la secreción ectópica de prolactina por carcinomas broncogénicos y de células renales, o por un gonadoblastoma o prolactinoma que puede surgir en teratomas del ovario benigno o maligno, o de tejido pituitario ubicado de manera aberrante en lugares como la faringe.

Por ello, todas las posibles causas deben ser consideradas y excluidas; una historia cuidadosa puede eliminar la mayoría de las posibilidades. Cuando el mecanismo iatrogénico es el responsable del exceso de prolactina, se pude realizar un ensayo de interrupción del fármaco o considerar un medicamento alternativo, en consulta con el prescriptor médico.

La hiperprolactinemia sin una causa identificada requiere estudio de imágenes del área hipotálamo-pituitaria. El nivel elevado de prolactina sérica puede deberse a una falta de funcionamiento adenoma hipofisario o craneofaringioma que comprime el tallo pituitario, pero los niveles altos de prolactina son comúnmente asociados con un prolactinoma secretor de prolactina. Las imágenes por resonancia magnética (IRM) con gadolinio proporciona la mejor visualización del área sellar.

Los prolactinomas[13] son los adenomas hipofisarios más frecuentes, ya que representan, aproximadamente, el 50 % de todos los adenomas hipofisarios, con una prevalencia de ~50 por 100 000 habitantes y una incidencia de 3-5 casos nuevos/100 000/año. Según el tamaño del tumor, se clasifican en microprolactinomas (microP, <10 mm de diámetro) o macroprolactinomas (MP, ≥10 mm de diámetro).[13]

Tratamiento

El manejo de la hiperprolactiemia dependerá de la causa. En casos de hiperprolactinemia idiopática,[10] los agonistas dopaminérgicos, entre ellos la bromocriptina o la cabergolina, son la primera opción. La mejor manera es como terapia continua, ya que los niveles de prolactina se reducen en aproximadamente una semana; se reanuda la ovulación y la menstruación en 4-8 semanas. Las tasas de ovulación logradas por terapia médica sola con agonista de dopamina (DA) son aproximadamente un 80-90 % si la hiperprolactinemia es la única causa de anovulación.

La Italian Association of Clinical Endocrinologists (AME) y la International Chapter of Clinical Endocrinology (ICCE)[13] recomiendan la discusión de la estrategia terapéutica en una junta multidisciplinaria de tumores, principalmente, en MP. Recomiendan que el objetivo del tratamiento sea la reversión del cuadro clínico, principalmente hipogonadismo.

La simple observación clínica puede ser apropiada si el hipogonadismo o la galactorrea no son un problema, así como los anticonceptivos orales estroprogestínicos en mujeres que no buscan embarazo.

Se recomienda el tratamiento con DA, es decir, cabergolina (Cab) con la dosis efectiva más baja capaz de controlar la hipersecreción de PRL y el volumen tumoral. Sugerimos tratamiento con bromocriptina (Br) en pacientes con intolerancia a Cab que no son candidatos para cirugía, así como en caso de indisponibilidad de cabergolina o países de bajos recursos. Se debe alertar a los pacientes que inician Cab sobre el posible desarrollo de trastornos del control de los impulsos, y es necesario preguntar regularmente por síntomas psiquiátricos durante tratamiento crónico, así como la auscultación cardíaca periódica y ultrasonografía en pacientes con un soplo o con dosis de más de 2 mg por semana de Cab.

Se indica cirugía en pacientes resistentes/intolerante a DA. En pacientes con MP se recomienda el tratamiento de Cab de primera línea sin importar qué tan grande es el tamaño del tumor o qué tan grave es el daño oftalmológico y neurológico, bajo estrictas condiciones clínicas. Se recomienda la resección del adenoma por un cirujano pituitario experto en pacientes sin rápido mejora del daño neuro-oftalmológico severo en DA (dentro de 2 semanas), o resistente/intolerante a DA, o con efectos de escape de DA.

Reemplazo gonadal, anticoncepción, fertilidad, embarazo, y menopausia en pacientes con hiperprolactiemia recomendaciones de la AME-ICCE:[13]

- Evaluación caso por caso de terapia de reemplazo gonadal en mujeres hipogonádicas.
- El tratamiento de reemplazo hormonal en pacientes con hipogonadismo debe continuarse al menos hasta la edad de la menopausia fisiológica.
- La administración de estroprogestágenos son una opción segura en mujeres respondedoras DA con microP o MP requieren anticoncepción.
- Planificar el embarazo e información completa de la paciente embarazada y que tenga fácil acceso a una consulta con el endocrinólogo.
- Tratamiento con DA (preferiblemente Cab para una mejor tolerabilidad) mientras busca el embarazo y su interrupción en la confirmación del embarazo.
- No se recomienda determinar niveles de prolactina durante el embarazo; sólo seguimiento clínico durante toda la gestación en pacientes con microP o un pequeño remanente intraselar de MP.
- Se debe realizar valoración clínica y neurooftalmológica en pacientes con MP durante el embarazo en cada trimestre. Se debe solicitar la resonancia magnética sin Gd en pacientes que desarrollan síntomas de efecto de masa durante el embarazo.
- Restitución de DA durante el embarazo (preferiblemente Cab) en pacientes sintomáticas con MP para obtener una rápida remisión de los síntomas y mantenerse incluso después del parto.
- Las mujeres con prolactinomas se les permite amamantar siempre que el embarazo haya sido sin incidentes, posponiendo el posible reinicio de DA.
- Uso de anticonceptivos no hormonales después del parto o después del cese de lactancia para evaluar los niveles de PRL a los 3–6 meses en todas las mujeres, y posterior RM con MP.
- Reiniciar DA en mujeres con hiperprolactinemia sintomática recurrente después del parto.
- Suspensión de DA después de la menopausia en microP con seguimiento anual de PRL. Si se incrementan los niveles, solicitar RM. En caso de MP en la menopausia, se recomienda continuar el tratamiento DA a la dosis más baja capaz de controlar crecimiento tumoral y hacer un seguimiento según estado clínico.

REFERENCIAS

1. Kaiser U. Understanding reproductive endocrine disorders. Nat RevEndocrinol.2015;11(11):640–641. https:// doi:10.1038/nrendo.2015.179.
2. Dhillon-Smith RK, Tobias A, Smith PP, Middleton LJ, Sunner KK, Baker K, Farrell-Carver S, et al. The prevalence of thyroid dysfunction and autoimmunity in women with history of miscarriage or subfertility. Journal of Clinical Endocrinology and Metabolism 2020 105 https:// doi. org/10.1210/clinem/dgaa302
3. Zhang C, Xia G, Tsang BK. Interactions of thyroid hormone and FSH in the regulation of rat granulosa cell apoptosis. Frontiers in Bioscience 2011 3 1401–1413. https://doi.org/10.2741/342
4. Vissenberg R, Manders VD, Mastenbroek S, Fliers E, Afink GB, Ristalpers C et al. Pathophysiological aspects of thyroid hormone disorders/thyroid peroxidase autoantibodies and reproduction. Human Reproduction Update 2015 21 378–387. https:// doi.org/10.1093/humupd/dmv004
5. Poppe K. Thyroid and female infertility: more questions than answers?!European Journal of Endocrinology 2021. R123-R125 https://doi.org/10.1530/EJE-20-1284
6. Speroff L, Taylor H, Pal L, Seli E Reproduction and the Thyroid en Clinical Gynecologic Endocrinology and Infertility Wolters Kluwer editorial ,9 ed 2020.p 1979- 2027
7. Capozzi A, Scambia G,Lello S. Subclinical hypothyroidism in women's health: from pre- to post-menopause GYNECOLOGICAL ENDOCRINOLOGY2022,38(5):357–367 https://doi.org/10.1080/09513590.2022.204672
8. Poppe K, Glinoer D, Van Steirteghem A, et al. Thyroid dysfunction and autoimmunity in infertile women. Thyroid. 2002;12(11):997–1001
9. Alexander EK, Pearce EN, Brent GA, et al. 2017 Guidelines of the American thyroid association for the diagnosis and management of thyroid disease during pregnancy and the postpartum. Thyroid. 2017 27(3):315–389
10. Madjuamar A. , Mangal N. Hyperprolactinemia. Journal of Human Reproductive Sciences 2013;3 :168-175 DOI: 10.4103/0974-1208.121400
11. Chagas F, Mendes A, Simoes M,Teixeira V,Coelho A. Effects of melatonin and prolactin in reproduction: review of literature Rev Assoc Med Bras 2015; 61(3):269-274 https://doi.org/10.1590/1806-9282.61.03.269
12. Speroff L, Taylor H, Pal L, Seli Amenorrhea en Clinical Gynecologic Endocrinology and Infertility Wolters Kluwer editorial ,9 ed 2020.p 801- 939
13. Cozzi R, Ambrosio M, Attanasio N, Battista C, Bozzao A,Caputo et al. Italian Association of Clinical Endocrinologists (AME) and International Chapter of Clinical Endocrinology (ICCE). Position statement for clinical practice: prolactin-secreting tumors European Journal of Endocrinology .2022; 186: 1–33 https://doi.org/10.1530/EJE-21-0977

2-4 Falla ovárica

Dra. Liliana Munevar Vega

La falla ovárica es la falta de funcionamiento del ovario que sucede por agotamiento folicular, ya sea por dotación insuficiente de folículos, destrucción acelerada de los ovocitos o disminución por edad. Se presenta clínicamente con una amenorrea secundaria que puede darse antes de los 40 años (prematura) o después de esa edad por una causa fisiológica conocida como menopausia. De esta última se hablará en otro capítulo.[1]

Fisiológicamente, la hipófisis genera FSH y LH para que actúen en el ovario en la producción de estrógenos, la maduración folicular que lleva a ovulación; su objetivo es la reproducción. Las gonadotropinas (FSH y LH) actúan sobre el ovario a través de receptores de membranas. La FSH estimula síntesis de receptores de FSH en la granulosa y de LH en las células de la teca. El aumento aislado de LH inhibe la síntesis de receptores de LH. En la falla ovárica, tempranamente, se evidencia la no producción de receptores de membrana, lo que lleva a la disminución en la síntesis de Estrógenos.[2]

La insuficiencia ovárica aparece cuando los folículos capaces de producir estradiol en respuesta a la estimulación de la gonadotropina hipofisiaria son pocos o nulos. Dependiendo del momento donde sucede la depleción de folículos ováricos será la presentación clínica de esta. En casos muy raros puede no haber pubertad, pero en la mayoría de los casos su presentación será una amenorrea secundaria.[1]

Sin importar la edad, tener un hipogonadismo hipergonadotropo es la característica bioquímica de la insuficiencia o falla ovárica. Por lo tanto, el diagnostico de la falla ovárica se realiza en una mujer con amenorrea secundaria que presenta FSH mayor de 20 UI/L con disminución marcada de estrógenos en dos tomas diferentes.[3]

Existen múltiples síntomas asociados a la disminución marcada de estrógenos. Al depender de la velocidad de instauración de la falla ovárica, se tendrán mas o menos cantidad de síntomas vasomotores como son oleadas de calor, pero al instaurarse el hipoestrogenismo se presentará disfunción sexual y atrofia urogenital, además de la infertilidad.[4]

La falla ovárica prematura es una entidad poco frecuente con presentación familiar en 12 al 50 % de los casos. Es poblacionalmente presentada en 1 de cada 100 mujeres en menores de 40 años, 1 en 250 mujeres de 35 años y 1 en 10.000 mujeres en menores de 20 años.[5] Las principales causas son genéticas o por autoinmunidad, tóxicos, drogas, radiación e infecciones.[2]

Existen múltiples causas genéticas en la falla ovárica prematura. Las más frecuentes son las deleciones Xq y Xp, las translocaciones, las aberraciones numéricas, el síndrome de Sawyer, las premutaciones de X frágil, la galactosemia, el cariotipo 47 XXX, los polimorfismos del gen del receptor de FSH y las variantes de la proteína morfogenética del hueso (BMP15). Existen múltiples genes relacionados con la falla ovárica, algunos directamente en la regulación del eje hipotálamo hipófisis ovárico y otros en zonas critica del X, o que coordinan el desarrollo de la célula germinal.[3]

Los trastornos autoinmunes también son una causa importante de falla ovárica. El 18 % de los casos tiene historia familiar de enfermedad autoinmune; la más frecuentemente relacionada con la falla ovárica es la disfunción tiroidea.[6]

Otra causa para tener en cuenta, ya que, posiblemente, sea de las mas frecuentes, es la Iatrogenia (cirugías, quimioterapia, radioterapia y tóxicos). El motivo más común es el manejo quirúrgico de los ovarios en la endometriosis, su alteración en la función ovárica y la reserva ovárica, que está en relación con el tamaño del endometrioma, la facilidad del procedimiento y la habilidad quirúrgica del cirujano. Aún es objeto de discusión cuándo es el mejor momento para operar estas lesiones o darles manejo expectante y manejo farmacológico.[7]

La radioterapia y la quimioterapia tienen efectos deletéreos sobre las células en división y de esta forma afectan la reserva ovárica. En radioterapia, este daño está relacionado con la dosis acumulativa de radiación; en la quimioterapia, con la dosis total y el tiempo de exposición asociado a la edad de la paciente.[8]

MANEJO

En la mujer con falla ovárica prematura es importante tener en cuenta tres aspectos en el manejo del trastorno: la salud psicológica, la infertilidad y los efectos a corto y largo plazo del hipoestrogenismo.

Para el manejo del hipoestrogenismo y sus consecuencias, la terapia de reemplazo hormonal debe ser el tratamiento a considerar. Sin embargo, los estudios de efectos secundarios están dados en mujeres con menopausia y no en falla ovárica prematura; entre los principales riesgos están los efectos tromboembólicos, el cáncer de mama y el efecto cardiovascular, que también están relacionados con el tipo de suplencia que se decida usar.[9]

Hay que tener en cuenta que también tenemos disponibles terapias farmacológicas no hormonales como IRSS para el manejo de las oleadas de calor, pero sin impacto a nivel del hipoestrogenismo. También, terapias alternativas como acupuntura que muestran mejoría importante en síntomas vasomotores.[2]

Debemos hacer un seguimiento de los riesgos cardiovasculares y de la salud ósea de la paciente, dado que también tienen impacto en la calidad de vida del paciente a mediano y largo plazo.

Los niveles de calciferol deben estar por encima de 32 ng/dl. Se manifiesta el efecto en densidad mineral ósea y antioxidante, lo que mejora la salud cardiovascular de la paciente.[9]

Las mujeres con falla ovárica y deseo de embarazo deben optar por una fertilización in vitro. En la mayoría de los casos, debe ser con donación anónima de óvulos.[2]

En casos como cáncer, donde serán usados tóxicos o radioterapia, una alternativa importante es la congelación de óvulos previo al manejo gonadotóxico o según la edad la vitrificación de tejido ovárico.[8]

CONCLUSIÓN

La falla ovárica es un trastorno poco común en las mujeres de 40 años y fisiológica en las mayores de 40. Múltiples causas han sido relacionadas, pero es importante individualizar cada caso. La terapia debe ser hormonal para mejor el pronóstico a largo plazo según los riesgos de cada paciente.

Se necesitan más investigaciones para desarrollar nuevos esquemas de terapia de reemplazo hormonal que sean mas seguros para nuestras pacientes.

BIBLIOGRAFÍA

1. TAYLOR, H., ET AL. Speroff Endocrinologia ginecológica clínica y esterilidad. 9 edicion. Capitulo 10
2. PACHECO, J. Falla Ovarica Precoz: An Fac med 2010; 71(3) 191-200
3. KOKCU A. Premature ovarian failure from current perspective. Gynecol Endocrinol. 2010; 26(8) 555-62
4. NELSON LM. Primary ovarian insufficiency. Clinical practice. N Engl J Med 2009; 360 606-14
5. CEYLANER G, ET AL. Genetic abnormalities in Turkish woman with premature ovarian failure. Int J Gynaecol Obstet. 2010; 110(2) 122-4
6. KAUFFMAN RP, ET AL. Premature ovarian failure associated with autoimmune polyglandularsyndrome: pathophysiological mechanism and future fertility. J Women´s Health. 2003; 12(5): 513-20
7. GARCIA-VELASCO IA, ET AL. Manegement of endometriomas in women requiring IVF: to touch or not to touch. Hum Reprod. 2009; 24(3): 678-82
8. DONNEZ J. ET AL. Ovarian tissue cryopreservation and transplantation in cancer patients. Best Pract Res Clin Obstet Gynaecol. 2010; 24(1):87-100
9. SULLIVAN S. ET AL. Hormone replacement therapy in young women with primary ovarian insufficiency and early menopause. Fertil Steril 2016; 106: 1588-99

2-5

Desordenes hipotalamicos con repercusion reproductiva

Dra. Inés de la Parra

Se caracteriza por la presencia de alteraciones menstruales o una amenorrea normo o hipo gonadotrófica con ausencia de menstruación por más de 3 meses (algunos autores refieren que podría ser a partir de los 6 meses). Se encuentran asociados a niveles de gonadotrofinas normales o bajas.[1]

Para su diagnóstico, es fundamental la historia clínica de la paciente y la familia (evaluar antecedentes genéticos, quirúrgicos, enfermedades crónicas, radioterapia, etc.). Es importante la posibilidad de trabajar en determinados casos con un equipo interdisciplinario (psicólogo, psiquiatra, clínico, nutricionista, endocrinólogo).

Estos desórdenes pueden ser de dos orígenes: orgánicas o funcionales. Las amenorreas orgánicas pueden presentarse en forma asintomática como amenorrea asociada a alteraciones neurológicas y/o endocrinas. Es muy importante para su diagnóstico el estudio de la resonancia nuclear magnética con contraste (cerebro y silla turca). En las últimas décadas, también se utiliza en la clínica la hormona liberadora hipotalámica, lo que posibilita la evaluación de la reserva hipofisaria.[2]

INCIDENCIA[2,3]

Dependerá del sesgo que presenta el centro asistencial que se evalúa. La amenorrea con hipoestrogenismo y niveles normales o bajos de FSH asociada a factores psicógenos fue originalmente descripta por Klinefelter y cols en 1973, que fueron los primeros que postularon que esta patología estaba relacionada con la secreción del factor de liberación de LH. En 1995, Genazzani menciona la alteración como una deficiencia en la secreción pulsátil de GnRH no relacionadas con la alteración orgánica del hipotálamo hipofisario. Samborri y cols (1982) hallaron el 26 % de amenorreas en corredoras de atletismo, mientras que Shangold (1982) halló el 24 %. En bailarinas de ballet, Abraham y cols (1982) encontraron amenorreas en el 79 % de ellas; Brooks (1987), en el

59%; y Glass y cols (1987), en el 34 %. De la Parra (1989) halló una incidencia del 53,33 % de amenorreas en el periodo lectivo y sólo un 13,33 % durante las vacaciones; algunas de estas últimas amenorreas primarias se manifestaron en edades de 17-18 años. Generalmente, estas amenorreas se iniciaban luego de un periodo de 3-6 meses de iniciado el ejercicio. En bailarinas no sólo influiría la actividad física, sino también el descenso de tejido graso (la necesidad de estar muy delgada, principalmente por exigencia de los profesores), sumado a la situación de estrés por parte de profesores y dirección del establecimiento, e inclusive por parte de la madre de la bailarina. También se ha comprobado que el inicio de actividad física como el deporte (o bailarinas con edades muy tempranas), predispone la posibilidad de presentar esta patología y que sea más frecuente la asociación de menarca retrasada.[4]

Población con amenorrea: anorexia nerviosa (100 %), atletas (25-60 %), estrés crónico (100 %) prisioneras con posibilidad de muerte. Perkins (1999) refiere que las alteraciones hipotalámicas hipofisarias serían la causa de amenorreas más frecuentes. Se presentarían en el 48 % de las amenorreas secundarias, siendo su consecuencia más importante la alteración de la función reproductiva.

En un estudio realizado por Falsetti (2002) en 93 pacientes que presentaban amenorreas hipotálamo hipofisarias, se halló estrés psicológico en 27 pacientes (29 %), estrés psicológico con descenso de peso en 11 pacientes (11,8 %), descenso de peso por dieta en 37 pacientes (39,8 %) y sobreentrenamiento físico en 6 pacientes (6,5 %). El estrés y el descenso de peso serían las causas más frecuentes de estas alteraciones.[3]

Desórdenes hipotalámicos hipofisiarios de origen orgánico[2,4]

HIPÓFISIS	HIPOTÁLAMO
Quirúrgicas- Radioterapia	Quirúrgicas - Radioterapia
Sind de Shehhan (1939)	Traumatismo de Cráneo
Sind. de silla turca vacía (BUSH 1991)	Déficit aislado de GnRH
Infarto hipofisario	Sarcoidosis
Hipofistitis linfocitaria	Hemocromatosis Linfoma - meningioma
Traumatismo de cráneo	Sind. de Kallman Déficit de GnRH Histiocitosis X
TUMORALES	
A. Hipófisis no FUNCIONANATE	Germinoma
A. hipersecretor de ACTH (cushing) A. prolactínica P A. hipertiroidea A. secretor de GH (acromegalia)	Craneofaringioma

Desórdenes hipotálamo-hipofisiarios (disfuncional) (AHF)[2]

Fisiológicas: 1) inicio de la pubertad; 2) amenorrea posparto; 3) amenorrea de la lactancia. Seudociesis (embarazo fantasma). Amenorrea hipotálamo-hipofisiaria funcional.[2-5] Otras causas pueden ser:

- Estrés: enfermedades mentales (depresión -esquizofrenia).
- Alteraciones del peso corporal (obesidad, descenso simple de peso) DIETAS ESTRICTAS
- Trastornos de la conducta alimentaria (anorexia nerviosa – bulimia)
- Sobreentrenamiento físico (corredoras de competición, patinaje, gimnasia artística, bailarinas).
- Enfermedades crónicas (diabetes, SIDA), enfermedad fibroquística del páncreas, enfermedades o causas gastrointestinales (insuficiencia renal, hepática, cirugía de derivación gástrica).
- Uso de drogas ilícitas y alcohol
- Iatrogenia, amenorrea idiopática funcional.
- Anticoncepción (luego de suspender la píldora o con el tratamiento de Depo-Provera (acetato de medroxiprogesterona Depott). Uso continuo de progesterona (píldoras con gestágeno solo) o SIU con levonorgestrel.
- Disruptores endócrinos exógenos (bisfenol A, que puede afectar la actividad de las células secretoras de GnRH y el sistema de kispeptina al modular la transcripción del gen de GnRH y/o sus acciones agonistas y antagonistas del estrógeno).

Los riesgos más importantes de estas disfunciones se darían en los primeros años de vida. También, la pubertad retrasada, que puede con el tiempo presentar irregularidades menstruales y, posteriormente, amenorrea. Esto tendría consecuencias a posteriori en la vida de la mujer. Lo principal es la posibilidad de dificultades con la fertilidad, pero también puede asociarse a osteoporosis en caso de que la amenorrea sea mayor de 6 meses. Si esta se prolonga, podría afectar al aparato cardiovascular.

EVALUACIÓN DIAGNÓSTICA[2]

Evaluar: Antecedentes familiares: constitución de la familia, antecedentes menstruales, esterilidad, situaciones de estrés familiar, edad de menarca (madre y/o hermanas). Antecedentes de enfermedades genéticas, crónicas o endocrinas. Conflictos familiares, separación de los padres.

Antecedentes de la paciente: edad y peso al nacer, ocupación, escolaridad (ver si es repitente). Edad de menarca tipo menstrual anterior a la disfunción menstrual. Edad ginecológica, fecha de última menstruación. Situaciones de estrés previos al inicio del trastorno. Asociación con otra situación patológica. Actividad física: ¿de qué tipo realiza? ¿Cuántas horas por día y por semana (si es deportista de élite)? Inicio de relaciones sexuales, anticoncepción, embarazo, aborto. Conducta alimentaria: ayunos, purgas (vómitos, laxantes, diuréticos). Evaluar su inicio y frecuencia (puede ser que la paciente en la primera entrevista lo niegue, por lo que es importante volver a preguntar en posteriores consultas). Evaluar erosión dental, traumatismo de paladar, callos o hematomas en los dedos de las manos (vómitos), Iatrogenia, antecedentes de enfermedades genéticas, crónicas, endocrinas. Presencia de cefalea, poliuria, polidipsia, etc. Consumo de alcohol, drogas, psicofármacos, tabaco.

Investigar si la paciente sufre violencia física, psicológica, familiar, y/o abuso sexual. Explicar cuándo, si fue notificado y si realizó tratamiento. Ahondar sobre situaciones traumáticas y ambientales.

Consultar si toma medicamentos antipsicóticos, antidepresivos, anticonceptivos u opioides. El uso crónico de drogas es, frecuentemente, un marcador de estrés y malnutrición.

Realizar un examen físico y evaluación según estadios de Tanner Tener en cuenta: peso - talla: IMC- (kg/m2) <18,5 = desnutrición. 18,5-24,9 = normal. 25-29,9 = sobrepeso. 30 = obesidad. Tomar pulso y presión arterial (hipertensión – bradicardia). Chequear si la piel es seca y pálida, si presenta síntomas de hiperandrogenismo, hirsutismo, acné, acantosis nigricans, y vello axilar y púbico. Evaluar la distribución del tejido celular subcutáneo y el aliento cetónico. Vello axilar y púbico, distribución del tejido celular subcutáneo. Realizar una evaluación tiroidea, así como abdominal y de las mamas (estado de desarrollo – galactorrea uni o bilateral espontánea o provocada)[6]

Realizar examen genital (externo si no tuvo relaciones sexuales). Igualmente, evaluar presencia de flujo (una mucosa vaginal seca evidencia una deficiencia de estrógeno). Con respecto al clítoris, investigar efecto androgénico. Índice del Clítoris: >35mm2 es signo de aumento de andrógenos. >100 es signo de virilización.

LABORATORIO (ante la sospecha de embarazo pedir BhCG)[4,5]

Luego de descartar un embarazo, es conveniente realizar una prueba de progesterona para evaluar el endometrio y confirmar la integridad del aparato genital (acetato de noretisterona, 5 mg /d por 5-10 días, o progesterona micronizada, 200-300mg/d por 10 días).

Pruebas hormonales: FSH, LH, prolactina, estradiol, TSH, Prolactina,L-HRH, kisspeptina. Si hay hiperandrogenismo, evaluar:17HP, androstenediona, SDHA, cortisol plasmático de las 8 h, testosterona total y libre.

Hemograma (anemia), hipotasemia (vómitos), ionograma, eritro, urea alta (consumo de laxantes o diuréticos). Colesterol t, triglicéridos, HDL, LDL, lípidos totales, glucemia, hepatograma, transaminasas, vitamina D, calcemia, proteína C reactiva

Ver en imágenes:

- Ecografía ginecológica: evaluación de folículos.
- Densiometría ósea en amenorreas mayores de 6 meses.
- Electrocardiograma (pacientes con muy bajo peso e, inclusive, con edemas).
- Ecocardiograma
- Resonancia nuclear magnética de silla turca y cerebro (asociado a la presencia de cefaleas, galactorrea y alteración del campo visual. Descartar adenoma secretor. 1) lesión <1 cm o compromiso de la hipófisis, o tallo hipofisario (insuficiencia hipofisaria); 2) no hay lesión, con prolactina normal: amenorrea hipotalámica funcional (estrés, descenso de peso, etc.); 3) micro o macroadenoma prolactínico (prolactina elevada).

Evaluación del perfil psicológico[7]

Factores desencadenantes: evaluar conflictos previos al inicio de la disfunción. Ver hábitos obsesivos compulsivos, historia de eventos de alto estrés, historial de abuso sexual, ocupaciones profesionales, uso de sedantes o drogas hipnóticas, inteligencia elevada, falta de adaptación al medio social y problemas psicosociales.

Menarca y mantenimiento de los ciclos menstruales (porcentaje de tejido graso)[1-7]

Menarca	Ciclos Ovulatorios	Menstruaciones en menores de 18 años	Mayores de 18 años
17%	22%	>de 16 años se adquiere 4,5kg	27-28% grasa (IMC)

La disminución del 10-15% (1/3 de grasa del organismo) puede producir alteraciones menstruales o amenorrea (Frish, 1980-1984).

Interaciones neuroendocrinas (hipotálamo-hipofisiaria funcional)

FSH: (=, <), LH: (=, <), PROL: (=,<), TSH (=), T4 libre (=), E2: (=, <), ACTH: (=, <), cortisol: (>>), testosterona T.: (= ,<) -GH: (=,<), neuróptido Y; (>), ghrelina: (>), insulina: (<), B endorfina (dopamina (>), melatonina (>), secreción nocturna, IGFI (<).

Densiometría ósea (columna-fémur): generalmente, la causa es por malnutrición y mala alimentación con escasa ingesta de proteínas y calcio. Se debe a un descenso de vitamina D y de la producción de estrógeno. A su vez, se percibe un aumento del cortisol endógeno, aumento de GH, déficit de IGFI y descenso de andrógenos.[63]

Pulsatibilidad de FSH-LH: en la mujer normal, los pulsos se modifican durante el ciclo menstrual. En fase lútea la pulsatilidad tiene menor frecuencia. Las modificaciones dependen de la etiología de la amenorrea y el tiempo de evolución (amplitud de los pulsos en el sueño profundo). Las gonadotrofinas pueden presentar una regresión hasta el estadio prepuberal, siendo la primera en alterarse la LH. Los estudios sugieren que el desbalance energético sensibiliza al eje gonadal ante el estrés psicosocial. La disminución del estrés corrige las alteraciones menstruales y metabólicas en casos, independientemente del peso. La recuperación menstrual puede presentar periodos menstruales con fase folicular prolongada y fase lútea corta; también, spotting premenstrual o adelantamiento de las menstruaciones por secreción inadecuada de progesterona. La introducción de la hormona liberadora hipotalámica en la clínica posibilitó la evaluación de la reserva hipofisiaria

Alteraciones del eje adrenal:12 Se presentan con aumento del CRF seguido de elevación de ACTH y, finalmente, con el ascenso del cortisol, manteniendo el ritmo circadiano con aumento de la amplitud de los pulsos. El cortisol aumenta la tasa libre en orina de 24 h (Berger, 1997). Los niveles del cortisol están en relación inversa a la recuperación del ciclo menstrual y asociados a un incremento de androstenediona.

Leptina (24 h): Considine (1996) halló una correlación del descenso de leptina con el descenso del índice de masa corporal. Además, el descenso del 10 % de peso estaría asociado a un descenso del 53 % de leptina sérica. En tercer lugar, Müller (1998) refiere que la hipoleptinemia sería independiente del tejido graso y del peso corporal en la amenorrea hipotálamo-hipofisiaria, no todos los autores refieren lo mismo). En las pacientes con amenorrea, se pierde el ritmo diurno de leptina. También existiría una correlación positiva con la hiperinsulinemia y la hipercortisolemia, hallazgo compatible con una adaptación metabólica a la deficiencia de energía y la regulación de la leptina. En los últimos años, en forma experimental, se administró leptina subcutánea durante 2-3 meses con evaluación de niveles de LH, E2 y tasa de ovulación. Se pudo observar un descenso subjetivo del apetito y de masa grasa. Se requirieron más datos sobre la acción sobre el eje reproductivo y otros sistemas endocrinos. Está en duda la utilidad de este tratamiento en la búsqueda de embarazo.[8]

Kisspeptina (su rol en el eje reproductivo): es el producto del gen KISS, proteína que actúa sobre el receptor GPR 54, acoplado a una proteína G. Tiene un importante rol en el comienzo de la pubertad al iniciar la secreción de GnRH y en la regulación endocrina de la reproducción. Estos péptidos no solo suelen estar involucrados en los mecanismos controladores del apetito y saciedad, sino que también participan en las respuestas adaptativas homeostáticas y tienden a revertir los desvíos del metabolismo intermedio y fosfocálcico que afectan a estos pacientes (leptina, adiponectina, ghrelina, insulina, IGF-I). Estos son provenientes del comportamiento graso (adipocitokinas) y se hallan en tracto gastrointestinal superior, páncreas e hígado.[8]

La kisspeptina juega un rol en el comienzo de la pubertad. Las células K/ neuroquinina y B/dinofina que se encuentran en el núcleo arcuato secretando kisspeptina estimulan las células productoras de GnRH. Esto puede ser el eslabón final que integra otros sistemas de señalización que llevan la pulsatilidad del GnRH.

Disfunción hipotalámica funcional[1,2,8,9]

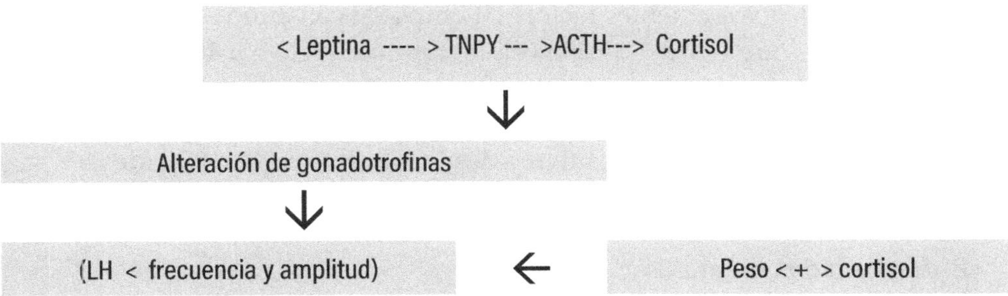

Eje tiroideo: se observa una disminución significativa del nivel total y de las fracciones libres de T4 Y T3 en ausencia de alteraciones detectables del nivel de TSH. Esto junto con la disminución de los niveles de Glucosa e Insulina indican que el balance energético global es negativo

Hipercortisolemia: se observa un aumento del cortisol con aumento selectivo de los pulsos secretores durante las horas diurnas. No se observa alteración del ritmo circadiano. La hipercortisolemia estaría relacionado con el aumento de secreción del CRF. El descenso del cortisol podría ser un marcador de mejoría en pacientes con anorexia nerviosa

Melatonina: se observa un aumento importante de la amplitud de los pulsos nocturnos de melatonina. Las concentraciones diurnas son semejantes a las mujeres normales

Prostaglandinas: en corredoras de atletismo, la causante de la amenorrea puede ser la alteración de la concentración de prostaglandina (6-cetoPGF1). Esta puede aumentar hasta el 200 % en una carrera de 42 km.

Déficit aislado de GnRH. Deficiencia aislada gonadotrofinas (DAG). Síndrome de Kallman. Existe una alteración genética con disminución de la producción y secreción de GnRH asociado a anosmia/hiposmia.

Cirugía e irradiación: la función endocrina residual luego de una cirugía e irradiación endocraneana va a depender de la extensión de la cirugía, lo mismo que la dosis de irradiación, tipo y edad. En las mujeres jóvenes es mayor el incremento de la alteración endocrina (Constiwel, 1993). El eje más sensible sería la hormona de crecimiento (GH), el eje tiroideo y la hormona adrenocorticotrófica (ACTH). Los trastornos menstruales luego de la irradiación pueden presentarse en el 70 % de los casos. Hall y cols (1994) preconizan la utilización de GnRH pulsátil para restaurar la función reproductiva en pacientes intervenidos por tumores craneales.

Traumatismo de cráneo: ocurre frecuentemente con accidentes automovilísticos. Se puede presentar la alteración luego de varios meses, siendo la prolactina un marcador importante. En casos de caída de la cabeza hacia atrás (golpe por latigazo), se puede hallar la sección del tallo hipofisario.

HIV: la acción del VIH-SIDA en la mujer sobre la alteración menstrual o AHF va a depender de los siguientes factores: tiempo de consumo del antiretroviral, conteo de CD 4 (carga viral <de 200 célula /mm con ciclo > a 40 días) consumo de alcohol, descenso de peso, infecciones agregadas, enfermedades autoinmunes o asociadas, y patología hepática. La paciente con deseo de embarazo debe presentar un conteo de CD4 negativo y descartar otras comorbilidades

La influencia del estrés también es un detonante.

Enfermedades mentales[4,6,9]

La presentación del estrés va a depender tanto de la persona como de su trauma, dificultad de resolverlo y su vulnerabilidad

STRESS

PERSONA	SOCIOAMBIENTAL
- Grado de vulnerabilidad	- Magnitud del trauma
- Factores predisponentes	-Tiempo de duración del trauma (no es posible hallar relación entre tipo, severidad e intensidad del stress y el inicio de la amenorrea)
- Capacidad de adaptación	

↘ ↙

DIFICULTAD DE RESOLVER
DESCOMPENSACIÓN - DEPRESIÓN

Alteración del sistema neuroendocrino

Se ha sugerido la presencia de precursores cognitivos, emocionales, de conducta y psiquiátricos en la AHF, que concuerdan con la respuesta que despierta el estrés. Se ha observado que la capacidad de adaptación y la respuesta cardíaca al estrés disminuyen en mujeres con AHF, mientras que la respuesta al cortisol aumenta. Giles (1993) demostró que las mujeres con AHF presentaron una mayor cantidad de actitudes disfuncionales, mayores dificultades para manejar el estrés diario y mayor dependencia interpersonal que las mujeres con ciclos normales.

El estrés asociado con el estado socioeconómico bajo predispone a disminuir la calidad de vida. También, una severa desnutrición, escasa higiene, uso de drogas, exceso de alcohol y bajo nivel educativo pueden contribuir a presentar una AHF asociada a esterilidad. También se ha observado que tanto el maltrato infantil como el acoso o abuso sexual predispone al desarrollo de ansiedad en la edad adulta y trastornos de angustia.

TRATAMIENTO

Se debe realizar un interrogatorio para descartar enfermedad orgánica. Es importante la buena relación médico paciente. Interrogar en caso de que se presente esta patología y la paciente no lo mencione. Se debe restablecer su "yo" y su autoestima.

Evaluar peso y si está asociado a dietas. Preguntar cómo se ve y si está de acuerdo con el peso que presenta. Atender al manejo psicológico o psiquiátrico. Tratar la causa desencadenante y disminuir la vulnerabilidad de la persona. En numerosos casos, es necesario que la familia o los padres inicien una terapia psicológica

En caso de que la amenorrea se prolongue, podría realizarse una terapia con estrógenos/progesterona en el término de 6 meses. Si hay deseo de embarazo, es conveniente dejar pasar unos meses luego de estabilizarse psíquicamente. El control del peso recuperado también es importante para que la paciente esté con un IMC dentro de los valores normales.

La OMS definió a la depresión como una causa de morbilidad mayor. En la mujer, su prevalencia se encuentra entre 9-12 % en mujeres adultas; la relación mujer /hombre es de 2/1. En las últimas décadas, estos desórdenes se han intensificado notablemente. Sería una patología bastante frecuente dentro de los jóvenes en los últimos años. También los desórdenes bipolares o las depresiones mayores son recurrentes, y pueden presentarse ya en la juventud.

Las alteraciones neuroendocrinas son: disminución del apetito (descenso de peso, menor conversión de androstenediona, descenso de estrógenos y leptina), descenso de serotonina, aumento del CRF, aumento del cortisol, disminución del GnRH, alteración menstrual, aumento de prolactina/psicofármacos y alteraciones menstruales.

El tiempo de recuperación de la menstruación en estas mujeres es, como mínimo, seis meses después de iniciar los cambios en el estilo de vida. Esta patología puede presentar un aumento de la excitabilidad patológica, ansiedad, aburrimiento, incapacidad de concentrarse, insomnio, anorexia, pérdida de la líbido, consumo exagerado de alcohol. etc. Está acompañado en muchos casos de AHF por alteración de los neurotransmisores cerebrales. En el caso que presente hiperprolactinemia, es conveniente que se trate antes de buscar un embarazo. Lo mismo si hay consumo de psicofármacos.

DESNUTRICIÓN

Son variadas las consecuencias de la desnutrición. Va a depender de: 1) intensidad del descenso de peso, 2) estrés (intensidad y tiempo), 3) aumento de la actividad física, 4) alimentación con alto contenido de fibras y descenso de grasas, 5) desnutrición grave con trastornos metabólicos, 6) mujer de aspecto normal, pero con amenorrea. En caso de embarazo con muy bajo peso, es posible que se produzca un aborto. Además, puede que el feto nazca con alguna patología grave, por ejemplo, malformaciones cardíacas. Por eso, es necesario nivelar el IMC antes de la búsqueda de embarazo. Aun con bajo peso, puede ocurrir que quede embarazada, lo cual no es conveniente en esos casos.

Las causas pueden ser: 1) psicosociales (maltrato, abandono social), 2) trastornos de la conducta alimentaria (descenso simple de peso, anorexia nerviosa, bulimia nerviosa), 3) aumento de la actividad física (trabajo físico, deporte ,danza), 4) dietas alternativas: religiosas, vegetarianas (estas últimas pueden ser el paso previo al comienzo de una anorexia), 5) síndrome de mala absorción (enfermedad de Crohn, colitis ulcerosa, enfermedad celíaca, uso crónico de drogas), 6) enfermedades sistémicas (insuficiencia renal, hepática, cardíaca) 7) enfermedades psiquiátricas (depresión endógena, esquizofrenia, etc.), 8) enfermedades infecciosas y/o crónicas (TBC, SIDA, leucemia, linfoma) 9) enfermedades endocrinas (sheenan, Addison, diabetes tipo I, etc.) y 10) alteraciones endocrinas.

Alteración de neurotransmisores

ALT. DE NEUROTRASMISORES

ALTERACIÓN PERIFÉRICA	DESNUTRICIÓN	
I	i	ALT. Catabolismo ESTROGÉNICO
GnRH <	<conversión de ANDROSTENEDIONA	a2 HIDROXIESTRONA
FSH –LH <	a ESTRONA --- LEPTINA <	
ESTRADIOL <	GHRELIN >	
	I	
	AMENORREA	

Amenorrea

En general, la amenorrea por descenso simple de peso se instala cuando la paciente descendió de peso (es de origen periférico por pérdida del tejido graso). Al preguntar cómo se ven, frecuentemente estas pacientes refieren verse delgadas. En cambio, en la paciente con anorexia nerviosa el origen es central, pues la amenorrea generalmente se inicia previo al descenso de peso. Al preguntarle cómo se encuentra, refiere que gorda o normal a pesar de que tenga un IMC < a 17.

En el Servicio de Ginecología del Hospital Italiano de Buenos Aires, en el año 2000 se evaluaron 48 pacientes de entre 16-25 años que presentaban amenorrea por descenso simple de peso. Se evaluó el índice de masa corporal (peso/m2) antes del inicio de la amenorrea, el descenso máximo de peso y, con la recuperación, el IMC que presentaba.

	IMC PREVIO	DESCENSO MÁXIMO	RECUPERACIÓN DEL CICLO
(A) A, normoestrogénica	20,8	17,6	20,5
(B) A. hipoestrogénica clomifeno (+)	23	18,7	20,8
(C) A. hipoestrogénica clomifeno (-)	20,8	16,1	18,7
Recuperación espontánea 48/40	(A) 6,4meses(2-16m)	(B)13,8 m(6m-3 años)	(C)16 meses (5m-4 años)

Las amenorreas hipoestrogénicas tardan más en recuperar el ciclo como también las que presentaron IMC más bajo. La amenorrea se inició luego de que habían descendido de peso. En caso de embarazo aún con peso regularmente normal, es importante que el pediatra conozca y sepa que la madre padeció un problema de desnutrición. Hay casos en que la alimentación del hijo no es totalmente completa en estos casos.

Trastornos de la conducta alimentaria[1,7,8]

Anorexia nerviosa y bulimia nerviosa

Las alteraciones de la conducta alimentaria presentan una trilogía constituida por alteraciones biológicas, psicológicas y psicosociales. En el caso de la anorexia, el DSMIV consideraba como factor importante la presencia de amenorrea. Con el DSMV, este ítem se retira, pues en pacientes con AN crónica estas pacientes pueden estar menstruando (pero, lo general, es la falta de menstruación). También hay que reevaluar si esta paciente presenta un comportamiento restrictivo o compulsivo purgativo (este último está relacionado con la presencia de vómitos o consumo de diuréticos). En general, estas últimas pacientes tardan más tiempo en la recuperación, con más posibilidades de alteración de la masa ósea. En los últimos años, el inicio de la AN es cada vez más temprana; inclusive, se está observando en pacientes prepúberes.

Esta patología se caracteriza por: personalidad adictiva, alteración de la identidad, déficit del yo, muy buen rendimiento académico/deportivo, etc. Con respecto a las familias: son padres sobreprotectores con aglutinación familiar que estimulan la inmadurez de la hija (luego de 2-3 meses de terapia, los padres se quejan con la psicóloga por el cambio de conducta contestataria). También existe en el caso de la paciente obesa a la que, permanentemente, le recriminan por qué no realiza dieta. Se plantea también la posibilidad de alteración genética y los antecedentes de obesidad en la familia como el consumo exagerado de alcohol y pensamientos suicidas.

Esta patología se encuentra mucho más frecuente en la mujer que en el hombre. La relación es de 9 mujeres a 1 varón. Dentro de los factores precipitantes se encuentran las situaciones de estrés y pérdidas (separación, fin del colegio secundario, abuso sexual, etc.).

Se producen varias alteraciones hormonales. En primer lugar, la serotonina, la noradrenalina y la dopamina están descendidas. En cuanto al CRF, la ghrelina, el cortisol plasmático y la melatonina, están elevadas. La gonadotrofina y el estradiol descienden con menor glicosilación. El 67,8 % de estas pacientes presentan osteopenia, que está en relación con la menor edad de la mujer vs tiempo de amenorrea, menor masa ósea y comportamientos purgativos. Se produce también por exceso de actividad física (deportistas, bailarinas).

Con respecto a las pacientes bulímicas, la frecuencia de desórdenes es menor, pero se presentan en los períodos de descenso de peso, pues una de las características de estas pacientes es la fluctuación permanente de peso. En el año 2000, en un estudio realizado en el hospital italiano en estas pacientes, se halló la asociación de insulinorresistencia en el 45 % de estas pacientes y, en algunos casos, asociado al síndrome de poliquistosis ovárica. Son pacientes con cuadros depresivos importantes y con tendencia al suicidio. Las pacientes más complicadas y más difíciles de tratar son las que presentan conductas purgativas (ayuno, atracón, purga). Se asocia, en forma frecuente, a la insulinorresistencia.

Tratamiento: corregir el desbalance energético, cambiar conductas como el aumento de la ingesta calórica. Consultar con psicólogo y nutricionista (mejorar el estrés y los factores socioculturales).

En general, es más frecuente el embarazo en una paciente bulímica, pues la lívido no se modifica. Hay que tener cuidado con la anticoncepción, pues también está asociada al cambio de pareja. Es importante evaluar la presencia de vómitos por la indicación del aniticonceptivo. En el caso de que la paciente con anorexia en general, es mucho más frecuente que no tenga relaciones sexuales, porque la lívido está disminuida. Inclusive, la edad de inicio de relaciones sexuales es más tardía. Si requiere anticoncepción, es importante evaluar si es una anorexia de tipo purgativa.

Enfermedades sistémicas crónicas[3, 4]
Estas enfermedades pueden poner en peligro la vida de las pacientes, lo mismo que su futuro reproductivo. El factor común en todas es la desnutrición.

Bases genéticas de la amenorrea hipotalámica hipofisiaria
Diversos autores consideran que la mutación de genes involucrados en la amenorrea hipogonadotrófica idiopática sería en forma congénita de deficiencia de GnRH asociado a amenorreas hipotalámicas. Se hallaron 6 mutaciones heterocigotas en 7 de las 55 pacientes estudiadas. En el grupo control de 422 mujeres con ciclo norma,l no se hallaron mutaciones (Falsetti y cols, 1991) .Las mutaciones halladas fueron FGFRI, G26OE, R756H, PROKR2, receptor de GnRH PROKR, 2L173R y GnRH R260. Estas variantes serían comunes en enfermedades multifactoriales.

Sustancias tóxicas[7-10]
Alcoholismo crónico: el mecanismo de acción es la inhibición de la menstruación a través de la inhibición de LH y estrógeno/progesterona. Causa alteraciones menstruales, AHF, infertilidad, menopausia precoz (Somkutl, 2001).

Tabaco (fumadoras de mayor de 20 cigarrillos/día) (Matikawmen, 2001): Aceleración del ritmo de depleción folicular, mayor riesgo de amenorrea diaria, descenso de los estrógenos, mayor riesgo de esterilidad y menopausia precoz. Los hidrocarburos policíclicos aromáticos (humo de tabaco o los derivados de la combustión de las naftas) producen la destrucción del ovocito o la falla ovárica precoz (inducción de la apoptosis celular). Su mecanismo de acción es a nivel hipotalámico: disminuye el GnRH y hay < LH por acción de la nicotina y la vasopresina. Estas últimas inhiben la gónada al inducir la enzima citocromo P450 que también es estimulada por el hidrocarburo aromático policíclico. Todo esto disminuye los esteroides sexuales. Estas madres adolescentes pueden tener hijos de bajo peso < 2,5kg, parto prematuro (37 semanas) y, también, pérdida fetal, complicaciones obstétricas y esterilidad.

Drogas ilícitas[7,10]
Consumo: marihuana (1.200.000 personas) y cocaína (440.000 personas). Se registran consumos escolares, familiares, "nuevos amigos", estrés. El SEDRONAR en una investigación que realizó en el año 2006 en mujeres entre

12-56 años halló que la marihuana era consumida por un 4,4 % (771.000) de personas, y que la cocaína era consumida por el 1,6 % (227.000).

Marihuana ("pomo", "canuto"): droga psicoactiva. Dentro de las complicaciones pueden presentarse disminución de la líbido, la dispaurenia, las alteraciones menstruales, un aumento de la tasa de abortos y la disminución de la lactancia (descenso de la prolactina).

Cocaina: alteración de LH y prolactina (descendida). Bloqueo y recaptación de norepinefrina y dopamina por la cocaína. Alteraciones menstruales, AHF asociado a desnutrición (riesgo de muerte)

Heroína-morfina: presenta FSH y LH disminuida asociada a desnutrición, alteraciones menstruales y/o AHF. Estas alteraciones la presentan el 60 % de las adictas. Se regularizan cuando dejan de consumir.

Alteración de la masa ósea[7]

El riesgo crónico más importante en la AHF es la pérdida de la masa ósea, o sea, la imposibilidad de alcanzar el pico de masa ósea en las jóvenes. Está asociado, en muchos casos, con el aumento de la actividad física, dietas restrictivas o bajo peso.

Esta patología se puede presentar en pacientes con amenorreas de más de 6 meses. Está ligada muy frecuentemente a la desnutrición (importante en la adolescencia, pues es un período que la masa ósea se está formando). Hay una disminución de la ingesta de proteínas y calcio. Disminuye el estrógeno y los andrógenos, además de que se presenta un déficit de IGFI y un aumento de GH Y cortisol. Las mujeres jóvenes con trastorno de la conducta al presentan más riesgo de fracturas (7 veces más frecuente que en adultas por (baja formación ósea y baja tasa de recambio). También se ha observado un aumento de fracturas en atletas amenorréicas, lo mismo que en bailarinas de ballet por estrés. El peso corporal se prioriza como uno de los determinantes de la alteración ósea.

Tratamiento: anticoncepción hormonal combinada con estrógeno y progesterona (dosis alta de estrógenos EE2 30). Y gestágeno de acción androgénica, calcio y vitamina D. Tratar la enfermedad de base, mejorar la dieta, disminuir el sobreentrenamiento físico, incrementar el peso corporal, disminuir la situación de estrés .

CONCLUSIÓN

La activación en el hipotálamo del NPY-CRF asociado a sistemas opioides, serotoninérgico, gabamimérgico, dopamimérgico y noradrenérgico no sólo afecta la función gonadal, sino que también puede estar involucrado en el desarrollo de la osteoporosis e inmunodepresión con aumento de riesgo cardiovascular y muerte súbita (mujeres desnutridas con amenorrea hipotálamo hipofisaria) (Fiszlejder, 2011).

En muchos casos, la amenorrea es el primer detonante que hace sospechar de algo más grave que está ocurriendo en el organismo. El tratamiento de la etiología es fundamental para eliminar los factores estresantes, modificar la actividad física y mejorar la calidad y cantidad de la dieta. Es importante el grupo terapéutico para un tratamiento integral. Es necesario el diagnóstico y el tratamiento temprano para prevenir las posibilidades de mayores complicaciones y preservar, también, la fertilidad futura.

BIBLIOGRAFÍA.

1. De La Parra Inés: "Alteraciones Ponderales Y Salud Reproductiva "Avances En Endocrinología Ginecológica Y Reproductiva - Saegre- Ascune- 2012-Pp867- 921
2. De La Parra Inés: "Amenorrea Secundaria Hipotálamo Hipofisaria "Avances En Endocrinología Ginecológica Y Reproductiva - Saegre- Ascune - 2012-Pp 217-20
3. Gil Aliago Laura, Barranquero Garay M., De La Fuente Vaquero Paloma, Fabro Roca Paula : "Ausencia De Menstruación O Amenorrea , Causas Y Tratamiento" Reproducción Asistida Org .16/2/22 Https://Www.reproducción Asistida .Org / Amenorrea
4. Pinkerton J.o Ann: "Amenorrea"University Of Virginia Health System - Manual Msd-Profesionales
5. Paz Ibarra José:"Amenorrea Hipotalámica Funcional, Fisiopatología Y Tratamiento" Xiiicongreso De Endocrinología- Sociedad Peruana De Endocrinología. Univ.de San Marcos- Perú 2013.
6. De La Parra Inés: "Desnutrición Y Malnutrición -Consecuencias Y Manejo Durante El Embarazo " Proago -Programa De Actualización En Ginecología Y Obstetricia -Vigésimo Ciclo- Módulo 1 Sogiba 2016,Pp9-54.
7. De La Parra Inés: "Alteraciones Ponderales Y Embarazo" Pp 47-91- "Sobreentrenamiento Físico Su Repercusión "Estress Y Comorbilidad En El Embarazo Su Repercución A Corto Y Largo Plazo -Pp100-110 Ascune - 2022.
8. De La Parra Inés: "Alteraciones Menstruales Por Sobrentrenamiento Físico "Endocrinología Ginecológica -Una Visión Latinoamericana En El Siglo Xxi -Aleg - Asociaicón Latinoamericana De Endocrinología Ginecológica - Journal - X/2012 - Viña Del Mar. Pp. 41-56.
9. Gordon C.m., Akerman K., Berga S.l.et Al" Funditional Hypothalamic Amenorrhea "J. Clin. Endocrinol. Metab. 2017. 102(5)1413-39.
10. Lania A., Gianotti L., Gagliardi I., Bondenelli M.w., Ambrosio M.r." Functional A. Hypothalamic And Drug Induce Amenorrhea An Overview" J.endocrinal.invest. 2019

EVALUACIÓN DE LOS TRASTORNOS DE LA CONDUCTA ALIMENTARIA

1) El pica, ¿con qué patología está asociada?

A) Obesidad – actividad física
B) Depresión – violencia familiar
C) Deficiencia del hierro (anemia)
D) Diabetes – síndrome del comedor nocturno
E) Todas

2) Diabulimia (diabetes tipo II + TCA). Diagnóstico diferencial con:

A) Comedor nocturno
B) Desórdenes del sueño
C) Desnutrición
D) Todas
E) Ninguna

3) ¿Cuándo se diagnostican los trastornos de la alimentación (no específicos) (tane-ednos)

A) Cuadro completo de A.N. – B.N.
B) Inicio o finalización de la enfermedad
C) Cumple con todos los criterios del DSM V
D) Ninguno
E) A+B

4) ¿Cuáles son los no marcadores de recuperación menstrual en anorexia nerviosa?

A) Leptina libre
B) Leptina total
C) Cortisol plasmático
D) IFGI
C) Ninguno

5) ¿En qué caso es más frecuente el suicidio de la mujer con trastorno de la alimentación?

A) Paciente con A.N. asociado a conducta purgativa + antecedentes de autoinjurias
B) Bailarina de ballet
C) Pérdida del año escolar
D) Pica más embarazo
E) Deportista de elite

6) El síndrome metabólico en niñas y adolescentes con sobrepeso, ¿cómo puede evolucionar en la adolescencia o adultez

A) Bulimia purgativa
B) Anorexia no purgativa
C) Obesidad – hipertensión arterial

D) Dislipidemia - diabetes
E) Todas

7) ¿De qué depende la recuperación del ciclo menstrual en pacientes con A.N.?

A) Tipo y calidad de la dieta que realiza - depresión
B) % de tejido graso recuperado
C) Grado de alteración del eje hipotálamo hipofisiario
D) A+B+C
E) B+C

8) ¿Qué alteraciones pueden presentar las pacientes con trastornos de la alimentación en el presente y futuro?

A) Infertilidad
B) Deficiencia nutricional – alteraciones electrolíticas
C) Alteraciones del sistema nervioso central
D) Enfermedad cardiovascular
E) No alteración de la masa ósea

9) Riesgo para presentar trastorno de la conducta alimentaria

A) Enfermedad celíaca - esquizofrenia
B) Sobrepeso – conducta vegana
C) Síndrome de Turner
D) Todas
E) A+B

10) ¿Cuándo es más frecuente que se presente el inicio de la amenorrea en pacientes con anorexia nerviosa?

A) 6 meses luego del descenso de peso
B) Antes del descenso de peso
C) Luego de una enfermedad mental
D) Todas
E) Ninguna

BIBLIOGRAFÍA

1. de la PARRA INÉS- GARCÍA ANA M. "TRASTORNOS DE LA CONDUCTA ALIMENTARIA, ANOREXIA NERVIOSA Y BULIMIA NERVIOSA "AVANCES EN ENDOCRINOLOGÍA GINECOLOGICA Y REPRODUCTIVA -SAEGRE - ASCUNE- 2012 pp 254-75
2. VAZQUEZ TERESA, de la PARRA I, GUTTS. ABSTRACTSVI" ALTERACIONES MENTRUALES POR DESNUTRICIÓN".CONGRESO LATINOAMERICANO DE OBSTETRICIA Y GINECOLOGÍA DE LA INFANCIA Y ADOLESCENCIA. LA HABANA -CUBA IV/1999.
3. GARCÍA A.M., DESIMONE C. "ABUSO SEXUAL Y FÍSICO E N PACIENTES CON TRASTORNOS DE LA CONDUCTA ALIMENTARIA "ANALES DE PSIQUIATRÍA. Madrid 2005 (7):307-11
4. de la PARRA I. "ALTERACIONES PONDERALES EMBARAZO "ESTRÉS Y COMORBILIDAD EN EL EMBARAZO " ASCUNE 2022 pp47-91
5. TURNER H., BRYANT W.R "EATING DISORDER NOT OTHE SPECIFIED (EDNOS): EUR EAT DISORD REV. 2004, 12: 18-26
6. LAWSON E, KLIBANSKI A. "ENDOCRINE ABNORMALITIES IN ANOREXIA NERVOSA NATURE CLINICAL PRACTICE .ENDOCRINOOLOGY Y METABOL ISM 2008 407-14
7. DE LA PARRA I."DESNUTRICIÓN Y MALNUTRICIÓN "CONSECUENCIAS Y MANEJO DURANTE EL EMBARAZO -PROAGO SOGIBA VIGÉSIMO CICLO .MÓDULO 1 -2016
8. OISEROVICH S., LABOSWKI MARISA" ALTERACIONES DE LA CONDUCTA ALIMENTARIA: ANOREXIA NERVIOSA, BULIMIA NERVIOSA Y NUEVOS TRASTORNOS " ENDOCRINOLOGÍA GINECOLÓGICA - ALEG -ASOCIACIÓN LATINOAMERICANA DE ENDOCRINOLOGÍA GINECOLÓGICA - JOURNAL -X/2012- PP344- 25
9. DE LA PARRA I. "TRASTORNOS DE LA CONDUCTA ALIMENTARIA Y SYNDROME METABÓLICO "ENDOCRINOLOGÍA GINECOLÓGICA - JOURNAL - ALEG- X/2012-PP132-148
10. FABRE B. GROSMANH.H.MAZZAO et al."RELATIONSHIP BETWEEN CORTISOL,LIFE EVENTS AND METABOLIC SYNDROME IN MEN .STRESS. 2012

2-6

Rol del laboratorio en la evaluación del eje hipotálamo-hipófisis-ovario y tiroideo con impacto reproductivo

Dres.: Laura Ribera Torres; Camil Castelo-Branco

Evaluación del eje tiroideo

Las pruebas de función tiroidea constituyen el instrumento para la evaluación objetiva del estatus tiroideo. Deben solicitarse en pacientes con sospecha o riesgo de padecer un trastorno tiroideo, o bien en presencia de enfermedad tiroidea diagnosticada para evaluar la respuesta al tratamiento. Fundamentalmente, se realiza mediante la determinación de las concentraciones plasmáticas de la fracción libre de levotiroxina (T_4) y tirotropina (TSH). Las de esta última hormona son las más sensibles y específicas para establecer el diagnóstico de trastorno tiroideo funcional. Si bien es la triyodotironina (T_3) (mayoritariamente procedente de la desyodinación periférica de T_4, la que ejerce el efecto interactuando con el receptor específico nuclear de los tejidos diana), su determinación suele reservarse para el diagnóstico y tratamiento de pacientes con tirotoxicosis. Asimismo, el desarrollo de ensayos de TSH de alta sensibilidad ha eliminado la necesidad de la prueba de estimulación de TRH en la práctica clínica.

La interrelación entre hipófisis y glándula tiroidea mediante el mecanismo de retroalimentación negativa explica por qué en los trastornos del funcionamiento de la glándula tiroidea la producción de TSH se ve alterada en el sentido opuesto al de las hormonas tiroideas (es decir, elevación de sus niveles en hipotiroidismo, disminución en hipertiroidismo).Las entidades subclínicas del funcionamiento tiroideo son, por definición, asintomáticas y caracterizadas por niveles de TSH anormales en presencia de concentraciones mantenidas de hormonas tiroideas.

En pacientes con alteración de la función tiroidea, deberá realizarse un estudio etiológico diferencial según el tipo de alteración, según se indica en la **Tabla 1**. Cabe destacar que la determinación de anticuerpos específicos sólo tiene valor diagnóstico y no en el seguimiento de las entidades tiroideas autoinmunes.

Tabla 1. Alteraciones de la función tiroidea: diagnóstico de laboratorio y etiológico

	TSH	T_4L / T_3 total	Pruebas adicionales recomendadas
Hipotiroidismo primario	↑	↓ (N en subclínico)	Anti-TPO y anti-TG
Hipotiroidismo secundario	↓	↓	RMN de hipófisis
Hipertiroidismo	↓ (N o ↑ en tirotropinoma)	↑	Gammagrafía de tiroides (captación): • ↑ homogénea: enfermedad de Graves (causa más frecuente; TSI+) • ↑ heterogéneo: BMN tóxico (ecografía) • ↑ focal (glándula suprimida): adenoma tóxico (ecografía) • ↓ global: tiroiditis (↑ VSG/PCR) Situaciones especiales: • Tirotoxicosis facticia: ↓ TG • Tirotropinoma: RMN hipófisis, subunidad alfa, estimulación con TRH

N: normal. Anti-TPO: antitiroperoxidasa. Anti-TG: antitiroglobulina. TSI: inmunoglobulina estimulante de tiroides. BMN: bocio multinodular. VSG: velocidad sedimentación globular. PCR: proteína C reactiva.

Evaluación del eje hipotálamo-hipófisis-ovario

La integridad del eje hipotálamo-hipófisis-ovario depende de los distintos niveles que la componen. Para su comprensión a nivel teórico, se han descrito cuatro compartimentos:

1. Aparato genital.
2. Ovario.
3. Hipófisis anterior.
4. Hipotálamo y sistema nervioso central (centros superiores al hipotálamo de control del eje).

La amenorrea, caracterizada por la ausencia de menstruación, es una manifestación clínica de etiología diversa a nivel de cualquiera de los cuatro compartimentos anteriormente descritos. Puede ser fisiológica en algunos períodos vitales (infancia, embarazo, lactancia, puerperio y menopausia), considerándose patológica en el resto de las circunstancias.

La amenorrea primaria se define como la ausencia de menstruación a los 14 años con retraso del crecimiento puberal o de desarrollo de los caracteres sexuales secundarios, o bien como la ausencia de esta a los 16 años con independencia del desarrollo y de la aparición de las características sexuales. Se considera amenorrea secundaria cuando, en una mujer que ha menstruado anteriormente, se produce falta de menstruación por un período equivalente a por lo menos tres intervalos del ciclo anterior o 6 meses de falta del ciclo. Ambas condiciones deben estudiarse según el algoritmo simplificado que se describe a continuación.

- Amenorrea primaria: proseguir con el estudio en función del desarrollo o no de los caracteres sexuales secundarios.
  - » Presente: evaluación de genitales internos.
    - □ Ausencia de útero: realizar cariotipo.
      - – 46XX: síndrome de Mayer-Rokitansky-Küster-Hauser.
      - – 46XY: síndrome de insensibilidad a los andrógenos.
  - » Presencia de anomalías müllerianas, himen imperforado, tabique vaginal o ausencia congénita de vagina.
  - » Normal: realizar evaluación de amenorrea secundaria.
    - □ Ausente: determinar gonadotropinas (FSH, LH).
      - – Elevadas: disgenesia gonadal (realizar cariotipo).
      - – Disminuidas: evaluar eventual retraso puberal constitucional *vs.* trastorno orgánico.
- Amenorrea secundaria: estudio en pasos consecutivos hasta conseguir diagnóstico.
  1. Test de embarazo.
  2. Determinación de TSH y prolactina.
  3. Determinación de gonadotropinas (FSH y LH):
  - » No elevadas (FSH < 10 mUI/mL): test de gestágenos.
      - – Positivo: anovulación por síndrome de ovario poliquístico.
      - – Negativo: realizar test de estroprogestágenos.
        - Positivo: hipogonadismo hipogonadotropo (distinción de orgánico *vs.* funcional por historia clínica y eventual RMN cerebral).
        - Negativo: histeroscopia (descartar síndrome de Asherman, entre otros trastornos del primer compartimento).
  - » Elevadas (FSH > 40 UI/mL, LH > 25 UI/mL, estradiol < 20 pg/mL):
      - – Menopausia si >12 meses sin menstruación y >40 años.
      - – Insuficiencia ovárica prematura (IOP) si hay 2 determinaciones compatibles espaciadas en un mínimo de 4 semanas y < 40 años.

Hay que destacar que las determinaciones hormonales (FSH, estradiol) para la valoración inicial deben realizarse en el día 3 del ciclo menstrual, de no encontrarse la paciente en amenorrea. Niveles de FSH < 10 mUI/mL combinados con niveles de estradiol 50-500 pg/mL sugieren un potencial folicular normal.

Por su elevada prevalencia, se profundizará en el diagnóstico del síndrome del ovario poliquístico (SOP) y de las entidades que cursan con amenorrea secundaria y elevación de las gonadotropinas.

El SOP es un trastorno endocrino-metabólico y heterogéneo en su presentación clínica, de probable origen genético e influenciado por factores ambientales. Su prevalencia oscila entre el 4-8 % de la población femenina en edad reproductiva. Se trata de un diagnóstico de exclusión mediante los criterios de Rotterdam (2003):

- Presencia de al menos dos de los siguientes: oligo o anovulación, signos clínicos y/o bioquímicos de hiperandrogenismo, ovarios poliquísticos por ecografía.
- Exclusión de otras entidades: para ello será de interés dilucidar el origen del hiperandrogenismo. En esta línea y en presencia de hiperandrogenismo, la elevación de la 17-hidroxiprogesterona sugerirá el diagnóstico de una hiperplasia suprarrenal congénita de inicio tardío y la elevación de la deshidroepiandrosterona (DHEA), y su derivado sulfatado (DHEA-S) orientarán hacia un origen adrenal. Por el contrario, la elevación de la testosterona y la androstendiona serían compatibles con el diagnóstico de SOP.

En presencia de SOP, es importante realizar una búsqueda dirigida de alteraciones metabólicas, dada la frecuente coexistencia entre ambos, especialmente en aquellos casos que cursan junto a sobrepeso/obesidad o en presencia de otros factores de riesgo para resistencia a la insulina (por ejemplo, *acantosis nigricans*).

En relación com la menopausia, su diagnóstico en mujeres mayores de 45 años es clínico por el cese de ciclos menstruales, por lo que no es necesaria la medición de los niveles de FSH en sangre dado que no ofrecería ninguna información adicional. En mujeres menores de 45 años con irregularidades menstruales y síntomas climatéricos, está recomendada la realización del estudio de amenorrea secundaria, de manera que es preciso el estudio completo de IOP en menores de 40 años (cariotipo, X frágil, anticórtex adrenal, anti-21-hidroxilasa, anti-TPO y otros estudios orientados según historia clínica y antecedentes personales y familiares de la paciente). En mujeres con diagnóstico de IOP, debido al riesgo incrementado de trastornos endocrinos de origen autoinmune, está indicada la realización de controles periódicos de hormonas tiroideas, niveles de cortisol y glicemia en ayunas.

REFERENCIAS

1. Taylor HS, Pal L. Speroff's Clinical Gynecologic Endocrinology and Infertility, 9.ª ed. Philadelphia: Wolters Kluwer Health/Lippincott Williams & Wilkins; 2019.
2. Borstnar, Rozman C, Cardellach F. Farreras Rozman. Medicina Interna, 19.ª ed. España: Elsevier; 2020.
3. Pérez PL, Medrano ME, Reza A. Pruebas diagnósticas en Endocrinología. México: Editorial Alfil; 2010.
4. Lambrinoudaki I, Paschou SA, Lumsden MA, et al. Premature ovarian insufficiency: a toolkit for the primary care physician. Maturitas. 2021;147:53-63.

UNIDAD III
Salud sexual y reproducción

3-1 Disruptores endocrinos: su repercusión en la salud reproductiva de la mujer

Dra. Roxana Reynoso

GENERALIDADES

Desde el inicio de la revolución industrial, en la década del 40 y hasta la actualidad, gran cantidad de sustancias químicas artificiales son sintetizadas y liberadas al medio ambiente. El hombre y su entorno resultan fácilmente expuestos a ellas, tanto desde el momento de su fabricación como a través de los procesos de distribución, uso y degradación final. Muchas de ellas han interferido e interfieren con la función hormonal tanto en animales como en el ser humano. Las primeras evidencias de los efectos de estas sustancias sobre el sistema endocrino fueron observadas en peces, aves y reptiles. Entre ellas se pueden citar la disminución de la fertilidad, la pérdida en la eficacia del apareamiento y las anomalías en la conducta sexual y desmaculinización. Estas alteraciones observadas en especial en la función reproductiva, debidas a la exposición a sustancias químicas con actividad hormonal, dio lugar hace tres décadas a lo que hoy se conoce como **disrupción endocrina**.

Disruptores endocrinos. Características generales

Los disruptores endocrinos (DE) comprenden un diverso grupo de compuestos químicos que hace un tiempo han atraído la atención por su capacidad potencial de generar efectos no deseados en el humano y en animales. Algunos de ellos son naturales; sin embargo, la mayoría son sintéticos y se liberan al medioambiente sin conocimiento previo de sus posibles efectos negativos. Estos compuestos naturales y sintéticos tienen la habilidad de alterar la acción de las hormonas endógenas. Como resultado de ello, los DE pueden modificar las funciones del sistema endocrino.

El término DE fue propuesto por primera vez hace treinta años atrás, y definido por la U.S. Environmental Protection Agency (EPA) como un conjunto de "sustancias exógenas al organismo, naturales o sintéticas, que interfieren con la producción, liberación, transporte, metabolismo, unión, acción biológica o eliminación de las hormonas responsables del mantenimiento de la homeostasis y regulación del desarrollo".

Existen actualmente alrededor de 85.000 sustancias químicas fabricadas, de las cuales miles de ellas pueden comportarse como DE. Muchas de estas sustancias poseen una vida media larga, lo que resulta altamente perjudicial para los seres humanos y la fauna silvestre.

Dentro de las sustancias químicas consideradas DE, encontramos sustancias persistentes, bioacumulables y órganohalogenados que incluyen algunos pesticidas, fungicidas, herbicidas e insecticidas, sustancias químicas industriales, otros productos sintéticos y algunos metales pesados. Entre ellos se pueden citar al bisfenol A, utilizado en la fabricación de plásticos policarbonatos, presentes en la mayoría de los envases de alimentos; resinas epoxi, que cubren el interior de las latas de conservas; pegamentos de uso habitual; selladores dentales; y papel térmico. Los ftalatos son utilizados para conferir flexibilidad a los plásticos utilizados en la fabricación de juguetes y catéteres de uso en medicina, y como emoliente y humectante en perfumes, cosméticos y geles para ducha. Los bifenilos policlorinados (PCBs) y polibrominados (PBBs) se pueden encontrar como componentes de fluídos hidráulicos, lubricantes y aisladores en transformadores. Las benzofenonas y 4-Metilbenziliden-camfor (4MBC), como componentes de los filtros UV en cremas; alquilfenoles como el nonilfenol; como tensioactivo presente en artículos de limpieza; contaminantes ambientales como las dioxinas, furanos y ciertos hidrocarburos; parabenos utilizados como conservantes en productos cosméticos, farmacéuticos y de higiene; y también en fármacos y en alimentos.

Tabla 1. Disruptores endocrinos

Organohalogenados	Dioxinas, furanos, PCBs, PBBs.
Fitoestrógenos	Genisteina, cumestrol, daidzeína.
Pesticidas/fungicidas	Dichlorodifeniltricloroetano (DDT) metoxiclor, endosulfan, vinclozolin, ketoconazol, lindano, permetrin, malation. Glifosato.
Plastificantes	Ftalatos: Dietilhexil ftalato, butil benzil ftalato, di-hexil ftalato. Bisfenol A
Metales pesados Metaloides	Cadmio, mercurio, plomo. Arsénico.
Alquilfenoles	Nonilfenol, octilfenol.
Filtros UV Productos de cosmética e higiene	Benzofenona, 4-Metilbenzilideno camfor (4-MBC). Parabenos, etilparabenos, butilparabeno.

Agentes farmacéuticos como el dietilestilbestrol (DES), estrógeno sintético ampliamente utilizado entre los años 40 y 70, actúa también como un DE. Prueba de la capacidad de disrupción del DES son los efectos observados en mujeres embarazadas expuestas a este, como, por ejemplo, nacimientos prematuros, embarazos ectópicos, abortos espontáneos, mayor incidencia de cáncer uterino en hijas de madres expuestas y malformaciones de órganos reproductores tanto en hijas como hijos de madres expuestas, entre otros. Estas observaciones constituyen la primera evidencia de disrupción endocrina en el ser humano. La percepción general es que los DE provienen solo de estas fuentes, es decir, de químicos manufacturados conocidos habitualmente como "xenoestrógenos". Sin embargo, los fitoestrógenos, como, por ejemplo, las isoflavonas y los lignanos presentes en la soja y otras legumbres, considerados en términos generales totalmente benéficos, también son miembros de este grupo de sustancias. Estos pueden encontrarse como componentes de alimentos consumidos por humanos y animales. Son, por ejemplo, constituyentes de algunas fórmulas de alimentos infantiles, por lo que es necesario considerar el posible efecto disruptor de estas sustancias.

Los DE están presentes en el medioambiente, agua, aire, tierra y en los alimentos de origen animal y vegetal. Estos ingresan al organismo por la ingesta de agua y/o alimentos contaminados, por aspiración del aire contaminado, a través de la piel, por pasaje transplacentario de la madre al feto y por la leche materna. Algunos son removidos o metabolizados eficazmente por el organismo, mientras que otros, al ser liposolubles, se acumulan en el tejido adiposo y pueden así persistir su efecto. Los DE pueden generarse a partir de los envoltorios o envases de alimentos, de productos de combustión, detergentes y químicos industriales en general.

Mecanismo de acción

Los DE ejercen sus efectos actuando a nivel de receptores y/o a nivel del metabolismo hormonal. En principio, se sugirió que los DE actuaban como agonistas o antagonistas de receptores nucleares (receptores de estrógenos, de andrógenos, de hormonas tiroideas y progesterona). En este sentido, hoy podemos decir que los DE pueden unirse, por ejemplo, a los receptores de estrógenos o andrógenos activándolos, es decir, mimetizando la acción del ligando natural. Pueden también unirse a receptores nucleares y no activarlos, comportándose, entonces, como un antiestrógeno o un antiandrógeno, antagonizando así la acción de los ligandos naturales (ver **Tabla 3**). Actualmente, se sabe que algunos DE pueden actuar también vía receptores de membrana y receptores no esteroideos, como los receptores de serotonina, dopamina y noradrenalina, presentes a nivel del sistema nervioso central. Esto significa que los DE pueden ejercer su efecto actuando sobre sistemas de neurotransmisión que regulan células neuroendocrinas. Dado que esos neurotransmisores actúan sobre las hormonas hipotalámicas que controlan la actividad hipofisaria, este constituye un mecanismo de "disrupción neuroendocrina".

Tabla 2. Ejemplos de vías de exposición humana. Modificada de Gore y cols (2014), "Guía para organización de interés público y para los responsables de formular políticas".

¿Cómo nos exponemos a los DES?	¿De dónde vienen?	Ejemplos
Consumo oral de alimentos o agua contaminados	Residuos industriales o plaguicidas que contaminan el suelo o el agua	PCB, dioxinas, compuestos perfluorados, DDT
Consumo oral de alimentos o agua contaminados	Desprendimiento de sustancias químicas desde envases de alimentos o bebidas; residuos de plaguicidas en los alimentos o bebidas	BPA, ftalatos,
Contacto con la piel y/o inhalación	Muebles de casa tratados con retardantes de fuego	BFR
Contacto con la piel y/o inhalación	Plaguicidas usados en la agricultura, en el hogar, o en el control público de vectores de enfermedades	DDT, clorpirifos,
Contacto con la piel	**Papel térmico de máquinas registradoras**	**BPA**
Vía intravenosa	Tubos intravenosos	Ftalatos
Aplicación en la piel	Algunos cosméticos, productos para el cuidado personal, productos antibacterianos, bloqueadores solares, medicamentos tópicos	Ftalatos, triclosán, parabenos, repelentes de insectos
Transferencia biológica desde la placenta	Carga corporal materna debida a exposiciones anteriores/actuales	Numerosos EDC pueden cruzar la placenta
Transferencia biológica desde la leche materna	Carga corporal materna debida a exposiciones anteriores/actuales	En la leche se detectan numerosos EDC

Abreviaturas. BFR: retardantes de fuego bromados; BPA: bisfenol A; PCB: bifenilos policlorados.

Por otra parte, algunos DE son capaces de modificar los niveles de receptores hormonales. Un ejemplo de esto es el bisfenol A, que estimula la expresión de ambas isoformas del receptor estrogénico (Erα – Erβ). Pueden actuar, además, a través de su unión a receptores huérfanos o interfiriendo con las enzimas involucradas en la síntesis de esteroides y/o en su metabolismo; entre ellas se pueden citar la aromatasa, la 17-Hidroxiesteroide deshidrogenada y la sulfotransferasa. También se ha descripto que algunos DE, como el arsénico, pueden inhibir selectivamente la transcripción del ADN.

Un aspecto importante es que no todas estas sustancias comparten una estructura química similar, pero si todas ellas son compuestos de bajo peso molecular (menor a 1000 daltons). Algunos DE como las dioxinas, PCBs, PBBs y pesticidas contienen halógenos en su composición, como iodo o bromo. Asimismo, muchas de ellas presentan un anillo fenólico en su estructura, que mimetiza a las hormonas esteroides y les permite así unirse a los receptores de estas actuando como agonistas o antagonistas.

Tabla 3. Clasificación de algunos DE según su mecanismo de acción.

Mecanismo de acción	DE
Estrogénico	Ftalatos Fitoestrógenos (en alta concentración) DDT 4 MBC Nonilfenol Dioxinas PCB Bisfenol A Endosulfan
Antiandrogénico	Ftalatos DDT Vinclozolin Bisfenol A Nonilfenol

Características de los DE. Importancia del momento de exposición

Los efectos de los DE varían de una especie a otra y de una sustancia a otra. Es importante considerar que los efectos pueden manifestarse con mayor frecuencia en la descendencia que en el progenitor expuesto. El momento de la exposición en el organismo en desarrollo es decisivo para determinar su carácter y su potencial futuro; aunque la exposición crítica tenga lugar durante el desarrollo embrionario, las manifestaciones obvias pueden no producirse hasta la madurez **"latencia"** y que las sustancias químicas disruptoras pueden tener efectos totalmente distintos sobre el embrión, el feto, el perinato o el adulto. En este sentido, es importante tener en cuenta que los períodos de alta vulnerabilidad son el período prenatal, perinatal, postnatal temprano y la lactancia. Debemos, entonces, recordar que la organización y el desarrollo del eje reproductor tiene lugar en estas etapas tempranas del desarrollo, por lo que la exposición a los DE durante ellas podría ocasionar daños irreversibles. Los efectos de los DE sobre los organismos en desarrollo causan mucha preocupación, ya que estos efectos, denominados organizacionales, serían permanentes e irreversibles, mientras que en los adultos la exposición produciría efectos activacionales o transitorios, por lo que pueden ser de carácter reversible.

Importancia de la dosis de exposición

Ha sido ampliamente estudiado el efecto de la exposición a distintas dosis y se ha encontrado que bajas dosis de DE pueden causar anormalidades endocrinas profundas, en especial, en el eje reproductor y particularmente si la exposición ocurre en etapas críticas del desarrollo. Sorprendentemente, bajas dosis pueden ejercer un mayor efecto que altas dosis del DE. El estudio de curvas dosis-respuesta para un tóxico, en general, da lugar a una curva dosis respuesta lineal o curva monotónica, mientras que, para el caso de los DE, se observa una curva en forma de U invertida o curva no monotónica que muestra claramente que la respuesta puede ser mayor a bajas dosis.

Figura 1. Curva monotónica y no monotónica.

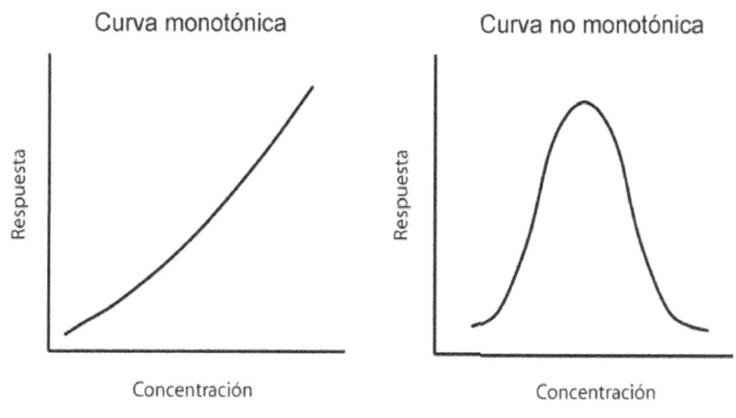

Importancia de la exposición a mezclas, ubicuidad y bioacumulación

Los efectos de los diferentes DE pueden ser **aditivos** e incluso **sinérgicos**, dado que los organismos están expuestos a sus mezclas. En este sentido, es importante tener en cuenta que, en algunos casos, la exposición a bajas dosis de una mezcla puede producir efectos nocivos a niveles de exposición que son seguros para cada componente individual de la mezcla.

Otra característica de estas sustancias es que son **ubicuas**, ya que pueden encontrarse en alimentos, utensilios de uso cotidiano, aire, polvo, tierra. Por otra parte, algunas de estas sustancias se degradan muy lentamente y con dificultad, por lo que permanecen por largos períodos en el medioambiente. Muchas de ellas, como se ha mencionado anteriormente, se bioacumulan, es decir, se acumulan en diversos tejidos, particularmente en el adiposo, por ser muchas de ellas liposolubles.

Efectos transgeneracionales y epigenéticos

Los DE pueden afectar no sólo a los individuos expuestos, sino también a su descendencia y a las generaciones posteriores. Se han descrito efectos en crías de animales cuyos progenitores habían sido expuestos a dichas sustancias, dando lugar a lo que se denomina **efecto transgeneracional**. Estudios recientes sugieren que los mecanismos de transmisión involucrarían, en algunos casos, a la línea germinal, y serían efectos no genómicos. Esto implica que la transmisión no involucraría una mutación en una secuencia del ADN, sino modificaciones de factores que regulan la expresión génica tales como la metilación del ADN y la acetilación de histonas, efectos denominados **epigenéticos**.

CONCLUSIONES

Los DE presentan características particulares que debemos tener en cuenta:

- El momento de exposición es decisivo para determinar el carácter, la gravedad y la evolución posterior del efecto. Los efectos son distintos en el embrión, el feto, la etapa perinatal o el adulto.
- Su acción durante períodos críticos del desarrollo produce efectos permanentes e irreversibles. Son, en general, reversibles si el individuo se expone durante la adultez.
- Los efectos pueden no aparecer en el momento de la exposición. Las consecuencias se manifiestan con mayor frecuencia en la progenie que en el progenitor expuesto.
- Los DE provocan efectos epigenéticos y transgeneracionales.
- Las dosis a las cuales los DE producen efectos nocivos son variables y dependen de cada DE. Normalmente, dosis bajas de algunos de ellos son capaces de producir efectos profundos sobre distintos sistemas como el reproductor.
- Es posible la acción combinada de los DE que pueden, al actuar, provocar un efecto sinérgico, antagónico o simplemente aditivo.

BIBLIOGRAFÍA

1. Diamanti-Kandarakis E, Bourguignon J-P, Giudice LC, et al. Endocrine disrupting chemicals: an endocrine society scientific statement. Endocr Rev 2009; 30:293–342.
2. Vandenberg LN, Colborn T, Hayes TB, Heindel JJ, Jacobs DR, Jr, Lee DH, Shioda T, Soto AM, vom Saal FS, Welshons WV, Zoeller RT, Myers JP. Hormones and endocrine-disrupting chemicals: low-dose effects and nonmonotonic dose responses. Endocr Rev 2012; 33(3): 378–455.
3. Conolly RB, Lutz WK. Nonmonotonic dose-response relationships: mechanistic basis, kinetic modeling, and implications for risk assessment. Toxicol Sci 2004; 77(1):151–157
4. Olea N, Pulgar R, Perez P, Olea-Serrano F, Rivas A, Novillo-Fertrell A, et al. Estrogenicity of resin-based composites and sealants used in dentistry. Environ Health Perspect. 1996 104: 298-305.
5. Ramos J, Varayoud J, Kass L, Rodríguez H, Costabel L, Muñoz del Toro, Luque E. Bisphenol A induces both transient and permanent histofunctional alterations of the hypothalamic-pituitary-gonadal axis in prenatally exposed male rats. Endocrinology 2003 144:3208-3215.
6. Reynoso, Roxana. Disruptores endocrinos. En: Avances en endocrinología ginecológica y reproductiva. 2012. p 111-117. Editorial Ascune.
7. Pennie WD, Aldridge TC, Brooks AN. Differential activation by xenoestrogens of ER alpha and ER beta when linked to different response elements J Endocrinol 1998. 158: 11-14.
8. Richter CA, Birnbaum LS, Farabollini F, Newbold R, Rubin BS, Talsness CE, Vandenbergh JG, Walser-Kuntz DR, vom Saal FS. In vivo effects of bisphenol A in laboratory rodent studies. Reproductive Toxicology, 2007 24: 199-224.
9. Andrea C. Gore. Neuroendocrine targets of endocrine disruptors. Hormones 2010; 9(1):16–27.
10. Gore AC, Crews D, Doan LL, Merrill ML, Patisaul H, Zota A. Introduction to endocrine disrupting chemicals (EDCs) – a guide for public interest organizations and policymakers. Endocrine Society 2014.
11. Gore AV, Chappell VA, Fenton SE, Flaws JA, Nadal A, Prins GS, Toppari J, Zoeller RT. EDC-2: The Endocrine Society's Second Scientific Statement on Endocrine-Disrupting Chemicals. Endocr Rev. 2015; 36: E1-E150.
12. Gerona RR, Woodruff TJ, Dickenson CA, et al. Bisphenol-A (BPA), BPA glucuronide, and BPA sulfate in midgestation umbilical cord serum in a northern and central California population. n. Environ Sci Technol. 2013; 47:12477-1248
13. Stillerman KP, Mattison DR, Giudice LC, Woodruff TJ. Environmental exposures and adverse pregnancy outcomes: a review of the science. Reprod Sci. 2008; 15:631-650.
14. Doi H, Nishitani S, Fujisawa TX, Nagai T, Kakeyama M, Maeda T, Shinohara K. Prenatal exposure to a polychlorinated biphenyl (PCB) congener influences fixation duration on biological motion at 4-months-old: a preliminary study. PLoS One. 2013; 8: e59196
15. Stillerman KP, Mattison DR, Giudice LC, Woodruff TJ. Environmental exposures and adverse pregnancy outcomes: a review of the science. Reprod Sci. 2008; 15:631-650
16. Miao M, Yuan W, Zhu G, He X, Li DK. In utero exposure to bisphenol-A and its effect on birth weight of offspring. Reprod Toxicol. 2011; 32:64-68

EFECTOS DE LOS (DE) SOBRE EL EJE REPRODUCTOR

Datos bibliográficos sugieren que los DE son capaces de actuar sobre los distintos niveles del eje reproductor (hipotálamo, hipófisis y gónadas). Actualmente, se considera que los mecanismos de desarrollo y la programación del eje durante la vida fetal pueden ser la ventana de mayor sensibilidad para afectar de forma permanente la actividad de este eje endocrino. Los estadios más vulnerables a la disrupción endocrina parecen ser el período prenatal y postnatal temprano, ya que es el momento en que los órganos y los sistemas neurales experimentan cambios rápidos. La organización del control neuroendocrino del eje reproductor, por ejemplo, no está completa al momento del nacimiento y permanece sensible, por lo tanto, a la interacción de los esteroides o de los DE en el período neonatal. La pubertad y la perimenopausia también son períodos sensibles a la disrupción debido a los cambios hormonales que ocurren durante los mismos.

Al respecto, podemos citar los cambios que ocurren en los sistemas neuroendocrinos que intervienen en la regulación de este eje. Por ejemplo, la exposición temprana a andrógenos y estrógenos endógenos, particularmente en la vida fetal y en la infancia, promueve la organización del cerebro de manera dismórfica, lo que resulta en diferencias morfológicas y funcionales entre macho y hembra los que se activan tardíamente en la vida. La exposición a DE en estas etapas tempranas puede alterar el desarrollo sexual, lo que da, como resultado, hembras masculinizadas o machos feminizados.

Estudios recientes han demostrado que existe una íntima relación entre los DE y diversas patologías reproductivas en la mujer. Estas enfermedades están influenciadas por factores genéticos y ambientales, pero el significativo incremento y la prevalencia de estas sugieren que los factores ambientales juegan un rol sumamente importante.

Como se comentó anteriormente, la ventana de mayor sensibilidad para afectar de forma permanente la actividad del eje reproductor la constituyen el período fetal y neonatal, momento en que el organismo es particularmente sensible a los niveles de esteroides y al balance estrógenos/andrógenos. La habilidad de los DE para interferir con los niveles hormonales durante el desarrollo es un punto de importancia ya que la diferenciación celular y el desarrollo de los tejidos pueden ser impactados negativamente por los niveles hormonales circulantes. Por lo tanto, estos tejidos pueden estar predispuestos a enfermedades en la vida adulta y pueden, además, ser trasladadas a futuras generaciones.

En el sexo femenino, datos epidemiológicos han demostrado que las hijas de mujeres tratadas con DES durante el embarazo presentaban pubertad precoz, cáncer de vagina y cérvix, malformaciones de órganos reproductores y mayor riesgo de sufrir abortos espontáneos y embarazos ectópicos.

En los últimos años, la incidencia de cáncer de los órganos reproductivos (mama, ovario) se ha incrementado notablemente. Ello permite especular que las influencias de los DE durante la vida intrauterina podrían afectar los procesos iniciales que conducirían al crecimiento de tumores varios años después.

Factores que interfieren con la migración de las células germinales en el primer trimestre del embarazo y la diferenciación en oocitos en el segundo y tercer trimestre deben, obviamente, impactar sobre la funcionalidad del aparato reproductor femenino en las décadas posteriores. La aparición de síndrome de ovario poliquístico, la falla ovárica prematura, los embarazos ectópicos y la endometriosis son algunas de las alteraciones observadas en modelos animales tratados con DE. Existen evidencias de que la mujer, como veremos posteriormente, podría responder de manera similar ante la exposición a algunos de ellos.

Tabla 1. Efectos de algunos DE específicos sobre el aparato reproductor femenino. Modificado de Diamante Kandarakis 2009".

DE	Animal expuesto y efectos	Posible extrapolación al humano
DES	Ratón hembra expuesto (etapa fetal): alta susceptibilidad a transmitir enfermedades malignas a su descendencia.	Adenocarcinoma vaginal en hijas de mujeres tratadas con DES durante el embarazo.
DDT/DDE	Ratas hembra inmaduras. Precocidad sexual.	Pubertad precoz. Alto riesgo de padecer cáncer de mama. Fertilidad reducida en hijas de madres expuestas.
BPA	Alteraciones en la folículogénesis. Pubertad precoz. Cáncer de mama.	Poliquistosis ovárica. Pubertad precoz. Cáncer de mama.

Tabla 2. Desórdenes en el aparato reproductor humano en cuya patogénesis posiblemente se encuentren involucrados los DE. Modificada de Diamante Kandarakis 2009.

	Fetal/neonatal	Prepuberal	Puberal	Adultez
Procesos	Crecimiento intrauterino Diferenciación Sexual	Adrenarca	Pubertad	Desórdenes de la ovulación Cambios en el control hormonal de mama, útero y lactancia
Desórdenes Femeninos	Retardo de crecimiento intrauterino (RCIU)	Telarca precoz Pubarca Precoz Pubertad Precoz Periférica	Pubertad Precoz Central Poliquistosis Ovárica Retardo en la ovulación	Adenocarcinoma de vagina Desórdenes en la ovulación Enfermedad mamaria benigna Cáncer de mama Leiomiomas uterinos Alteraciones en la lactancia

Tabla 3. Posibles efectos de los DE sobre la salud humana. Modificada de Olea et al (2002).

MADRE	HIJAS	HIJOS	HOMBRES
Cáncer de mama	Pubertad precoz	Criptorquidia o no descenso testicular.	Cáncer de testículo
Endometriosis	Cáncer vaginal	Hipospadias	Cáncer de próstata
Muerte embrionaria y fetal	Mayor incidencia de cánceres.	Reducción del recuento espermático	Reducción del recuento espermático
Malformaciones en la descendencia	Deformaciones en órganos reproductores.	Disminución del nivel de testosterona	Reducción de calidad del esperma
	Problemas en el desarrollo del sistema nervioso central	Problemas en el desarrollo del sistema nervioso central	Disminución del nivel de testosterona
	Bajo peso de nacimiento	Bajo peso de nacimiento	Modificaciones de concentraciones de hormonas tiroideas
	Hiperactividad	Hiperactividad	
	Problemas de aprendizaje	Problemas de aprendizaje	
	Disminución del coeficiente de inteligencia y de la comprensión lectora	Disminución del coeficiente de inteligencia y de la comprensión lectora	

En la **Tabla 3** se observan los posibles efectos de los DE sobre la salud humana. Obsérvese las tres primeras columnas de la tabla. En ellas, se observan las alteraciones que pueden presentarse en una mujer adulta expuesta a DE, y en la segunda y tercera, las que pueden aparecer en su descendencia, hijas e hijos.

CONCLUSIONES

La literatura muestra que algunos DE causan disfunción del sistema reproductor femenino de manera transgeneracional y multigeneracional, y que algunos de esos efectos involucran cambios epigenéticos. Datos epidemiológicos demuestran que la exposición a DE está asociada con cambios adversos a nivel ovárico y uterino en mujeres a través de las generaciones. En términos generales, se considera que los cambios epigenéticos son inducidos por la exposición a DE y son heredados a través de la línea germinal, lo que originan fenotipos con alteraciones en las funciones reproductivas en generaciones que no estuvieron expuestas directamente al DE. Sería interesante monitorear el tiempo de exposición y cómo este influye en la maquinaria epigenética en cada generación. Esta información podría aclarar las diferencias de resultados obtenidas por distintos autores, en referencia a los distintos efectos observados sobre la reproducción y el epigenoma. Por otra parte, sería importante determinar si la metilación del AND y/o la modificación de histonas están conservadas a través de las generaciones, determinado así los efectos epigenéticos y transgeneracionales.

Se debe aún estudiar a fondo las dosis de DE presentes en el medio ambiente y analizar si son relevantes en cuanto a sus efectos deletéreos en el sistema reproductor. Debemos recordar que los DE no siguen una curva dosis respuesta monotónica y, por lo tanto, diferentes dosis pueden producir diferentes efectos en el organismo. Sería importante, además, conocer cómo los DE afectan el epigenoma para poder así desarrollar y usar alguna herramienta que permita detener la disrupción endocrina del aparato reproductor femenino.

BIBLIOGRAFÍA

1. Diamanti-Kandarakis E, Bourguignon J-P, Giudice LC, et al. Endocrine disrupting chemicals: an endocrine society scientific statement. Endocr Rev 2009; 30:293–342.
2. Andrea C. Gore. Neuroendocrine targets of endocrine disruptors. Hormones 2010; 9(1):16–27.
3. Hanson MA, Skinner MK. Developmental origins of epigenetic transgenerational inheritance. Environ Epigenet t 2016; 2(1):1–9
4. Uzumcu M, Zama AM. Chapter 9 - Developmental Effects of Endocrine Disrupting Chemicals in the Ovary and on Female Fertility. In: Rosenfeld CS (ed.), The Epigenome and Developmental Origins of Health and Disease. Boston: Academic Press; 2016:143–170.
5. Olea N, Pulgar R, Perez P, Olea-Serrano F, Rivas A, Novillo-Fertrell A, et al Estrogenicity of resin-based composites and sealants used in dentistry. Environ Health Perspect. 1996 104: 298-305.
6. Conforti A, Mascia M, Cioffi G, De Angelis C, Coppola G, De Rosa P, et al. Air pollution and female fertility: a systematic review of literature. Reprod Biol Endocrinol. 2018;16(1):117.
7. Saniya Rattan, Changqing Zhou, Catheryne Chiang, Sharada Mahalingam, Emily Brehm, and Jodi A. Flaws. Exposure to endocrine disruptors during adulthood: Consequences for female fertility
8. J Endocrinol. 2017 June; 233(3): R109–R129. doi:10.1530/JOE-17-0023
9. Saniya Rattan and Jodi A. The epigenetic impacts of endocrine disruptors on female reproduction across generations. Biology of Reproduction, 2019, 101(3), 635–644 doi:10.1093/biolre/ioz081
10. Mostafalou S, Abdollahi M. Pesticides: an update of human exposure and toxicity. Arch Toxicol 2017; 91(2):549–599. 6. Patel S, Zhou C, Rattan S, Flaws JA. Effects of endocrine-disrupting chemicals on the ovary1. Biol Reprod 2015; 93(1):20
11. Peretz J, Vrooman L, Ricke WA, Hunt PA, Ehrlich S, Hauser R, Padmanabhan V, Taylor HS, Swan SH, VandeVoort CA, Flaws JA. Bisphenol A and reproductive health: update of experimental and human evidence. Environ Health Perspect 2014; 122(8):775–786
12. Eleftheria M. Panagiotou, MSc,Venla Ojasalo, Pauliina Damdimopoulou,

13. Phthalates, ovarian function and fertility in adulthood. Best Practice & Research Clinical Endocrinology & Metabolism 2021; 35 101552
14. Blatt J, Van Le L, Weiner T, Sailer S. Ovarian carcinoma in an adolescent with transgenerational exposure to diethylstilbestrol. J Pediatr Hematol Oncol 2003; 25(8):635–636.
15. Vasiliu O, Muttineni J, Karmaus W. In utero exposure to organochlorines and age at menarche. Hum Reprod 2004; 19(7):1506–1512. 120.
16. Rattan S, Brehm E, Gao L, Flaws JA. Di(2-ethylhexyl) phthalate exposure during prenatal development causes adverse transgenerational effects on female fertility in mice. Toxicol Sci 2018; 163(2):420– 429.
17. Drobna Z, Henriksen AD, Wolstenholme JT, Montiel C, Lambeth PS, Shang S, Harris EP, Zhou C, Flaws JA, Adli M, Rissman EF. Transgenerational effects of bisphenol A on gene expression and DNA methylation of imprinted genes in brain. Endocrinology 2018; 159(1):132– 144
18. Manikkam M, Aque MM, Guerrero-Bosagna C, Nilsson EE, Skinner MK. Pesticide methoxychlor promotes the epigenetic transgenerational inheritance of adult-onset disease through the female germline. PLoS One 2014; 9(7): e102091.

DISRUPTORES ENDOCRINOS Y PUBERTAD

La pubertad es un período de la vida en el que el eje hipotálamo-hipófiso-gonadal madura y conduce a cambios físicos y a la adquisición de la capacidad reproductiva. Esta es controlada por una red intrincada constituida por neurotransmisores y neuropéptidos, como así también por factores genéticos y hormonales. El evento más importante a nivel central es la reactivación del generador de pulsos de Gn-RH, que implica un aumento en la frecuencia y amplitud de los pulsos de secreción del decapéptido a nivel hipotalámico, lo que provoca un aumento de los niveles de gonadotrofinas. Este evento es controlado por una serie de mecanismos inhibitorios y excitatorios que actúan sobre Gn-RH que modifican su secreción. Datos recientes sugieren, además, que mecanismos epigenéticos actuarían como coordinadores de la modulación del proceso puberal. Los mecanismos neuroendocrinos que controlan la secreción de Gn-RH son de tipo inhibitorio y excitatorio. Entre ellos, podemos citar el aminoácido inhibitorio GABA, cuya secreción estaría incrementada durante la denominada "pausa juvenil", donde la actividad del generador de pulsos de Gn-RH es mínima, lo que da lugar a bajos niveles de gonadotrofinas. Por otra parte, trabajos recientes sugieren que la marcorina (MKRN3), al igual que GABA, regula negativamente la secreción de Gn-RH, que actúa como una señal inhibitoria sobre las kisspeptinas.

En contrapartida, los aminoácidos excitatorios, ácido aspártico y glutámico, estimulan la secreción de Gn-RH, provocando así la reactivación del generador de pulsos. Daría lugar a un aumento de la secreción de gonadotrofinas y de esteroides gonadales, y generarían la aparición de la pubertad. En este caso, también están involucradas las kisspeptinas, principales reguladoras de la secreción de Gn-RH, actuando como intermediario en la acción de los aminoácidos.

La llegada de la pubertad puede verse retrasada o adelantada por diversos factores. Actualmente, se propone que las alteraciones en el momento del desencadenamiento de la pubertad podrían estar dados por la compleja interacción entre factores genéticos, epigenéticos, hormonales y ambientales. Varios DE atraviesan la barrera placentaria vía transporte activo o pasivo. BPA, ftalatos, pesticidas y otros DE han sido detectados en placenta y líquido amniótico, y se han relacionado con alteraciones del desarrollo fetal y, por lo tanto, con la aparición de la pubertad.

Estudios realizados tanto en animales como en humanos proponen el posible rol de los DE en la aparición de la pubertad precoz o retrasada. Numerosos estudios han demostrado que algunos DE podrían interferir con el desarrollo puberal al actuar sobre los diferentes niveles del eje reproductor, hipotálamo, hipófisis y gónadas, como así también sobre efectores periféricos como mama, folículo piloso y genitales. Estos efectos ejercidos en los distintos niveles y efectores estarían dados por sus acciones estrogénica, antiestrogénica, androgénica o antiandrogénica, según el tipo de DE involucrado.

Figura I: Factores involucrados en el desencadenamiento de la pubertad. Modificado de Williams, Textbook of Endocrinology.

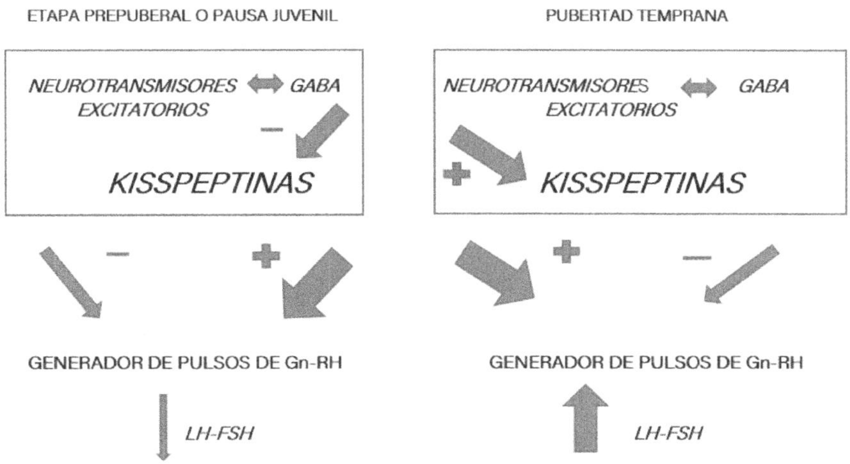

Estudios en animales

Como se expresó previamente, la llegada de la pubertad depende de la reactivación del generador de pulsos de Gn-RH. La apertura vaginal en los roedores hembra es el primer signo del aumento de estrógenos que acompañan a este proceso. Fransen y cols observaron variaciones en la fecha de la apertura vaginal y variaciones en el intervalo entre pulsos de Gn-RH en crías de ratas expuestas durante la gestación y la lactancia a dos dosis de BPA, (25mg/kg-d y 5mg/kg-d).

La dosis alta (25 mg/kg/d) retrasó el día de la apertura vaginal; la dosis baja la adelantó. El intervalo entre pulsos de Gn-RH a dosis alta disminuyó la frecuencia de pulsos de Gn-RH, en tanto que la dosis más baja la incrementó. Este estudio permite destacar que el efecto del DE puede variar según la dosis y el momento de exposición.

Estudios de nuestro laboratorio demuestran que la exposición a dosis por debajo de la dosis permitida de BPA durante la gestación y la lactancia provocan un adelanto en la aparición de la pubertad en las crías hembra, estudiadas en la etapa prepuberal. Es un hecho evidenciado por un incremento significativo de la liberación de ácido glutámico, Gn-RH y de los niveles de LH y estradiol, sumado a un marcado efecto a nivel ovárico. En los animales expuestos a BPA, se observaron folículos maduros en mayor número, en los cuales se diferenció claramente la teca interna glandular de la teca externa fibrosa, con gran desarrollo de la interna especialmente. En el caso de la histología uterina, se observó en los animales control un epitelio uterino simple y cúbico bajo, y la lámina propia con tejido conectivo denso y abundante. En los animales expuestos, se observó un epitelio uterino simple cilíndrico; en algunos casos, un tejido conectivo más laxo con mayor cantidad de vasos sanguíneos. Estos resultados nos permiten concluir que la exposición a BPA durante la gestación y la lactancia adelanta la aparición de la pubertad.

Pino y cols mostraron que la exposición a BPA (5 mg/kg/d) desde el día 11 de gestación hasta el día 8 posnatal altera la maduración de las neuronas Kiss en el ratón hembra. Estos cambios en las neuronas de kisspeptinas están asociados con signos característicos de pubertad precoz (apertura vaginal temprana), acompañados de supresión de los niveles de LH circulante. Estudios adicionales que reportan el impacto de los DE sobre las neuronas Kiss han sido recientemente publicados por López-Rodríguez y cols, con resultados y conclusiones semejantes.

Estudios en humanos

En el humano se han realizado numerosos estudios sobre los efectos de los DE y el momento de aparición de la pubertad. Entre ellos, se pueden citar los estudios de Blanck y cols, quienes demostraron que las hijas de madres expuestas durante el embarazo a PBBs presentaban su menarca un año antes que las hijas de madres no expuestas. Otros grupos de investigadores encontraron una relación entre la exposición intrauterina a altas dosis de pesticidas, y telarca y pubarca temprana. En la siguiente tabla, se muestran datos de diversos autores donde se analiza las variaciones en el momento de aparición de la pubertad en relación con la exposición pre-y/o posnatal a distintos DE en mujeres. Se analizaron distintos marcadores o signos (menarca, telarca) de aparición de esta.

Recientemente, Zhou y cols estudiaron la asociación entre la exposición a distintos DE y pubertad precoz. En este estudio, participaron 30 niñas con pubertad precoz y 46 niñas prepúberes de la misma edad y raza. Se determinaron las concentraciones urinarias de los siguientes DE, bisfenol A, bisfenol B, butylparabeno, propylparabeno, ethvlparabeno, methylparabeno, mono-butyl ftalato, mono-2-ethylhexyl ftalato, monoethyl ftalato, y monomethyl ftalato. Se analizaron, además, los niveles plasmáticos de 10 hormonas esteroides, dihidrotestosterona, corticosterona, hidrocortisona, 11-deoxycortisol, 17α-hydroxy progesterona, 4-androstene-3,17-diona, estrona, desoxicorticosterona, pregnenolona, y dehidroepiandrosterona por cromatografía de masa. Los resultados obtenidos mostraron mayores niveles urinarios de bisfenol A, monobutyl ftalato y monomethyl ftalato en el grupo de niñas con pubertad precoz respecto al grupo de prepúberes. Con respecto a los niveles hormonales, la hidrocortisona 11-deoxycortisol, la corticosterona, la desoxicorticosterona y pregnenolona fueron significativamente más bajos en el grupo con pubertad precoz comparados con el grupo de prepúberes.

Tabla 1. Momento de aparición de la pubertad, determinado a partir de distintos marcadores o signos, y su relación con la exposición pre y/o postnatal en mujeres expuestas a distintos DE. Modificada de Bourguignon y cols (2010).

Momento de aparición de la pubertad y su relación con la exposición pre y/o post natal en mujeres expuestas a DE

Pubertad	Temprana		Normal		Retrasada	
Exposición	PRE	POST	PRE	POST	PRE	POST
DDE	Menarca (Vasiliu et al; 2004)	Menarca (Ouyang et al; 2005)		Menarca (Denham et al; 2005) B2 (Wolf et al; 2008)		
PHTALATOS		B2 (Colon et al; 2000)				
DIOXINAS			Menarca (Leijs et al; 2008)	Menarca (Den Hond et al; 2002)	B2 Leijs et al; 2008)	B2 (Den Hond et al; 2002)

Los autores concluyen que la exposición a DE puede provocar pubertad precoz en niñas y, al mismo tiempo, modificar el metabolismo de algunas hormonas esteroides. Los mecanismos responsables del cambio metabólico hormonal no son conocidos y requieren más estudios.

CONCLUSIONES

En los últimos 30 años, se ha observado un adelanto sustancial de la aparición de la pubertad tanto en las jóvenes como en varones. Este aspecto ha dado lugar a un extenso debate entre los expertos sobre la definición de pubertad precoz o, más exactamente, cuándo debe ser considerada como tal. Como se mencionó previamente, existe un complejo mecanismo que debe ponerse en marcha para alcanzar este estadio del desarrollo, donde múltiples factores deben activarse y otros inhibirse. Por ello, es importante considerar que los DE pueden actuar en los distintos puntos de este delicado mecanismo tanto a nivel central como a nivel periférico, pudiendo, de esa manera, modificar el momento de la aparición de la pubertad.

BIBLIOGRAFÍA

1. Ojeda SR, Skinner MK. Chapter 38. Puberty in the rat. In: Knobil E, Neill JD, editors. Knobil and Neill's Physiology of reproduction, volumen 2. Gulf Professional Publishing; 2006. p. 2061e103
2. Neuroendocrine mechanisms controlling female puberty: new approaches, new concepts in International Journal of Andrology. Int J Androl 2006:256e63.
3. Williams Textbook of Endocrinology.14ª Edición. Shlomo Melmed Mbchb Macp; Ronald Koenig; Clifford Rosen; Richard Auchus; Allison Goldfine Editorial Elsevier
4. Aylwin CF, Toro CA, Shirtcliff E, et al. Emerging genetic and epigenetic mechanisms underlying pubertal maturation in adolescence. J Res Adolesc 2019; 29:54e79. Ojeda SR, Roth C, Mungenast A, et al.
5. Terasawa E, Garcia JP. Neuroendocrine mechanisms of puberty in nonehuman primates. Curr Opin Endocr Metab Res 2020; 14:145e51.
6. Bizzozzero-Hiriart M, Di Giorgio NP, Libertun C, et al. GABAergic input through GABAB receptors is necessary during a perinatal window to shape gene expression of factors critical to reproduction such as Kiss1. Am J Physiol Metab 2020; 318: E901e19.
7. Lopez-Rodriguez D, Franssen D, Bakker J, et al. Cellular and molecular features of EDC exposure: consequences for the GnRH network. Nat Rev Endocrinol 2021; 17:83e96
8. The Effect of Bisphenol A on Puberty: A Critical Review of the Medical Literature. Alberto Leonardi, Marta Cofini, Donato Rigante, Laura Lucchetti, Clelia Cipolla, Laura Penta, Susanna Esposito Int J Environ Res Public Health. 2017 Sep; 14(9): 1044.
9. David López-Rodríguez, Carlos Francisco Aylwin, Virginia Delli, Elena Sevrin, Marzia Campanile, Marion Martin, Delphine Franssen, Arlette Gérard, Silvia Blacher, Ezio Tirelli, Agnès Noël, Alejandro Lomniczi, Anne-Simone Parent. Multi- and Transgenerational Outcomes of an Exposure to a Mixture of Endocrine-Disrupting Chemicals (EDCs) on Puberty and Maternal Behavior in the Female Rat. Environ Health Perspect. 2021 Aug; 129(8): 087003.
10. Meeker JD. Exposure to environmental endocrine disruptors and child development. Arch Pediatr Adolesc Med. 2012; 166(10):952-958.
11. Esther Vizcaino, Ana Fernández-Somoano, Adonina Tardon. Transport of persistent organic pollutants across the human placenta. Environment International Volume 65, April 2014, Pages 107-115
12. Bradman A, Barr DB, Claus Henn BG, et al. Measurement of pesticides and other toxicants in amniotic fluid as a potential biomarker of prenatal exposure: a validation study. Environ Health Perspect 2003; 111:1779e82
13. Parent AS, Franssen D, Fudvoye J, et al. Developmental variations in environmental influences including endocrine disruptors on pubertal timing and neuroendocrine control: revision of human observations and mechanistic insight from rodents. Front Neuroendocrinol 2015; 38:12e36
14. Chen, Y.; Wang, Y.; Ding, G.; Tian, Y.; Zhou, Z.; Wang, X.; Shen, L.; Huang, H. Association between bisphenol a exposure and idiopathic central precocious puberty (ICPP) among school-aged girls in Shanghai, China. Environ. Int. 2018, 115, 410–416
15. Lee, J.E.; Jung, H.W.; Lee, Y.J.; Lee, Y.A. Early-life exposure to endocrine-disrupting chemicals and pubertal development in girls. Ann. Pediatric Metab. 2019, 24, 78–91

16. Cardoso N, Pandolfi M, Ponzo O, Carbone S, Penalba R, Dicugno M, Scacchi P, Reynoso R. Efectos de la administración de bisfenol A en etapas clave de la maduración Sexual. Revista de la Sociedad Argentina de Endocrinología Ginecológica y Reproductiva. 2010; 13(3): 47-55.
17. Gámez JM, Penalba R, Cardoso N, Ponzo O, Carbone S, Pandolfi M, Scacchi P, Reynoso R. Low dose of bisphenol A impairs the reproductive axis of prepuberal male rats. Physiol Biochem. 2014 Mar;70(1):239-46. doi: 10.1007/s13105-013-0298-8.
18. Gamez N, Penalba R, Cardoso N, Scacchi Bernasconi P, Carbone S, Ponzo O, Pandolfi M, Scacchi P, Reynoso R. Exposure to a low dose of bisphenol A impairs pituitary-ovarian axis in prepubertal rats. Effects on early folliculogenesis. Environmental Toxicology and Pharmacology 2015 39: 9-15
19. Francisco Ruiz-Pino, Desiree Miceli, Delphine Franssen, Maria Jesus Vazquez, Alice Farinetti, Juan Manuel Castellano, GianCarlo Panzica, and Manuel Tena-Sempere. Environmentally Relevant Perinatal Exposures to Bisphenol A Disrupt Postnatal Kiss1/NKB Neuronal Maturation and Puberty Onset in Female Mice. Environ Health Perspect. 2019 Oct; 127(10): 107011.
20. Heidi Michels Blanck, Michele Marcus, Vicki Hertzberg, Paige E. Tolbert, Carol Rubin, Alden K. Henderson, Rebecca H. Zhang. Determinants of Polybrominated Biphenyl Serum Decay among Women in the Michigan PBB Cohort. J Expo Sci Environ Epidemiol. 2008 Jul; 18(4): 410–420
21. Fang Zhou, Zhenzhen Jin, Li Zhu, Fang Huang, Angzhi Ye and Chunguang Hou. A preliminary study on the relationship between environmental endocrine disruptors and precocious puberty in girls. J Pediatr Endocrinol Metab 2022; Open Access.
22. Bourguignon JP.Normal female puberty in a developmental perspective. A.Endocr Dev. 2012;22:11-23.
23. Jean P Bourguignon Grégory Rasier, Marie-Christine Lebrethon, Arlette Gérard, Elise Naveau, Anne-Simone Parent. Neuroendocrine disruption of pubertal timing and interactions between homeostasis of reproduction and energy balance. Mol Cell Endocrinol 2010 Aug 5;324(1-2):110-20.

DISRUPTORES ENDOCRINOS: SU POSIBLE PARTICIPACIÓN EN PATOLOGÍAS REPRODUCTIVAS FEMENINAS

Bisfenol A y fertilidad

Numerosas evidencias sugieren que el BPA podría contribuir a la patogénesis de la infertilidad femenina. La infertilidad de la pareja depende del factor femenino en alrededor del 37 %; del factor masculino, en un 29 %; y por causas combinadas, femeninas y masculinas, un 18 %. El 16 % restante correspondería a factores genéticos (1 %); por causas desconocidas, un 15% (infertilidad idiopática). El aumento de la infertilidad ha sido relacionado recientemente a la presencia de contaminantes ambientales.

El BPA es uno de los DE más estudiados en relación con la infertilidad, tanto masculina como femenina. A continuación, se presentan resultados de diferentes autores sobre la participación de BPA en dos patologías que afectan la fertilidad femenina, síndrome de ovario poliquístico y endometriosis.

Síndrome de ovario poliquístico

El síndrome de ovario poliquístico es un desorden endocrino-metabólico multifactorial caracterizado por la existencia de distintos fenotipos que afectan a la mujer en edad reproductiva. El diagnóstico de este síndrome se establece sobre la base de la presencia de al menos dos o tres criterios: 1- hiperandrogenismo clínico (con hirsutismo, acné alopecia y/o presencia de niveles elevados de andrógenos); 2-presencia de quistes ováricos determinada por ultrasonido; y 3- oligomenorrea con oligoanovulación (criterios de Rotterdam). Por otra parte, la insulinorresistencia aparece en la mayoría de las mujeres obesas con SOP y en un 30 % de las no obesas. Son frecuentes, además, los desórdenes del metabolismo de hidratos de carbono, como tolerancia alterada a la glucosa o diabetes mellitus. Aunque la etiología de este síndrome no está totalmente dilucidada, factores del medioambiente podrían estar involucrados en su desarrollo. En este sentido, uno de los DE m**ás estudiados hasta el momento es el BPA**.

¿Cómo se relaciona el Bisfenol A con los andrógenos?

Existe una interacción bidireccional entre BPA y el hiperandrogenismo que caracteriza a este síndrome. BPA desplaza a la testosterona de su unión a la proteína transportadora (SHBG), elevala fracción libre de ella e inhibe a la testoserona hidroxilasa, enzima responsable del metabolismo del andrógeno. Por otra parte, estimula a las enzimas responsables de la síntesis de testosterona. Por lo expuesto, es claro que BPA genera hiperandrogenismo; en contrapartida, el hiperandrogenismo inhibe la expresión de la enzima glucuronil transferasa, responsable del metabolismo del BPA. ¿Cuál es el resultado final? El **hiperandrogenismo**.

Figura 1. Interacción bidireccional entre BPA y los andrógenos. Modificado de Diamante-Kandarakis (2011).

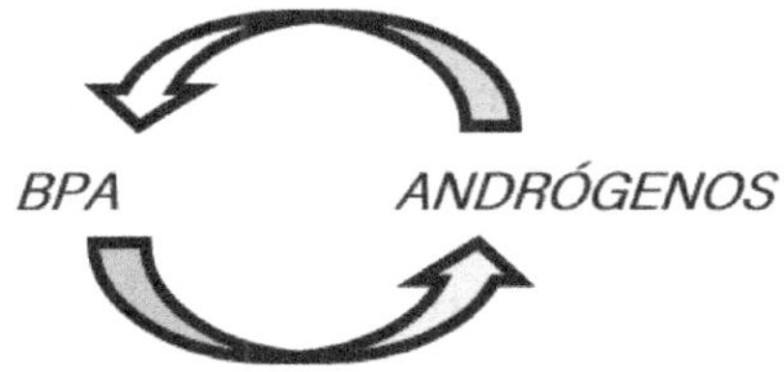

Bisfenol A y metabolismo

El BPA tiene profundos efectos sobre el metabolismo porque actúa como un "obesógeno" y estimula la adipogénesis y el depósito de triglicéridos en tejido adiposo. A su vez, altera el metabolismo de la glucosa, estimula las células beta del páncreas y la producción de insulina, genera insulinorresistencia e inhibe la secreción de adiponectina, estimulando la de leptina, factor que favorece la insulinorresistencia. Numerosos trabajos muestran una correlación positiva entre los niveles de BPA y niveles de andrógenos y parámetros de insulinorresistencia, como se comentará más adelante.

Estudios en animales

Numerosos estudios sugieren que tanto factores genéticos y epigenéticos como ambientales estarían involucrados en la fisiopatogénesis del SOP. El BPA es el DE más estudiado en relación con esta patología. Estudios experimentales han demostrado que BPA aumenta la frecuencia de pulsos de GnRH lo que da lugar a un aumento de los niveles de LH, que se acompañan de niveles elevados de testosterona y estradiol. Por otra parte, ha sido reportado que el BPA altera la calidad del oocito y afecta la foliculogénesis, y acelera la transición de folículos primordiales a primarios y secundarios con disminución de folículos antrales e incremento del número de folículos atrésicos y quistes, todo ello acompañado de un alto porcentaje de anovulación.

En nuestro laboratorio estudiamos el efecto del BPA sobre el eje hipófiso-ovárico de ratas adultas expuestas al DE en etapas tempranas del desarrollo y su posible participación en la patogénesis del SOP. Se administró BPA en el agua de bebida en una dosis aproximada de exposición de 0.25 y 2.5 mg/kg/día a ratas madre. Las crías hembra fueron separadas de la madre a los 21 días de vida y sacrificadas a los 60 días de edad en el día del estro. Se evaluaron los niveles plasmáticos de LH, FSH, estradiol y testosterona, se realizó curva de tolerancia a la glucosa (CTG) y se calculó el índice TG/HDL para evaluar insulinorresistencia. Se realizó estudio histológico de cortes de tejido ovárico. Los niveles de LH, estradiol y testosterona se incrementaron significativamente en animales expuestos a la dosis alta, mientras que, a la dosis baja de estradiol, también tuvo un incremento significativo y tendencia al aumento para LH y testosterona. FSH no mostró cambios significativos en ninguno de los dos grupos. La CTG y el índice TG/HDL no mostraron cambios con ninguno de los tratamientos. La histología mostró la presencia de numerosos quistes y alteraciones en la foliculogénesis. Los resultados obtenidos mostraron un patrón hormonal e histológico semejante al que suele presentar el SOP, sugiriendo que este DE podría participar en la génesis de este síndrome.

Estudios en humanos

Numerosos estudios observacionales en humanos también han sugerido la participación de BPA en la fisiopatogénesis del SOP, aunque los mecanismos exactos aún no son comprendidos en su totalidad. En un estudio de Diamante-Kandarakis y cols, se midieron los niveles séricos de BPA en mujeres con SOP y se analizó la posible relación entre concentraciones de BPA y las anormalidades hormonales y metabólicas que caracterizan al síndrome. Se analizaron, para ello, los niveles de BPA en mujeres delgadas y obesas con SOP. En ambos casos, los niveles del DE fueron significativamente más elevados respecto de los grupos de mujeres control (delgadas y obesas). Por otra parte, los niveles elevados de BPA se relacionaron positivamente con el hiperandrogenismo y la insulinorresistencia. En la siguiente tabla adaptada se ilustran los resultados obtenidos.

Tabla 1. Niveles séricos de testosterona y de SHBG en pacientes con SOP, delgadas y obesas y área bajo la curva de insulina. Adaptado de Diamante-Kandarakis y cols (2011).

ESTUDIOS	PCOS (n=71)	CONTROL (n=100)	SOP Delgadas (n=38)	Delgadas CONTROL (n= 51)	SOP Obesas (n=33)	Obesas CONTROL (n=49)
Testosterona (ng/ml)	102.56±34.50**	35.56±13.67	99.25±37.30***	35.84±13.57***	106.75±31.50	34.4±13.77***
SHBG (nnmol/l)	36.69±16.94***	72.68±47.13	45.50±13.58	84.74±48.28***	27.64±14.53	59.89±42.47***
Área bajo la curva de insulina	8.279±4.200***	5.373±2.051***	7.169±3.675***	5.250±2.446*	9.526±4.625	5.580±3.851*

***p<0.0001, **p<0.001, *p< 0.01

En todos los casos se observa un aumento significativo de los niveles de andrógenos; una disminución de SHBG en las mujeres con SOP, tanto delgadas como obesas; y un aumento significativo del área bajo la curva de insulina como expresión de los efectos de BPA sobre el metabolismo de la glucosa y la generación de insulinorresistencia. Son resultados compatibles con la presencia de SOP en los distintos fenotipos.

Estudios de Crain y cols sugieren que factores genéticos, epigenéticos y ambientales, incluyendo, dentro de estos últimos, a los DE, podrían alterar la organogénesis y el eje gonadal durante la etapa fetal, lo que da lugar a una excesiva producción de andrógenos en la etapa prenatal. Estos efectos se traducirían, en la etapa adulta, en alteraciones en la reproducción y en el metabolismo. Se encontraron niveles elevados de hormona luteinizante (LH), estímulo prolongado de células de la teca y alteraciones en el desarrollo folicular. En el aspecto metabólico, estos factores podrían conducir a hiperinsulinismo por estímulo de la célula beta pancreática e insulinorresistencia. Las alteraciones mencionadas que se observan en la adultez y originadas por estos factores en etapas tempranas del desarrollo darían lugar a la aparición del SOP. La siguiente figura resume los posibles mecanismos propuestos anteriormente que participarían en la génesis del SOP.

Figura 2. Interacción entre factores genéticos, epigenéticos y ambientales en la fisiopatología del SOP. Modificado de Crain y cols (2008)

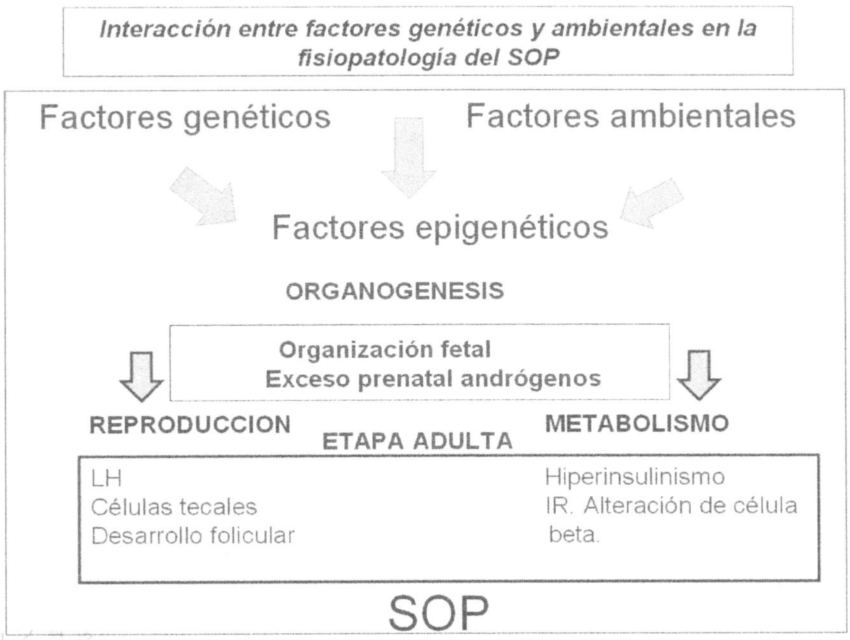

En relación con la insulinorresistencia, trabajos más recientes sugieren que BPA promueve un estado inflamatorio, lo que da lugar a la aparición de obesidad por un efecto directo sobre los adipocitos e infiltración de macrófagos en el tejido adiposo. La inflamación crónica contribuye a la patogénesis de la insulinorresistencia y de la hiperinsulinemia compensadora, la que juega un papel importante en el desarrollo del típico aumento de la amplitud y frecuencia de los pulsos de secreción de Gn-RH y LH, característicos del SOP. Por otra parte, el hecho de que BPA esté asociado con una disminución del número de folículos antrales en mujeres infértiles con SOP sugiere que BPA podría alterar la reserva ovárica.

Figura 3. Efecto de BPA en la fisiopatogénesis del síndrome de ovario poliquístico. Modificado de Pivonello y col, 2020

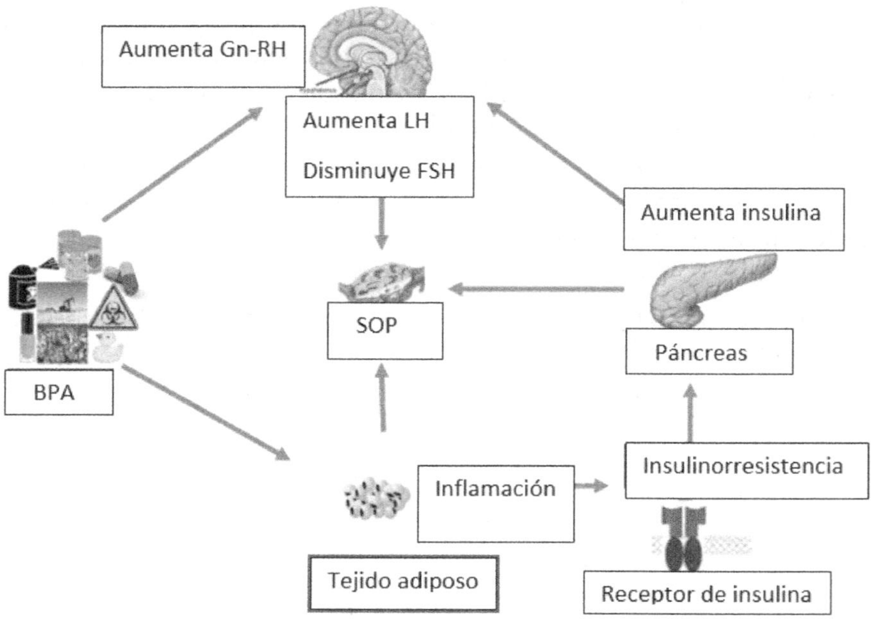

Endometriosis

La endometriosis es una enfermedad que afecta al 10-15 % de las mujeres en edad fértil, que se caracteriza por la aparición de tejido endometrial ectópico, como cavidad pélvica y ovarios. Es una de las causas más importantes de infertilidad y enfermedad crónica pélvica. En esta patología han sido implicados **factores ambientales**, como así también factores inmunológicos, genéticos y hormonales.

En el caso de la endometriosis peritoneal, se ha hipotetizado que estaría dada por el flujo retrógrado de la menstruación; el flujo menstrual retrogradaría hacia la cavidad peritoneal a través de las trompas de Falopio. Así, este tejido endometrial podría alojarse, por ejemplo, en los ovarios, y responder en cada ciclo a la acción hormonal. En este sentido, hoy sabemos que los estrógenos juegan un papel importante en el desarrollo de la enfermedad, como así también los factores ambientales. Muchos autores señalan que la exposición a sustancias químicas podría originar la enfermedad durante la vida fetal.

Estudios en animales

Estudios realizados en ratones expuestos a la dioxina, 2, 3, 7, 8 tetrahidrochlorodibenzo-p-dioxina (TCCD) en el día 8 de la gestación y hasta el final de esta provocaron la aparición de lesiones endometriales en la descendencia. Los autores señalan que es probable que la exposición temprana a un DE tenga un efecto similar al que provocan en el SOP, es decir, afecte la organogénesis al incrementar la susceptibilidad para el desarrollo de endometriosis. Es necesario, además, la existencia de factores hormonales, genéticos e inmunológicos para el desarrollo de la enfermedad en la edad adulta.

Los primeros trabajos publicados involucran a los compuestos organohalogenados como dioxinas, PCBs, PBBs, pesticidas-metoxiclor- DDT como los DE, que podrían favorecer la aparición de endometriosis. Estudios realizados en primates (animales que menstrúan y desarrollan endometriosis) tratados con TCCD durante cuatro años, incorporando el DE a su dieta y con un seguimiento de 11 años, mostraron que los animales expuestos desarrollaban endometriosis severas. El mecanismo por el cual las dioxinas promueven la aparición de endometriosis no está totalmente dilucidado. Si bien los estrógenos son necesarios para que se desarrolle la enfermedad, también otros factores influyen en su progresión. El sistema inmunológico es uno de ellos, ya que los DE lo afectan. A pesar de que se encuentran altos niveles de macrófagos activos y citoquinas inflamatorias en la cavidad peritoneal en mujeres con endometriosis, el sistema inmune no es capaz de prevenir la implantación de tejido endometrial. Por lo tanto, la progresión de la patología depende de ambos factores, inmunológicos y hormonales, pero la etiología exacta no se conoce.

Es probable que la exposición fetal a TCDD promueva la endometriosis en la adultez a través su efecto sobre el receptor de progesterona. Hoy, sabemos que la expresión del receptor de esta disminuye en el útero de ratones adultos cuando estos han sido expuestos a TCDD *"in útero"*. La insensibilidad a la progesterona es una característica de las mujeres con endometriosis, por lo que es probable que el efecto del TCDD sobre su receptor sea, al menos en parte, responsable de la aparición en la adultez de esta enfermedad.

BPA y endometriosis. Estudios en animales

Trabajos recientes *in vivo* han investigado la relación entre la exposición a BPA y endometriosis, y han reportado que la exposición a este disruptor aumenta la incidencia de lesiones tipo endometriosis. En ratones BALB-C preñados expuestos a bajas dosis de BPA, se observaron lesiones de tipo endometriosis en el tejido adiposo que rodea los órganos genitales, como así también ovarios quísticos e hiperplasia de endometrio. La inmunohistoquímica de las lesiones endometriales confirmó la expresión génica del receptor estrogénico y de Homebox A10 (HOXA A10, factor de transcripción involucrado en la embriogénesis del útero y la implantación del embrión). Por otra parte, la detección de niveles elevados de BPA en el hígado de las crías y la madre preñada sugiere que el BPA sería transferido de la madre a los fetos. Así, se refuerza la hipótesis que se propone: la exposición prenatal a BPA sería la causa de la aparición y la alta incidencia de endometriosis en las crías. Estos hallazgos sugieren que la exposición a BPA podría ser responsable del mecanismo involucrado en la aparición de la endometriosis y que la exposición en estadios tempranos del desarrollo podría tener un efecto transgeneracional, predisponiendo así a las generaciones futuras al riesgo del desarrollo de la enfermedad.

Estudios en humanos

Las primeras evidencias del efecto de los DE y endometriosis se observaron en las hijas de madres tratadas con DES durante el embarazo. Estas mostraron mayor riesgo de sufrir endometriosis en la adultez.

Estudios recientes mostraron altos niveles de BPA en mujeres con endometriosis; por ello, se considera que tendría una probable participación en la patogénesis de la endometriosis. Diversos estudios sugieren que el BPA alteraría varios aspectos de la fisiología del endometrio humano, incluyendo la progresión del ciclo celular, marcadores de expresión de la decidualización, disminución de la síntesis de colágeno y un aumento en la migración celular.

Numerosos trabajos han estudiado la posible asociación entre BPA y endometriosis en humanos. Itoh y cols investigaron los niveles de BPA en orina en 140 mujeres de entre 20 y 45 años en diferentes estadios de endometriosis, de acuerdo con la clasificación de la Sociedad Americana de Fertilidad. Los resultados obtenidos mostraron niveles de BPA urinario elevados en endometriosis avanzada; sin embargo, no se encontraron diferencias en cuanto al estadio de la enfermedad. El punto débil de este trabajo reside en la falta de un grupo control, mujeres sin endometriosis y la medición única de BPA en orina, lo que no permite evaluar la exposición durante un tiempo prolongado.

Cobellis y cols investigaron la asociación BPA/endometriosis en 11 mujeres sanas entre 35 y 39 años, y en 58 mujeres con endometriosis de entre 33-39 años. En este trabajo, se detectaron niveles de BPA en suero elevados en el 51,7 % de las pacientes con endometriosis, sugiriendo así una asociación entre BPA y la patología estudiada.

Los múltiples estudios que se han realizado en humanos permiten indicar una asociación entre BPA y endometriosis. A pesar de ello, no existe aún una evidencia consistente y se requieren más estudios para confirmar esta asociación para poder establecer la relación entre BPA y el estadio de la enfermedad.

CONCLUSIONES

Los datos presentados sugieren que el BPA podría jugar un papel importante en la patogénesis de la infertilidad femenina. Podría interferir en la concepción natural, en la normal síntesis de estradiol, afectar los mecanismos de regulación del eje hipotálamo-hipófiso-ovárico (HHO), reducir el número de oocitos y alterar el proceso de implantación. Estas y otras alteraciones podrían dar lugar a la aparición de patologías como el síndrome de ovario poliquístico en animales de experimentación y en la mujer.

En este sentido, es importante destacar que el efecto de este DE puede variar dependiendo de la dosis, la vía y el momento de exposición. Con respecto al SOP, las evidencias sugieren la importancia de la exposición a BPA durante la vida fetal y el efecto sobre el eje HHO, el que se expresaría posteriormente en la descendencia.

Por otra parte, se han encontrado niveles elevados de BPA en orina y suero de mujeres con endometriosis, sugiriendo un hipotético papel de BPA en la patogénesis de la enfermedad. Los estudios en animales muestran lesiones tipo endometriosis después de haber sido expuestos a BPA.

Es necesario realizar más estudios para confirmar la estrecha relación entre BPA y la fertilidad femenina con el objetivo de alertar a la población sobre los riesgos de la exposición a este y otros DE.

BIBLIOGRAFÍA

1. Rotterdam EA-SPCWG. Revised 2003 consensus on diagnostic criteria and long-term health risks related to polycystic ovary syndrome. Fertil Steril. 2004;81(1):19–25
2. Bisphenol A (BPA)-current state of knowledge and future actions by WHO and FAO, in International Food Safety Authorities Network (INFOSAN) Information Note No. 5/2009 - Bisphenol A. 2009. 14. Brotons JA, Olea-Serrano MF, Villalobos M, Pedraza V, Olea N. Xenoestrogens released from lacquer coatings in food cans. Environ Health Perspect. 1995; 103(6):608–12.
3. Diamanti-Kandarakis E, Bourguignon J-P, Giudice LC, et al. Endocrine disrupting chemicals: an endocrine society scientific statement. Endocr Rev 2009; 30:293–342.
4. Claudia Pivonello, Giovanna Muscogiuri , Antonio Nardone , Francesco Garifalos, Donatella Paola Provvisiero, Nunzia Verde, Cristina de Angelis, Alessandro Conforti , Mariangela Piscopo, Renata Simona Auriemma, Annamaria Colao and Rosario Pivonello. Bisphenol A: an emerging threat to female fertility. Reproductive Biology and Endocrinology 2020 18:22
5. Fernandez M, Bianchi M, Lux-Lantos V, Libertun C. Neonatal exposure to bisphenol a alters reproductive parameters and gonadotropin releasing hormone signaling in female rats. Environ Health Perspect. 2009;117(5): 757–62. 80.
6. Fernandez M, Bourguignon N, Lux-Lantos V, Libertun C. Neonatal exposure to bisphenol A and reproductive and endocrine alterations resembling the polycystic ovarian syndrome in adult rats. Environ Health Perspect. 2010; 118(9):1217–22
7. Aleksandra Rutkowska and Dominik Rachon. Bisphenol A and its potential role in the Pathogenesis of the polycistuc ovary syndrome (PCOS). Gynecol Endocrinol 2014 Online1-6
8. Eleni Palioura and Evanthia Kandarakis. Polycistic ovary syndrome (PCOS) and endocrine Disrupting chemicals (EDCs). Rev Endocr Metab Disord 2016. DOI 10.1007/11154-016-9326-7
9. Saniya Rattan, Changqing Zhou, Catheryne Chiang, Sharada Mahalingam, Emily Brehm, and Jodi A. Flaws. Exposure to endocrine disruptors during adulthood: Consequences for female fertility. J Endocrinol. 2017 June; 233(3): R109–R129.
10. Kandarakis E, Chatzigeorgiou A, Livadas S, et al. Endocrine disruptors and polycystic ovary syndrome (PCOS): Elevated serum levels of Bisphenol A in women with PCOS. J Clin Endocrinol Metab. 2011; 96: E480-E484.
11. Zhou W, Fang F, Zhu W, Chen ZJ, Du Y, Zhang J. Bisphenol A and ovarian reserve among infertile women with polycystic ovarian syndrome. Int J Environ Res Public Health. 2016;14(1).
12. Takeuchi T, Tsutsumi O, Ikezuki Y, Takai Y, Taketani Y. Positive relationship between androgen and the endocrine disruptor, bisphenol a, in normal women and women with ovarian dysfunction. Endocr J. 2004;51(2):165 –
13. Zhang HQ, Zhang XF, Zhang LJ, Chao HH, Pan B, Feng YM, et al. Fetal exposure to bisphenol A affects the primordial follicle formation by inhibiting the meiotic progression of oocytes. Mol Biol Rep. 2012;39(5): 5651–7. 107.
14. Rivera OE, Varayoud J, Rodriguez HA, Munoz-de-Toro M, Luque EH. Neonatal exposure to bisphenol A or diethylstilbestrol alters the ovarian follicular dynamics in the lamb. Reprod Toxicol. 2011;32(3):304–12
15. Tarantino G, Valentino R, Di Somma C, D'Esposito V, Passaretti F, Pizza G, et al. Bisphenol A in polycystic ovary syndrome and its association with liver-spleen axis. Clin Endocrinol. 2013;78(3):447 -53. 129.
16. Rojas J, Chavez M, Olivar L, Rojas M, Morillo J, Mejias J, et al. Polycystic ovary syndrome, insulin resistance, and obesity: navigating the pathophysiologic labyrinth. Int J Reprod Med. 2014; 2014:719050
17. Heindel JJ, Blumberg B, Cavec M, Machtinger R et al. Metabolism disrupting chemicals and metabolic disorders, Reprod Toxicol 2017; 68:3-33.
18. Souter I, Smith KW, Dimitriadis I, Ehrlich S, Williams PL, Calafat AM, Hauser R. The association of bisphenol-A urinary concentrations with antral follicle counts and other measures of ovarian reserve in women undergoing

in fertility treatments. Reproductive Toxicol. 2013; 42:224-231. 49.

19. Rumph JT, Stephens VR, Archibong AE, Osteen KG, Bruner-Tran KL
20. Environmental Endocrine Disruptors and Endometriosis. 2020 Adv Anat Embryol Cell Biol. 232:57-78.
21. Smarr MM, Kannan K, Buck Louis GM. Endocrine Disrupting Chemicals and Endometriosis. Fertil Steril (2016) 106(4):959–66. Review
22. Parazzini F, Esposito G, Tozzi L, Noli S, Bianchi S. Epidemiology of Endometriosis, and its Comorbidities. Eur J Obstetr Gynecol Reprod Biol 2017 209:3–7.
23. Signorile PG, Spugnini EP, Mita L, Mellone P, D'Avino A, Bianco M, et al. Prenatal exposure of mice to bisphenol a elicits an-endometriosis-like phenotype in female offspring. Gen Comp Endocrinol. 2010;168(3):318–25. 115.
24. Itoh H, Iwasaki M, Hanaoka T, Sasaki H, Tanaka T, Tsugane S. Urinary bisphenol-A concentration in infertile Japanese women and its association with endometriosis: a cross-sectional study. Environ Health Prev Med. 2007; 12(6):258–64
25. Cobellis L, Colacurci N, Trabucco E, Carpentiero C, Grumetto L. Measurement of bisphenol A and bisphenol B levels in human blood sera from healthy and endometriotic women. Biomed Chromatogr. 2009;23(11)
26. Revised American Fertility Society classification of endometriosis: 1985. Fertil Steril. 1985;43(3):351–2
27. Introducción a las sustancias químicas que perturban el sistema endocrino (EDCs). Guía para organizaciones y para las responsables de formular políticas. Andrea Gore, David Crews, Loretta Doan, Michel La Cerril, Heather Patisaul, Ami Zota. Diciembre 2014. Endocrine Society. IPEN futuro sin tóxicos

CONCLUSIONES GENERALES

El tema de la disrupción endocrina constituye un problema mundial. Estamos, sin duda, todos, animales y humanos, expuestos a mezclas de estas sustancias. La exposición ocurre en cualquier ámbito: calle, campos, escuela, en el aire, en los alimentos y hasta en nuestro propio hogar, como ya hemos mencionado anteriormente. La determinación de algunos DE en distintos fluidos humanos, como sangre, orina, placenta y sangre de cordón umbilical, demuestra la presencia de ellos en casi un 100 % de los individuos estudiados.

En los últimos 20 años, ha habido un fuerte incremento en la producción de sustancias químicas, lo que se correlaciona con una creciente aparición de enfermedades pediátricas, como así también numerosas patologías en el adulto. Las investigaciones permanentes en este campo y los resultados derivados de ellas han generado una gran preocupación en sociedades científicas y grupos de salud. Es por ello que es necesario implementar políticas de salud que tiendan a proteger a los seres vivos, animales y humanos, de estas sustancias que se han convertido en una verdadera amenaza para la salud y bienestar. En este sentido, la Endocrine Society ha publicado en diciembre de 2014 una guía detallada sobre el tema para aquellas personas encargadas de regular políticas. Por otra parte, la American Medical Association, en una resolución de 2009, "Regulation of Endocrine Disrupting", sugiere mejorar la supervisión y regulación del uso de sustancias con características disruptoras.

En Argentina, no existe aún legislación, pero sí hay mayor conciencia del peligro que constituyen estas sustancias. La divulgación científica sobre el tema crece día a día y nos ayuda a todos a prestar atención a las distintas fuentes de DE. Surge entonces el interrogante: ¿qué podemos hacer ante esta amenaza? Comprar y usar aquellos productos que no contengan DE. ¿Cómo? Leyendo atentamente las etiquetas. También, usando productos de limpieza naturales, utilizando envases de vidrio y no plásticos, evitando el consumo de comidas y bebidas enlatadas, etc. La consigna ahora es "precaución", reducir en lo posible la exposición en niños y mujeres en edad reproductiva, en gestación y en lactancia. Comprar productos de manera inteligente. Por último, surge la necesidad imperiosa de dictar normas y establecer políticas que tiendan a reducir la producción y utilización de estas sustancias, lo que implica control y monitoreo exhaustivo de la industria. La toma de conciencia y el control de producción de estas sustancias nos permitirá en el futuro gozar de una vida más saludable.

3-2 Hormona antimulleriana: actualización y aplicaciones en medicina reproductiva

Dra. Ángela María Gómez Quinteros

La reserva ovárica es el pool finito de folículos primordiales de una mujer y representa su potencial reproductivo. Está influenciada por la edad, factores genéticos y ambientales, así como también por patologías ováricas o sistémicas que puedan alterar la función ovárica. Los marcadores de reserva ovárica permiten estimar la reserva ovárica de una mujer en términos cuantitativos. Hoy en día las pruebas de reserva ovárica más utilizadas son la hormona antimulleriana (HAM), el recuento ecográfico de folículos antrales (RFA) y la medición de hormona folículo estimulante (FSH) en día 3 del ciclo. Otras pruebas, como los niveles séricos de inhibina b o el test con citrato de clomifeno o con gonadotropinas han caído en desuso.

La HAM es una glucoproteína que pertenece al grupo de proteínas transformadas de crecimiento beta (TGF-β). Es producida por las células de la granulosa en la fase inicial del desarrollo folicular, por folículos antrales pequeños (principalmente entre 5-8 mm de diámetro) y en menor medida por folículos pre-antrales. La HAM actúa como regulador paracrino negativo de la foliculogénesis en las células de la granulosa; disminuye la sensibilidad a la FSH, inhibe la enzima aromatasa y detiene la mitosis para impedir el reclutamiento de folículos primordiales adicionales. Los niveles de HAM reflejan la proporción de folículos primordiales activos y, por lo tanto, permiten estimar la reserva ovárica de una mujer.

La HAM tiene una correlación más directa con el pool de folículos primordiales que los demás marcadores de reserva ovárica, los cuales reflejan estadíos más tardíos de la foliculogénesis o que son marcadores indirectos, como la FSH. Adicionalmente, la HAM es el marcador más temprano en modificarse, seguido por el RFA y posteriormente la FSH. Como prueba de reserva ovárica, las principales ventajas de la HAM son la facilidad de la toma y que no es operador dependiente. En cuanto a si existe o no una variación de los niveles de la HAM durante el ciclo menstrual, varios estudios han reportado poca variabilidad inter-ciclo, lo que permite evaluarla en cualquier momento del mes. Sin embargo, estudios recientes han documentado cierto grado de variabilidad de los niveles de HAM, sin ser claro si exista una diferencia significativa en función de la edad. En el meta-análisis publicado en 2022, reportó una variación de los niveles de ham entre la fase folicular y fase lútea de 0.12 ng/ml (IC 95% 0.01 – 0.22, resultados de 9 estudios, n = 1403). Teniendo en cuenta que el grado de variación de los niveles de HAM en el ciclo menstrual es pequeña, la relevancia clínica de estas observaciones podría tener un impacto en el manejo de pacientes con niveles de HAM en los extremos superior o inferior del rango de medición.

Con respecto al impacto anticonceptivo sobre las concentraciones séricas de HAM, se ha descrito una reducción en los niveles circulantes de HAM con el uso de métodos anticonceptivos hormonales. Los estudios difieren en el grado de supresión que ocurre sobre los niveles de HAM, pero concuerdan en que los métodos combinados (ACO y anillo vaginal) y el implante subdérmico de progestágeno, ejercen un efecto inhibitorio mayor, seguido por la píldora de sólo progesterona y posteriormente los dispositivos intrauterinos hormonales de levonorgestrel. En un reciente estudio de cohortes prospectivo, que incluyó 15,170 mujeres utilizando anticoncepción y 27,514 mujeres sin anticoncepción, entre los 21 y 45 años documentó una reducción de los niveles de ham secundario al uso de anticonceptivos entre 11-16% (aco 16% IC 95%:0.81-0.90; anillo vaginal 16% IC 95%: 0.80-0.89; implante subdérmico 15% IC 95%:0.81-0.90; píldora de sólo progesterona 11% (IC 95%:0.83-0.96). Adicionalmente, a diferencia de estudios previos, no se encontraron diferencias en los niveles de HAM con el uso de dispositivo intrauterino hormonal versus mujeres sin anticoncepción o dispositivo intrauterino de cobre.

Los estudios concuerdan en que la duración de uso del método anticonceptivo no influye en producir una reducción adicional de los niveles de HAM y que este efecto inhibitorio es temporal y reversible. El tiempo requerido para que la HAM retorne a valores normales es variable entre una mujer y otra, pero en la mayoría de los casos ocurre 3 a 4 meses después de la suspensión del método hormonal.

La medición serológica de los niveles de HAM se puede hacer mediante diferentes tipos de pruebas. Dependiendo de la prueba utilizada, el rango de detección puede variar.

Pruebas manuales:

- Gen II (Beckman Coulter): 0.16 – 22.5 ng/ml
- PicoAMH (Ansh labs): 0.0038 – 23 ng/ml
- Ultrasensitive (Ansh labs): 0.08 – 14.2 ng/ml

Pruebas automatizadas:

- Access (Beckman Coulter): 0.08 – 24 ng/ml
- Elecsys (Roche): 0.01 – 23 ng/ml

Diferentes estudios han demostrado variabilidad en los resultados entre las diferentes pruebas, relacionado con diferencias en el procesamiento, estabilidad y almacenamiento de la muestra. Se requiere estandarización internacional de las pruebas para mejorar la precisión y reproducibilidad de los resultados.

HAM y edad

Las mujeres nacen con aproximadamente 1 millón de folículos primordiales y a lo largo de la vida reproductiva tienen alrededor 450 ciclos ovulatorios. En el 95% de las mujeres, a los 30 años sólo queda el 12% de la reserva ovárica inicial y a los 40 años esta desciende a aproximadamente el 3%. [La edad está inversamente relacionada con la reserva ovárica y, por lo tanto, niveles más bajos de HAM están relacionados con una reducción en el potencial reproductivo de una mujer.

Hasta el inicio de la pubertad, el pool de folículos primordiales permanece quiescente, con niveles de HAM indetectables al nacimiento y niveles bajos en niñas prepuberales. Con el inicio de la secreción pulsátil de FSH y LH, se promueve el desarrollo y maduración folicular. La tasa de reclutamiento folicular alcanza una meseta aproximadamente a los 14 años de edad, producto del inicio de ciclos ovulatorios, lo que disminuye la velocidad de reclutamiento folicular. Los niveles de HAM aumentan progresivamente después de la pubertad, alcanzan una meseta hacia los 25 años edad y posteriormente descienden progresivamente hasta la menopausia.

Los rasgos reproductivos tienen un patrón de herencia complejo, son multigénicos y están también influenciados por factores epigenéticos. Estudios de asociación del genoma completo han documentado 4 variantes genéticas asociadas con niveles de AMH bajos, localizadas en el cromosoma 19 (gen AMH), en el cromosoma 2 (gen TEX41 y CDCA7) y en el cromosoma 20 (gen MCM8). Se ha descrito que, hasta los 25 años, la edad es el principal determinante de las modificaciones en el pool folicular y sólo en un 5% estas modificaciones pueden estar influenciadas por otros factores como el IMC, la paridad, el tabaquismo, entre otros. Después de los 25 años, la presencia de otros factores diferentes a la edad, cobran mayor importancia y pueden producir cambios significativos en la reserva ovárica en hasta el 20% de los casos.

La variabilidad en la velocidad y magnitud del descenso de la reserva ovárica es diferente en cada mujer. Se han desarrollado normogramas para establecer los puntos de corte de los niveles normales de HAM por edad. En términos generales:

- 25 – 29 años: 3 ng/ml
- 30 – 34 años: 2.5 ng/ml
- 35 – 39 años: 1.5 ng/ml
- 40 – 44 años: 1 ng/ml
- > 45 años: 0.5 ng/ml

HAM y embarazo espontáneo

Diferentes estudios han evaluado si la HAM influye o no en la tasa de fecundabilidad de mujeres de la población general (la probabilidad de embarazo y nacido vivo en un ciclo menstrual). Los dos estudios con mayor tamaño de muestra a la fecha, son el análisis del EAGER trial.

En el EAGER trial se incluyeron 1202 mujeres entre los 18 y 40 años, con ciclos menstruales regulares y antecedente de mínimo una pérdida gestacional, y realizaron seguimiento a 6 meses o hasta embarazo. No encontraron diferencias en la tasa acumulada de nacido vivo entre mujeres con valores bajos (<1 ng/ml) vs valores normales (1.0–3.5 ng/ml) de HAM (OR 1.06; 95% CI: 0.80–1.41). Sin embargo, dado que sólo se incluyeron mujeres con historia de embarazo previo, no se pueden extrapolar los resultados a mujeres que nunca hayan concebido antes.

En el estudio Time To Conceive, se incluyeron 743 mujeres entre los 30-44 años, sin historia ni factores de riesgo para infertilidad e hicieron seguimiento durante 6 a 12 ciclos menstruales. No encontraron diferencias en la tasa acumulada de nacido vivo en mujeres con valores bajos de HAM (<0.7 ng/ml), en comparación con mujeres con valores normales de ham, independiente de la edad.

A la fecha, la evidencia disponible sugiere que, mientras que una mujer tenga ciclos ovulatorios, la reserva ovárica puede no tener un impacto significativo en su tasa de fecundabilidad.

HAM y tratamientos de reproducción asistida (TRA)

Respuesta ovárica a la estimulación

De acuerdo con un meta-análisis reciente, valores de HAM < 1 ng/ml, tienen una sensibilidad del 80% (95%CI: 0.74–0.85) y especificidad del 81% (95%CI: 0.75–0.85) para predecir baja respuesta ovárica a la estimulación (< 4 ovocitos). Por su parte, valores de HAM >/= 4 ng/ml tienen una sensibilidad del 81% (95%CI: 0.76–0.86) y especificidad del 84% (95%CI: 0.77–0.90) para predecir alta respuesta a la estimulación (> 15 ovocitos). Según el análisis de sensibilidad de este meta-análisis, la capacidad predictiva de la respuesta ovárica de la HAM y el RFA son similares. No obstante, estudios previos han reportado que, en comparación con el RFA, la HAM es un mejor predictor del número de ovocitos recuperados y de la clasificación adecuada de pacientes en categorías de baja-, normo- o alta respuesta ovárica a la estimulación.

Para la predicción del riesgo de síndrome de hiperestimulación ovárica, se ha descrito una sensibilidad de 90.5% y especificidad de 81.3% con valores de HAM > 3.36 ng/ml.

Embarazo clínico y nacido vivo

A pesar de la asociación positiva de la HAM con la tasa de ovocitos obtenidos y la capacidad de predecir la respuesta ovárica a la estimulación, no se ha documentado una relación concreta entre los niveles de HAM y las tasas da nacido vivo y embarazo clínico. En una publicación reciente, sobre el análisis de los datos de 85,062 transferencias en fresco y de embriones congelados en Estados Unidos, se documentó un bajo rendimiento de la HAM para la predicción de nacido vivo en ciclos de FIV, con un AUC de 0.631 (IC 95% 0.0628–0.635), sensibilidad de 73% y especificidad de 47%, resultados concordantes con estudios previos. Adicionalmente, un análisis secundario del AMIGOS trial – Assessment of Multiple Intrauterine Gestations from Ovarian Stimulation, tampoco encontró una asociación entre los niveles de HAM y la predicción de tasa de embarazo posterior a estimulación ovárica e inseminación intrauterina.

Aborto espontáneo

Sobre la relación entre reserva ovárica disminuida y riesgo de aborto espontáneo, se han publicado a la fecha 2 meta-análisis. de 2020, analizaron 16 estudios, y apartir de los resutlados agrupados de 3 estudios prospectivos encontraron una asociación entre pérdida recurrente de la gestación inexplicada y reserva ovárica disminuida (determinada por HAM < 1 ng/ml), con un OR de 3.2 (IC 95% 1.79 – 5.73). Por su parte, en 2021 analizaron 16 estudios sobre la relación entre niveles de HAM y aborto espontáneo; 14 estudios en pacientes con TRA y 2 estudios en pacientes con concepción natural. En los dos estudios prospectivos de pacientes con concepción natural, se encontró un aumento en el riesgo de aborto espontáneo en paciente con HAM baja (< 1-1.1 ng/ml) con un RR entre 1.57 (IC 95% 1.09 – 2.28) y 3.66 (IC 95% 2.1-6.4). Por su parte en el análisis agrupado de los 13 estudios retrospectivos en TRA, en el que se incluyeron 3223 mujeres con HAM baja y 9970 mujeres con HAM normal o alta, se encontró un aumento en la tasa de aborto espontáneo en mujeres con HAM baja (< 0.7 ng/ml) con un OR de 1.35 (IC 95% 1.10-1.66 P = 0.004).

Calidad ovocitoria

Se han desarrollado varios estudios para tratar de evaluar el concepto de la calidad ovocitaria. La capacidad de predecir la calidad ovocitoria con los niveles de HAM es questionada, y la edad sigue siendo el principal determinante. La baja calidad ovocitaria está relacionada con anomalías cromosómicas (aneuploidías) y por lo tanto la ploidía embrionaria se plantea como una manera de evaluarla.

En el estudio realizado en 2017, se analizaron los datos de 576 pacientes entre los 27-43 años de edad llevadas a FIV + estudio genético pre-implantacional. Encontraron que la edad y los niveles de HAM eran predictores independientes de la tasa de embriones euploides en un ciclo de FIV y estimaron que la probabilidad de obtener mínimo 1 embrión euploide se puede aumentar en 27% por cada 1 ng/ml adicional de HAM (OR 1.27, IC 95% 1.14-1.41) y reducir en 16% por cada año de edad de la mujer (OR 0.84, IC 95% 0.79-0.89).

No obstante, a diferencia del anterior, en el estudio recientemente publicado en 2023, no encontró una relación entre los niveles de HAM y la proporción de embriones euploides en una cohorte de 1140 mujeres llevadas a FIV más diagnóstico genético pre-implantatorio. A diferencia de estudios previos, se excluyeron pacientes mayores de 40 años y se incluyeron pacientes de la población general sin diagnóstico de infertilidad pero que realizaron pgt-a electivo asociado a pgt-m por historia de enfermedad monogénica. Aunque en este estudio no encontraron relación directa entre la ploidía embrionaria y los niveles de HAM, las pacientes con niveles de HAM normales si tuvieron un número significativamente mayor de blastocistos y embriones euploides que el grupo de pacientes con HAM baja, reiterando el impacto de los niveles de HAM en la respuesta ovárica a la estimulación.

HAM y menopausia

Se sabe que la edad es inversamente proporcional a la reserva ovárica de una mujer y la HAM como un marcador para predecir el tiempo a menopausia de una mujer. Se estima que el valor pico de folículos primordiales entre las semanas 18-22 de gestación puede determinar la edad de menopausia de una mujer, de tal manera que las mujeres con un valor pico bajo de folículos primordiales, tendrían una menopausia más temprana que las mujeres con un valor pico más alto.

Hoy en día se han identificado genes específicos relacionados con la edad de menopausia de una mujer y su asociación con la historia reproductiva de las mujeres de una familia. Se han documentado 56 variantes genéticas relacionadas con la edad de menopausia, concordantes a su vez con los niveles de HAM premenopáusicos. Concretamente, se ha encontrado que las mutaciones del gen del receptor II de HAM (AMHRII) es uno de los determinantes de la edad de menopausia natural de una mujer y que, en mujeres con falla ovárica prematura esta mutación es la misma, pero ocurre más temprano. En un estudio de mujeres con antecedente de madres con menopausia temprana antes de los 45 años, los niveles de HAM declinaron 8.6% por año (95% CI: 6.4–10.8, P<0.001) versus pacientes con madres con menopausia entre los 46-54 años en quienes el descenso fue de 4.2% por año (95% CI: 2.0–6.4, P<0.001).

Está documentado que la HAM, el RFA, y la inhibina b son determinantes del envejecimiento ovárico y por lo tanto están incluidos dentro de los criterios STRAW +10 - *Stages of Reproductive Aging Workshop*, que describen y clasifican los estadíos finales de la edad reproductiva de una mujer hasta la menopausia Los niveles de HAM empiezan a disminuir desde 10 años antes de la menopausia, mucho antes de detectar un incremento en los niveles de FSH, y en la fase peri-menopáusica tardía pueden llegar hacer incluso indetectables. En un estudio observacional prospectivo reciente se documentó que, por cada descenso de 0.1 ng/ml de HAM se incrementa el riesgo de menopausia temprana en 14% (IC 95%, 1.10-1.18) y un OR de menopausia temprana de 2.6 (IC 95% 2 – 3-4), 7.5 (IC 95% 4.4 -13] y 23 (IC 95% 10-52) con niveles de HAM de 1.5 ng/ml, 1 ng/ml y 0.5 ng/ml, respectivamente. Adicionalmente, se ha documentado también que en mujeres con niveles de HAM de 0.1 ng/ml existe un riesgo aumentado de menopausia en los siguientes 2 años de hasta 75%.

No obstante, el patrón y grado de descenso en los niveles de ham tiene una variabilidad interpersonal significativa por lo que no ha sido posible establecer puntos de corte fijos para predecir el tiempo a la menopausia. Adicionalmente, la falta estandarización en las pruebas de laboratorio y la falta de datos sobre los niveles de HAM en la población general, limitan su uso como marcador predictor de menopausia.

HAM y síndrome de ovario poliquístico

En mujeres con síndrome de ovario poliquístico (SOP), la sobreproducción de andrógenos conlleva a una disrupción en el desarrollo folicular, haciendo que la población de folículos pre-antrales y antrales pequeños sea 6 veces más numerosa que en mujeres con función ovárica normal. El aumento en la proporción de folículos en los estadíos iniciales del desarrollo folicular en estas pacientes, explica la sobreproducción de HAM (con niveles séricos más altos) y resulta un crecimiento folicular más lento que ocasiona acumulación de folículos en diferentes estadíos de crecimiento ('stockpiling effect').

Algunos estudios han evaluado los niveles de HAM como marcador diagnóstico en SOP, pero la evidencia a la fecha no es conclusiva. En otro estudio se documentó y validó en una cohorte de 955 casos, el punto de corte de HAM en 3.2 ng/ml para diagnóstico de morfología ovárica poliquística, con una sensibilidad y especificidad del 86%, independiente de la edad o el fenotipo de SOP. Otros estudios han documentado valores de HAM 2-4 veces más altas que en la población general pero dado la variabìlidad interpersonal que existe y el componente multifactorial en la etiología y expresión del SOP, no se han establecido puntos de corte fijos o por edad para el diagnóstico o seguimiento.

En pacientes con SOP llevadas a TRA, se ha reportado el riesgo de hiperestimulación ovárica con HAM de 2.84, con una sensibilidad del 72% y especificidad del 77%. En cuanto a FIV, se ha documentado una relación directamente proporcional entre la tasa de ovocitos aspirados y los niveles de HAM, pero sin diferencias en las tasas de nacido vivo o embarazo clínico. Por otro lado, niveles muy elevados de HAM se han asociado con un mal pronóstico de la respuesta ovárica a la estimiuación pero tampoco se han establecido puntos de corte específicos.

A la fecha, la HAM no es un criterio diagnóstico de SOP, pero si podría servir en el diagnóstico diferencial de otras patologías que producen hiperandrogenismo pero que no se asocian con elevación de los niveles de HAM.

Ham y preservación de la fertilidad

La detección temprana de pacientes en riesgo de tener una reducción en su reserva ovárica, por factores genéticos, adquiridos o iatrogénicos, es fundamental para ofrecer alternativas terapéuticas de forma oportuna. No obstante, las indicaciones para realizar HAM en la población general no se han establecido de forma rutinaria y las recomendaciones de expertos no han llegado un acuerdo general.

Existen numerosas condiciones que pueden comprometer la reserva ovárica, reflejado por niveles de HAM disminuidos que, como ya lo hemos mencionado es el marcador más temprano de baja reserva ovárica. En la Tabla 1 están enumeradas las patologías benignas que se han encontrado asociadas con disminución de los niveles de HAM. El impacto específico de muchas de estas condiciones sobre la reserva ovárica y sus implicaciones clínicas, aún debe validarse en estudios clínicos más grandes.

Tabla 1. Condiciones benignas relacionadas con baja reserva ovárica

Condiciones ginecológicas	Cistectomía ovárica	Osaki, et al.,2016 Mohamed, et al.,2016 Deckers, et al.,2018
	Endometriosis	Kasapoglu, et al.,2018 Romanski, et al.,2019 Moreno-Sepulveda, et al.,2022
Condiciones metabólicas	Diabetes tipo I	Kim, et al., 2016 Wellons, et al., 2017
	Deficiencia de vitamina D	Dennis, et al.,2012 Xu, et.al.,2016
	Galactosemia	Frederick, et al., 2018 Sanders, et al., 2009
Enfermedades autoinmunes	Tiroiditis autoinmune	Magri, et al., 2015 Saglam, et al., 2015
	Artritis reumatoidea	Brower, et.al.2013 Henes, et al., 2015 Eudy, et.al, 2019
	Artritis juvenil idiopática	Ferreira, et al., 2019
	Lupus eritematoso sistémico	Lawrens, et al.,2011 Luo, et al.,2020
	Espondiloartropatías	Henes, et al., 2015
	Enfermedad de Behcet	Henes, et al., 2015 sahln, et al., 2017
	Síndrome anticuerpos antifosfolípidos	Yamakami, et al., 2014 Vega, et al., 2016
	Arteritis de Takayasu	Mont'Alverne, et al., 2015
	Enfermedad de Chron	Senates, et al., 2013 Freour, et al., 2012
	Esclerosis múltiple	Sepulveda, et al., 2016 Cil, et al., 2009
	Síndrome de Sjogren	Karakus, et al., 2017
Enfermedades cromosómicas	Síndrome de Turner	Hamza, et al., 2018 Hagen, et al., 2010
	Síndrome X frágil	Rohr, et al., 2008 Welt, et al., 2004 Tsafrir, et al., 2010
Enfermedades hematológicas	Anemia de fanconi	Sklavos, et al., 2014
	Anemia de células falciformes	Kopeika, et al., 2019
	Beta talasemia	Talaulikar, et al., 2019
	Síndromes de médula ósea	Sklavos, et al., 2015
Otros	Tabaquismo	Oladipupo, et al., 2022 Plante, et al., 2010

(Adaptado de: Female fertility preservation. Guideline of the Eureopean Society of Human Reproduction and Emrbiology. 2020. ESHRE Female Fertility Preservation Guideline Development Group)

En cuanto a cáncer, el grado de compromiso ovárico depende del tipo de tratamiento, dosis acumulada y edad de inicio. La quimioterapia con agentes alkilantes y/o la radioterapia corporal total o abdominopélvica, son los tratamientos que más riesgo de toxicidad gonadal tienen. En estas pacientes hay un alto riesgo de permanecer en amenorrea y no retornar a niveles normales de HAM; una edad más temprana y niveles de HAM más altos antes del tratamiento pueden mejorar el pronóstico. La edad es determinante para establecer el pronóstico reproductivo posterior a los tratamientos por cáncer, ya que en mujeres mayores de 35 años la recuperación posterior es más limitada. En pacientes con cáncer de seno es importante anotar adicionalmente la relación con la mutación del gen BCRA1 asociado con una reducción promedio de los niveles de HAM en 25% y mayor riesgo de cursar con baja reserva ovárica para la edad (OR 1.84, 95% CI: 1.11–303).

Preservación electiva de la fertilidad

Cada vez es más frecuente que las mujeres subestimen el impacto de la edad sobre su potencial reproductivo y posterguen la maternidad. Las mujeres tienen el derecho y la autonomía de planear su futuro reproductivo si así lo desean y en este escenario, la HAM estaría indicada. No obstante, en la práctica ginecológica general no todos los profesionales son conscientes de la importancia de esta consejería en mujeres en edad reproductiva.

La motivación de evaluar los niveles de HAM en una mujer en edad reproductiva, debe estar indicada en todas las situaciones que puedan potencialmente afectar la reserva ovárica, para que de manera oportuna se puedan ofrecer las alternativas de manejo.

Resumen de recomendaciones

- Los niveles HAM pueden predecir la respuesta ovárica a la estimulación y la tasa de ovocitos recuperados en un ciclo de tratamiento de reproducción asistida lo que permite diseñar estrategias terapéuticas personalizadas y contribuye disminuir el riesgo de complicaciones como síndrome de hiperestimulación ovárica. Los estudios evaluando la capacidad de predecir tasa de embarazo clínico y nacido vivo según niveles de HAM han arrojado conclusiones no conclusivas.
- Todas las pacientes con diagnóstico de cáncer que vayan a ser llevadas a tratamientos potencialmente gonadotóxicos deben ser evaluadas con HAM e informadas sobre estrategias para la preservación de su fertilidad.

- En pacientes con condiciones benignas ginecológicas o sistémicas, en las que puede haber un compromiso de la reserva ovárica, se debe individualizar la pertinencia de evaluar los niveles de HAM y realizar una consejería al respecto.
- Se debe promover el conocimiento de las mujeres con respecto a su salud reproductiva, el impacto de la edad y otros factores que pueden afectarla, para aumentar su conciencia al respecto y motivarlas a buscar atención oportuna y a hacer una planeación de su futuro reproductivo.
- Aunque la HAM no sea un marcador biológico directamente relacionado con la edad de menopausia, si puede ser de utilidad como marcador de depleción acelerada de la reserva ovárica y en mujeres con historia familiar de menopausia prematura su evaluación temprana cobra una mayor importancia.

BIBLIOGRAFÍA

1. Journal of Assisted Reproduction and Genetics (2020) 37,89–100. The role of anti-Müllerian hormone (AMH) in ovarian disease and infertility.
2. Reproduction. 2002 Nov;124(5):601-9. Regulation of ovarian function: the role of anti-Müllerian hormone].
3. Am J Obstet Gynecol. 2017 Aug;217(2).129-140. Ovarian reserve testing-a user's guide.
4. Journal of Assisted Reproduction and Genetics (2018) 3,777–783.Multi-center clinical evaluation of the Access AMH assay to determine AMH levels in reproductive age women during normal menstrual cycles.
5. Khodavirdilou et al. en 2022 J Ovarian Res. 2022 Jul 1;15(1):78.
6. Am J Obstet Gynecol. 2021 Nov;225(5). 515.e1-515.e10. Anti-Mullerian hormone levels among contraceptive users: evidence from a cross-sectional cohort of 27,125 individuals.
7. Fertil Steril. 2023 Jun;119(6),1069-1077 Contraceptive-specific antimüllerian hormone values in reproductive-age women.
8. Fertil Steril 2021;116:208–17. Duration, recency, and type of hormonal contraceptive use and antim€ullerian hormone levels.
9. J Clin Endocrinol Metab. 2020 Nov 1;105(11),3361-3373. Anti-Müllerian Hormone and Ovarian Reserve, Update on Assessing Ovarian Function.
10. J Clin Endocrinol Metab. 2020 Nov 1;105(11),3361-3373. Anti-Müllerian Hormone and Ovarian Reserve, Update on Assessing Ovarian Function.
11. Fertil Steril. 2016 Apr;105(4),946-952.e2. Epub 2015 Dec 17. Antimullerian hormone and pregnancy loss from the Effects of Aspirin in Gestation and Reproduction trial.
12. Am J Obstet Gynecol. 2017 Aug;217(2).129-140. Ovarian reserve testing-a user's guide.
13. J Ovarian Res. 2023 Jun 27;16(1):117. Comparison of anti-Muullerian hormonecand antral follicle count in the

prediction of ovarian response, a systematic review and meta-analysis.
14. Fertil Steril. 2018 Feb;109(2) 258-265.Epub 2018 Jan 11. Antimüllerian hormone as a predictor of live birth following assisted reproduction: an analysis of 85,062 fresh and thawed cycles from the Society for Assisted Reproductive Technology Clinic Outcome Reporting System database for 2012-2013.
15. Fertil Steril. 2020 Apr;113(4),818-827.e3. Epub 2020 Mar 4. Diminished ovarian reserve in recurrent pregnancy loss, a systematic review and meta-analysis.
16. Hum Reprod Update. 2021 Oct 18;27(6),973-988. Is diminished ovarian reserve a risk factor for miscarriage? Results of a systematic review and meta-analysis.
17. Fertil Steril. 2023 Mar;119(3),444-453.Antimullerian hormone is not associated with embryo ploidy in patients with and without infertility undergoing in vitro fertilization with preimplantation genetic testing.
18. Int J Mol Sci. 2021 Mar 4;22(5).2556 - Genetic Regulation of Physiological Reproductive Lifespan and Female Fertility (2021).
19. Hum Reprod. 2018 Jun 1;33(6):1175-1182. Anti-Müllerian hormone levels and incidence of early natural menopause in a prospective study.
20. Lancet. 2003 Sep 27;362(9389):1017-21. Formation and early development of follicles in the polycystic ovary.
21. J Clin Endocrinol Metab. 2004 Nov;89(11):5321-7. Stockpiling of transitional and classic primary follicles in ovaries of women with polycystic ovary syndrome.
22. BMC Pregnancy Childbirth. 2022 Mar 2;22(1),171. Association of antimüllerian hormone with polycystic ovarian syndrome phenotypes and pregnancy outcomes of in vitro fertilization cycles with fresh embryo transfer.
23. Curr Opin Endocrinol Diabetes Obes. 2018 Dec;25(6),391-398. The role of antimullerian hormone in assessing ovarian damage from chemotherapy, radiotherapy and surgery.
24. Hum Reprod. 2016 May; 31(5): 1126–1132. Anti-Müllerian hormone serum concentrations of women with germline BRCA1 or BRCA2 mutations.

3-3 Salud sexual y reproductiva

Dr. Gerardo Broutin Gutierrez

La sexualidad humana, de acuerdo con la Organización Mundial de la Salud (OMS), se define como "un aspecto central del ser humano, presente a lo largo de su vida. Abarca al sexo, las identidades y los papeles de género; el erotismo; el placer; la intimidad; la reproducción; y la orientación sexual".

La salud sexual es un aspecto fundamental para la salud y el bienestar general de las personas, las parejas y las familias, así como para el desarrollo económico y social de las comunidades y los países. La salud sexual, considerada afirmativamente, requiere un enfoque positivo y respetuoso de la sexualidad y las relaciones sexuales, así como la posibilidad de tener experiencias sexuales placenteras y seguras sin coerción, discriminación ni violencia. La capacidad de los hombres y las mujeres para lograr la salud y el bienestar sexuales depende de su:

- Acceso a información integral de buena calidad sobre sexo y sexualidad.
- Conocimiento de los riesgos que pueden correr y su vulnerabilidad ante las consecuencias adversas de la actividad sexual sin protección.
- Posibilidad de acceder a la atención de salud sexual.
- Residencia en un entorno que afirme y promueva la salud sexual.

Los problemas relacionados con la salud sexual son de amplio alcance y abarcan la orientación sexual y la identidad de género, la expresión sexual, las relaciones y el placer. También incluyen las consecuencias negativas o los trastornos tales como:

- Infecciones con el virus de la inmunodeficiencia humana (VIH) e infecciones de transmisión sexual y del aparato reproductor, así como sus consecuencias adversas (por ejemplo, cáncer e infertilidad).
- Embarazos no deseados y abortos.
- Disfunción sexual.

- Violencia sexual.
- Practicas nocivas como la mutilación genital femenina.

La salud sexual y la salud reproductiva están estrechamente relacionadas, pero algunos aspectos cruciales de la primera se pueden pasar por alto cuando se agrupan dentro del ámbito de la salud reproductiva. A fin de concientizar mejor sobre las intervenciones integrales en la esfera de la salud sexual y velar para que tanto la salud sexual como la salud reproductiva reciban toda la atención necesaria en la programación (incluida la prestación de servicios sanitarios) y la investigación, la Organización Mundial de la Salud (OMS) ha revisado su definición funcional de salud sexual con el fin de establecer un marco para adoptar un enfoque operacional pertinente apoyando la formulación de políticas y la ejecución de programas, y fundamentar más sólidamente la investigación y el aprendizaje en materia de salud sexual.

Evolución a través del tiempo

La noción de salud sexual, incluida su relación con la salud reproductiva, ha ido evolucionando con el tiempo en todo el mundo. La labor de la OMS en la esfera de la salud sexual se remonta por lo menos a 1974, cuando, tras ser convocados a Ginebra por la Organización, un grupo de expertos en sexualidad humana elaboró un informe técnico sobre la formación de los profesionales sanitarios en materia de educación y tratamiento en esta esfera.[1] En el informe, la salud sexual se definió como "la integración de los elementos somáticos, emocionales, intelectuales y sociales del ser sexual por medios que sean positivamente enriquecedores y que potencien la personalidad, la comunicación y el amor". Además, se indica que la atención al placer y al derecho a la información sexual son fundamentales en esta definición. Veinte años más tarde, en 1994, la salud sexual se incluyó en la definición declarada de salud reproductiva del informe de la Conferencia Internacional sobre la Población y el Desarrollo (CIPD): "La salud reproductiva es un estado general de bienestar físico, mental y social, y no de mera ausencia de enfermedades o dolencias, en todos los aspectos relacionados con el sistema reproductivo y sus funciones y procesos".[2] En esta definición, estaba implícita la capacidad de las personas "de disfrutar de una vida sexual satisfactoria y sin riesgos", y la capacidad y libertad para decidir procrear, y cuándo y con qué frecuencia hacerlo. Asimismo, se definió también la salud sexual y se estableció que su objetivo declarado es "el desarrollo de la vida y de las relaciones personales y no meramente el asesoramiento y la atención en materia de reproducción y de enfermedades de transmisión sexual".[2]

En el decenio posterior a la CIPD se avanzó considerablemente en la comprensión de la sexualidad y el comportamiento humanos en el mundo. Se reconoció la enorme carga mundial para la salud (y la elevada morbimortalidad) causada por una amplia gama de afecciones de la salud sexual y reproductiva, entre ellas, la infección por el VIH y otras infecciones de transmisión sexual (ITS); los embarazos no deseados; los abortos practicados en condiciones de riesgo; la esterilidad; las afecciones maternas y genitourinarias; la violencia de género; y las disfunciones sexuales. Además, aumentó la concienciación sobre los efectos del estigma, la discriminación y la calidad insuficiente de la atención en la salud sexual y reproductiva de las personas. En la "Estrategia mundial de salud reproductiva para acelerar el avance hacia la consecución de los objetivos y las metas internacionales de desarrollo", adoptada por la 57ª Asamblea Mundial de la Salud en 2004, la OMS estableció cinco aspectos fundamentales de la salud sexual y reproductiva, en uno de los cuales se mencionaba explícitamente el objetivo de "promover la salud sexual".[3] La OMS, al reconocer la necesidad de establecer una definición más clara, convocó a un grupo de expertos mundiales para que asumiera esta tarea en 2002; en 2006 publicó la definición de trabajo de "salud sexual" resultante, así como los conceptos conexos de "sexo", "sexualidad" y "derechos sexuales". Más tarde, en 2010, se publicaron nuevas actualizaciones de estos últimos conceptos.[4,5] Además, en ese mismo año, se publicó un marco para el diseño de programas de salud sexual[5] en el que se definieron y contextualizaron los cinco factores multisectoriales que influyen en la salud sexual: 1) la legislación, las políticas y los derechos humanos; 2) la educación; 3) la sociedad y la cultura; 4) la economía; y 5) los sistemas de salud. Más recientemente, la OMS publicó un informe sobre la salud sexual, los derechos humanos y la legislación (2015) para ayudar a los gobiernos y a las instancias normativas a mejorar la salud sexual mediante la armonización de las leyes y políticas pertinentes con las obligaciones nacionales e internacionales en materia de salud y derechos humanos.[6]

Los Objetivos de Desarrollo Sostenible, que fueron adoptados por la Asamblea General de las Naciones Unidas en septiembre de 2015, mencionan un objetivo clave para la salud mundial: garantizar una vida sana y promover el bienestar para todos en todas las edades (ODS 3). Para que ello se cumpla, se ha establecido la meta específica de garantizar, para 2030, el acceso universal a los servicios de salud sexual y reproductiva (meta 3.7). A fin de que los países alcancen esta meta de los ODS, es necesario definir mejor lo que constituyen los servicios de salud sexual en la práctica, así como aclarar las diferencias y los vínculos entre la salud sexual y la salud reproductiva. Basándose en la labor realizada hasta la fecha en relación con el concepto de salud sexual, el presente marco presenta aclaraciones y contribuirá a mejorar el funcionamiento de los servicios de salud sexual en el contexto de la programación y la investigación.

DEFINICIONES

Salud sexual: es un estado de bienestar físico, mental y social en relación con la sexualidad, y no solamente la ausencia de enfermedad, disfunción o malestar. Requiere de un enfoque positivo y respetuoso de la sexualidad y de las relaciones sexuales, así como la posibilidad de tener experiencias sexuales placenteras y seguras, libres de toda coacción, discriminación y violencia. Para que todas las personas alcancen y mantengan una buena salud sexual se deben respetar, proteger y satisfacer sus derechos sexuales.

Sexo: el sexo es la característica biológica que define a los seres humanos como hombre o mujer. Estos conjuntos de características biológicas tienden a diferenciar a los humanos como hombres o mujeres, pero no son mutuamente excluyentes, ya que hay individuos que poseen ambos. En el uso general de muchos idiomas, el término "sexo" se utiliza a menudo en el sentido de "actividad sexual", aunque para usos técnicos en el contexto de la sexualidad y los debates sobre salud sexual se prefiere la definición anterior.

Sexualidad: es un aspecto central del ser humano que está presente a lo largo de su vida. Abarca el sexo, las identidades y los roles de género; la orientación sexual; el erotismo; el placer; la intimidad; y la reproducción. Se siente y se expresa a través de pensamientos, fantasías, deseos, creencias, actitudes, valores, comportamientos, prácticas, roles y relaciones. Si bien la sexualidad puede incluir todas estas dimensiones, no todas ellas se experimentan o expresan siempre. La sexualidad está influida por la interacción de factores biológicos, psicológicos, sociales, económicos, políticos, culturales, éticos, legales, históricos, religiosos y espirituales.

Derechos sexuales: la satisfacción de la salud sexual está ligada a la medida en que se respetan, protegen y cumplen los derechos humanos. Los derechos sexuales abarcan ciertos derechos humanos reconocidos en los documentos internacionales y regionales pertinentes, en otros documentos de consenso y en las legislaciones nacionales. Los derechos fundamentales para la realización de la salud sexual son los siguientes: 1) los derechos a la vida, la libertad, la autonomía y la seguridad de la persona; 2) el derecho a la igualdad y la no discriminación; 3) el derecho a no ser sometido a torturas o a penas o tratos crueles, inhumanos o degradantes; 4) el derecho a la privacidad; 5) los derechos al grado máximo de salud (incluida la salud sexual) y al nivel máximo de seguridad social; 6) el derecho al matrimonio y a formar una familia con el libre y completo consentimiento de ambos esposos, y a la igualdad dentro del matrimonio y en el momento de disolución de este; 7) el derecho a decidir el número de hijos que se desea tener y el intervalo de tiempo entre los nacimientos; 8) los derechos a la información y a la educación; 9) los derechos a la libertad de opinión y de expresión; y 10) el derecho a la reparación efectiva en caso de violación de los derechos fundamentales. Los derechos sexuales constituyen la aplicación de los derechos humanos existentes a la sexualidad y a la salud sexual. Protegen el derecho de todas las personas a satisfacer y expresar su sexualidad, y a disfrutar de la salud sexual con el debido respeto por los derechos de los demás, dentro de un marco de protección frente a la discriminación (WHO, 2006 y 2010).

Bienestar físico, emocional, mental y social en relación con la sexualidad

Función sexual y orientación psicosexual

Es clave la prevención y control del VIH y de otras infecciones de transmisión sexual, sin discriminación a los portadores y con una adecuada información sobre las posibilidades de contagio con o sin tratamiento (como se afirma hoy en día con respaldo científico, los portadores de VIH con más de seis meses de carga viral indetectable no trasmiten el virus, lo que les permite una relación más placentera con sus parejas serodiversas). Los puntos fundamentales a la hora de orientar son:

Educación e información integrales

- Prevención de la violencia de género y apoyo y atención a sus victimas
- Asistencia prenatal y durante el parto y el puerperio
- Servicios de aborto seguros de acuerdo a la legislación vigente en cada país
- Tratamiento de la esterilidad

Orientación y suministro de métodos anticonceptivos

Educación e información integrales:[10,11] la educación y la información integrales implican facilitar información precisa, adecuada a cada edad y actualizada sobre los aspectos físicos, psicológicos y sociales de la sexualidad y la reproducción, así como sobre la salud sexual y reproductiva y la falta de salud. La información precisa puede llenar lagunas de conocimiento, aclarar conceptos erróneos y mejorar la comprensión general, así como fomentar aptitudes para apoyar el empoderamiento, los valores, las actitudes positivas y los comportamientos saludables. Esta es, con razón, una parte fundamental de todas las esferas de intervención presentadas en el rosetón. Todas las intervenciones deben velar por que los individuos tengan la información, las aptitudes y los conocimientos necesarios para tomar decisiones sobre sexualidad y reproducción y para poner en práctica sus decisiones. En la esfera del sector sanitario, se puede facilitar información durante las consultas de atención preventiva o curativa o en entornos no clínicos, en el contexto de la educación sanitaria. En el sector de la educación, se puede ofrecer orientación y contenidos normalizados sobre educación sexual integral adaptada a cada edad dentro de los planes de estudios desde la educación preescolar hasta los niveles universitarios, y se pueden impartir tanto en la escuela como fuera de ella.

Prevención de la violencia de género y apoyo y atención a sus víctimas:[12,13] la violencia de género puede adoptar muchas formas, tanto físicas y sexuales como emocionales. Con anterioridad, este término se refería a la violencia ejercida por los hombres contra las mujeres, pero, recientemente, se ha empezado a utilizar para aludir a la violencia por motivos de la identidad de género o la orientación sexual. Las intervenciones del sector salud frente a la violencia de género incluyen las siguientes: la detección temprana mediante la entrevista clínica; el apoyo y la respuesta de primera línea; el tratamiento y la atención a las víctimas de violencia o de agresiones sexuales ejercidas por la pareja (como la anticoncepción de emergencia, el tratamiento en caso de sospecha de ITS, la profilaxis posterior a la exposición al VIH y la atención de salud mental). Algunas intervenciones complementarias importantes fuera del sector salud son la educación de las niñas en edad de asistir a la escuela secundaria, el empoderamiento económico de las mujeres, el trabajo sobre las masculinidades y los cambios de las normas sociales, y los programas de visitas domiciliarias para reducir el maltrato infantil. La ausencia de violencia ayuda a que las relaciones sexuales sean más seguras, reduce el riesgo de ITS y permite el acceso a los anticonceptivos y a la atención sanitaria materna. Además, aumenta el acceso a la atención sanitaria necesaria, incluidos los servicios de salud sexual y reproductiva.

Prevención y control del VIH y de otras infecciones de transmisión sexual:[14-18] las infecciones de transmisión sexual (ITS) son causadas por patógenos como bacterias y virus, que pueden transmitirse a través del contacto sexual (oral, anal, vaginal) y de otros mecanismos, como la transmisión maternoinfantil o los vectores. En esta esfera de intervención se incluyen también las infecciones del aparato reproductor, como la vaginitis bacteriana y la candidiasis, que pueden estar relacionadas con la actividad sexual, aunque no se transmitan por esa vía. Las ITS más habituales son la clamidia, la gonorrea, la sífilis, la tricomoniasis, la infección por virus del herpes simple, la infección por virus del papiloma humano, la infección por el VIH y algunos tipos de hepatitis vírica. Más recientemente, se han identificado también como transmisibles sexualmente infecciones víricas que causan brotes, como la infección por el virus de zika y el ébola, que se transmiten principalmente a través de vectores o por contacto físico. Muchas ITS pueden cursar sin síntomas aparentes. Si no se tratan, las ITS pueden tener efectos psicológicos, sociales y económicos a corto y largo plazo, además de efectos en la salud general, la fecundidad y la sexualidad. Las ETS se pueden prevenir mediante el retraso del inicio de la actividad sexual, las relaciones sexuales sin penetración, el uso de preservativos, la vacunación para prevenir la infección por virus del papiloma humano y la hepatitis B, la circuncisión para prevenir la infección por VIH y la profilaxis antes y después de la exposición.

Estas infecciones se pueden controlar mediante la detección y tratamiento temprano, un manejo correcto de los casos, una mejor búsqueda de atención sanitaria, la notificación a las parejas sexuales y la prevención y manejo de las complicaciones.

Función sexual y orientación psicosexual: la función sexual es producto de una compleja interacción entre varios factores fisiológicos, psicológicos, físicos e interpersonales. El funcionamiento sexual deficiente y las disfunciones sexuales son síndromes que comprenden las distintas formas por las que los adultos encuentran dificultades para que la actividad sexual resulte satisfactoria. La detección y el manejo de los problemas y dificultades sexuales, y el tratamiento de las disfunciones y trastornos sexuales, son componentes esenciales de la atención a la salud sexual. La orientación psicosexual proporciona a los pacientes apoyo e información u orientación específicas relacionadas con sus problemas sexuales, lo cual puede ayudar a que recuperen una actividad sexual satisfactoria. Este tratamiento se centra en la necesidad de modificar las prácticas sexuales o de mejorar los métodos para hacer frente a un problema o trastorno sexual. El tratamiento también puede ser farmacológico.

Orientación y suministro de métodos anticonceptivos: la anticoncepción es la prevención voluntaria del embarazo por medios naturales o artificiales. Para ello, se pueden utilizar diversos métodos, productos y servicios anticonceptivos modernos, que deben ser accesibles, aceptables, disponibles y asequibles, y deben ser provistos, sin que medie coacción, por personal capacitado en lugares que cumplan con las normas de calidad de la atención.[26] La anticoncepción es una de las intervenciones sanitarias más costo eficaces, ya que evita los embarazos no deseados y los abortos (así como las complicaciones de los abortos practicados en condiciones de riesgo), reduce la mortalidad materna y neonatal y mejora la salud de los recién nacidos y los niños. Además, al evitar los embarazos no deseados a través de la anticoncepción, se crean oportunidades educativas para las niñas. De ese modo, se contribuye a mejorar su situación socioeconómica y su bienestar general.

Tratamiento de la esterilidad: la esterilidad es la incapacidad para lograr un embarazo después de tener relaciones sexuales sin protección por 12 meses o más. Además de las consecuencias psicosociales que sufren las personas que no pueden tener hijos, los efectos de la esterilidad pueden ser de gran alcance. La incapacidad para procrear puede causar problemas conyugales, divorcios y aislamiento de la familia o la comunidad. La esterilidad involuntaria o no deseada aumenta también la probabilidad de que se produzcan episodios de violencia de género en la pareja. Las intervenciones en esta esfera van desde un mejor conocimiento de la esterilidad hasta el uso de tecnologías médicas avanzadas, entre ellas, las de reproducción asistida, como la fecundación in vitro (FIV). Además, el tratamiento de la esterilidad brinda una oportunidad importante para implicar a los hombres, que suelen mostrar menos disposición a acudir a los servicios de salud y a tratar cuestiones relacionadas con la salud sexual y reproductiva.

Asistencia prenatal, durante el parto y puerperal: el embarazo, el parto y el puerperio son momentos críticos para la supervivencia de la madre y del recién nacido. La atención prenatal, durante el parto y puerperal de calidad es fundamental para reducir los resultados adversos del embarazo y el parto y para mejorar el bienestar de las mujeres y sus hijos. Durante este periodo se pueden prestar las siguientes intervenciones: la promoción general de hábitos y nutrición saludables; la detección de riesgos y la prevención y el tratamiento de las afecciones preexistentes o relacionadas con el embarazo; el manejo del parto; la prestación de atención respetuosa y digna, y la comunicación eficaz entre las mujeres y los profesionales de salud; la atención y el apoyo a las víctimas de violencia de género durante y después del embarazo; la anticoncepción posparto; el diagnóstico y el tratamiento de las ITS; y la atención a la salud mental. Estos servicios de salud materna sirven de base para otras importantes funciones de la atención sanitaria más allá del embarazo y el parto, como la promoción de la salud (por ejemplo, el abandono del consumo de tabaco y alcohol), las pruebas de detección y el diagnóstico (por ejemplo, de la diabetes, la infección por el VIH, el paludismo, la sífilis y la tuberculosis) y la prevención de enfermedades (por ejemplo, mediante la vacunación).

Servicios de aborto seguro: en los lugares donde se ofrece un acceso fácil a servicios aceptados por la legislación, los abortos suelen ser seguros. En cambio, cuando se establecen muchas restricciones a la disponibilidad de estos servicios y a su acceso, los abortos tienden a entrañar riesgos y pueden ser una causa significativa de morbimortalidad materna. Los servicios relacionados con el aborto seguro incluyen el suministro de información, el asesoramiento, la prestación de servicios de aborto farmacológico y quirúrgico, el reconocimiento y manejo de las complicaciones del aborto no seguro, la dispensación de anticonceptivos después del aborto (cuando se deseen) y el establecimiento de sistemas de derivación a servicios sanitarios de más alta complejidad.

Es obligación de nuestras sociedades médicas velar por el establecimiento de políticas, reglamentos y estrategias.[6] Las leyes, las políticas, los reglamentos y las estrategias establecen parámetros institucionales y de otra índole que influyen en el diseño y la ejecución de programas, intervenciones e investigaciones relacionados con la salud sexual. Por tanto, desempeñan un papel crucial en todos los países y lugares, ya que potencian o socavan la salud sexual, y promueven, protegen o vulneran los derechos humanos relacionados con la salud sexual. Esto ocurre con las leyes y políticas nacionales que regulan la prestación de servicios sanitarios, así como las leyes civiles, penales, administrativas y de otra índole que se aplican a las cuestiones relacionadas con la sexualidad y que, por ello, afectan a la salud sexual. El marco legal y normativo también puede servir para que las personas que han visto vulnerados sus derechos humanos utilicen los mecanismos de justicia disponibles, y hace posibles los procesos transparentes de seguimiento y revisión para registrar y mejorar la salud sexual en una población diversa.

CONCLUSIÓN

El Objetivo de Desarrollo Sostenible relativo a la salud (ODS 3) plantea el reto mundial de "garantizar una vida sana y promover el bienestar para todos en todas las edades para 2030". El énfasis en la "salud para todos" se traslada a la meta incluida en el ODS 3 de garantizar el acceso universal a los servicios de salud sexual y reproductiva para 2030 (meta 3.7). Aunque los indicadores de esta meta se centran en la salud reproductiva, la inclusión del concepto de salud sexual y la promoción del "bienestar para todos" como elemento fundamental del ODS 3 abren la posibilidad de alcanzar enormes progresos en la esfera de la salud sexual en la era de los ODS. Teniendo esto en consideración, en el marco descrito en el presente documento se detallan los componentes de la salud sexual y sus vínculos con la salud reproductiva, situando estos dos conceptos distintos pero entrelazados en pie de igualdad. Al separar y explicar los componentes de la definición de trabajo de salud sexual establecida por la OMS, este enfoque operativo orienta y estructura la programación y la investigación en materia de salud sexual, contribuyendo así al logro de los objetivos en materia de salud sexual y reproductiva.

BIBLIOGRAFÍA:

1. Education and treatment in human sexuality: the training of health professionals. Geneva, World Health Organization, 1975 (http://apps. who.int/iris/bitstream/10665/38247/1/WHO_TRS_572_eng.pdf, consultado el 14 de junio de 2017).
2. Informe de la Conferencia Internacional sobre la Población y el Desarrollo (El Cairo, 5 a 13 de septiembre de 1994). Nueva York (NY), Naciones Unidas (A/CONF.171/13; http://www.un.org/popin/icpd/conference/ offeng/ poa.html, consultado el 13 de junio de 2017).
3. Estrategia de salud reproductiva para acelerar el avance hacia la consecución de los objetivos y las metas internacionales de desarrollo. Estrategia mundial adoptada por la 57ª Asamblea Mundial de la Salud. Ginebra: Organización Mundial de la Salud, 2004 (http://www.who.int/ reproductivehealth/publications/

general/RHR_04_8/en/, consultado el 14 de junio de 2017).
4. Defining sexual health: report of a technical consultation on sexual health, 28-31 January 2002, Geneva. Geneva, World Health Organization, 2006 (http://www.who.int/reproductivehealth/topics/gender_rights/defining_sexual_health.pdf, consultado el 14 de junio de 2017).
5. Developing sexual health programmes: a framework for action Geneva, World Health Organization, 2010 (http://www.who.int/reproductivehealth/ publications/sexual_health/rhr_hrp_10_22/en/, consultado el 14 junio de 2017)
6. Sexual health, human rights and the law. Geneva, World Health Organization, 2015 (http://www.who.int/reproductivehealth/ publications/sexual_health/sexual-health-human-rights-law/en/, consultado el 13 de junio de 2017).
7. United Nations Population Fund (UNFPA), Office of the United Nations High Commissioner for Human Rights (OHCHR), Danish Institute for Human Rights. Reproductive rights are human rights: a handbook for national human rights institutions. New York (NY), United Nations, 2014 (http://www.ohchr.org/Documents/Publications/NHRIHandbook.pdf, consultado el 14 de junio de 2017).
8. Regional consultation on the development of the European action plan for sexual and reproductive health and rights (SRHR) 2017 2021: Copenhagen (Denmark), 14-15 December 2015. Copenhagen: WHO Regional Office for Europe, 2016 (http://www.euro.who.int/_data/ assets/pdf_file/0008/300122/Regional-consultation-development-EAPSRHR-20172021-report.pdf, consultado el 16 de junio de 2017).
9. McLeroy KR, Bibeau D, Steckler A, Glanz K. An ecological perspective on health promotion programs. Health Educ Q. 1988;15(4):351–77.
10. Recursos sobre la Educación para la salud y el bienestar. En UNESCO [página web]. París: Organización de las Naciones Unidas para la Educación, la Ciencia y la Cultura; 2017 (https://en.unesco.org/themes/ health-education/resources, consultado el 13 de junio de 2017).
11. Brief sexuality-related communication: recommendations for a public health approach. Geneva, World Health Organization, 2015 (http:// www.who.int/reproductivehealth/publications/sexual_health/ sexuality-related-communication/en/, consultado el 14 de junio de 2017).
12. Atención de salud para las mujeres que han sufrido violencia de pareja o violencia sexual: Manual clínico. Ginebra: Organización Mundial de la Salud; 2014 (http://www.who.int/reproductivehealth/publications/ violence/vaw-clinical-handbook/es/, consultado el 14 de junio de 2017).
13. Declaración sobre la eliminación de la violencia contra la mujer. Nueva York (NY): Asamblea General de las Naciones Unidas; 1993. A/RES/48/104; http://www.un.org/documents/ga/res/48/a48r104.htm, consultado el 14 de junio de 2017).
14. Estrategia Mundial del Sector de la Salud contra las Infecciones de Transmisión Sexual, 2016-2021. Ginebra: Organización Mundial de la Salud; 2016 (http://www.who.int/reproductivehealth/publications/rtis/ ghss-stis/es/, consultado el 14 de junio de 2017).
15. WHO guidelines for the treatment of Chlamydia trachomatis. Geneva, World Health Organization, 2016 (http://www.who.int/reproductivehealth/ publications/rtis/chlamydia-treatment-guidelines/en/, consultado el 4 de julio de 2017).
16. Orientaciones mundiales sobre los criterios y procesos para la validación de la eliminación de la transmisión maternoinfantil (ETMI) del VIH y la sífilis. Ginebra: Organización Mundial de la Salud; 2014 (http://www.who. int/reproductivehealth/publications/rtis/9789241505888/es/, consultado el 14 de junio de 2017).
17. Marcus R, Harper C, Brodbeck S, Page E. Social norms, gender norms and adolescent girls: a brief guide. Knowledge to Action Resource Series. London: Overseas Development Institute, 2015 (www.odi.org.uk/sites/odi.org.uk/files/odi-assets/publications-opinion-files/9818.pdf, consultado el 16 de junio de 2017).

3-4 Dilemas bioéticos en terapias de reproducción asistida

Dres.: Aida Lorena Díaz Torres; Mónica Liliana Munevar Vega

INTRODUCCIÓN

De acuerdo a la Organización Mundial de la Salud, se define infertilidad como: "la ausencia de embarazo tras al menos un año de relaciones sexuales regulares y sin protección, en donde no converjan otros factores como la amenorrea postparto o el periodo de lactancia"(International Bioethics Committee, 2019).

Sus causas pueden ser únicas o multifactoriales, ser conocidas o idiopáticas, dentro de los factores etiológicos identificables tenemos: patologías hormonales o alteraciones anatómicas, enfermedades genéticas, infecciones de transmisión sexual, o como efecto adverso a tratamientos farmacológicos o intervenciones médicas o exposiciones ambientales (International Bioethics Committee, 2019) (Gamboa-Bernal, 2023).

Algunas de estas causas son prevenibles o tiene posibilidades de un tratamiento médico o quirúrgico, pero otras no. Se considera que al menos el 10% de la población a nivel mundial tienen problemas de fertilidad y de estos al menos el 80% se encuentran en países de medianos y bajos ingresos, en donde es importante fortalecer los programas de salud pública enfocados hacía la prevención y tratamiento de enfermedades de transmisión sexual o en la prevención de exposiciones ambientales (Álvarez-Díaz, 2021).

En ausencia de prevención o un tratamiento, los avances médicos y tecnológicos de las últimas cinco décadas han permitido el surgimiento de terapias de reproducción asistida (TRA) como un medio para lograr la paternidad de parejas o personas solteras con imposibilidad de embarazos exitosos (International Bioethics Committee, 2019).

Sin embargo, de acuerdo a datos históricos se conoce casos de realización de inseminaciones en mujeres del siglo XVIII por el Doctor Jhon Hunter en Londres, aunque no fue hasta 1884 que el Doctor Pancoast en Filadelfia logró el primer embarazo por inseminación artificial, aunque era una técnica con limitaciones técnicas debido a que requería que la mujer se encontrara ovulando y que fuera inseminada con semen fresco. Por lo anterior no fue hasta mediados del siglo pasado con el desarrollo de la congelación de semen que se dio el desarrollo de biobancos abriendo la posibilidad de donación de semen y con ellos la oportunidad de realizar fecundaciones extracorpóreas o invitro y creación de embriones que luego podían ser transferidos en el útero de las pacientes (Zaldívar Marrón, 2022). No obstante, fue hasta la década de los 70 que ocurrió el desarrollo de la fecundación invitro y el primer nacimiento exitoso por esta técnica se dio en 1978, de una bebé llamada Louise Brown en Inglaterra (POLLO, 2020).

Desde ese momento hasta ahora, las terapias de reproducción asistida han permitido el nacimiento de alrededor 8 millones de seres humanos y representa alrededor del 4% de los nacimientos anuales en países ricos. Sin embargo, aun cuando actualmente se estima que se realizan aproximadamente dos millones y medio de ciclos de TRA a nivel mundial, derivando en el nacimiento de al menos quinientos mil bebés, el acceso a procedimientos de reproducción asistida es limitada por su elevado costo, que no puede asumir el ciudadano promedio (International Bioethics Committee, 2019; PALAZZANI, 2020).

De acuerdo a la OMS cuando se habla de terapias de reproducción asistida se tienen en cuenta una variedad de procedimientos de menor a mayor complejidad, a saber: desde la inducción de la ovulación, la estimulación ovárica controlada; la inseminación intrauterina, inseminación que puede ser con semen de la pareja de la paciente o procedente de un donante; la fertilización invitro (FIV) con la consecuente transferencia de embriones, la criopreservación de ovocitos, espermatozoides o embriones, estos últimos que requieren en ocasiones de donación de ovocitos, espermatozoides o embriones y por último hasta el momento y el más controvertido, la Gestación subrogada (International Bioethics Committee, 2019; Zaldívar Marrón, 2022).

Aun cuando en un principio las TRA, fueron desarrolladas para el manejo de parejas con problemas de fertilidad, con el tiempo empezó a darse una demanda de parejas o personas solteras que por diferentes situaciones no podían lograr un embarazo natural, como es el caso de parejas del mismo sexo que requieren de un donante de gametos o de subrogación uterina o personas sin pareja que deseaban ser padres (Schurr, 2018). Sumado a la presión social que al día de hoy se da en algunas sociedades, en donde existe un mandato por tener hijos, llevando al estigma y discriminación de las personas con problemas de fertilidad (Ross & Moll, 2020).

Al igual que las TRA, el nacimiento y auge de la Bioética se dio en la segunda mitad del siglo pasado, en respuesta a los dilemas éticos de la aplicación de nuevas tecnologías en el campo de las ciencias biomédicas, en donde convergen diversas opiniones creando un espacio de debate público en pro del bienestar de la vida humana que luego se extendió a otras áreas de la vida como el medio ambiente y la vida animal. De tal forma, en relación a TRA, nace la bioética reproductiva que inicialmente se centró en el debate que enfrenta el desarrollo científico en relación a la ontogénesis humana y la pendiente resbaladiza que conllevan algunas prácticas eugenésicas como lo relacionado a la selección de rasgos en la descendencia, el cribado y la selección de embriones y las intervenciones de edición de la línea germinal (POLLO, 2020). No obstante, con la aplicación de diferentes técnicas reproductivas han surgido diferentes debates relacionados con los principios de la bioética, a saber: autonomía, justicia, beneficencia y no maleficencia; en donde pueden coexistir argumentos de tipo científico, éticos, sociales, políticos y jurídicos (Zaldívar Marrón, 2022).

Algunos de los dilemas en donde confluyen la bioética y las TRA, se encuentran los relacionados con el riesgo de vulneración de derechos en la gestación subrogada, la pluripaternidad, la procreación postmortem, la producción de embriones supernumerarios, los bancos de embriones y la disposición final de estos, así como su uso en investigación y la reducción fetal cuando por fertilización invitro y transferencia múltiple de embriones con la se producen embarazos múltiples a riesgo de la salud de la madre y los fetos siendo necesario recurrir a esta técnica con el fin de proteger la vida de la mujer y su embarazo (International Bioethics Committee, 2019).

El presente capítulo pretende dar una visión amplia de los principales dilemas desde la Bioética reproductiva en relación a la aplicación de ciertos procedimientos y técnicas de reproducción asistida, por lo cual no se pretende abordar reflexivamente temas de amplio análisis bioético, como la subrogación uterina, el trasplante de útero y el uso de útero artificial o el análisis profundo de cada una de las TRA disponibles, que nos llevaría a la creación de un documento mucho más extenso.

Dilemas bioéticos en torno a algunos de los procedimientos y tecnologías usadas en terapias de reproducción asistida.

Donación de gametos, embriones y donación mitocondrial.

En el mundo, se aumentan cada día mas los ciclos de reproducción asistida donde es usado un gameto donado, recientemente se describió y comprobó la técnica para la donación de mitocondrias, esto ha llevado a el análisis desde la biótica de estos procedimientos.

Empecemos por la donación de gametos, a pesar de ser necesaria para la aplicación y desarrollo de las TRA, genera cierta inequidad de género respecto a la obtención de las muestras, mientras que en hombres su obtención es sencilla, en las mujeres se deben administrar inductores de ovulación con los subsiguientes riesgos de cáncer de mama o de incremento de riesgo de trombosis. No obstante, este no es el único punto problemático en la donación de gametos, la comercialización de esperma y óvulos pueden favorecer la explotación de personas, predominantemente de mujeres jóvenes inclusive menores de edad o hombres atractivos o con características deseables, por lo cual al día de hoy se considera que la vía para evitar este comercio es la donación de gametos (International Bioethics Committee, 2019; Peláez Fernández, 2021).

En relación a la donación mitocondrial, se realiza mediante la extracción de ADN mitocondrial de ovocitos con una técnica de aspiración del citoplasma del ovocito, con la intención de evitar la transmisión de enfermedades hereditarias de origen mitocondrial, que se consideran graves en cuanto a que se relacionan con el desarrollo de discapacidad grave y alta mortalidad a edades tempranas, no obstante, a pesar del impacto en la prevención de este tipo de enfermedades su punto controversial resulta en el material genético del recién nacido que tendrá 3 orígenes, nuclear, de los padres y mitocondrial donado, sin embargo este factor se considera irrelevante en cuanto al impacto positivo en la descendencia de las familias afectadas por estas condiciones (International Bioethics Committee, 2019). Al parecer esta técnica también podrá ayudar para enlentecer el envejecimiento ovocitario considerándose otro dilema ético.

En cuanto a la donación de embriones y la creación de bancos de embriones, resulta éticamente problemático cuando se promueve la sobreproducción de embriones y su mantenimiento y disposición final se maneja de manera irresponsable. Una vez se realiza la fecundación in vitro los embriones restantes pueden ser destruidos, criopreservados o utilizados en investigación o con fines terapéuticos con el uso de células embrionarias, y aun cuando no haya consenso sobre el estatus moral del embrión, es importante que se reconozca su potencial humano y como tal se le dé un trato digno estableciendo legislaciones que eviten la sobreproducción de embriones, abogando por una transferencia de un único embrión con el fin de evitar embarazos múltiples y la necesidad de tener que acudir a procedimientos como la reducción de embriones o la supresión aleatoria, además de ser deseable evitar la selección de embriones y que en caso de quedar embriones no utilizados, se establezcan a nivel legislativo las condiciones de almacenamiento y tiempo de conservación, así como las opciones de disposición final considerando opciones como la adopción de embriones como una alternativa para parejas con problemas de fertilidad, aunque al final siempre será preferible la criopreservación de gametos y cigotos a la de embriones desde el punto de vista bioético (Álvarez-Díaz, 2021; Hugo et al., 2022; PALAZZANI, 2020; Zaldívar Marrón, 2022). En este momento en la mayoría de los centros de fertilidad se ha intentado solucionar parte de estos dilemas desde el libre albedrío de los pacientes para definir número de embriones a transferir y destino de los mismo en caso de no querer mas transferencias.

Criopreservación y vitrificación

El almacenamiento de gametos ha estado disponible por varias décadas, pero la vitrificación o congelación ultrarrápida es una técnica relativamente nueva que permite la conservación de ovocitos y tejido ovárico que resulta útil en pacientes que van a ser sometidas a tratamientos médicos o quirúrgicos que causen infertilidad. Pero no es una tecnología exclusiva para las mujeres con infertilidad, dado que se ha vuelto una opción para muchas otras debido a que, a pesar de que las mujeres modernas gozan de mayor acceso a la educación y derechos laborales, las exigencias alrededor de estos aspectos han modificado los momentos y hábitos de vida femeninos, conduciendo a un retraso de la maternidad en muchas mujeres que optan por la congelación de sus gametos o embriones hasta contar con una mayor estabilidad económica o de pareja que les de la confianza de ser madres. A pesar de ampliar las posibilidades femeninas, esta decisión no está libre de riesgos al asumir un primer embarazo en una edad avanzada, incrementándose la probabilidad de sufrir de ciertas complicaciones durante el embarazo como preeclampsia, diabetes gestacional, retardo del crecimiento intrauterino y parto pretérmino (Álvarez-Díaz, 2021; International Bioethics Committee, 2019; Rimon-Zarfaty & Schweda, 2018). Al identificarse tales riesgos, países como Países Bajos y Alemania han limitado el acceso de recursos públicos para la financiación de estos procedimientos para mujeres que superen los 40 años de edad (Rimon-Zarfaty & Schweda, 2018). Lo anterior derivará inevitablemente en un estancamiento en las tasas de natalidad a futuro, envejecimiento generacional asociado a una mayor esperanza de vida actual, sumado a que las tasas de éxito de las TRA son menores en las mujeres que superan los 35 años de edad (Rimon-Zarfaty & Schweda, 2018).

Cuando se habla de retraso de la paternidad, también debemos contemplar la posibilidad de reproducción postmortem que resulta igualmente controversial en cuanto a que se ve afectada la autonomía en caso de no contar con el consentimiento pleno de la persona ausente y además el niño producto de dicho procedimiento se verá privado a priori de la presencia de uno de sus padres durante toda su vida (International Bioethics Committee, 2019; Zaldívar Marrón, 2022).

Diagnóstico preimplantacional y edición genómica.

El diagnóstico genético preimplantacional, se aplica predominantemente en aquellas parejas con riesgo de transmisión de una enfermedad de origen genético que pueda deteriorar la expectativa y calidad de vida de su progenie. El dilema alrededor de su práctica se da en la posibilidad de su aplicación, fuera de la prevención de enfermedades genéticas graves, como por ejemplo en la selección de embriones con ciertas características como la posibilidad de elección de género, que promoverá la discriminación, el uso indebido de recursos con fines no médicos, la injusticia social y la eugenesia al pretender seleccionar individuos con ciertas características; por lo anterior, la elección de género preimplantacional únicamente podría ser éticamente aceptable cuando exista el riesgo de transmisión de enfermedades ligadas a X (Peláez Fernández, 2021; Zaldívar Marrón, 2022). Otro aspecto en relación a los principios de autonomía y no maleficencia, y que trasgrede la dignidad humana del recién nacido, resulta de su aplicación con la intención de llegar a tener un bebe medicamento que posee un perfil genético determinado, con el único fin de tratar mediante trasplante de médula ósea a un hermano mayor afectado por enfermedades hematológicas como leucemia o aplasia medular (International Bioethics Committee, 2019; Peláez Fernández, 2021).

Aun cuando, en la actualidad se encuentra en fase de investigación, la edición genómica mediante CRISPR-9, permitirá la terapia génica de gametos o embriones afectados por condiciones genéticas en las que no es aplicable el diagnóstico genético preimplantacional como en el caso de ambos padres homocigotos de un trastorno genético recesivo o con genes dominantes de una enfermedad autosómica dominante o antecedentes de enfermedades mitocondriales. Aun cuando esta técnica es preferible en ocasiones al diagnóstico preimplantacional al evitar la selección y destrucción de embriones, resulta problemática desde el punto de vista bioético por su potencial de modificar la línea germinal de futuras generaciones y facilitar prácticas eugenésicas, sumado a que probablemente cuando se pueda aplicar sea un procedimiento costoso, en los que los recursos públicos para su financiamiento se deben establecer en virtud de la gravedad de la patología genética y el número de individuos afectados (Cavaliere, 2018; International Bioethics Committee, 2019; POLLO, 2020).

Justicia y equidad en terapias de reproducción asistida

Como punto final de este documento hay un aspecto que requiere de especial atención en relación a la disponibilidad de las TRA y el acceso equitativo a ellas, debido a que, a pesar de que en la actualidad muchas de estas terapias son realizadas a nivel global siguen existiendo limitaciones de acceso por su costo, limitándose su uso a personas con poder adquisitivo en países de medianos y bajos ingresos, en donde no es posible su financiamiento por fondos de salud pública, y por otra parte, la existencia en muchos países de barreras en el acceso a estas tecnologías por familias homoparentales o monoparentales por cuestiones sociales, culturales e ideológicas que trasgreden la dignidad humana y la justicia social (Álvarez-Díaz, 2021; International Bioethics Committee, 2019).

Lo anterior deriva en que, en la actualidad las terapias de reproducción asistida se realicen en su mayoría en clínicas privadas que junto con las empresas farmacéuticas, generan utilidades por miles de millones de dólares a nivel mundial, sumado al auge del turismo reproductivo al que acuden parejas para las que en sus países de origen las TRA resultan muy costosas o con legislaciones restrictivas optando por países en donde pueden acceder de manera libre a ellas por ausencia en la legislación y de menor costo en relación, a los menores salarios de los profesionales de salud involucrados (Schurr, 2018)

Se hace necesario el establecimiento de precios justos pero con iguales condiciones de bienestar laboral y formación para los profesionales involucrados, de la creación de políticas de financiamiento público que en países de medianos y bajos ingresos podría ser parcial pero que llevaría a una mejora en términos de acceso y justicia social, en donde además es importante invertir en el diagnóstico temprano y tratamiento oportuno de condiciones prevenibles asociadas a infertilidad, trabajar además en la eliminación de obstáculos y barreras por discriminación sexual, racial o económica (International Bioethics Committee, 2019). Y aun cuando existen algunos documentos en términos de derechos humanos que pueden abarcar algunos aspectos relacionadas con las TRA, como la Declaración Universal sobre Bioética y Derechos Humanos de la UNESCO del 2005, la Declaración Universal sobre el Genoma Humano de las UNESCO de 1997, la Declaración internacional sobre los Datos Genéticos Humanos de la UNESCO del 2003, el Programa de Acción de el Cairo de 1994 y la misma Convención Internacional sobre los Derechos del Niño de 1989, hasta el momento nos quedamos muy atrás en la construcción de políticas universales que se dirijan a la regulación y legislación de las TRA que impidan situaciones de explotación y de violación de derechos humanos, en donde se prime el interés superior del niño, de las mujeres y de las familias en sus diversas estructuras, con el fin de evitar situaciones de explotación y vulneración de derechos fundamentales, se promueva la autonomía, la justicia y equidad social y el acceso a libre a las TRA como un objetivo que deje de ser utópico para personas en condición de vulnerabilidad ya sea por condiciones físicas, económicas, sociales o sexuales (International Bioethics Committee, 2019; Rodríguez Pinto & Fernández-Arrojo, 2022).

CONCLUSIONES

Es importante tener la bioética como parte del actuar diario en reproducción asistida y en el momento de realizar protocolos de tratamientos y generar los consentimientos informados de los tratamientos para poder tener cubierta de mejor manera algunos de los baches en bioética que tenemos en este momento en los diferentes centros de fertilidad. A medida que avancen las técnicas de reproducción se tendrán riesgos bioéticos y por lo tanto es importante la evolución constante en estos temas.

BIBLIOGRAFÍA

1. Álvarez-Díaz, J. A. (2021). Embryo donation among latin-americans who have attended assisted reproduction techniques: A first empirical approach. Jornal Brasileiro de Reproducao Assistida, 25(1), 81–89. https://doi.org/10.5935/1518-0557.20200055
2. Cavaliere, G. (2018). Genome editing and assisted reproduction: curing embryos, society or prospective parents? Medicine, Health Care and Philosophy, 21(2), 215–225. https://doi.org/10.1007/s11019-017-9793-y
3. Gamboa-Bernal, G. A. (2023). Maternidad subrogada a debate. Persona y Bioética, 27(1), 1–14. https://doi.org/10.5294/pebi.2023.27.1.1
4. Hugo, V., Arteaga, A., & Díaz-Pérez, A. (2022). ANÁLISIS BIOÉTICO (SUBJETIVISMO MORAL) DESDE LA PERCEPCIÓN DE LOS CLÍNICOS SOBRE LA SITUACIÓN DE LOS EMBRIONES SOMETIDOS A FECUNDACIÓN IN VITRO. QUITO-ECUADOR. In Acta Bioethica (Vol. 28, Issue 2). https://orcid.org/0000-0003-2448-0953.
5. International Bioethics Committee. (2019). 2-REPORT OF THE IBC ON ASSISTED REPRODUCTIVE TECHNOLOGIES (ART) AND PARENTHOOD TABLE OF CONTENT.
6. PALAZZANI, L. (2020). Reproductive technologies and the global bioethics debate: A philosophical analysis of the report on art and parenthood of the international bioethics committee of unesco. In Phenomenology and Mind (Issue 19, pp. 138–149). Firenze University Press. https://doi.org/10.17454/PAM-1910
7. Peláez Fernández, P. (2021). La reproducción asistida. Revista Latinoamericana de Bioética, 20(2), 11–23. https://doi.org/10.18359/rlbi.4749
8. POLLO, S. (2020). A 21st century reproductive bioethocs. In Phenomenology and Mind (Issue 19, pp. 102–111). Firenze University Press. https://doi.org/10.17454/PAM-1907
9. Rimon-Zarfaty, N., & Schweda, M. (2018). MEDIZINETHIK UND ZEIT / ETHIQUE MEDICALE ET TEMPS / MEDICAL ETHICS AND TIME Biological clocks, biographical schedules and genera-tional cycles: temporality in the ethics of assisted reproduction. In Bioethica Forum (Vol. 11, Issue 4).
10. Rodríguez Pinto, M. S., & Fernández-Arrojo, M. (2022). THE INTENTION TO PROCREATE AND THE BEST INTEREST OF THE CHILD IN THE CONTEXT OF ASSISTED REPRODUCTIVE TECHNIQUES. Revista Chilena de Derecho, 49(1), 27–53. https://doi.org/10.7764/R.491.2
11. Ross, F. C., & Moll, T. (2020). Assisted Reproduction: Politics, Ethics and Anthropological Futures. Medical Anthropology: Cross Cultural Studies in Health and Illness, 39(6), 553–562. https://doi.org/10.1080/01459740.2019.1695130
12. Schurr, C. (2018). The baby business booms: Economic geographies of assisted reproduction. Geography Compass, 12(8). https://doi.org/10.1111/gec3.12395
13. Zaldívar Marrón, S. (2022). Análisis teórico jurídico de las técnicas de reproducción asistida. Revista Latinoamericana de Bioética, 22(2), 149–163. https://doi.org/10.18359/rlbi.5940

3-5 Avances en reproducción

Dr. Alejandro Manzur Yanine

INTRODUCCIÓN

La medicina reproductiva ha tenido grandes avances en la última década, debido a que parejas consideradas previamente estériles hoy puedan concebir hijos sanos con la ayuda de la tecnología de una manera más eficiente, acortando los tiempos para lograr un bebé en casa. Se han extendido, incluso, los límites de edad para embarazarse, y se lograron gestaciones en mujeres con falla ovárica (prematura o fisiológica), lo que nos ha obligado a redefinir el concepto de ventana reproductiva en la vida de una mujer, considerado tradicionalmente como el período que se extiende entre la menarquia y la menopausia.

Podría decirse que los avances abarcan casi todos los aspectos involucrados en el tratamiento de una pareja infértil. Sin embrago, por motivos didácticos, resaltaré los más significativos, que resumiré en este capítulo:

1. Protocolos de estimulación ovárica
2. Técnicas de laboratorio
3. Transferencia embrionaria
4. Estudio genético preimplantacional
5. Marcadores de receptividad endometrial

1. Protocolos de estimulación ovárica

En baja complejidad, ha emergido con fuerza el uso de inhibidores de la aromatasa; el letrozol es considerado hoy la primera línea para el manejo de anovulación crónica normoestrogénica, que lo padecen las mujeres portadoras de síndrome de ovario poliquístico.[1] A diferencia del clásico citrato de clomifeno, el letrozol no tiene efectos antiestrogénicos a nivel de moco cervical ni endometrio, ya que exhibe tasas de ovulación comparables con menores índices de multigestación, dado que es más frecuente la ovulación monofolicular comparado con el clomifeno. Por todo lo anterior, las tasas de embarazo clínico por ciclo estimulado son superiores al clomifeno. Esto es, particularmente, destacado en la paciente con obesidad, donde es más frecuente observar resistencia al clomifeno. El esquema más utilizado sigue siendo 2.5 a 5 mg/día desde el día 3-7 de ciclo, requiriendo, como toda inducción de ovulación, supervisión ecográfica de la respuesta.

En alta complejidad, ha habido una tendencia a simplificar los ciclos, quedando atrás el uso de análogos de GnRH para inhibición del eje hipotálamo-hipófisis-gonadal. Hay una preferencia en esquemas con antagonistas de GnRh porque, en forma eficiente y con menos aplicaciones, logran el mismo objetivo. A su vez, esto ha permitido que el síndrome de hiperestimulación ovárica severa desaparezca de nuestra práctica clínica[2] toda vez que puede gatillarse la maduración final del ovocito con una descarga de análogo de GnRh en lugar de hCG en ciclos suprimidos con antagonistas de GnRh en las y que han tenido una hiper respuesta (15 o más folículos dominantes). También han surgido con éxito esquemas supresores más económicos que los agonistas y antagonistas de GnRh, como es el uso de progestágenos por vía oral desde el inicio de la estimulación (levonorgestrel, acetato de medroxiprogesterona, dihidrogesterona) en ciclos donde no se realiza transferencia embrionaria inmediata, puesto que estaría contraindicado por el efecto del progestágeno sobre el endometrio.[3]

Por otro lado, han aparecido en el mercado alternativas de gonadotrofinas recombinantes para aplicación subcutánea que ofrecen diversas ventajas para la paciente, lo que permite simplificar y optimizar la respuesta a un menor costo que en el pasado. La opción de realizar la captación ovocitaria previa aplicación de hCG + análogo de GnRh, conocida en inglés como *dual trigger*, ha posibilitado una mayor tasa de madurez en la captación ovocitaria de pacientes de riesgo, como son aquellas con baja reserva ovárica, con avanzada edad reproductiva o en las que obtuvieron un bajo índice de madurez ovocitaria en una captación anterior.

Finalmente, y rompiendo todos los esquemas clásicos, se ha demostrado que la inducción de ovulación puede iniciarse en cualquier etapa del ciclo menstrual (*random start*), lográndose similares tasas de recuperación ovocitaria con estimulaciones iniciadas en fase folicular precoz, y en las que se optó por hacerlo en fase lútea. Este hecho es especialmente valioso para mujeres que necesitan criopreservar ovocitos previo a una quimioterapia, radioterapia u ooforectomía, donde el tiempo de espera para la terapia oncológica debe ser el menor posible. También pueden beneficiarse con esta práctica pacientes con baja reserva ovárica, donde es posible estimular en fase folicular y lútea del mismo ciclo (*duo stim*), permitiendo así aumentar el número de ovocitos recuperados de un solo ciclo menstrual.[4]

2. Técnicas de laboratorio

El cultivo embrionario hasta el blastocisto ha pasado a ser la norma de un buen laboratorio de reproducción humana. Atrás han quedado las transferencias embrionarias en día 2 y 3 del desarrollo, ya que, indudablemente, el embrión que alcanza el estadio de blastocisto (día 5 a 7 de cultivo) posee un mayor potencial de implantación por tratarse de la etapa fisiológica en que este proceso ocurre.[5] Con esta práctica, también se ha logrado disminuir el número de embriones criopreservados al producirse una selección natural en los primeros días del desarrollo postfecundación. Esto permitió que el estadio de blastocisto alcanzara un porcentaje menor del total de ovocitos fecundados.

La vitrificación ha desplazado a la congelación lenta y rápida como método de criopreservación tanto para ovocitos como embriones en sus distintas etapas del desarrollo.[6] La seguridad que ofrece al impedir la formación de cristales en el proceso permite altísimas tasas de recuperación ovocitaria y embrionaria post descongelación, no importando el tiempo que haya transcurrido desde su criopreservación. Sin duda, esta técnica ha contribuido a aumentar la eficiencia de los laboratorios de reproducción y a maximizar los resultados de un ciclo único de fertilización in vitro.

La técnica de inyección intracitoplasmática (ICSI) es por lejos la más utilizada hoy en el mundo, sobrepasando holgadamente el 80 % del total de ciclos de reproducción asistida.[5] Pese a haberse creado con el objetivo de tratar a los factores masculinos severos o aquellos con falla total de fecundación en un ciclo previo, hoy se prefiere en la mayoría de los casos al tener resultados similares que la fertilización in vitro clásica, sin el riesgo de una inesperada falla total de fecundación.

3. Transferencia embrionaria

El número de embriones transferidos ha disminuido en forma importante con la finalidad de evitar la multigestación, tan frecuente en décadas pasadas. Se considera una práctica médica óptima transferir un solo blastocisto, en la gran mayoría de las pacientes, que se espera sea seleccionado. No obstante a ello, en Latinoamérica, pese a haber bajado el número de embriones transferidos, siguen transfiriéndose un número promedio de 1.8 embriones por ciclo, la mayoría justificados ante la necesidad de lograr el embarazo en pacientes que sólo pueden solventar un ciclo. Gracias a esta tendencia a disminuir el número de embriones transferidos, se ha logrado bajar la tasa de multigestación en la región de 31,2 % en el año 2000 a 17,7% en el 2018; y, la de alto orden (triples y más), de 7,7% a 0,4%.[5]

La transferencia diferida ha desplazado a la transferencia embrionaria en ciclo fresco o estimulado por 2 razones principales: la creciente utilización del estudio genético preimplantacional, que obliga a vitrificar el blastocisto biopsiado en espera del resultado del examen, y la posible alteración que producen los altos niveles estrogénicos alcanzados en un ciclo de hiperestimulación ovárica sobre la receptividad endometrial.[7] La transferencia en fresco se reserva como una opción para pacientes con esquemas suaves de estimulación (*mild stimulation*) en la que se transferirán embriones sin estudio genético.

El tipo de ciclo en el que se realiza la transferencia diferida también ha ido mutando del clásico ciclo de sustitución, donde se administran estradiol y progestágenos hasta alcanzar un desarrollo endometrial adecuado para la transferencia al ciclo natural o natural modificado (administración de hCG para gatillar ovulación), en el que se sigue al folículo dominante hasta su ovulación para transferir el blastocisto cinco días más tarde. Si bien ambos ciclos han demostrado similares tasas de implantación y de embarazo evolutivo, el ciclo natural resulta más sencillo para la paciente, con menor uso de fármacos y una menor incidencia de preeclampsia que el ciclo sustituido. Aparentemente, el responsable de dicha protección es la presencia del cuerpo lúteo en los ciclos naturales.[8] En caso de optar por ciclo sustituido (pacientes en falla ovárica o anovulatorias), no está claro por cuánto tiempo deben mantenerse dichos fármacos. En teoría, es hasta que la placenta sustituye la función del cuerpo lúteo, pero, en la práctica, muchos clínicos mantienen el aporte de estradiol y progesterona hasta las 10 o 12 semanas de gestación.

4. Estudio genético preimplantacional

La posibilidad de conocer la dotación genética de un embrión previo a su transferencia se presenta como una magnífica herramienta de selección de un blastocisto euploide, el cual tendrá mayor potencial de implantación que el que ofrece la técnica de fertilización in vitro (superior al 70% por transferencia). Por mucho tiempo, se cuestionó el beneficio de aplicar esta tecnología en forma rutinaria a parejas que accedían a fertilización in vitro, aludiendo el potencial daño embrionario que representa la biopsia, así como la probabilidad de diagnósticos erróneos de euploidía y aneuploidía. Esto es especialmente válido si se considera que, en sus inicios, se biopsiaba embriones en el día 3 de desarrollo, donde obtener 1 o 2 blastómeras representaba una eventual amenaza real a la integridad del embrión. Con el tiempo, la técnica evolucionó a biopsiar una muestra de trofoectodermo, respetando el macizo celular interno, lo cual posibilitó, con mayor acuciosidad, llegar a diagnósticos más precisos al analizarse muchas células en lugar de sólo 1 o 2 blastómeros. La primera técnica de uso masivo fue el ensayo de hibridización genómica comparativa, más conocida como *array CGH*, que permitió el análisis completo de los 23 pares de cromosomas. Posteriormente, surgió la secuenciación de nueva generación o NGS que ofrece la posibilidad de diagnosticar, con mayor precisión aún, el grado de euploidía embrionaria y de mosaicismo.[9] En relación con este último concepto, embriones que previamente se hubieran descartado para ser transferidos, hoy son susceptibles de transferencia toda vez que el mosaicismo sea de bajo grado (menor al 50%) y no implique cromosomas cuya alteración sea potencialmente viable (cromosomas 13, 18 y 21). En efecto, se ha demostrado que, al transferir embriones mosaicos de bajo grado, la tasa de implantación y de bebé en casa es muy similar a la que se obtiene transfiriendo embriones euploides, sin un aumento de recién nacidos con alteraciones cromosómicas. Estos resultados nos harían plantear que, evolutivamente, el embrión es capaz de corregir, hasta cierto límite, líneas celulares anormales durante su desarrollo intrauterino.[10]

En la actualidad, se están investigando técnicas de diagnóstico genético preimplantacional no invasivas, como el análisis de medio de cultivo donde se desarrolló el embrión, con lo cual, definitivamente, se evitará cualquier daño potencial atribuible a la biopsia.[11] Hasta ahora, sin embargo, los resultados son inferiores en términos de acuciosidad diagnóstica y coincidencia con lo obtenido mediante NGS o array CGH.

El diagnóstico genético preimplantacional está siendo cada vez más empleado dada la avanzada edad reproductiva de nuestras pacientes, que aumenta año tras año. También representa una herramienta muy útil en casos de aborto a repetición asociados a traslocaciones balanceadas en alguno de los progenitores, pero de ninguna manera debe considerarse como una técnica obligatoria para todo el que accede a fertilización in vitro.

5. Marcadores de receptividad endometrial

El éxito de una fertilización in vitro depende de la calidad embrionaria y de la receptividad endometrial al estimarse que la mayoría de los fracasos obedecen a una causa embrionaria por aneuploidías. Con el uso creciente del diagnóstico genético preimplantacional, la selección del embrión a transferir ha sido cada vez mayor; sin embargo, rara vez se logran tasas superiores al 70 % de embarazo clínico por transferencia. Este hecho ha obligado a detenernos en analizar el concepto de receptividad endometrial y ventana de implantación para intentar explicar los casos de fallas repetidas de implantación, por ejemplo, cuando se han transferido 2 o más embriones euploides sin éxito.

Una serie de tests han sido desarrollados para intentar dar respuesta a la pregunta acerca de si estamos transfiriendo el embrión en un medio intrauterino apropiado para la implantación. Todos implican la obtención de una biopsia endometrial al quinto día de fase lútea (en ciclo natural o sustituido), es decir, en el día que hubiéramos efectuado la transferencia del blastocisto. El primero que se publicó fue el Ensayo de Receptividad Endometrial o ERA, que analiza, mediante señales transcriptómicas, si el endometrio se encuentra en fase receptiva o desfasado, ya sea prereceptivo o posreceptivo.[12] En caso de estar desfasado, el examen sugiere un tiempo distinto de transferencia embrionaria, adelantándola en situaciones posreceptivas o retrasándolas en prereceptivas.

Exámenes posteriores se han diseñado para evaluar el microbioma endometrial (EMMA) y la presencia de bacterias responsables de endometritis crónica (ALICE), dado que, contrario a lo que se pensaba, el endometrio no es una cavidad estéril. Al igual que el resto del tracto genital femenino, tiene una abundante presencia de lactobacilo protector cuando está sano (13). El hallazgo de desequilibrios en la microbiota puede ser susceptible de corrección mediante la administración de probióticos por vía vaginal o incluso oral previo a la transferencia. El diagnóstico de endometritis crónica requiere tratamiento antibiótico, siendo la doxiciclina el fármaco más prescrito, combinado con corticoides y probióticos también antes de la transferencia.

Pese a lo prometedor de ERA, EMMA y ALICE, hay quienes dudan de su real beneficio. Cuestionan, principalmente, el incremento de costos que representan y la escasa evidencia de su impacto positivo, que no ha sido suficientemente sustentada con estudios aleatorizados y controlados por placebo.[14]

CONCLUSIÓN

La medicina reproductiva ha tenido avances notables en todos sus ámbitos, tendiendo a tratamientos personalizados que buscan tanto la eficiencia de estos como la seguridad para los pacientes. Pese a la mayor edad reproductiva de las nuevas generaciones que buscan embarazo, hoy es posible ofrecer esquemas farmacológicos más amigables, laboratorios de gametos más confiables, técnicas de vitrificación eficientes y análisis genético-preimplantacionales con menos riesgos, con el fin de escoger al blastocisto euploide que logre el sueño de tantas parejas de ser padres. Por otro lado, la ovodonación puso fin a la limitante reproductiva de mujeres con falla ovárica prematura. Queda como desafío para muchos de los países de nuestra región aumentar el acceso a estas eficaces pero costosas técnicas de reproducción asistida.

BIBLIOGRAFÍA

1. Aromatase inhibitors for subfertile women with polycystic ovary syndrome Cochrane Database Syst Rev 2014 Feb 24; 2: CD010287
2. Krishna D, Dhoble S, Praneesh G, et al: Gonadotropin-releasing hormone agonist trigger is a better alternative than human chorionic gonadotropin in PCOS undergoing IVF cycles for an OHSS Free Clinic: A Randomized control trial. J Hum Reprod Sci 2016 Jul-Sep;9(3):164-172
3. Guan S, Feng Y, Huang Y, Huang J: Progestin-Primed Ovarian Stimulation Protocol for Patients in Assisted Reproductive Technology: A Meta-Analysis of Randomized Controlled Trials. Front Endocrinol (Lausanne) 2021 Aug 31;12:702558
4. Vaiarelli A, Venturella R, Vizziello D, Bulletti F, Ubaldi FM: Dual ovarian stimulation and random start in assisted reproductive technologies: from ovarian biology to clinical application. Curr Opin Obstet Gynecol. 2017 Jun;29(3):153-159
5. Zegers-Hochschild F, Crosby JA, Musri C, et al: Celebrating 30 years of ART in Latin America; and the 2018 report. Reprod Biomed Online 2021 Sep; 43(3):475-490
6. Practice Committees of the American Society for Reproductive Medicine and Society of Reproductive Biologists and Technologists: A review of best practices of rapid-cooling vitrification for oocytes and embryos: a committee opinion. Fertil Steril 2021 Feb;115(2):305-310
7. Lawrenz B, Coughlan C, Melado L, Fatemi HM: The ART of frozen embryo transfer: back to nature! Gynecol Endocrinol 2020 Jun;36(6):479-483
8. Singh B, Reschke L, Segars J, Baker VL: Frozen-thawed embryo transfer: the potential importance of the corpus luteum in preventing obstetrical complications. Fertil Steril 2020 Feb;113(2):252-257
9. Takeuchi K: Pre-implantation genetic testing: Past, present, future. Reprod Med Biol 2020 Oct 13;20(1):27-40
10. Capalbo A, Poli M, Rienzi L, et al: Mosaic human preimplantation embryos and their developmental potential in a prospective, non-selection clinical trial. Am J Hum Genetic 2021 Dec 2;108(12):2238-2247
11. Huang J, Rong L, Zeng L, et al: Embryo selection through non-invasive preimplantation genetic testing with cell-free DNA in spent culture media: a protocol for a multicentre, double-blind, randomised controlled trial. BMJ Open 2022 Jul 27;12(7):e057254
12. Mahajan N: Endometrial receptivity array: Clinical application. J Hum Reprod Sci 2015 Jul-Sep;8(3):121-129
13. Moreno I, Simón C: Relevance of assessing the uterine microbiota in infertility. Fertil Steril 2018 Aug;110(3):337-343
14. Bassil R, Casper R, Samara N et al: Does the endometrial receptivity array really provide personalized embryo transfer? J Assist Reprod Genet 2018 Jul;35(7):1301-1305

3-6 Gestación subrogada: una visión clínica

Dres.: Mónica Liliana Munevar Vega; María Camila Cetina Grajales; Daniela Perez Ramirez

INTRODUCCIÓN

La subrogación uterina es una técnica de reproducción humana que requiere de la intervención de distintos factores médicos y humanos que desarrollaremos a lo largo de este capítulo; sin embargo, el primer acercamiento documentado al término de subrogación uterina se remonta a tiempos antiguos. En el libro del antiguo testamento Génesis (16:1-15) escrito en el 1900 A.C., se cuenta la historia de Sara y Abraham. Sara no podía tener hijos propios, sin embargo, ofrece a Abraham, su esposo, a su esclava Agar para por medio de ella tener a sus hijos. Agar dio a luz a Ismael, reconocido como hijo de Sara y Abraham. Si bien esta historia no hace referencia al término de subrogación uterina como es hoy conocida, es la primera historia conocida de esta técnica de reproducción.

En la historia más reciente, al usar técnicas de reproducción asistida como la fertilización in vitro, se empezó a abrir la posibilidad de la gestación por "otro útero" así es como en la década de los 80 se empezó a utilizar la técnica donde en algunos casos la Gestante subrogada aportaba el material genético, en estos casos existen varias controversias sobre la patria potestad de neonato.

Este tema tiene muchos dilemas éticos y a medida que hemos avanzado en las técnicas de reproducción asistida hemos ido generando consensos y protocolos que deben estar regulados en cada país en donde es legal realizarlo. En este capítulo vamos a realizar una corta revisión sobre los tipos de gestación subrogada, los actores y sus pasos clínicos. Dejamos abierta la discusión a nivel ético y jurídico que consideramos, debe ser realizada como región, y también en cada país, para lograr regulaciones que protejan a todos los implicados.

DEFINICIÓN

La subrogación uterina es una técnica de reproducción humana médicamente asistida, por medio de la cual, mediante un acuerdo preestablecido, una persona es portadora de un embarazo que se generó por transferencia a su útero, de un embrión que se conformó con material genético del (los) padre(s) intencional(es) y/o de terceras personas donantes de gametos, tras la transferencia embrionaria de un embrión creado in vitro. Por lo anterior, la portadora gestacional no tiene relación genética con el resultado del embarazo. El niño(a) nacido de un procedimiento de subrogación uterina tiene filiación jurídica con el(los) padre(s) intencional(es).

La subrogación uterina puede ser un acuerdo altruista o comercial entre la portadora gestacional y el(los) padre(s) intencional(es). Dependiendo de si la portadora recibe o no una retribución financiera por la gestación.

En la subrogación uterina al menos alguno de los padres de intención debe aportar material genético.

Clases de subrogación uterina

Existen dos tipos de subrogación uterina, la tradicional y la gestacional. En la historia de Sara y Abraham, que se expuso en la introducción, se describe la que se cree fue la primera subrogación uterina y ocurrió 1900 A.C. Hoy en día, la subrogación tradicional, también conocida como genética o parcial es el resultado de la inseminación artificial de la portadora gestacional con el esperma del(os) padre(s) intencional(es). Lo que quiere decir que los óvulos de la portadora gestacional son usados con el esperma del(os) padre(s) intencional(es) y tendrá filiación genética con el producto de la gestación. Teniendo en cuenta las implicaciones éticas y legales a las que puede conllevar una conexión genética entre la portadora gestacional, este tipo de gestación ha sido desincentivada por la ASRM (American Society for Reproductive Medicine).[1]

La subrogación uterina total, también conocida como subrogación in vitro, hace referencia a la gestación en la que la portadora gestacional recibe la transferencia de un embrión del(os) padre(s) intencional(es) o de un donante de ovocitos o esperma, mediante la cual la portadora gestacional no tiene conexión genética con el producto de la gestación. La primera gestación genética total por fertilización in vitro fue reportada por Utian et al. en 1985.[2]

Indicaciones para tratamiento de subrogación uterina

La subrogación uterina ofrece la posibilidad a parejas o personas con condiciones médicas o biológicas que impidan llevar a cabo una gestación a tener la posibilidad de la misma.

La principal indicación para una subrogación uterina será entonces la ausencia de un útero funcional por causa congénita, iatrogénica o médica, la presencia de enfermedades que contraindiquen la gestación (cáncer de cuello uterino, enfermedad renal severa, enfermedad cardiaca, hipertensión pulmonar severa) o la imposibilidad biológica de la gestación en hombres sin pareja o parejas del mismo sexo hombre-hombre, y en fallos recurrentes de la implantación cuando hay tratamientos de reproducción asistida previos.

El objetivo de la gestación subrogada es el nacimiento de un bebé sano para el(los) padre(s) intencional(es) mientras se mantiene el bienestar médico y psicológico de la portadora gestacional. [2]

Actores en un programa de subrogación uterina

Existen diversos actores que intervienen en la subrogación uterina y que deben interactuar de la manera más armoniosa posible para lograr que la experiencia de cada uno sea lo más gratificante.

- Padre(s) intencional(es): Persona(s) que buscan reproducirse y no pueden por alguna indicación médica o impedimento biológico natural. Es importante por regla general que tenga un vínculo genético con el embrión a transferir y, por lo tanto, también pueden ser llamados PADRES BIOLÓGICOS.
- Portadora gestacional: Mujer que de forma voluntaria e informada lleva el embarazo, el cual no posee su información genética. Puede tener relación familiar con los padres intencionales o no.
- Médico tratante: ginecólogo con especialidad en medicina reproductiva, encargado de realizar y dirigir todos los procedimientos médicos necesarios para llevar a cabo este tratamiento.
- Embriólogo: profesional con entrenamiento en técnicas de reproducción asistida encargado en el laboratorio del procedimiento de FIV y demás técnicas necesarias en este proceso.
- Personal administrativo: personas encargadas de documentación y procesos administrativos que pueden pertenecer al Centro de Fertilidad, a la parte jurídica o a la parte legal del proceso.
- Psicólogo: profesional que trabaja de la mano con el equipo asistencial para la evaluación del riesgo psicosocial de todos los involucrados en el desarrollo de este tratamiento.

  En Colombia, dado las recomendaciones de ACCER (Asociación Colombiana de Centros de Reproducción), se considera que debe pertenecer a la IPS.

- Asesor jurídico: abogado con experiencia en subrogación uterina, encargado de mediar la relación entre los padres intencionales y la portadora gestacional, y defender los derechos del neonato.
- Clínica de fertilidad: institución prestadora de servicios de salud, legalmente constituida y habilitada, que se encarga de las actividades asistenciales para el proceso de reproducción asistida. Debe estar legalmente constituida en el país donde se esté realizando este proceso y debe ser parte de su portafolio de servicios ofertado.
- Junta de Gestación Subrogada: En Colombia, dado las recomendaciones de ACCER, se creó este grupo en el que cada clínica definirá en su protocolo su conformación, su objetivo es el análisis de casos difíciles.

Estudio de padres biológicos

Todo tratamiento de Gestación Subrogada inicia con la indicación de realizar un proceso de Gestación subrogada. Cada institución e incluso a nivel país debería estar regulado y de esta manera tener claro las características que deben tener y cuál es el paso a paso para ingresar a un programa de gestación Subrogada.

Se debe realizar una consulta de primera vez de fertilidad, donde debe quedar a la vista la causa por la que se realizará el tratamiento. En esta cita además haremos una historia clínica completa de la pareja o persona interesada y se explicará el proceso a seguir, así como la importancia del protocolo de estudio de los padres biológicos y las portadoras gestacionales (área médica y psicológica). Adicionalmente, se debe realizar una evaluación psicológica en la que se pretende conocer el deseo pro-creacional, la aceptación del diagnóstico clínico y la capacidad de cuidado, así como la red de apoyo con la que cuentan los padres biológicos. Además, parte del estudio psicológico debe ir enfocado a la seguridad e integridad del futuro bebé.

Se deben realizar estudios del material genético a transferir. En el caso de semen, se debe obtener un espermograma reciente y al congelar la muestra se deben tener las serologías actualizadas, y los exámenes que cada lugar tenga para cada caso. Cuando son óvulos debemos tener AMH previa para poder planear la Estimulación Ovárica controlada, que según la regulación de cada país se definirá si debe ser en el lugar donde está el paciente o en el país donde se realizará el proceso de gestación subrogada.

En caso de uso de gametos donados se podrán realizar Test de enfermedades recesivas y de esta manera hacer un emparejamiento genético, según cada protocolo o deseo de los padres de intención.

Estudio de la gestante subrogada

Lo primero que se debe realizar es una historia clínica completa, incluyendo todos los antecedentes de la mujer. A pesar de que no hay un consenso en cuanto a los requisitos que debe tener una mujer para poder ser gestante subrogada, diferentes sociedades de Medicina Reproductiva han realizado recomendaciones de los criterios que deben cumplir estas mujeres.

Según la Sociedad Colombiana de Centros de reproducción ACCER en las recomendaciones del 2021[3], se encuentran:

1. Decisión voluntaria de la mujer.
2. Edad entre 22 - 38 años.
3. Buenas condiciones de salud mental y física.
4. Bajo riesgo de enfermedades de transmisión sexual.
5. IMC entre 18 - 29.9 kg/m2
6. Embarazo previo sin complicaciones
7. No más de 3 partos vaginales o 2 cesáreas previas. En pacientes con antecedente de una sola cesárea, se deben excluir si tienen la intención de un nuevo embarazo propio.
8. No tener antecedentes de pérdidas recurrentes del embarazo.
9. Pacientes con Rh negativo sin evidencia de inmunización.
10. Nivel educativo que garantice el entendimiento y la toma de decisión consciente respecto al proceso.
11. No haber culminado un proceso de subrogación uterina más de dos veces.
12. No aportar sus gametos al proceso.
13. Situación familiar estable o red de apoyo sólida.
14. Información amplia y clara acerca del alcance del procedimiento y aceptación de este por su red de apoyo.
15. Contar con asesoramiento y cumplir con los criterios jurídicos establecidos por la ley del país en el que se llevará a cabo el proceso.

Estas recomendaciones de criterios de inclusión están hechas para Colombia, y coloca un piso sobre el cual realizar los protocolos de cada centro.

Además, encontramos los criterios de la American Society for Reproductive Medicine 2022 (1) que están listados a continuación.

1. Mayoría de edad legal y preferiblemente entre los 21 y 45 años de edad. En algunos casos se puede considerar a mujeres mayores de 45 años, pero todas las partes deben estar informadas de los riesgos potenciales del embarazo con edad avanzada.

2. Idealmente, la gestante subrogada debe tener al menos un embarazo a término, no complicado.
3. Idealmente, no debe tener un total de 5 partos previos o 3 cesáreas previas.
4. Tener una adecuada red de apoyo.
5. Realizar pruebas de ETS a la mujer y su pareja (VIH, hepatitis B y C, HTLV, sífilis, CMV, gonorrea y chlamydia).
6. Realizar histerosonografía.
7. Estudios preconcepcionales: hemoclasificación, tamizaje de cáncer de cérvix, mamografía (si aplica según edad), anticuerpos para varicela y rubéola, drogas de abuso en orina.
8. Vacunación completa, incluyendo COVID 19.
9. Realizar asesoría legal y psicosocial.

Estas condiciones están dadas para la protección de la salud de la PORTADORA GESTACIONAL y del Recién nacido, por lo tanto, cada centro de fertilidad está en la potestad de colocar condiciones más estrictas o inclusive hacer estudios complementarios como el estudio de la cavidad endometrial por HISTEROSCOPIA OFICINAL.

En Colombia los estudios de enfermedades infecciosas y preconcepcionales tienen 6 meses de vigencia y se realizan cercanos a la primera transferencia y se deben actualizar por protocolo en caso que la portadora gestacional no se embarace o realicemos nueva transferencia.

Tipos de tratamiento para gestación subrogada

El embrión debe tener material genético de al menos uno de los padres intencionales. Esto hace que la técnica de reproducción asistida a usar sea la FERTILIZACIÓN IN VITRO(FIV). Este tratamiento se puede realizar con óvulos propios y semen de la pareja. Puede realizarse con óvulos de donante y semen perteneciente a la pareja o con óvulos propios y semen de banco, dado el requisito de que el futuro hijo tenga material genético, eso hace que la doble donación no sea viable en estos casos.

Las técnicas de reproducción asistida para FIV en el laboratorio no cambian con respecto a las que se realizan en casos con transferencia al propio útero. Según sea el caso clínico o el protocolo de cada centro, se podría realizar técnicas de estudio genético preimplantacional.

Para la transferencia del embrión, que idealmente debe ser uno solo, se debe realizar preparación endometrial de la portadora gestacional. Para esto, se utilizan los mismos medicamentos de los tratamientos en útero propios y se realiza la transferencia. Se debe continuar con soporte de fase lútea posterior a la transferencia. Durante la transferencia puede haber presencia de uno o ambos padres biológicos según cada protocolo y el acuerdo con la portadora gestacional.

Las tasas de embarazo son similares a las demostradas en paciente con transferencias a su propio útero. [(1)]

Condiciones para el seguimiento y el parto

Cuando ambas partes acceden a llevar a cabo un proceso de subrogación uterina, se debe realizar consejería, en la cual se establezca un plan para el embarazo y el nacimiento entre la portadora gestacional y los padres intencionados. En esta sesión, se debe establecer la vía de parto preferida, quiénes estarán presentes durante el trabajo de parto y el nacimiento y toda la relación con el bebé y el tipo de alimentación preferida.

Según estudios, se desalienta la lactancia materna por el vínculo que crea y el posible daño emocional al bebé con su retiro temprano por la portadora gestacional, sin embargo, existen técnicas de inducción de lactancia sin embarazo que se pueden explorar. [4]

Así mismo, cabe anotar que, a pesar de que no hay una reglamentación, la legislación colombiana establece una serie de recomendaciones que deben ser tenidas en cuenta en el acuerdo de subrogación uterina, dentro de las cuales se encuentran que una vez se haya realizado la firma del acuerdo y se haya transferido el embrión, la portadora gestacional no puede retractarse de la entrega del menor, los padres intencionales no pueden rechazar al menor bajo ninguna circunstancia y la única causal para interrumpir el embarazo, es por prescripción médica.

Según las guías australianas, se debe aconsejar a las partes para asistir en conjunto a las citas médicas, con el consentimiento de la portadora gestacional. Esto permite que las decisiones sean tomadas en conjunto. Adicionalmente, establecen que se debe proteger la privacidad de la portadora gestacional y su información médica puede ser compartida con los padres intencionados, únicamente con su consentimiento. Adicionalmente, los padres intencionados deben asistir a cursos de maternidad/paternidad. [4]

Atención médica y no medica posterior al parto (proceso)

El cuidado postnatal es diferente al de otros tipos de parto, dado que usualmente el cuidado del bebé se realiza de inmediato por los padres intencionados. Se debe propender por ubicar a la portadora gestacional en una habitación separada de los padres intencionados y el bebé, en caso de que no sea posible, se debe permitir que uno de los padres intencionados se aloje con la portadora gestacional y el bebé.

En cuanto al alta médica, la portadora gestacional y el bebé pueden tener egreso juntos o separados, dependiendo de la condición médica de cada uno.

Finalmente, se debe ofrecer control puerperal a la portadora gestacional, quien posteriormente deberá ser remitida a medicina general, para continuar su seguimiento.

Es importante el apoyo emocional o psicológico posterior al parto para ambas partes para evaluar su adaptación al proceso y la adaptación de roles, que hace que este nuevo momento sea adecuado para todas las partes involucradas.

¿Qué sigue después del nacimiento?

Los padres biológicos o de intención en compañía de la portadora gestacional deben completar unos trámites y papeles legales posteriormente para completar la parte legal del proceso de registro del recién nacido. Estos pueden cambiar según cada país, pero en Colombia estos trámites pueden demorar alrededor de 1 o 2 meses, según cada caso.[5]

BIBLIOGRAFÍA

1. Recommendations for practices using gestational carriers: A committee opinion' (2022) Fertility and Sterility, 118(1), pp. 65–74. doi:10.1016/j.fertnstert.2022.05.001
2. Surrogacy: outcomes for surrogate mothers, children and the resulting families—a systematic review. So ◎derstro ̈m-Anttila V., el al. Human Reproduction Update, Vol.22, No.2 pp. 260–276, 2016. Advanced Access publication on October 9, 2015 doi:10.1093/humupd/dmv046
3. Manual de recomendaciones para la subrogación uterina. ACCER 2021. Documento de la biblioteca de ACCER
4. Best practice guidelines for care in surrogacy for australian healthcare providers. (sin fecha) Sarah Jefford. Sin fecha. Disponible en: https://sarahjefford.com/wp-content/uploads/2019/06/Best-Practice-Guidelines-for-Surrogacy-Births-1.pdf
5. La gestación por subrogación uterina en América Latina (2022) Suprema Corte de Justicia de la Nación. Espejo Yaksic, N. et al. México. Disponible en: https://www.sitios.scjn.gob.mx/cec/sites/default/files/publication/documents/2022-07/LA%20GESTACION%20POR%20SUBROGACION_DIGITAL.pdf

UNIDAD IV: Adolescencia

4-1

Síndrome metabólico en niños y adolescentes

Dra. Inés de la Parra

INTRODUCCIÓN

En las últimas décadas, la epidemia de obesidad en los niños es la causa de importantes trastornos pediátricos que luego repercuten en el adulto, como el caso del síndrome metabólico. La llave de esta patología es la insulinorresistencia (IR), fenómeno que ocurre en niños y adolescentes obesos con este tipo de condición, o por la alteración del metabolismo de los hidratos de carbono.

La obesidad es un problema de salud pública a nivel mundial. Es un trastorno heterogéneo, poligénico y multifactorial, y es la enfermedad más frecuente en niños y adolescentes en países desarrollados. Tiene relación con el sexo, edad, etnia y factores ambientales, así como la alimentación, la actividad física, etc. (WHO, 1998).[1]

Estas alteraciones pueden ser detectadas en la infancia, fundamentalmente en niños con sobrepeso u obesidad. Inclusive puede presentarse intraútero y manifestarse a partir de los ocho años de edad (Tapia Ceballos, 2007).[2] Actualmente, América Latina atraviesa un proceso de transición nutricional con un significativo incremento de obesidad como fenómeno, debido a la malnutrición en las clases de menores recursos. En un estudio realizado por la Bergesio y cols (1998-2001), en una población de 1971 adolescentes, el 26 % presentaban sobrepeso y obesidad (1,6%). Entonces, ¿la obesidad de los niños en las sociedades en desarrollo sería un indicador de progreso económico o un preludio de desastre para la salud?[3]

En los países desarrollados, el sobrepeso se encontraría en alrededor del 38 % en zonas rurales y en el 51 % de las personas que residen en zonas urbanas. En Argentina, según los datos de la Encuesta Nacional de Nutrición y Salud, la obesidad afectaría al 10,4 % de los niños de entre 6 y 60; el 31,5 % sufre sobrepeso.[3] La importancia clínica de este síndrome y su detección temprana se debe a su creciente prevalencia y riesgo cardiovascular. Su prevalencia se mantiene a través de la persistencia en estilos de vida no saludables.

Los factores que contribuirían a la aparición del síndrome metabólico en la infancia podrían ser: 1) entorno obesógeno; 2) alimentos con aumento de ácidos grasos libres, sodio y azúcares; 3) sedentarismo; 4) corticoides y antihistamínicos; y 5) el nivel socioeconómico. La insulinorresistencia actuaría sobre la adiposidad, la dislipidemia y la presión arterial.[4]

PREVALENCIA DEL SINDROME METABÓLICO EN NIÑOS Y ADOLESCENTES[3]

En el año 2016, la OMS estimó que más de un millón de niños menores de cinco años en todo el mundo presentaban sobrepeso-obesidad (OMS, 2016); la mitad vivía en Asia y un cuarto en África. En muchos casos, la prevalencia de este problema se va afectado en función del criterio utilizado para el diagnóstico. Se encontraron 24 artículos con criterios de inclusión diferentes en periodos (2004-2018), en los cuales se utilizaron trece criterios de diagnóstico diferentes. Por lo tanto, la prevalencia del síndrome metabólico va a depender de los criterios utilizados: Cruz et al. (62%), Cook et al.(54%) y IDF (53,56%).[5,6]

En América Latina, se está atravesando un proceso de transición nutricional con un incremento de obesidad como fenómeno de malnutrición, con predominancia en las clases de menores recursos, conocido como obesidad por desnutrición.[7] Se necesitaría conservar un criterio para el diagnóstico de S.M en población infantil y para determinar los indicadores de mayor sensibilidad (Burrows et al, 2007).[8] Actualmente, se considera que la obesidad y la IR serían los dos factores predominantes. Si bien se pensaba que la obesidad era exclusiva de jóvenes de ambientes urbanos, en las últimas décadas se ha extendido a zonas rurales y en países donde antes no existía, como India y Arabia Saudita.[9,10]

La estigmatización y los prejuicios de las sociedades con los obesos afecta a la inclusión laboral y a la familia a nivel afectivo, e inclusive en las escuelas con niños y adolescentes (depresión, *bulling*, inestabilidad emocional, autoestima negativa). El sobrepeso y la obesidad representan el quinto factor principal de riesgo de depresión en el mundo.[10]

En las últimas décadas, se ha observado en Argentina un aumento significativo de sobrepeso y obesidad en la población infantil.

LA OBESIDAD EN LA POBREZA, UN PROBLEMA EMERGENTE EN AMÉRICA

La patología se ha extendido por diversos factores sociales que han disminuido el acceso a una nutrición saludable. Estos son:

1. Distribución desigual del ingreso.
2. Migración de la población rural hacia periferias urbanas.

3. Migración de países más pobres hacia otros con situación mejor económica.
4. Desplazados y refugiados por conflictos armados. A modo de ejemplo se contabilizan hasta la fecha un total de 917.000 refugiados en América Central.
5. Transformación social, económica y demográfica con diferentes patrones alimentarios.[7]

Los productos ultraprocesados se consumen menos en países con altos ingresos, pero en Latinoamérica se encuentra en aumento. Con el P.B.I., hay una relación inversa. Los países de la región luchan mayormente con la desnutrición crónica, afección más generalizada que el sobrepeso y la obesidad[9]

La obesidad infantil, en la actualidad y en algunos países, no sólo se presenta en la clase baja, sino también en las poblaciones de medianos recursos.[7] Es un problema multifactorial en el cual pueden intervenir: genética,* antecedentes familiares,* sedentarismo,* factores personales (ingesta de alimentos en cantidad y calidad),* condición socioeconómica,* disruptores endocrinos* y epigenética*. La obesidad progresa cuando el ciclo vicioso se perpetúa con la vida sedentaria, los malos hábitos alimentarios, entre otros factores.[3]

OBESIDAD FAMILIAR

La obesidad familiar presenta un 30 % de antecedentes genéticos. La posibilidad de que un niño sea obeso es del 8 %si ningún padre lo es. En el caso de que los dos padres sean obesos, puede llegar al 80%; cuando es uno de los dos padres, la incidencia es del 40 %.[8,9] El alto peso en el momento del nacimiento (>4kg) es un riesgo para el futuro. Si el aumento se produce durante los primeros cuatro años, la posibilidad es que el niño se transforme en un adulto obeso (21%); es del 80% si se presenta en la adolescencia. Mendoza (2004),[10] refiere que si un niño obeso reduce relativamente su peso al volverse adulto tiene posibilidades de no ser obeso. Si cambia el estilo de vida, el niño puede modificar su futuro. En la vida adulta, el aumento de peso incrementa la morbimortalidad, pues se asocia al papel fundamental que desempeña la IR.[10]

DIAGNÓSTICO DE SÍNDROME METABÓLICO EN LA INFANCIA

Para el pediatra, el diagnostico de síndrome metabólico en un niño obeso presenta un gran problema, por lo que es importante evaluar al grupo familiar. En la actualidad, no existen estudios claros para S.M. antes de los diez años.[10] Diversos trabajos confirman que el riesgo de S.M. en estas pacientes es más elevado cerca de la pubertad, ya que aumenta el tejido graso, los lípidos etc. Estaría relacionado al aumento de hormonas que aparecen en este periodo y asociado al aumento de insulina fisiológica a partir del periodo II-III de Tanner Katzmanz y cols (2004), quienes demostraron que había diferencia significativa en el uso del índice de masa corporal (IMC) con la circunferencia de cintura abdominal como parámetro de descripción de obesidad en niños y adolescentes (un centímetro por encima de la cresta iliaca).

En los últimos años se ha podido codificar alrededor de 230 genes asociados a factores ambientales que podrían producir obesidad.[11]

AUTOR	PAÍS Y AÑO	MATERIAL	PREVALENCIA	FACTORES
Ford[13]	EE.UU., 2002	(NCEP)	> Hispanos 31,9 %	Sobrepeso (22 %), obesidad (60 %) y peso normal (5 %)
De la Parra y Vázquez[12]	ARGENTINA, 1999	IMC (11-20años) Edad 16,4 +/-, 2.2 y 1726 adolescentes	Desnutrición (85), adelgazamiento (624), normopeso (804), sobrepeso (139) y obesidad (74). Total: 1724	Normopeso (46,6 %), sobrepeso + obesidad (12,35 %)
Array[14]	EE.UU., 2004	Adolescentes	Normales entre 4 y 12 %, sobrepeso y obesidad (30%), hispanos (31,9%)	
Weis[15]	EE.UU. 2004	Adolescentes	Adolescentes (47,2 %), blancos (4,8 %), negros (4,2 %) e hispanos (5,6 %) SM	Un factor (41 %) y dos factores (14,2 %)
Ibáñez. L[16]	ESPAÑA, 2006	Niños obesos	Niños obesos 18%	
Hirschler[17]	ARGENTINA, 2006	167 niño de 6,7 años +/- 3: obesos (21,1%), HDL > 27,5% HOMA aumentado		
Massa. C[18]	ARGENTINA, 2006	Niños obesos de 11 años	Obesos (46,1 %)	RI: 65 % colesterol > 17,6 % hipertensión 58,2 %
Burrows[8]	CHILE, 2007	Criterio Ferrati	Niños con sobrepeso en 1 de cada 2 niños	SM Sobrepeso (4 %), obesidad (30 %)
Cáceres[19]	BOLIVIA, 2007	Adolescentes hispanos	Sobrepeso (32,2 %)	
Tapia Ceballos[2]	ESPAÑA, 2007	Estudiantes de entre 2 y 24 años	12,4 % con sobrepeso y 13 % con obesidad	
Nakatsuka. H[20]	JAPÓN, 1993	Adolescentes escolarizados	15,2 % con sobrepeso, 10 % con obesidad, 28 % con adelgazamiento y normales (50 %).	
Bonet[21]	ISLAS SCYCHELLE, 2006	Niños escolarizados	La incidencia de obesidad es menor que en países europeos o EE.UU., que sería el 18,4%	Sobrepeso (18,6 %), obesidad (18,4 %)
Lozada. M[22]	VENEZUELA, 2008	88 adolescentes. Edad 14,12 +/- 1,34	SM (13,6 %) HDL < 61,4% y triglicéridos > 28,4%	Obesidad (10,2 %) Glucemia > 26,1 %, hipertensión 5,6 %

Urakami[23]	JAPÓN, 2009	Escolarizados con diabetes tipo 2 45M Y 67V, 17,9 años	83% obesos 11,6% Hipertensión arterial, HDL 21,4%	SM 3 Factores (18,8 %)
Cizmecio. Glu[24]	TURQUÍA, 2009	2491 adolescentes de entre 10 y 19 años	SM 1 cada 3 niños obesos	Obesidad (6,8 %), sobrepeso (11,5 %)
Park[25]	Corea del Sur, 2009	Año 1998, 4164 adolescentes, 2005 3,6%	2,2% / 2% en varones y 1,6% mujeres	
Al. Isa[26]	KUWAIT, 2010	ATP III - IDF 431 Mujer de 10 a 19 años	SM , ATP 14,8% IDF 9,1%	
Kuksan[27]	CANADÁ, 2010	Estudiantes secundarios No62. 17,4 años	44% eran caucásicos, 34% eran asiáticos y 22% eran chinos	Obesidad-sobrepeso
Park[28]	EE.UU. Y COREA, 2010	EE.UU., 2010: 734 adolescentes de 12 a 19 años. Corea, 2005: 664 de entre 12 y 19 años	EEUU contó con obesidad en un 18,1 %. En Corea, un 9 %	
Hirschler[29]	ARGENTINA, 2010	1009 niños, de los cuales eran 508 varones de 9,4 años. Tunner I	Obesidad y sobrepeso (14,4 %) y obesidad severa (32 %)	Obesidad en un 16,4 % (155 adolescentes), sobrepeso (166 %) y obesidad severa (32,6 %)
Ansa. V.D[30]	NIGERIA, 2004	1005 entre 6 y 18 años en varones obesidad 8,7% y sobrepeso 13,5%, en mujeres sobrepeso 18,6% y obesidad 11,9%		
LEC A.[31]	CHINA MACAO 2011	2015 estudiantes de 1°Año	En varones, un 26,6 %; en mujeres, 13,9%. Obesidad-sobrepeso	
Sriharyt[32]	INDIA, 2007	6 a 18 años escolarizadas. Sobrepeso entre el 8,5% y el 29 %; obesidad entre el 1,8 % y el 7,4 %. Anemia en un 19-89 %		
Velazco[33]	MEXICO-CHIAPAS, 2009	Colegio público y privado 12 a 15 años	SM 16 % y 30 %. Sobrepeso-obesidad	
Suarez Ortega[34]	COLOMBIA-CALI, 2017	5 a 9 años NCEP	Sobrepeso en 1 de cada 2 niños	
Ramírez Díaz[35]	MÉXICO, 2016	Niños: 1 entre 5 y 11 años presentó obesidad y sobrepeso (36,3 %); 1 de cada 3 adolescentes de entre 12 y 19 años presentó obesidad		

ANALISIS CLÍNICO DE SOBREPESO Y OBESIDAD EN UN GRUPO DE NIÑOS, ADOLESCENTES Y SU FAMILIA (ESCOLARIZADOS DE ARGENTINA, COLOMBIA, PARAGUAY Y URUGUAY, 2017)

Número total de niños y adolescentes: 4354. Edad X: 16-26 años. IMC: 21,09 +/- 3,38 %. Peso X: 54,17 Kg.

PAÍS	AUTORES	POBLACIÓN Y EDAD (SMC)	SOBREPESO Y OBESIDAD NIÑOS	SOBREPESO Y OBESIDAD FAMILIA	SOBREPESO Y OBESIDAD ADOLESCENTES
ARGENTINA (Provincia de Bs As)	I. de la Parra y cols	Argentina: 2231 (51,26%) 16,4 Años +/- 3 con 3 (entre 11 y 25 años)	233 (10,8 %)	594 (27,19 %) 25,3-29 %	2144 (12,9 %)
COLOMBIA (Bogotá)	G. Zalazar	321 (7,37% edad 17,4 +/- 2,5; entre 12 y 18 años)	71 (22,4 %)	117 (36,68 %) 21,3-41,9 %	317 (2,81%)
PARAGUAY (Asunción)	F. Corrales	1054 (24,21% edad 16,5 +/- 2,9; 11 a 25 años)	172 (17,1 %)	409 (39,82 %) 27,45-34,1 %	1006 (12,52 %)
URUGUAY	S. Lima y M. I. Martínez	743 (17,16 % 14,9 +/- 2,5; 11 a 25 años)	54 (7,49 %)	224(30,81 %)27,4-34,1 %	721 (11,17 %)
TOTAL		4354 (100 %). Edad: 16-26 +/- 3	530 (12,6 %)	1344(31,56 % 30,1-32 %	4188 (11,74 %)

PESOS MÓRBIDOS

Argentina: 43,11 kg/m2. Paraguay: 47,09 kg/m2

Al analizar este cuadro, se puede observar que, en los diferentes países, todas las familias presentaban sobrepeso y obesidad. Paraguay fue el de mayor porcentaje de obesidad en este grupo evaluado (IMC 36,8-42,8). El 31,56 % de las familias de los diferentes países presentaban obesidad.[36]

En la infancia, Colombia es la que mayor obesidad y sobrepeso presentó (22,4 %), pero en la adolescencia fue el país con menor porcentaje de tejido graso (2,81 %), ya que se registró como el país en el que mayor actividad física se realizaba. En Argentina, se encontró un 10,8 % en niñas y un 12,9 % en adolescentes.[36]

OBESIDAD Y BULIMIA[38,39]

En las últimas décadas, se puede detectar la presencia de síntomas bulímicos en un porcentaje elevado entre las pacientes obesas (atracón, purga, obesidad I.R., fluctuaciones de peso). Según Stunkard y cols (1992), alrededor del 34 % de las pacientes obesas tienen asociada la bulimia con alta morbilidad metabólica, principalmente si el peso supera el 30 % de IMC por edad.[25]

Piealot y cols (2017)[37] analizaron la prevalencia del síndrome metabólico en niños y adolescentes de entre 4 y 19 años en el continente americano (2008-2016). Se analizaron 23 estudios en 12 países de América y se halló que los componentes más prevalentes fueron la obesidad y la dislipidemia. Menos prevalentes fueron la hiperglicemia e hipertensión, pero fueron más frecuentes en el varón la hipertensión y la hipolipoproteinemia. Encuentran en los resultados una variabilidad importante en los diferentes países de América, observándose lo mismo en países europeos. Sería importante definir qué criterios se utilizarían para estas evaluaciones.

La prevalencia en menores se observa +- 6 % en Argentina, Colombia, Guatemala, México y Paraguay. La mayor prevalencia fue en Brasil, Canadá y Venezuela al ser mayor del 12 %.[37] Independientemente de los criterios de inclusión, depende de las características familiares de obesidad, sedentarismo, hábitos alimentarios, escolaridad, nivel socioeconómico, peso al nacer, etc.

EVALUACIÓN CLÍNICA

ANTECEDENTE DE HISTORIA FAMILIAR[3]

Obesidad, diabetes (1era y 2da generación). Antecedentes oncológicos de mama, endometrio, ovario, SOP. Enfermedades cardiovasculares, tipo de alimentación, actividad física, trabajo, maternidad, horas de la madre fuera de la casa.

ANTECEDENTES PERSONALES

Edad, estudio, trabajo, actividad física, antecedentes del embarazo de la paciente). Bajo peso al nacer, <2,5kg. Aumento rápido de peso en edades menores de 2 años. Adrenarca, pubarca, adrenarca exagerada. Menarca. Ciclo menstrual, IRS, anticoncepción. Averiguar si presenta alguna enfermedad crónica o si toma alguna medicación.

Con respecto a las características alimentarias, revisar si sube y/o baja de peso frecuentemente. ¿Cómo se ve? Investigar si tiene conductas purgativas (posibilidad de TCA), vómitos, laxantes diuréticos, enemas.

Actividad física: medir el número de horas por semana. Examinar el tiempo que se pasa consumiendo TV y videojuegos, computadora, etc

Síntomas: cefalea, apnea de sueño, somnolencia, insomnio, alteraciones menstruales. Hiperandrogenismo, acné.

EXAMEN CLÍNICO

Peso / talla (IMC). Retraso en el crecimiento, depresión, hipertensión arterial, acantosis nigricans (cuello, región de la axila, inguinal), estrías, hepatomegalia, estadios de Tanner, anormalidades genéticas. Entre los 5-7 años se detecta un rebote adipocidario (obesidad). (IMC en INFANCIA Y ADOLESCENCIA) si excede el PERCENTILO 95. Obesidad según edad y sexo. El riesgo de sobrepeso en niños con PERCENTILO 85-95. Y en PERCENTILOS mayores de 95 indican alto riesgo de complicaciones. (Dietz; WHYCLIN NUTR, 1999)

La circunferencia de cintura sería el mejor indicador de riesgo para diagnóstico de obesidad.

Características psicológicas en niños obesos: pobre imagen de sí mismo, sensación de inferioridad y rechazo, depresión, aislamiento, dificultad para hacer amigos. La depresión y hostilidad en pacientes puede incrementar el desarrollo del S.M.[40]

LABORATORIO[3]

- Lipoproteína (ayuno de 12 hs) HDL, LDL, triglicéridos, colesterol total.
- Glucemia/insulina en ayunas. Índice de HOMA, Hbgl; descartar diabetes (prueba de tolerancia oral a la glucosa). La Hbgl sería un marcador diagnóstico de prediabetes o diabetes si es mayor 6,5%, predictivo si es (5,7-6,4%).
- Perfil tiroideo.
- Vitamina D.
- Evaluación renal: creatinina, albuminuria, urea, ácido útico, cratinuria.
- Sospecha de SOP: perfil hormonal, evaluación de andrógenos.
- Ecografía: pelviana, trasvaginal, abdominal. Edad ósea.
- Ácido úrico: está en relación con el aumento de la insulina (Insulina vs Acido úrico)
- Índice de masa corporal: no es un marcador suficiente para identificar riesgo de síndrome metabólico
- Indicación del test de tolerancia oral a la glucosa:1) Grupo étnico con más riesgo (hispanos, afroamericanos); 2) Alteraciones de la glucemia (>100mg/dl o insulina basal>15micU/ml, 3) Antecedentes familiares con diabetes tipo II, 4) dislipidemia, 5) hipertensión arterial, 6) Acantosis nigricans, 7) SOP.
- Intolerancia a la glucosa (TTOG); glucemia en ayunas: 110-125 mg/dl ---2horas; glucemia 140-200mg/dl.
- Diabetes tipo 2: repetir 2 veces el TTOG. Glucemia en ayunas (>126mg/dl----2hs: >200mg/dl) (OMS, 1999)
- Resistencia insulínica: HOMA =O >2.

El riesgo de desarrollar diabetes tipo II es cinco veces más frecuente si hay antecedentes de 1er grado con esta patología. La disfunción endotelial puede presentarse 5-6 años antes de la diabetes tipo II.

Bajo peso al nacer.[40] Recuperación rápida de peso. Adrenarca y pubarca temprana, posible SOP, posible síndrome metabólico.

SOSPECHA DE NIÑO CON SÍNDROME METABÓLICO[10]

Es importante realizar la detección precoz de esta patología en niños afectados por obesidad y sobrepeso. En la población infantil o adolescente, no hay totalmente consenso para diagnosticar este síndrome, lo que explicaría los diferentes criterios de inclusión. Se puede sospechar si un niño tiene sobrepeso si la familia presenta diabetes o acantosis nigricans. En esta época de la vida, el S.M. no se puede detectar si sólo se tomaran en cuenta los parámetros de laboratorio. La presentación clínica puede ser heterogénea y es posible que no todos los factores que componen el síndrome se presenten en forma simultánea.

CRITERIOS DE INCLUSIÓN DEL SÍNDROME METABÓLICO

Los criterios de inclusión son numerosos. Algunos de ellos modifican algún parámetro, principalmente, los valores de corte; entre ellos se encuentran: 1) La Organización Mundial de la Salud (OMS); 2) el National Cholesterol Education Program. Adults Treatment Panel (NCEP-ATPIII);[41] 3) la International Diabetes Federation (IDF).[42-44] Esta federación tiene varias clasificaciones desde el año 2005,[42] 2007,[44] y 2011.[43] El segundo consenso se realizó con la Sociedad de Diabetes Pediátrica. Le siguen 4) Cook et al (2003)[45] 5) De Ferranti (2004).[46]

CRITERIO DIAGNÓSTICO DE SÍNDROME METABÓLICO (adaptado del adulto) ATPIII[41] (Tabla 1)

- Triglicéridos = 0>110mg/dl.
- HDL colesterol = <40mg/dl.
- Perímetro de cintura = 0>Percentilo 95 (edad y sexo).
- Glucemia = 0>100mg/dl.
- Presión arterial = 0>Percentilo 90 según tabla.

CLASIFICACION DE SÍNDROME METABÓLICO EN NIÑOS Y ADOLESCENTES (Tabla 2)

- IMC: >Percentilo 97.
- Triglicéridos > Percentilo 95.
- Colesterol HDL. Percentilo 5.
- Presión arterial sistólica y distólica > Percentilo 95.
- Intolerancia a la glucosa.

Tabla 1. Criterios diagnósticos S.M. en niños y adolescentes.[4]

	COOKS (2003)[5]	FERRATI SD (2004)[45]
Glucosa B en ayunas	>=100mg/dl	>=100mg/dl
Perímetro de cintura	>=90percentilo (edad y sexo)	V-M Según edad y sexo presión arterial >= mg/dl => 75 Percentilo M
Presión arterial	>=90percentilo (edad y sexo)	>= 90 Percentilo
Triglicéridos	>=100mg/dl	>= 100mg/dl
HDL Colesterol	V<=40mg/dl M<=40MG/DL	V - M =< 45mg/dl

En niños, se deben tener en cuenta tres o más de los diferentes criterios.

SINDROME METABÓLICO EN NIÑOS Y ADOLESCENTES (IDF) 2007[44]

Tabla 2. Federación Internacional de Diabetes

	6-10 Años	10-16 años	Mayor 16 años
PerÍmetro de cintura	>= 90cm	>=90cm	V =>90cm M => 80cm
TensiÓn arterial	SD para SM	SIST. => 130mm Hg DIAST => 80mm Hg	SIST. => 130mm Hg DIAST => 80mm Hg
C/HDL	SD para SM	HDL =< 40MG/DL	HDL =< 40MG/DL
Glucemia	SD para SM	>=100MG/DL	>=100MG/DL
Triglicéridos	SD para SM	>=150mg/dl	>=150mg/dl

S.D: Sin definición. Requiere, por lo menos, presencia de obesidad de cintura abdominal y, **mínimo**, dos criterios restantes.

NUEVOS FENOTIPOS QUE SE AGREGAN AL SÍNDROME (CRUZ, 2004; HOFFMAN, 2009)

Microalbuminuria	Descenso de adiponectina
Hiperleptinemia	Aumento de proteína C reactiva
Factores raciales (Afroamericanos)	Hiperfibrinogemia
Vitamina D (Blum, 2008)	Oseocalcina (Valdhues, 2013)

Hipoavitaminosis D: se asocia a un incremento del riesgo de S.M. +DMT2. El déficit regularía la síntesis de secreción de insulina, producción de renina y proliferación de células vasculares, musculares y cardiacas.[10] Causa: sedentarismo, protector solar, obesidad, poca exposición al sol.

Osteocalcina: normalmente, estimula la insulina y aumenta la insulinosensibilidad y la proliferación de células pancreáticas. El descenso de la osteocalcina aumenta el metabolismo de la glucosa.[10]

El aumento transitorio y fisiológico de la insulina durante la pubertad (estadio II Y III de Tanner) podrían aumentar los factores de riesgo que sumados a un posible aumento de grasa visceral. Deberían ser controlados.

COMPLICACIONES CLÍNICAS DEL SÍNDROME METABÓLICO: INFANCIA Y ADOLESCENCIA

Tabla 5.

Apnea de sueño	Obesidad	Prevención de IR. Diabetes
SOP - Hiperandrogenismo	Hipertensión Arterial	Alt. psicosociales
Cefalea - Hipertensión	Colelitiasis	Enfermedad renal Glomeruloesclerosis endocraneana
Crecimiento y pubertad	Acantosis nígricas	Estrías
Hígado graso	Bulimia nerviosa	Enfermedad cardiovascular Estrés

Tabla 6. Factores de riesgo y prevención de arteroesclerosis.

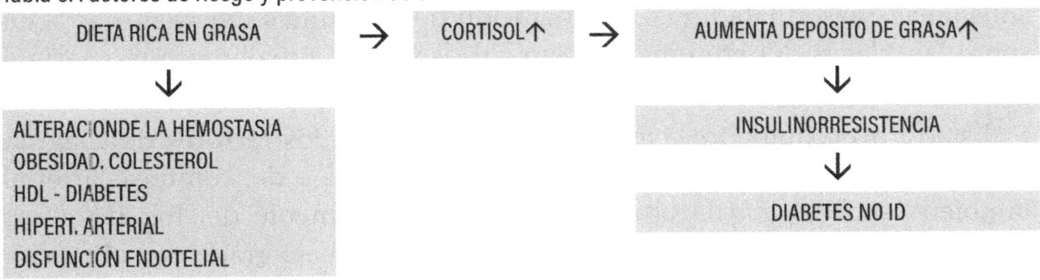

Bajo peso al nacer: los niños que nacen pequeños están expuestos a mayor riesgo de sufrir enfermedades cardiacas en el trascurso de la vida. La desnutrición materna y la hiperglucemia durante el embarazo afecta la programación de los tejidos y órganos fetales. En niños y adolescentes con sobrepeso, el 55 % tienen, por lo menos, un factor de riesgo metabólico.

Bulimia nerviosa: estas pacientes tienen posibilidad de presentar S.M. Estaría relacionada con la obesidad y la insulinorresistencia. Es importante detectar la presencia de conductas purgativas (ciclo: ayuno-atracón-purga-ayuno). Igualmente con las fluctuaciones de peso y lo mismo en los atracones con carbohidratos en muchos de esos casos.[38,39]

Estrés: el estrés conduce a respuestas neuroendocrinas que, con el tiempo, llevan a la persona a presentar IR y diabetes tipo II. Estaría relacionado con la actual forma de vida (conflictos personales, escolares, sociales, vulnerabilidad de la persona. etc.).[4-10]

Síndrome de ovario poliquístico: la asociación de SOP con SM es muy frecuente (30-40 %). En estas pacientes, la IR estaría asociada con alrededor de un 70%, y la obesidad como cofactor, entre el 50-60%. Es importante detectar el síndrome tempranamente, lo mismo que realizar su tratamiento. En el futuro, podría estar inclusive asociado a patologías oncológicas en primera y segunda generación.[12-39]

Hígado graso no alcohólico (Murillo, 2019):[47] el acumulo intrahepático de grasa es el responsable del hígado graso no alcohólico, importante en la obesidad infantil. Incluye esteatosis hepática, esteatohepatitis, fibrosis y cirrosis- La prevalencia en pediatría es dificultosa para el diagnóstico, por lo que debe realizarse una biopsia hepática. En general, es una patología asintomática.

Adiponectina: esta hormona se encuentra disminuida en los niños obesos.[13]

La ateroesclerosis y la enfermedad cardiovascular del adulto se inicia y progresa en forma latente en la infancia y adolescencia. El PCR es un indicador sensible y precoz (47-53). Los cambios más precoces son la disfunción endotelial y el aumento del tamaño de la íntima y la media de la pared arterial. Se asocia a IR. Las células endoteliales no sìntetizan óxido nítrico ni otras substancias vasodilatadoras. La liberación de citoquinas inflamatorias actúa sobre las placas del ateroma (Musso, 2015).[48] La microalbuminuria sería el marcador de riesgo de ateroesclerosis.

Estado procoagulante e inflamatorio: aumentan los factores de coagulación. El factor VII y el fibrinógeno aumentan el riesgo de trombosis arterial, también asociado con la obesidad. Independientemente del hígado graso, también hay que evaluar la inflamación crónica de bajo grado con alteración de citoquinas.[47]

PREVENCION DEL SÍNDROME METABÓLICO

Debe plantearse desde el periodo prenatal y en el trascurso de la niñez y adolescencia. Es importante contar con un equipo interdisciplinario para la prevención de niños y familiares con factores de riesgo (Dietz, 1998).

Embarazo:[49] control de la madre en aquellos casos con factores de riesgo en el grupo familiar. Screening y tratamiento de la diabetes gestacional e hipertensión arterial, principalmente en embarazadas obesas o con síndrome de ovario poliquístico o hiperandrogenismo.

Lactancia materna: exclusiva hasta el sexto mes de vida. No indicar alimentos antes de los 6 meses (Gunderson, 2010).

Recién nacido con bajo peso: intentar que la recuperación del peso sea lenta y progresiva, y, hasta cierto punto, deficiente, principalmente, en los dos años de vida.

Niños mayores de tres años: monitoreo del peso y del crecimiento. Información a los padres sobre alimentación saludable. Resaltar la importancia del desayuno y evitar los alimentos como premio. Incorporar frutas y restricción de grasas saturadas. Fomentar el ejercicio físico en las mayores de 3 años. Disminuir el tiempo dedicado a la televisión, videos o computadoras (no más de 2 hs /d). No instalar un televisor en el dormitorio.[50]

Control de riesgo de obesidad si hay dos aumentos importantes de peso durante los últimos 12 meses.

Historia familiar: muerte por enfermedad cardiovascular, obesidad, hipertensión, diabetes, hipercolesterolemia. El adolescente debe tener conciencia de su enfermedad y debe involucrarse a la familia en el tratamiento. El descenso de peso debe realizarse en forma paulatina, acompañado de actividad física para disminuir el sedentarismo. Es importante pautar con el niño o adolescente la pérdida de peso con una alimentación atractiva para preservar el gusto en las comidas.

Debe realizarse el control de tensión arterial, colesterol, triglicéridos glucemia lípidos. El sedentarismo sería el principal factor de deterioro de estas pautas (Braguinsky, 2006).[51]

	TRATAMIENTO	
DIETA	SEDENTARISMO	FARMACOLOGÍA

En general, las pacientes tienen una baja tolerancia al esfuerzo o una disminuida capacidad de trabajar, cuyas limitaciones son periféricas y no centrales (51). El tratamiento no es un problema con una única solución. Es un problema que el medico por sí solo no puede solucionar.

REQUIERE			
↓	↓	↓	↓
AUTORIDADES SANITARIAS	EDUCACIÓN DE LOS AGENTES DE SALUD	MÁS PROGRAMAS DE PREVENCIÓN	GRUPOS INTERDISCIPLINARIOS

MODULADORES DE INSULINA

La metmorfina ha demostrado que mejora la sensibilidad y la tolerancia a la glucosa. Lo mismo sucede con los riesgos cardiovasculares tanto en la diabética tipo II como en obesas no diabéticas, pero con IR. También puede ser utilizada en pacientes embarazadas con diabetes,[52] pues la metmorfina permitiría reprogramar al feto y evitar la posibilidad de diabetes en la vida adulta (Jakubowicz, 2009). La dosis durante el embarazo puede ser de 1000-2000mg/

d. En el caso de adolescentes o niñas prepuberales, la dosis seria de 500mg/d por 6 meses (corto tiempo), ya que no sólo mejoraría la IR, sino que ayudaría a descender de peso (puede revertir el proceso de arteroesclerosis). No mejoraría en las pacientes con hirsutismo y no modificaría el crecimiento del pelo.

Estatinas: últimamente se están usando las estatinas para el tratamiento de las dislipidemias en niños y adolescentes. La edad seria entre los 10-17 años con Rosuvastatina de 20 mg/d. En el caso del colesterol, se observó la disminución en un 50, según la American College of Cardiology (2010)-

Dietas: por debajo de cinco años no deben iniciarse dietas restrictivas. Las comidas más energéticas deberían reservarse cerca de cuando realizan actividad física. El ejercicio del niño es conveniente que sea realizado con los juegos.

ACTIVIDAD FÍSICA

La actividad física es esencial para la pérdida de peso, debiendo ser el ejercicio individualizado, ya que depende de la comorbilidad asociada a la obesidad. El ejercicio agudo aislado sin continuidad puede tener poca significación en el gasto energético. Las actividades programadas a largo plazo son las que logran un mantenimiento de peso saludable (natación, bicicleta, danza, deporte) son mejores que las actividades aeróbicas (caminar, trotar, correr, etc.).

El ejercicio más la dieta producen cambios metabólicos mejorando la sensibilidad a la insulina, la capacidad cardiovascular, la presión arterial y la masa muscular.[10-53]

CONCLUSIÓN

1. El S.M. en infancia y adolescencia es una de las enfermedades más dificultosas de tratar. Requiere de un equipo interdisciplinario.
2. La obesidad abdominal es el componente más prevalente. La proteína C reactiva es un indicador más sensible que el IMC.
3. Es importante identificar grupos de alto riesgo para poder realizar detección y tratamiento precoz para prevenir una enfermedad metabólica en el futuro.
4. Se debe considerar que, en el futuro, continuará la epidemia de obesos con hipertensión arterial, diabetes o hiperlipemia en adolescentes y/o adultos jóvenes.
5. Se deben involucrar al adolescente y a familia, escuela, agentes de salud y medios de comunicación en el diagnóstico y tratamiento.

BIBLIOGRAFÍA

1. World Health Organization: Obesity Preventin And Menaging The Global Epidermic Ginebra: Who 1998, 17-40.
2. Tapia Ceballos L.t.: Sindrome Metabolico En La Infancia. An. Pediatric (Barc. 2007) 66(2) 159-166.
3. De La Parra I. Sindrome Metabolico En La Infancia Y Adolescencia .. Univ . Nac.de Quilmes 2013 372-389.
4. Araujo O.: Sindrome Metabolico En La Infancia Un Enfoque Para La Atención Primaria. La Havana, Cuba No 1 Iii/2015.
5. Cook S, Weitzman M., Avinger P.: "Prevalence Of A Metabolic Syndrome Phenothype. In Adolescents. Finding From The Third National Health And Nutrition Examirat Survay 1988-1994- (2003). Arch Pediatr. Adolescen Med 157: 821-827
6. Idf: Consensus Worl Definition Of The Metabolic Syndrome. Berlin Iv/2005
7. Delgado H.I. Ops. /Kellog. Proyecto Multicentrico De Dieta Y Salud En Latinoamerica Y El Caribe 1999.
8. Burrows R. Et Al: Prevalencia Del Sindrome Metabolico En Niños Chilenos Que Consultan En Una Clínica De Obesidad ". Rev. Med. Chilena 2007 135 (2): 174-181.
9. Saldaño C., Rosell R.: Obesidad. Barcelona. Martinez Roca. 1988.
10. De La Parra I. Obesidad En La Infancia Y Adolescencia. Ginecologia Infantojuvenil – Sagij. Edit. Journal 2014 373-387.
11. Rosero Ortega L, Rosero Aguirre Y, Limon S.et Al: Obesidad Y S.m. En Pediatria. Rta. Cientifica M Undo De Investigaciones Y Conocimiento S. Vol.3 No 4 2019. 456. 478.
12. De La Parrai., Vazquez T.: ¿Afecta El S.m. Las Alteraciones Menstruales? Congreso Latinoamericano De Adolescencia. La Havana. Cuba 1999.
13. Ford E, Giles W., Dietz W.,"Prevalence Of The Metabolic Syndrome Among, Us Adults; Findings From The Thiend National Health And Nutrition Examination Survey Jama 2002 287 356-359.
14. Array I.: "Sindrome Metabolico Y La Sensibilidad A La Insulina En Adolescentes Obesis Hispanos. Rev. Panamericana De Salud Pública. 2004 15(1). 58- 59.
15. Weis R. Briuraj. Burget T S. Et Al: Obesity And The Metabolic Syndrome In Children And Adolescents. N.engl. J. Med. 2004 350 (23) 2362- 2374.
16. Ibañez L., Valls J. Clin. Endocrinol. Metab. 91 C., Ong K, Dunger D.et Al: Early Developnet Of Adiposity And Insulin Resistence Following Catch-Up Weith Gain In Low Birth Weigth Children".J. Clin. Endoocrinol. Metab. 2006. 91, 2153-2158
17. Hirchler V. Calcagno Ml., Aranda C., Mc Callin G. Et Al: Sindrome Metabolico En La Infancia Y Su Asociacion Con I.r. Arch. Argentino De Pediatria. 2006 104(6) 486- 491.
18. Massa C.: Prevalencia De Sindrome Metabolico En Infancia Y Adolescencia: Ivcongreso De Endocinologia Ginecologica Reproductiva. Bs.as. Iv /2006.
19. Caceres M., Teran C., Rodriguez S., Et. Al: Prevalencia De La Insulino Resistencia Y Asociación Con Síndrome Metabolico. Criterios En Bolivia Niños Y Adolescentes Con Obesidad .Bmc Pediatr. Viii/2008 128-31.
20. Nakatsuka H. Et Al: Screenig Of Obese On Leen School Children; Dificulty In The Japonese Weigth And Heith Estándar. N: Hon Koshu Eisesi Zasshi 1993: 40(4) 265-72.
21. Bover P., Chioleno A., Paprodi G., Et Al: Marcado Incremento En La Prevalencia De Obesidad En Niños De Las Islas Seychelles Entre 1998- 2004. Int. J. Pediat. Obes 2006. 1(2) 20-8.
22. Lozada M., Medrano S., Manrique M., Martinez D., Suarez O., Guerrero H.,: Factores De Riesgo Asociados Al Sindrome Metablico En Adolescentes . Gaceta Medica De Caracas 2008 Vol.116 No4, Universidad De Carabobo.
23. Costa Dias Pintangui Y Col.: Sindrome Metabolico Y Factores Asociados En Niños Y Adolescentes De Un Municipio Brasileño. Nutr, Hosp. 2014. 29(4) 865-872.
24. Cizmecioglu F.m., Etiler N.: Prevalencia De Sindrome Metabolico En Niños Escolarizados Y Adolescentes En Turquia. Pediat. Endocrinol. Metab. 2009. 22/8: 703-714.
25. Park M.j., Boston B. A. Et Al: Prevalence And Trenes Of Metabolic Syndrome Hmong Korea N. Wanes Survey (1998-2005) Pediatr. 2009: 155(4):529-34
26. Al-Isa A., Akanju O., Thalih I: Prevalence Of The Metabolic Syndrome Among Female Kuwait. Adolescents Using Two Diferent Criteio .2010, Bs.j. Nutr. 103(1) 77-81
27. Munere Y. Y Col.: Prevalencia De Sindrome Metabolico En Adolescentes Entre 10-18 Años En La Ciudad De Medellin Colombia: Iaheir 2012.
28. Park M., Hilmes E., Et Al: Comparacion Entre Ee Uu. Y Korea Obesidad En Adolescentes Entre 10-19 Años .J. Korea

Med. 2010. 25. 1/ 2010 75-92.
29. Hirscher V., Oestreicher V. Et Al: Relationship Obesity And Metabolic Syndrome Hmohg Argentinian Elementary School Children 2010 Clin Biochem Iii43 (4-5) 435-441.
30. Ansavo., Odigwe C.o., Anahmv: Perfil De Indice De Masa Corporal Y Obesidad En Niños Y Adolescentes De Nigeria: Niger J. Med. 2001: 2:78-80.
31. Lee A., Homm V., Keung U.: Epidemia Mundial De Obesidad Infantil, Esta Alcanzando A Zonas De Menor Industrializacion De Asia. Macao. 2011 Int. J. Pediatr. Obes. 6(2).
32. Sriharigi Llander A. Et Al: El Estado Nutricional De Los Niños Ricos De India: India Pediatric.2007 44 (3):204-13.
33. Ramirez Díaz, Lum Maria Del P., Hardy J.: Prevalencia De Sindrome Metabolico En Niñas Y Adolescntes. Criterios Diagnostico S. Rta. De Salud Publica Y Nutricion Iv/2019 Vol. 8 No2.
34. Suarez Ortega M., Aguloz C.: Prevalencia De S.m. En Niños Y Adolescentes Escolarizados Del Erea Urbana De La Ciudad De Medellin. Iaheia 2008. 21 (3) 260-270.
35. Velasco Martinez R.m., Jimenez Cruz A., Dominguez G. Et Al.: Obesidad Y Resistencia A La Insulina En Adolescentes De Chiapas. Nutr. Hosp. 2009, 24(2) 187—192.
36. De La Parra I., Lombardi E., Salazar German, Corrales F., Lima S., Martinez M.i. Y Col.: Analisis De Las Caracteristicas Clinicas, Alimentaias Y Actividad Fisica En Adolescentes Y Jovenes Escolarizadas De La Argentina, Colombia Paraguay Y Uruguay, Saegre Rta. De La Soc. Argentina De Endocrinologia Ginecologica Y Reproductiva Vol: Xxiv No3, Xii/2017. Pag:91-105.
37. Pierlot R., Cuevas Romero E., Rodriguez Antolins J.:, Prevalencia De S.m. En Niños Y Adolescentes De America. (Mexico) Tip, Rta. Especializada En Ciencias Quimicas Y Biologicas 2017, 20(1) ;40-49
38. Jimenez J Et Al; Epidemiologia Y Complicaciones De La Obesidad En Trastornos De La Alimentación. Barcelona: Mason 1997. 209-215
39. De La Parra I.: Trastornos De La Conducta Alimentaria Y S.m. En Aleg Endoocrinolgía Ginecológica. Bs.as. Journal 2012 -132-40
40. Guemes Hidalgo M., Muñozc.: Sindrome Metabolico En Pediatria Y Adolescencia. Pediatria Integral (Madrid) 2015, Vol.xix No 6.
41. Ncep "Third Report Of The National Cholesterol Education Programn (Ncep) Export Panel On Detection, Evalution And Treatment Of Hig Blood Cholesterol In Adultos. (Adult Treatment Panel Iii) Funal Report: Circulation 106: 3143.
42. Type 2 Diabetes In Children And Adolescent American Diabetes Association Pediatrics. 2002. 105: 671-80.
43. A.d.a. Diagnosis And Clasification Of Diabetes Melitus. Diabetes Carr 2011, 34(1) 562-569.
44. Zimmtl P., Alberti K.g., Kaufman F., Et Al: The Metabolic Syndrome In Children And Adolescent. En I.d.f. Consenso Report Ped. Diabetes. 2007 8 299-306
45. De Ferrantis S.d., Gavreravk Et Al.: Prevalence Of The Metabolic Syndrome In American Adolescents Findings.: Circulation 2004 - 110 (16) 24974-24977.
46. Chiarelli F. Mohn A.: The Lancet Child Adolescent. Diag. Temprano Del Sind. Metabolico En Niños Ix /2017. Vol: 1(2) 86-88 https://www,intramed.net
47. Murillo Valles M, Bel Corman J.: Obesidad Y Sindrome Metabólico. Barcelona .Prot. Diagnostica Y Terapeutica En Pediatría. 2019; 1. 285-94.
48. Musso C: Sindrome Metabolico Aspectos Clinicos Diagnosticos Y Tratamiento . Fisiopatologia Molecular Y Clinica Endocrinologica. Edit. Lilly: 2015 :1207-1220.
49. Aguirre M., Rojas J., Somk O: Progresion Del S.m. Desde El Feto A La Adolescencia. Medicina 2011.
50. Guerra Cabrera C. Y Col.: Manejo Practico Del Sobrepeso Y La Obesidad En La Infancia .2009 : Medisur. Rta. Electronica Cienfuegos 7(1) 63.
51. Braguinsky J: Sindrome Metabolico ¿Enfermedad Metabolica ¿Bs.as. Edit. Medica A Wwe 2006.
52. Malin S.k., Kashhyap S.r.: "Effets Of Metformina On Weigth Less". Opinion En Endocronology, Diabetes And Obesity. 2014, 21(5) 323-9.
53. Paley C.a. Johonson M.i.: Abdominal Obesity And Metabolic Syndrome Exercise As Medicie '?B.-.M.C.sport . Science 2018. Medicine And Rehabilitation 10-7.

4-2 Impacto de la patología endocrinológica en la adolescencia

Dra. Silvia Oizerovich

El objetivo de este capítulo es resaltar la importancia de las consultas ginecológicas en este grupo etario y hacer foco en aquellas situaciones que debemos estar alertas para poder trabajar en prevención, con detección de diferentes patologías que puedan comprometer a la adolescente tanto en su desarrollo emocional como en su futuro reproductivo. Los cambios biológicos puberales tienen lugar en la adolescencia temprana o pubertad propiamente dicha entre los 10 y 15 años. Este período, básicamente, no se ha modificado con el correr de los años.

La adolescencia es una etapa progresivamente prolongada durante la cual se producen rápidos y grandes cambios que llevan al ser humano a madurar biológica, psicológica y socialmente, y, potencialmente, a vivir de forma independiente. La llegada de la pubertad se caracteriza por el inicio de una serie de cambios genitales y somáticos que condicionan el paso de la infancia a la adolescencia a lo largo de un período de aproximadamente tres a cuatro años, con una progresiva maduración biológica que establece la capacidad reproductiva. Desde lo psicosocial se define la identidad y el logro de la autonomía. Si bien es un proceso de alta variabilidad individual en cuanto a su inicio y fin (la progresión por etapas), la asincronía madurativa lo coloca muchas veces en situaciones de riesgo.

Las/os adolescentes tienen las mismas necesidades de décadas pasadas y aparecen nuevos desafíos, por lo que sufren el impacto de los diferentes estímulos y cambios sociales. Algunas cuestiones que empiezan a surgir son el duelo por la pérdida del cuerpo infantil, sus cambios somáticos y el alcance de su capacidad reproductiva. También, están condicionados por la necesidad de reconocimiento, el logro la independencia de su grupo familiar y la búsqueda de su identidad y de su propio proyecto de vida. Sus necesidades intrínsecas son las mismas, pero el contexto es diferente, lo que no les permite resolver sus necesidades de igual manera. Las respuestas y los obstáculos sociales, así como las metas, son otras, y esto construye un adolescente diferente.

El desarrollo cerebral se extiende a los años adolescentes, fundamentalmente a la zona del lóbulo frontal, donde se localizan las funciones ejecutivas de planificación, razonamiento y control de impulsos.

Por ejemplo, la materia gris del lóbulo frontal alcanza su volumen máximo a los 11 años en las niñas y a los 12,1 años en niños. La materia gris cortical del lóbulo temporal alcanza su punto máximo en 16,7 años en niñas y 16,2 años en niños. En el lóbulo parietal, la materia gris cortical alcanza su punto máximo a los 10,2 años en las niñas y a los 11,8 años en niños.

Considerando las diferentes etapas por las que atraviesan los/las adolescentes, es importante asegurar los controles de salud y brindar información de acuerdo con su momento evolutivo para que la asimilen y comprendan. De esta manera, se alcanza un riesgo menor para poder trabajar con diferentes situaciones y patologías que pueden hacerse presentes.

Cuadro 1. ¿Qué tienen de especial los adolescentes?

Cambios en el desarrollo físico, cognitivo, emocional y sexual	Brecha entre la madurez biológica y psicosocial	Necesidad de encontrar un equilibrio entre autonomía y protección parental
· Cambios hormonales · Nuevas sensaciones y emociones. · Conciencia de los impulsos sexuales, exploración de las distintas posibilidades sexuales, descubrimiento de sus preferencias sexuales. Identidad de género. · Desarrollo cerebral en proceso. · Van madurando la capacidad cognitiva. · Alta impulsividad que los lleva a ponerse en riesgo. · Búsqueda de los límites.	· En esta etapa se produce la madurez biológica sin estar terminado el desarrollo cerebral ni terminada la educación. · Todavía viven con sus padres y no tienen independencia económica.	· Autonomía en construcción con acceso limitado a los recursos. · Representación adecuada en los órganos de decisión que los/las conciernen. · Adquisición de derechos con respecto a sus deseos que no siempre son respetados. · Se enfrenta a mayores situaciones de riesgo asociados a las nuevas tecnologías.

Se debe garantizar el cumplimiento con los planes de vacunación, el brote puberal, la primera menstruación con el impacto emocional que esta tiene, el control del ciclo menstrual y la prevención del embarazo no planificado, brindando y facilitando el acceso a una salud sexual y salud reproductiva plena, sin riesgos y posibilitando el acceso a la anticoncepción y prevención de las infecciones de transmisión sexual. Es menester resaltar la detección de la patología endocrina que nos convoca en nuestro trabajo con ellas y ellos.

Desafíos para pensar:

1° ¿Qué podemos estar subestimando o sobreestimando en la consulta?

- Anemia.
- Acné.
- Miopía.
- Sangrado uterino anormal.
- Crecimiento acelerado - Pubertad precoz.
- Detención del crecimiento - Pubertad retrasada.
- Amenorrea 1° o 2°.
- Dismenorrea.
- Síndrome de ovario poliquístico.
- Infecciones de transmisión sexual.
- Embarazo no planificado.
- Aborto en condiciones inseguras.
- Problemas psicosociales.
- Depresión.

2° ¿Cuál puede ser entonces la causa?

HIPOTÁLAMO	HIPOFISIARIO
+ Modificaciones ponderales	+ Procesos destructivos
+ Trastornos psicológicos	+ Tumores pituitarios
+ Actividad física intensa	+ Lesiones vasculares
+Acción de determinados fármacos (consumo de tóxicos)	+ Infecciones
+ Patología orgánica (tumoral)	+ Lesiones quirúrgicas

OVÁRICAS	UTERINAS
+ Falla ovárica prematura	+ Destructivas (sind. Asherman)
+ Síndrome de ovario poliquístico	+ Procesos infecciosos: TBC - ITS
+ Síndrome de ovarios resistentes	
+ Procesos destructivos por radioterapia o quimioterapia	TUBÁRICAS
+ Ablación	Obstructivas: endometriosis, ITS
+ Tumores	
+ Disgenesias gonadales	

ENDOCRINOPATÍAS	ENFERMEDADES CRÓNICAS
+ Tiroideopatías	+ Trastornos gastrointestinales
+ Hiperprolactinemia	+ Hipotiroidismo
+ Adrenopatías	+ Desnutrición

+ Hiperplasia suprarrenal congénita de manifestación tardía	+ Drogadicción
+ Diabetes	+ Cardiopatías congénitas y adquiridas
	+ Neumopatías crónicas
	+ Hepatopatías
	+ Hemopatías: anemia, hemocromatosis
	+ Infecciones: TBC, SIDA,
	+ Metabolopatías congénitas: fenilcetonuria, glucogenosis, lipoidosis.
	+Neoplasias: leucemia, linfoma

PSICOLÒGICAS	CULTURALES	SOCIALES

Subestimación clínica de los trastornos ginecológicos en la adolescencia
Sobe los 257 pacientes, se encontró: edad promedio 16.7 años

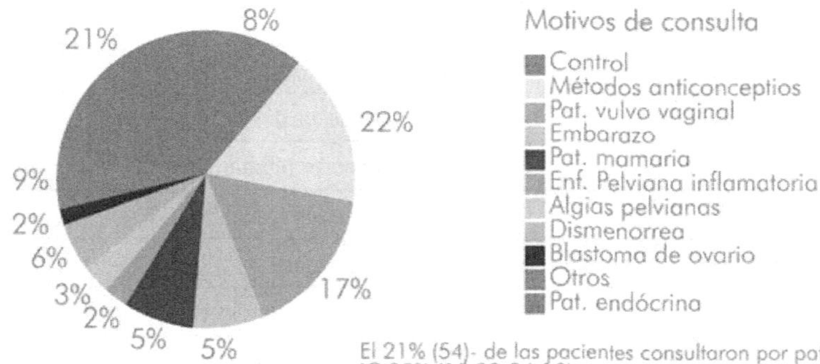

El 21% (54)- de las pacientes consultaron por patología endócrina
IC 95% (15.83-26.18)

En el consultorio de Ginecología Infantojuvenil del Hospital Ignacio Pirovano (Ciudad de Buenos Aires - Argentina), sobre 256 pacientes atendidas en un año, entre los 0 y 18 años, observamos los trastornos ginecológicos como motivos de consulta de primera vez, más frecuentes dentro de los trastornos ginecológicos:

Los motivos de consulta por patología endocrina de 54 adolescentes fueron, según sus diagnósticos: alteración del ciclo menstrual antes de los 3 años de edad ginecológica (EG) en 11 pacientes, aunque en 35 fue a más de 3 años de EG, amenorrea 1° en 3 casos y amenorrea 2° en 5 pacientes. Se diagnosticaron 3 adolescentes con hipotiroidismo, 1 paciente con hiperprolactinemia, 9 presentaban síndrome de ovario poliquístico (SOP) y 12 sufrían trastornos de la conducta alimentaria.

Esto nos alerta y nos pone en movimiento, sabemos que podremos ofrecer alternativas terapéuticas en esta etapa de la vida que mejoren la calidad de vida y puedan mejorar su futuro reproductivo. Para esto es fundamental pensar en las diferentes patologías que los signos y síntomas presentes puedan estar sugiriendo, y realizar los estudios indicados.

Conocer las diferentes incidencias de las patologías sin subestimar, pero tampoco sobreestimar, para no generar sensación de alarma y enfermedad donde no lo hay.

Enunciaremos alguna de las patologías más frecuentes en esta etapa de la vida:

Sangrado uterino anormal (SUA)

SUA es el nombre que se usa actualmente para los cambios en la menstruación como resultado del aumento de volumen, duración o frecuencia. Las alteraciones en el patrón menstrual pueden afectar al 75 % de las adolescentes. El cuadro de SUA se observa con cierta frecuencia durante la adolescencia, y su prevalencia es de 12,1 a 37 %. Es común en los primeros años después de la menarca debido a los ciclos anovulatorios en los primeros años de edad ginecológica.

Esto se debe a la inmadurez del eje hipotálamo-hipófiso-ovárico. Al 55-82 % de las adolescentes les puede llevar hasta 2 años ciclar con regularidad; en el 22 % restante podemos encontrar anovulación u oligoanovulación, y un pequeño grupo hasta 5 años. De persistir la alteración, debemos pensar en otras patologías como el síndrome de ovario poliquístico.[iv]

La enseñanza del uso del calendario para el registro de las fechas menstruales para conocer los días de sangrado es muy importante para poder tener una orientación de lo que está ocurriendo. Desde allí se puede obtener el algoritmo de estudio y definir si se debe indicar algún tratamiento o no.

En general, esta población no requiere procedimientos diagnósticos traumáticos, pero sí la realización de una exhaustiva anamnesis y los estudios que se consideren convenientes: exploración física, clasificación por estadios de Tanner, si inició relaciones sexuales (tacto vaginal, examen especular), ecografía pélvica y análisis de sangre básicos para excluir un embarazo, patología endocrina y alteraciones en la coagulación.[v]

El objetivo es detener la hemorragia, mejorar el estado hemodinámico, evitar las recidivas, restituir los ciclos menstruales y evaluar si responde a inmadurez del eje o a otra causa.

Síndrome de ovario poliquístico (SOP)

El síndrome de ovario poliquístico (SOP) es un desafío diagnóstico. Es un trastorno heterogéneo caracterizado por hiperandrogenismo clínico y/o bioquímico, y por anovulación crónica El término "síndrome" se refiere a una colección de características clínicas o un fenotipo.

El SOP es un diagnóstico de exclusión; por lo tanto, su definición evolucionaría con el tiempo de acuerdo con los hallazgos de la investigación actual. Es el trastorno más común de la mujer en la edad reproductiva y aparece comúnmente en la adolescencia.

La prevalencia es de, aproximadamente, 6-20 % según los criterios de diagnóstico que se utilicen. Alrededor del 3-33 % de estas mujeres jóvenes tienen madres con SOP y un 20-40 % tiene familiares con SOP.

Existe un mayor riesgo de obesidad, resistencia a la insulina y diabetes mellitus tipo 2 (T2DM) en familiares de primer grado de sexo masculino y femenino.

La clasificación se realiza de acuerdo a los enunciados de la Clasificación de Rotterdam, pero en esta población es importante la presencia de los 3 elementos:

- Definición de hiperandrogenismo, por hiperandrogenemia.
- Oligoamenorrea presente luego de 2 años desde la menarca.
- Ecografía transabdominal, que incluya volumen ovárico > a 10 ml.

El diagnóstico de PCO debe ser considerado luego de 2 años posmenarca. Para llegar a él, se realizará una correcta anamnesis, examen físico y pruebas de laboratorio para realizar una correcta evaluación bioquímica. Es sabido que las imágenes ováricas en este periodo de la vida pueden no ser sugestivas de SOP.

Es importante tener presente que los cambios puberales pueden presentar un fenotipo similar. La inmadurez del eje hipotálamo-hipófiso-gonadal hace que las alteraciones del ciclo menstrual están presentes en los 2 a 3 primeros años luego de la menarca, como la presencia de acné comedonico o inflamatorio leve que son normales en esta etapa.

Sin embargo, la presencia de acné inflamatorio moderado a grave (definido con más de 11 lesiones inflamatorias), que no responde al tratamiento tópico o un hirsutismo moderado a severo basado en la tabla de Ferriman-Gallwey, sería una indicación para iniciar los estudios, como pasados los primeros años postmenarquicos si continúa con oligoamenorrea. Otro item a considerar es la asociación que puede existir en el SOP con la resistencia a la insulina y el aumento de peso.

Aproximadamente el 50 % de los pacientes con SOP tienen sobrepeso u obesidad, lo cual es un factor importante dada la asociación entre la obesidad y el mayor riesgo de desarrollar una diabetes tipo 2, hipertensión y enfermedad cardiovascular y disfunción menstrual.

Rosenfield sugiere la necesidad de evaluar el estado de salud general de la adolescente, excluir el embarazo y buscar signos de SOP en aquellas que han estado amenorréicas durante dos meses. Si su evaluación es normal, se le debe hacer un seguimiento para ver si el trastorno menstrual ha vuelto a la normalidad. No obstante, si sigue teniendo amenorrea durante más de 90 días o no ha tenido su ciclo durante más de 2 meses, sería razonable realizar una prueba de laboratorio.

Es de suma importancia entonces tomar una decisión compartida con la adolescente, poder evaluar qué síntomas son los más molestos y, de esta manera, poder decidir el tratamiento óptimo. Se debe utilizar un enfoque multimodal que incorpora cambios en el estilo de vida e implementar el ejercicio tanto en la adolescente obesa como no.

Los tratamientos farmacológicos como los anticonceptivos hormonales combinados pueden beneficiarla tanto en regularizar la deprivación si eso origina un problema para ella, como beneficiarla en disminuir los niveles de testosterona mediante un aumento de la globulina fijadora de hormonas sexuales. También el uso de la espironolactona puede utilizarse para el tratamiento del hirsutismo y el acné.

La disfunción metabólica puede mejorar con metformina, que demuestra pérdida de peso y mejora de la tolerancia a la glucosa. Debemos poder explicar también que el SOP es un proceso metabólico y que el tratamiento integral se centrará en disminuir la intolerancia a la glucosa subyacente y la pérdida de peso. El ejercicio y las modificaciones dietéticas siempre deben alentarse junto al tratamiento farmacológico según corresponda.

- Una adolescente con acné e hirsutismo tendrá una adolescencia más compleja donde su vida social se verá afectada.
- Esto remarca la importancia de trabajar en el estilo de vida, los cambios en la alimentación y el ejercicio físico.

Trastornos de la conducta alimentaria

Los trastornos de la conducta alimentaria son una causa importante de alteraciones tanto físicas como psicosociales, produciendo efectos deletéreos en la persona. En nuestra sociedad, a pesar de los intentos actuales para corregirlo, cada vez se presta más atención a la alimentación y a la dieta. Se habla de la importancia de seguir una "dieta sana", entendiendo como tal una "dieta baja en calorías, pobre en grasas y azúcares, y sin condimentos". Se sobrevalora la figura extremadamente delgada. El estar delgado y tener una figura estilizada se consideran, en nuestro medio, como valores personales muy positivos. De ahí que con este fin muchos adolescentes, principalmente mujeres, practican dietas restrictivas. Se calcula que alrededor del 10 % de la población femenina de menos de 30 años presenta algún problema alimentario, aunque la anorexia nerviosa (AN) y la bulimia nerviosa (BN) son las entidades diagnósticas más importantes y mejor delimitadas. Actualmente, se suman dietas como el vegetarianismo y el veganismo que requieren un muy buen acompañamiento nutricional para no presentar complicaciones.

La alimentación es un proceso fundamentalmente fisiológico, pero se ve influenciado por el medio que nos rodea y no resulta tan mecánico como parece. Asimismo, son muchos los factores que intervienen en el desarrollo de estos trastornos, lo que probablemente sean la causa de la dificultad en el tratamiento y su prevención. Estos trastornos son la consecuencia de factores genéticos, psicológicos, familiares, culturales, biológicos, etc. que interactúan entre sí, los cuales se transforman en factores predisponentes, precipitantes y de mantenimiento de los TCA.

De la amplia gama de los TCA nos referiremos a la anorexia dada su relevancia. La presencia de amenorrea en estas pacientes y la restitución de los ciclos menstruales no dependen exclusivamente de la recuperación del peso, sino de muchas variables por considerar: actividad física, estado emocional, grado de inhibición del eje hipotálamo-hipófiso-gonadal y alteraciones neuroendocrinas. Aún son inciertos los factores que predicen la recuperación del ciclo.

Se sabe que la amenorrea en la AN puede o no preceder al descenso de peso, sugiriendo que no siempre este descenso en sí mismo sea la causa, sino que muchas veces es perpetuador de la disfunción hipotalámica primaria. Esta disfunción podría estar explicada por el estrés psicológico en un individuo vulnerable, en el que se ven afectados diferentes neurotransmisores como la leptina, la ghrelina, la melatonina, los péptidos gastrointestinales, la serotonina, la noradrenalina, la adrenalina, etc. También, los ejes adrenal, tiroideo, gonadal, prolactínico y somatotrófico.

Por esto mismo, los TCA deben ser detectados tempranamente y, de esta manera, prevenir su agudización. La evaluación de los patrones de conducta y alimentación de los/las pacientes y sus familias es un efectivo acercamiento para detectar poblaciones de riesgo.

En muchas oportunidades se nos acercaran por la alteración menstrual y esa será la oportunidad del equipo de salud para realizar una detección precoz e instaurar una terapia psicológica y nutricional apropiadas con la conformación de un equipo multi-interdisciplinario conformado por pediatra, endocrinólogo, psiquiatra, psicólogo y ginecólogos infantojuveniles. Es necesario el acompañamiento a la persona y su familia en el proceso de recuperación.

Endometriosis

La endometriosis se define como una enfermedad caracterizada por la presencia de epitelio similar al endometrio y/o estroma fuera del endometrio y el miometrio, generalmente, con una inflamación asociada. El objetivo de tomar el tema en este capítulo es su importancia en la calidad de vida de la población adolescente, su frecuencia y como motivo de infertilidad.

La dismenorrea es un fenómeno común en la adolescencia; por lo tanto, el pensar en endometriosis tiene que ser un diagnóstico diferencial que los profesionales de la salud debemos pensar. Debemos realizar una completa anamnesis, como así también descartar malformaciones müllerianas obstructivas que pudiesen generar estos cuadros de dolor.

La endometriosis es la principal causa de dismenorrea moderada a severa y dolor cíclico pelviano crónico entre las adolescentes. La enfermedad presenta un avance silente con episodios de dolor que sumen a la adolescente a suspender sus actividades habituales, con un serio compromiso a su futuro reproductivo.

Los estudios estiman que la endometriosis afecta a entre el 25 % y el 38,3 % de las adolescentes con dolor pélvico crónico. Se estima que la prevalencia oscila entre el 49 % y el 75 % de las adolescentes que no respondieron al tratamiento médico convencional y se sometieron a una laparoscopia.

En dos hospitales de la Ciudad Autónoma de Buenos Aires, se realizó una encuesta administrada a 200 adolescentes que presentaban dolor menstrual. Se observó como hallazgo de la anamnesis que el 72 % de la muestra estudiada, consideraba al dolor como algo natural, aún si era invalidante. Sólo el 28 % consultó específicamente por este motivo. El 49,5 % faltaba un día por mes al colegio.

Debemos sospechar endometriosis en aquellas adolescentes con dismenorrea refractaria a tratamientos con antiinflamatorios no esteroides, ante la utilización de anticonceptivos hormonales combinados. Se deben realizar los estudios pertinentes para el diagnóstico y abordaje de su tratamiento. El retraso en el diagnóstico puede dar lugar a dolor persistente, efectos adversos en la calidad de vida y posibles complicaciones en la calidad de vida, y la posible progresión de la enfermedad, fibrosis e infertilidad.

CONCLUSIONES

El acceso a la información, la educación y la disponibilidad de controles en salud están sujetos a una cuestión compleja que relaciona factores sociales, culturales, políticos y religiosos.

La adolescente enfrenta estos procesos diagnósticos que cuestionan su fertilidad futura con angustia y miedo; por lo tanto, el primer paso para poder realizar un abordaje integral es poder brindar un diagnóstico centrado en la persona e identificar a quién se le está dando el asesoramiento, es decir, si es apropiado y si comprende la información que le estamos dando.

Los/las adolescentes a menudo necesitan más de un encuentro para poder tomar decisiones de forma independiente, comprenderlas y asimilarlas y luego llevarlas adelante en sus vidas. El proceso de orientación necesita de la construcción de un vínculo entre los/las adolescentes que consultan y personal de salud que está dando el diagnóstico.

Desde el enfoque de prevención y promoción de la salud, podremos realizar una detección temprana de la patología y acompañar al adolescente en este proceso.

BIBLIOGRAFÍA

I. Lenroot R, Giedd J, Brain development in children and adolescents: Insights from anatomical magnetic resonance imaging. Neuroscience & Biobehavioral Reviews 2006, 30 (6) 718-729. [Acceso mayo, 2023].
II. https://doi.org/10.1016/j.neubiorev.2006.06.001.
III. Organización Mundial de la Salud (2017). Global Accelerated Action for the Health of Adolescents: guidance to support country implementation [Acceso mayo, 2023]. https://apps.who.int/iris/bitstream/handle/10665/255415/9789241512343-eng.pdf.
IV. Sepúlveda-Agudelo J, Sepúlveda Sanguino AJ. Sangrado uterino anormal y PALM COEIN. Ginecol Obstet Mex. 2020 enero; 88(1):59-67.
V. Leyva-Vázquez JI, Martínez-Marín DG, Flores-Bello L, et al. Principales motivos de consulta ginecológica de las adolescentes. Ginecol Obstet Mex. 2021; 89(05):373-377.
VI. Federación Argentina de Sociedades de Ginecología y Obstetricia. Consenso ginecologia FASGO 2022 Sangrado uterino anormal. [Acceso mayo, 2023].
VII. http://www.fasgo.org.ar/images/CONSENSO_SUA_FASGO_2022.pdf.
VIII. Parra JF, Álvarez López C, Martínez Morales S. Update on heavy menstrual bleeding. Update on heavy menstrual bleeding. Revision de Conjunto. Prog Obstet Ginecol 2020;63(2):68-80.
IX. Sanfilippo J, Lara-Torre E. Adolescent Gynecology. Obstet Gynecol 2009;113 (4):935–47.
X. International Federation Of Pediatric and Adolescent Gynecology. Resources. SOP
XI. [Acceso mayo, 2023]. https://www.figij.org/resources/clinical-resources/.
XII. Goodman N, Cobin R, Futterweit W, Glueck J, Legro R, Carmina E, American association of clinical endocrinologists, American college of endocrinology, and androgen excess and PCOS Society disease state clinical review: guide to the best practices in the evaluation and treatment of polycystic ovary syndrome--part 1. Endocr Pract. 2015 Nov;21(11):1291-300.
XIII. Rosenfield RL. Expert clarifies guidance on adolescent polycystic ovary syndrome. J Pediatr Adolesc Gynecol. 2020 June 29. doi: 10.1016/j.jpag.2020.06.017.
XIV. Rothenberg S, Beverley R, Barnard E, Baradaran-Shoraka M, Sanfilippo J. Polycystic ovary syndrome in adolescents. Review Best Pract Res Clin Obstet Gynaecol 2018 Apr;48:103-114.
XV. Oizerovich S., Labovsky M. Capítulo 8.3. Alteración de la conducta alimentaria: anorexia nerviosa. En Endocrinología ginecológica, una visión Latinoamericana del Siglo XXI. Ed. Journal. Editado 2013. Buenos Aires. 344-357.
XVI. Manual de ginecología Infanto Juvenil Trastornos de la alimentación. Anorexia y Bulimia. Neurotrasmisores. Manejo interdisciplinario. Nuevos Diagnósticos. SAGIJ Argentina 2014 capitulo 6.2. 350-366.
XVII. De la Parra I. Garcia A. Capitulo Unidad II 7 Trastornos de la conducta alimentaria. Anorexia Nerviosa y Bulimia. En Avances en Endocrinología Ginecológica y Reproductiva. Editorial Ascune SA. Argentina. 2012 pag. 254-265.
XVIII. Castro Alija MJ, Pérez M, Belmonte Cortés S, Díaz Plaza M. Alimentary and nutritional education in eating disorders. Nutr Hosp 2022 Aug 26;39 (Spec No2):27-32.
XIX. International working group of AAGL, ESGE, ESHRE and WES; Carla Tomassetti C, Johnson NP, Petrozza J, Abrao M, Einarsson J, Horne A, Lee T, Stacey Missmer S, Nathalie Vermeulen N, Krina T, Zondervan K, Grigoris Grimbizis G, De Wilde R. An International Terminology for Endometriosis, 2021. J Minim Invasive Gynecol . 2021 Nov;28(11):1849-1859.
XX. Kontoravdis A, Hassan E, Hassiakos D. Laparoscopic evaluation and management of chronic pelvic pain during adolescence. Clin Exp Obstet Gynecol 1999;26:76.
XXI. Vercellini P, Fedele L, Arcaini L, et al. Laparoscopy in the diagnosis of chronic pelvic pain adolescent women. J Reprod Med 1989;34:827.
XXII. Janssen EB, Rijkers AC, Hoppenbrouwers K, et al. Prevalence of endometriosis diagnosed by laparoscopy in adolescents with dysmenorrhea or chronic pelvic pain: a systematic review. Hum Reprod Update 2013;19:570-582.
XXIII. Shim JY, Laufer MR. Adolescent Endometriosis: An Update.J Pediatr Adolesc Gynecol. 2020 Apr;33(2):112-119. doi: 10.1016/j.jpag.2019.11.011. Epub 2019 Dec 5. PMID: 31812704 Review.

XXIV. XIII Congreso Mundial de la Sociedad de Ginecología y Obstetricia Psicosomática. Oizerovich S., Lopez Kaufman C. Abril 2001.

XXV. Becker C, Bokor A, Heikinheimo O, Horne A, Jansen F, Kiesel L, King K, Kvaskoff M, Nap A, Petersen K, Saridogan E, Tomassetti C, Van Hanegem N, Vulliemoz N, Vermeulen N.; ESHRE Endometriosis Guideline Group. ESHRE guideline: endometriosis. Hum Reprod Open. 2022 Feb; 2022(2): hoac009. doi: 10.1093/hropen/hoac009. eCollection 2022

4-3 Transgeneridad

Dres.: Poli Mara Spritzer; Tayane Muniz Fighera; Alexandre Hohl; Lucas Bandeira Marchesan; Ricardo Meirelles; Marcelo Ronsoni

INTRODUCCIÓN

Tradicionalmente, las sociedades se han organizado en un modelo binario de definición de género, masculino y femenino, al cual se atribuye el género pronto después del nacimiento, según el sexo gonadal. Sin embargo, a lo largo de la historia, siempre hubo reportes, en diferentes civilizaciones, acerca de individuos que no se identificaban con el género que les había sido asignado al nacer, expresando, muchas veces, una sensación de "estar atrapado en un cuerpo equivocado"[1]. De este modo, se entiende como identidad de género el sentido interior de pertenecer al sexo masculino, femenino, ambos o ninguno[2]. Por lo tanto, individuos transgénero son aquellos con género distinto a aquel atribuido al nacer, reconociéndose como hombres transgénero los individuos cuyo sexo gonadal se ha atribuido como femenino al nacer, pero poseen identificación con el sexo masculino, y mujeres transgénero los individuos cuyo sexo atribuido al nascer fue masculino pero que se identifican como del sexo femenino. Ya individuos cisgénero son aquellos cuya identidad de género es congruente con el sexo asignado al nacer. Este capítulo abordará tópicos relacionados a la atención endócrina a personas transgénero adolescentes y adultas.

Transgeneridad: Clasificación internacional de enfermedades, términos y definiciones, criterios para el diagnóstico

La transgeneridad, categorizada por la Organización Mundial de Salud (OMS) en 1994, en la Clasificación Estadística Internacional de Enfermedades y Problemas Relacionados a la Salud (CID-10) como una condición de trastorno mental, bajo el término *transexualismo (F64)*, recientemente se pasó a clasificada en el CID-11[3] como una condición relacionada a la salud sexual

(HA60: incongruencia de género de la adolescencia o del adulto). Este cambio ha tenido gran significado, una vez que la OMS deja de considerar la transgeneridad como un trastorno mental. Su inserción en el capítulo 17 (relacionado a la salud sexual) permite que personas transgénero o no-binarias accedan a los servicios de salud para obtener la prescripción de la hormonoterapia y/o cirugía y tengan monitoreo regular por un equipo sanitario.

En paralelo, ya en el 2013, la Asociación Americana de Psiquiatría publicó la 5ª edición del Manual Diagnóstico y Estadístico de Trastornos Mentales (DSM-5)[4] en que sustituyó el término "trastorno de identidad de género" por "disforia de género", entendiéndose como disforia una condición de sufrimiento psíquico clínicamente significativo con repercusión en la vida del individuo[1, 5]. En este sentido, es importante señalar que no todos los individuos transgénero presentan disforia de género o requieren terapia hormonal de afirmación de género (THAG).

La definición de los principales termos utilizados en el contexto de la transgeneridad se encuentra descrita en la **Tabla 1.**

Tabla 1. Glosario de términos

Término	Definición
Sexo y género	Términos globales usados para referirse a características biológicas, identificación de género y comportamientos estereotipados considerados masculinos, femeninos, o variaciones de estos.
Identidad de género	Sensación interna de un individuo (no visible externamente) de pertenecer al sexo masculino, femenino u otro.
Expresión de género	Formas por las cuales una persona comunica la identidad de género a otras personas.
Transgénero (trans)/ género incongruente o gén0ero diverso	Identidad, expresión o comportamiento de género es diferente del genero atribuido al nacer.
Cisgénero	Individuo cuya identidad de género es la misma del género atribuido al nacer.
Transexual	Término que se debe evitar, excepto cuando se refiere al CIE-10.
Género no binario	Género que no está en conformidad con ninguna de las formas binarias 'masculino' o 'femenino'.
Transformista	Individuo que se viste con ropas estereotipadas usadas por el sexo contrario, pero generalmente sin intención de vivir en tiempo integral como siendo del otro género.
Disforia de género	Término de salud mental que se refiere a la incomodidad que sienten algunas personas debido a la falta de alineación entre la identidad de género y el sexo atribuido al nacer.
Orientación sexual	Sin relación con el género, caracteriza el patrón de atracción sexual o romántica por otra persona. De este modo, un individuo transgénero podrá tener orientación sexual heterosexual, homosexual, bisexual, pansexual, entre otras.
Intersexo	Término biológico para definir individuos cuyos genitales al nacer no corresponde a los genitales típicos masculinos o femeninos (también llamada de trastorno de diferenciación sexual - TDS)

Terapia hormonal de afirmación de género (THAG)	Tratamiento hormonal para personas transgénero con el objetivo de alinear la apariencia fenotípica con la identidad de género.
Cirugía de afirmación de género	Intervenciones quirúrgicas (uno o más procedimientos) también con objetivo de ajustar el cuerpo al género de identidad. -Hombres trans: mastectomía, histerectomía/ooforectomía, metoidioplastía, faloplastía (considerada cirugía experimental, en la mayoría de los países). -Mujeres trans: mastoplastía, orquiectomía, penectomía y vaginoplastía. Otros procedimientos: armonización facial, cirugía de laringe (aproximación crico-tiroidea/acortamiento de las cuerdas vocales), trasplante capilar, entre otros.
Transición de género	Proceso por el cual las personas generalmente cambian de la expresión de género asociada al sexo atribuido al nacer a otra expresión de género que mejor corresponde a su identidad de género. Se puede alcanzarla a través del cambio de nombre, pronombre, ropas, peinado, comportamiento y modo de hablar, pudiendo o no envolver uso de hormonas y procedimientos quirúrgicos.

Adaptado de referencias[1, 2, 5-7].

Los criterios para el diagnóstico de incongruencia de género en adolescentes o adultos (HA60, CID-11) están presentados en la **Tabla 2.**

Tabla 2. Incongruencia de género en adolescentes o adultos (HA60, CID-11, 2022)

Al menos 2 de los siguientes criterios:

- Incomodidad profunda o aversión a las características sexuales primarias o secundarias (anticipadas por el adolescente) debido a la incompatibilidad de género experimentada
- Intenso deseo de librarse de algunas o todas las características sexuales
- Intenso deseo de tener las características sexuales de la identidad de género, de ser tratado y ser aceptado como una persona del género a cuál siente que pertenece.

La incongruencia de género debe estar presente de forma continua por al menos varios meses. No se puede hacer el diagnóstico antes del inicio de la pubertad.

Adaptado de referencia[3]

Prevalencia

Aunque los estudios son escasos, se estima una proporción del 0,02–0,5% de individuos transgénero en la población adulta y el 1,2-2,7% en niños y adolescentes globalmente[5]. En Latino América, no hay datos disponibles para la mayoría de los países, excepto por un estudio realizado en Brasil, con una muestra representativa de 6.000 adultos viviendo en las diferentes regiones del país, observándose una proporción del 0,69% (IC95% = 0,48–0,90) de individuos transgénero, lo que corresponde a cerca de 1.090.200 individuos[8].

Atención a la salud de individuos transgénero y el tratamiento hormonal de afirmación de género (THAG)

Individuos transgénero están más propensos a síntomas depresivos, trastornos de ansiedad y riesgo de suicidio[5, 9]. En un estudio realizado con 378 personas transgénero brasileñas, se observó que el 67,20% presentaron síntomas depresivos, el 67,72%, ideación suicida, y el 43,12% ya había realizado tentativa de suicidio[10]. Abuso de alcohol, nicotina y otras sustancias son más comunes en la población de personas transgénero cuando comparada a la población cisgénero[11]. Del mismo modo, enfermedades sexualmente transmisibles (ESTs) son prevalentes en la población transgénero, y aunque la mayoría de los estudios se han conducido en mujeres transgénero[12], probablemente estos hallazgos son semejantes en hombres transgénero[13]. La prevalencia de VIH puede llegar al 19% en mujeres trans, cerca de 49 veces superior a la encontrada en la población en general, conforme relatado en un metaanálisis[14]. La marginalización de estos individuos, casos de transfobia, falta de acceso a los servicios de salud y de estandarización de la atención enfocada en los anhelos y necesidades específicos de esta población pueden contribuir para estos hallazgos. Además, la disforia asociada a la incongruencia de género se relaciona con peor calidad de vida en estos individuos.

De este modo, aunque no implique en diagnóstico de enfermedad mental, la atención a la salud de individuos con incongruencia de género es usualmente necesaria y recomendada. La terapia hormonal de afirmación de género (THAG), cuando solicitada por la persona transgénero, permitirá conciliar su cuerpo con su identidad de género, con mejora significativa en el bienestar y en los índices de calidad de vida[9, 15, 16]. Su prescripción debe atender a los criterios recomendados por las principales directrices[1, 5] (**Tabla 3**) y se debe realizar por profesional experimentado y calificado para acceder los aspectos clínicos de la disforia, incongruencia y diversidad de género.

Tabla 3. Criterios para THAG en individuos transgénero

a.	La incongruencia de género es marcada y sostenida;
b.	Atiende a los criterios diagnósticos para incongruencia de género antes del tratamiento con THAG, en regiones donde es necesario un diagnóstico para acceder a los servicios de salud;
c.	Demuestra capacidad de tomar decisiones basadas en la información y consentir con la terapia hormonal de afirmación de género;
d.	Tener la edad legal o consentimiento de los padres o tutor responsable, según la legislación del país (en general, 16-18 años);
e.	Otras posibles causas de aparente incongruencia de género fueron identificadas y excluidas;
f.	Si hay comorbilidades médicas o mentales, deben estar bien controladas
g.	Comprende el efecto de la THAG en la reproducción, y se exploraron opciones reproductivas

Adaptado de referencias[1, 5].

Es importante señalar que la THAG requiere seguimiento periódico de largo plazo y que, dependiendo de la legislación de cada país, es recomendable o incluso obligatorio obtener la firma del consentimiento libre, previo e informado (CLPI), donde se informan los efectos esperados de la THAG, en lenguaje simples y adecuada, bien como sus consecuencias parcialmente irreversibles y la limitación acerca de dados definitivos en relación a los impactos en la fertilidad a largo plazo. Además, idealmente un equipo multiprofesional puede contribuir a un abordaje integral de la salud de estos individuos.

MUJER TRANSGÉNERO

Terapia hormonal para mujeres transgénero

La terapia hormonal en la mujer transgénero tiene como objetivo reducir las concentraciones circulantes de testosterona e inducir las características del cuerpo femenino. En este sentido, la THAG para mujeres se efectúa por la combinación de estrógenos y antiandrógenos.

Los estrógenos usados en la terapia hormonal para promover la feminización son el estradiol-17ß y el valerato de estradiol, que están disponibles en diferentes dosis y vías de administración, incluyendo oral, transdérmico e inyectable. La elección de la formulación y de la vía de administración del estrógeno depende de las condiciones médicas de cada paciente, sus preferencias individuales y de la elección del profesional.

Usualmente se prefiere el estradiol oral, por su practicidad y menor costo. Según la experiencia de los autores, las dosis medias de estrógenos se sitúan entre 2 y 4 mg/día. El estradiol transdérmico está disponible en forma de adhesivo o gel para aplicación cutánea y tiene la ventaja de evitar el metabolismo de primer paso en el hígado, lo que ocurre con el estrógeno oral. De este modo, reduce el impacto sobre la activación de proteínas hepáticas relacionadas con coagulación, presión arterial y metabolismo lipídico[1]. Estrógenos inyectables, conteniendo solamente valerato o cipionato de estradiol por vía intramuscular (sin la combinación de un progestágeno) pueden ser otra opción para la terapia hormonal en mujeres transgénero, aunque solamente algunos países suministren esta formulación. En la **tabla 4** se presentan las dosis recomendadas de estradiol, acorde a la formulación y vía de administración.

Se usan los antiandrógenos en mujeres transgénero para reducir el efecto periférico de los andrógenos y, en consecuencia, las características sexuales secundarias masculinas. Los antiandrógenos más comúnmente utilizados en mujeres transgénero son la espironolactona y el acetato de ciproterona (CPA). La espironolactona es un diurético conservador de potasio que también tiene propiedades antiandrogénicas, a través de la competición con los andrógenos endógenos por la unión al receptor androgénico[17]. El acetato de ciproterona es un progestágeno con acción antiandrogénica, por competición por el receptor androgénico y presenta también acción antigonadotrófica, cuando en dosis más altas. La **tabla 4** presenta las dosis de antiandrógenos para la THAG.

Cabe destacar que, debido a la asociación observada entre CPA y meningeomas[18], se viene recomendando dosis menores de CPA y por menos tiempo[19].

Tabla 4. Regímenes hormonales para mujeres transgénero

Estrógeno
Estradiol oral 2.0 - 6,0 mg/día
Estradiol adhesivo transdérmico 0,025 - 0,2 mg/día (sustituir el adhesivo a cada 3 - 5 días) Estradiol parenteral 5 - 30 mg IM a cada 2 semanas / 2 - 10 mg IM a cada semana
Antiandrógenos
Espironolactona 100 - 300 mg/día
Acetato de ciproterona 10 - 50 mg/día - preferir dosis ≤ 10 mg

Adaptado de referencias[1, 19].

Efectos de la terapia hormonal

La terapia hormonal promueve aumento del volumen de las mamas, disminución de las erecciones, del deseo sexual, del tamaño de la próstata y de la espermatogénesis, disminución de la masa magra y aumento de la masa grasa, con aumento de la grasa visceral, disminución del vello corporal y de la calvicie masculina[1, 5, 20]. Además, puede mejorar la disforia (**tabla 5**) y los índices de calidad de vida[16].

La THAG eleva parcialmente la tonalidad vocal en mujeres trans, pero puede ser necesaria la intervención de un fonoaudiólogo[21] o incluso quirúrgica[22]. De hecho, adaptaciones vocales efectuadas por la propia mujer transgénero pueden ser efectivas para aumentar la frecuencia fundamental de la voz, volviéndola más femenina[23].

La mujer transgénero en terapia hormonal puede observar reducción de la libido. Sin embargo, el simple hecho de alcanzar los objetivos de un cuerpo femenino puede ser importante y mejorar la sexualidad.

Tabla 5. Efectos feminizantes en mujeres transgénero

Efecto	Inicio	Máximo
Reducción de la oleosidad de piel	3 - 6 meses	
Reducción del vello corporal y facial	6 - 12 meses	> 3 años
Reducción del deseo sexual	1 - 3 meses	3 - 6 meses
Reducción del volumen testicular	3 - 6 meses	2 - 3 años
Reducción de la masa/fuerza muscular	3 - 12 meses	1 - 2 años
Redistribución de grasa	3 - 6 meses	2 - 3 años
Crecimiento mamario	3 - 6 meses	2 - 3 años

Adaptado de referencia[1].

Monitoreo

El seguimiento clínico de mujeres transgénero en hormonoterapia se debe realizar periódicamente, con intervalos que atiendan sus necesidades individuales y que permitan acompañar la respuesta clínica e identificar precozmente posibles efectos adversos[24, 25]. Los riesgos relacionados a la THAG son similares a los riesgos observados en el reemplazo hormonal en otras condiciones y se agravan por el uso frequente, intencional o inadvertido, de dosis suprafisiológicas de diferentes formulaciones hormonales (**tabla 6**).

Evaluación clínica y laboratorial

Se preconiza realizar una evaluación clínica y laboratorial a cada 3 meses en el primer año de THAG y, después de hacerse ajustes en la terapia y alcanzarse niveles adecuados de estradiol y testosterona, se debe realizar la evaluación 1 a 2 veces al año[1]. Se deben realizar los ajustes en el tratamiento con el objetivo de mantener los niveles de estradiol y testosterona dentro de los valores de normalidad del género deseado. En mujeres transgénero, significa mantener los niveles de estradiol y testosterona dentro de la franja de normalidad para mujeres en la fase folicular del ciclo menstrual[1, 24, 25].

La evaluación laboratorial en el inicio y durante el seguimiento debe incluir hemograma, función renal, potasio (para aquellas que reciben espironolactona), perfil hepático, glucemia en ayuno, hemoglobina glucada (para diabéticos o prediabéticos), perfil lipídico, LH, FSH, estradiol, testosterona total, SHBG y prolactina. Se puede solicitar cribado para infecciones de transmisión sexual (HbsAg, anti-Hbs, anti-HCV, anti-HIV, VDRL, FTA-Abs) en la evaluación inicial y durante el seguimiento según indicación clínica[24].

Riesgo metabólico y cardiovascular

El impacto de la THAG sobre el perfil lipídico en mujeres transgénero se consideró neutro o benéfico en la mayoría de los estudios. En una revisión sistemática y metaanálisis previa[(26)], no se observó diferencia en los niveles de colesterol total, HDL y LDL, pero hubo aumento significativo en los triglicéridos después de 24 meses de tratamiento (+31,9mg/dL, IC95% 3,9 – 59,9mg/dL), particularmente en el grupo que recibió estrógeno oral. Aunque algunos estudios sugieren asociación entre THAG y resistencia a la insulina en mujeres transgénero[(27)], no existen evidencias que corroboren mayor riesgo de diabetes en esta población[28].

El riesgo de eventos cardiovasculares y tromboembólicos puede estar relacionado a la dosis, a la vía de administración y al tipo de terapia hormonal utilizada, siendo el riesgo venoso mayor que el arterial[29, 30]. Las evidencias actuales sugieren aumento del riesgo cardiovascular asociado a la terapia estrogénica en mujeres transgénero, aunque los datos son limitados a estudios observacionales con diferentes regímenes de tratamiento y sin ajuste para factores que sabidamente afectan la salud vascular[31-33]. El etinilestradiol, formulación sintética asociada a mayor coagulabilidad, frecuentemente se utiliza en altas dosis por automedicación y está relacionado a mayor potencial trombogénico, debiendo así evitarse[2, 24]. Del mismo modo, formulaciones conteniendo estrógeno oral están asociadas a mayor riesgo de tromboembolismo, debido a la producción de proteínas y factores de coagulación protrombóticos[34]. El uso de la vía transdérmica, bien como dosis individualizadas y control de otros factores de riesgo cardiovasculares son medidas importantes para minimizar los riesgos asociados a la THAG[1, 24, 25]. Considerando la baja frecuencia de mutaciones genéticas asociadas a trombosis, no hay recomendación de rastreo rutinero para trombofilias[7].

Riesgo de neoplasias

En la mujer transgénero, las observaciones se concentran en los tejidos con receptores estrogénicos y progestágenos. La prevalencia de neoplasias hormona-dependientes como carcinoma de mama y próstata parece ser menor en mujeres transgénero. Sin embargo, es importante resaltar que no existen estudios poblacionales específicos en esta población, y la interpretación de las evidencias disponibles depende directamente del grupo control considerado, hombres o mujeres cisgénero. En una cohorte retrospectiva de 2.260 personas transgénero, se identificaron 15 casos de cáncer de mama tras un promedio de 18 años de THAG (7 – 37 años). Estos datos sugieren un riesgo 46 veces mayor de cáncer de mama en mujeres transgénero cuando comparadas a los hombres cis (razón de incidencia 46,7, IC 95% 27,2 – 75,4), pero un riesgo significativamente menor cuando comparadas a las mujeres cis (razón de incidencia 0,3; IC 95% 0,2 – 0,4) [(35)], resultados que se confirmaron en otros estudios observacionales[36, 37]. Hasta el momento, en la ausencia de datos poblacionales específicos, se debe realizar el cribado oncológico en personas transgénero del mismo modo preconizado para personas cisgénero. Mujeres transgénero utilizando THAG hace 5 años o más deben realizar mamografía a cada 1-2 años a partir de 50 años[1, 24, 25]. Evaluación urológica y dosificación del PSA deben ser anuales después de los 50 años de edad, incluso en individuos sometidos a la cirugía de afirmación de género, una vez que se mantiene la próstata en este procedimiento. Aun así, las evidencias disponibles sugieren reducción de la incidencia de cáncer de próstata en mujeres transgénero que reciben THAG, hallazgo posiblemente relacionado a la privación androgénica prolongada[38, 39]. No hay recomendaciones específicas de cribado de rutina para neoplasia de testículo[1, 24].

Prolactinomas son tumores benignos cerebrales que pueden tener relación con la THAG. El aumento de los niveles de prolactina es un hallazgo frecuente en mujeres trans, especialmente cuando se asociación el estradiol al acetato de ciproterona para terapia hormonal.

Salud Ósea

Los esteroides sexuales actúan directamente en la adquisición y preservación de la masa ósea en hombres y mujeres [(40)]. Resultados de un metaanálisis reciente incluyendo 19 estudios[41] mostraron que la THAG está asociada al aumento significativo de la DMO en mujeres transgénero tras 12 y 24 meses de tratamiento. Aun así, algunos estudios observacionales reportaron elevada prevalencia de baja masa ósea en mujeres transgénero después de un largo período de THAG[42-44]. La mayor parte de estos estudios incluyó mujeres transgénero previamente sometidas a la cirugía de afirmación de género, con hipogonadismo persistente[42-45] y THAG irregular[45]. Además, muchos estudios evaluaron datos de DMO areal utilizando valores de referencia masculinos para cálculo del Z-score en el análisis densitométrico, una vez que todos los individuos pasaron por el desarrollo puberal del género asignado al nacer. Este análisis puede haber influenciado los resultados, sobrestimando la prevalencia de baja DMO en esta población. Recientemente la *International Society of Clinical Densitometry* (ISCD) publicó una recomendación sugiriendo que se realice el análisis de la DMO areal en individuos jóvenes (puntaje Z) utilizando como referencia el género con el cual el individuo se identifica. Ya para individuos con edad superior a 50 años, la recomendación es el uso del puntaje T, tomando como referencia la base de datos femenino[46]. La *Endocrine Society*[1] recomienda cribado para osteoporosis con densitometría ósea en mujeres transgénero a partir de 60 años o antes en la presencia de factores de riesgo para pérdida ósea, incluyendo historia de gonadectomía seguida de uso irregular de la THAG.

Fertilidad

La capacidad reproductiva puede ser significativamente afectada en mujeres transgénero, y aunque la infertilidad asociada a la THAG tenga potencial reversibilidad, no hay como estimar el tiempo necesario tras la interrupción de la terapia hormonal. La mayor parte de las mujeres transgénero inicia el tratamiento ya en la adolescencia, y es esencial considerar la intención de tener hijos biológicos y discutir las opciones de preservación de la fertilidad antes de iniciar la THAG. Parámetros de calidad del esperma parecen ser inferiores en mujeres transgénero, incluso antes de la THAG, y la interrupción de la THAG puede ser un factor significativamente estresante en este contexto.

Hasta el momento, no existen directrices para preservación de la fertilidad en individuos transgénero, y la criopreservación del esperma es el método de elección en individuos con desarrollo puberal completo[47].

Tabla 6. Monitoreo de mujeres transgénero en terapia hormonal de afirmación de género

	Mujeres transgénero
Evaluación laboratorial	3/3 meses en el primer año y después 1-2 veces al año
Cáncer de mama	Mamografía a cada 1-2 años, a partir de los 50 años, en mujeres transgénero que reciben terapia hormonal hace 5 años o más
Cáncer de próstata	Evaluación urológica y dosificación del PSA anuales después de los 50 años
Osteoporosis	Densitometría ósea a partir de 60 años o antes en la presencia de factores de riesgo

Adaptado de referencias[1, 24]

HOMBRE TRANSGÉNERO

Terapia hormonal para hombres transgénero

Los principales objetivos de la terapia hormonal en el hombre transgénero son reducir los niveles de las hormonas sexuales femeninos endógenas, con interrupción de la menstruación, e inducir niveles hormonales compatibles con el rango fisiológico masculino, con desarrollo de virilización[1, 5, 48-56]. Para ello, el principal tratamiento hormonal es una preparación conteniendo testosterona[1, 5].

Históricamente, algunos hombres transgénero se automedican con hormonas por varios motivos, incluyendo miedo al rechazo por parte de los profesionales de salud, retrasos en el inicio de la terapia hormonal y costo del tratamiento. Por lo tanto, debe haber una evaluación cuidadosa de la automedicación, tanto pasada como actual, y se deben proporcionar orientaciones sobre los riesgos de salud de esta práctica[1, 5].

Estudios clínicos demostraron la eficacia de varias preparaciones de esteroides androgénicos para inducir la virilización en hombres transgénero[51, 53, 54, 57]. Los regímenes de tratamiento siguen los mismos principios del tratamiento de reemplazo hormonal del hipogonadismo masculino de hombres cisgénero[49, 58]. En la **tabla 7** se encuentran las opciones de testosterona que pueden variar entre los países.

Las preparaciones más utilizadas son las parenterales o las transdérmicas. Se pueden evaluar otras formulaciones de testosterona de forma individual, pero, muchas veces, son de difícil acceso en algunos países. Se contraindica el uso de formulaciones conteniendo la testosterona 17- alquilada oral, debido a su alta toxicidad hepática[1, 49].

Se sugiere iniciar preferencialmente con el uso de los ésteres de testosterona administrados por vía intramuscular o el uso de geles o adhesivos de testosterona, dependiendo de la preferencia del paciente. Sin embargo, niveles más elevados de testosterona son más fácilmente alcanzados con la terapia parenteral[1, 48, 49, 59].

Tabla 7. Regímenes hormonales para hombres transgénero

Testosterona Parenteral
• Enantato o cipionato de testosterona (100 - 200 mg), IM, secuencialmente, a cada 2 a 4 semanas
• Undecanoato de testosterona (1.000 mg), IM, secuencialmente, a cada 10 a 14 semanas.*
Testosterona transdérmica
• Gel de testosterona 1 o 1,6% o 2% (50-100 mg de gel transdérmico a 1%; 20,25-81 mg de gel a 1,62% o 40-70 mg de 2%)**.
• Adhesivos de testosterona (2,5 a 7,5 mg/día)

IM: intramuscular
*1000 mg inicialmente seguidos por una nueva inyección en 6 semanas y, después, en intervalos de 10 a 14 semanas
**Evitar la transferencia cutánea para otros individuos

Adaptado de referencias[1, 49].

Es común realizar el tratamiento con 50 a 100 mg de enantato de testosterona o cipionato de testosterona semanalmente o 200 mg a cada dos semanas. Sin embargo, se recomienda iniciar el tratamiento con dosis más bajas de testosterona y aumentar gradualmente sus niveles según las respuestas físicas y emocionales de cada paciente, semejante al que se realiza para inducir la pubertad en hombres cisgénero con hipogonadismo[49].

Con el uso de la terapia parenteral, normalmente se mide la testosterona total sérica a la mitad del camino entre las inyecciones. Sin embargo, en casos específicos, se pueden evaluar los niveles séricos en los primeros días después de la inyección o inmediatamente antes de la inyección subsecuente[1, 48, 59].

También se pueden utilizar los geles de testosterona (1%, 1,6% o 2%), pero la virilización puede ser más lenta cuando comparada con las formulaciones parenterales. Algunos médicos optan por cambiar para algún gel, así que la virilización inicial esté completa, intentando ayudar a evitar concentraciones suprafisiológicas de testosterona o como opción en el inicio del proceso, debido al cuidado con la rápida elevación de los niveles de testosterona sérica y sus efectos emocionales[1, 48, 59].

Los adhesivos de testosterona son menos utilizados por su falta de disponibilidad en muchos países. Su uso debe ser diario, en áreas sin presión, variando entre uno y dos adhesivos aplicados al día y con potenciales efectos adversos locales, como irritación de pele en el área de aplicación[49]. Hay pocos datos sobre el uso de adhesivos de testosterona en el proceso transexualizador.

Efectos de la terapia hormonal

Semejante a la terapia androgénica en hombres con hipogonadismo, el tratamiento con testosterona en hombres transgénero resulta en aumento de la masa muscular y disminución de la masa gorda[43, 52], reducción de las mamas[60], aumento del deseo sexual[61-64], aumento de la oleosidad de la piel y del acné[65, 66], calvicie masculina en aquellos individuos genéticamente predispuestos[65, 66], clitoromegalia y disminución temporaria o permanente de la fertilidad[1]. La altura y la configuración de las caderas de hombres transgénero no cambian con el tratamiento con testosterona6[7]. Una revisión sistemática ha asociado la terapia con testosterona en hombres transgénero a aumentos modestos en el IMC, en la hemoglobina/hematocrito y en el colesterol LDL y a reducciones en el colesterol HDL[68].

El cese de la menstruación puede ocurrir dentro de algunos meses solamente con el tratamiento con testosterona. Sin embargo, si el sangrado uterino continúa, se puede considerar la adición de un agente progestacional (en las diversas presentaciones: oral, intrauterino, parenteral o subcutáneo) o la ablación endometrial[69, 70]. Otra opción que se puede considerar es la administración pretratamiento de análogos de GnRH o medroxiprogesterona de depósito para interrumpir la menstruación antes del inicio del tratamiento con testosterona[1, 48, 59].

Muchos cambios físicos que se esperan durante la terapia hormonal ocurren en los primeros 6 meses. Sin embargo, alteraciones como a clitoromegalia, pérdida de cabello de patrón masculino[43, 54, 71] y engrosamiento de la voz[50, 72] pueden ocurrir solamente al final del primer año. La terapia de voz con un fonoaudiólogo puede ser una opción adicional para auxiliar la transformación de los patrones de habla para el sexo deseado. En la **tabla 8** se encuentran los efectos de la virilización observados en el proceso de terapia hormonal de afirmación de género y sus tiempos promedios esperados[1].

Tabla 8. Efectos masculinizantes en hombres transgénero

Efecto	Inicio	Máximo
Acné, oleosidad de la piel	1 - 6 meses	1 - 2 años
Aumento de masa/fuerza muscular	6 - 12 meses	2 - 5 años
Crecimiento de vello corporal y facial	6 - 12 meses	4 - 5 años
Pérdida de cabello	6 - 12 meses	*
Aumento del clítoris	1 - 6 meses	1 - 2 años
Atrofia vaginal	1 - 6 meses	1 - 2 años
Redistribución de grasa	1 - 6 meses	2 - 5 años
Cese de la menstruación	1 - 6 meses	**
Engrosamiento de la voz	6 - 12 meses	1 - 2 años

*Prevención y tratamiento recomendados para hombres biológicos.

**Menorragia requiere diagnóstico y tratamiento por ginecólogo/endocrinólogo. Adaptado de referencia1

Entre los hombres transgénero, la terapia con testosterona puede aumentar la libido. La función sexual (libido, excitación, dolor durante el sexo y orgasmo) varía tras la cirugía de afirmación de sexo y se debe evaluar individualmente[62].

Estudios han demostrado el efecto del uso de la reposición de testosterona sobre los cambios estructurales en el cerebro detectados por resonancia magnética cuantitativa. Evidencias sugieren que hay una inducción de aumento en el volumen y espesura cortical y en el volumen estructural subcortical, probablemente debido a los efectos anabólicos. El significado clínico de estos cambios cerebrales permanece incierto hasta el momento[73, 74].

Monitoreo

Se sugiere la realización de evaluación clínica y laboratorial regular para todos los hombres transgénero que reciben terapia hormonal en búsqueda de potenciales alteraciones adversas[1]. La terapia hormonal presenta muchos de los mismos riesgos asociados a la terapia de reemplazo hormonal de hombres cisgénero. Los riesgos surgen y se agravan por el uso inadvertido o intencional de dosis suprafisiológicas de las hormonas sexuales[1, 49, 52, 53, 58].

Se deben mantener las concentraciones séricas de testosterona total en el rango fisiológico para hombres (aproximadamente 400 a 700 ng/dL). En individuos que utilizan gel de testosterona, los objetivos son semejantes, pero los niveles séricos de testosterona tienden a estar en la extremidad inferior del rango normal. Se puede monitorear el estradiol sérico durante los primeros seis meses de tratamiento con testosterona o hasta que no haya sangrado uterino por seis meses. Los niveles de estradiol deben estar abajo de 50 pg/mL (184 pmol/L) [1].

También se deben realizar evaluaciones clínicas de rutina, incluyendo monitoreo del peso, presión arterial, evaluación de consumo de tabaco, síntomas de depresión y riesgo de eventos como trombosis venosa profunda/embolia pulmonar[75] y otros efectos adversos de esteroides sexuales[1, 76].

En la **tabla 9** hay un plan de monitoreo estándar para hombres transgénero en terapia con testosterona. Las principales preocupaciones abarcan eritrocitosis, apnea del sueño, hipertensión arterial, ganancia de peso excesiva, retención hídrica, alteraciones lipídicas y alteraciones de piel como oleosidad y acné. El riesgo de toxicidad hepática con el uso de las formulaciones parenteral o transdérmica en niveles fisiológicos es bajo[1]. Sin embargo, faltan datos de seguridad a largo plazo sobre tasas de mortalidad, riesgo oncológico y eventos cardiovasculares, cerebrovasculares y tromboembólicos[1, 77, 78].

La eritrocitosis es la consecuencia más comúnmente observada de la terapia androgénica, principalmente en los primeros años de tratamiento[1, 49, 79]. Se sugiere mantener los niveles de hematocrito por debajo del 50% en hombres transgénero[1]. Hay falta de datos sobre el valor de hematocrito que aumenta el riesgo de eventos cardiovasculares o neuro-oclusivos[49]. Un estudio de cohorte reciente con seguimiento de 1.073 hombres transgénero por 20 años describió un 11% de eritrocitosis tomando el 50% como punto de corte del hematocrito. Cuando los valores objetivo fueron mayores, el 3,7% presentaron valores superiores al 52%, y solamente el 0,5% valores por encima del 54%. Entre las condiciones asociadas a los valores elevados están uso de tabaco, formulaciones inyectables, edad en el inicio de la terapia hormonal, índice de masa corporal (IMC) y condiciones pulmonares asociadas a eritrocitosis y policitemia vera[79]. De este modo, intervalos de hematocrito entre el 50 y el 54% se pueden considerar una "zona gris" y requieren atención en el seguimiento clínico. Si hay elevación del hematocrito, se debe evaluar el cambio de la dosis de testosterona, la formulación de uso (preferencia para las transdérmicas) o la indicación de flebotomía[1, 49, 79]. Se deben orientar todos sobre el cese del tabaquismo y reducción de IMC.

Los hombres transgénero que se han sometido a mastectomía no necesitan mamografías de rutina como forma de cribado[36]. La testosterona no parece aumentar el riesgo de cáncer de mama en esta población[32, 36]. Sin embargo, el autoexamen de las mamas puede todavía ser importante para la vigilancia adecuada, una vez que hay reportes de casos de cáncer de mama entre hombres transgénero en terapia hormonal, aun después de cirugía torácica[36, 80, 81]. Si no se ha realizado la mastectomía, la mamografía debe seguir las recomendaciones de las directrices de las mujeres cisgénero.

Se debe evaluar el sangrado vaginal individualmente en cuanto a la posibilidad de alteraciones endometriales. Aunque se ha sugerido considerar la aromatización de la testosterona en estradiol en hombres transgénero como un factor de riesgo para cáncer endometrial[82], no se reportó ningún caso. Dada la incomodidad que hombres transgénero experimentan al acceder a los cuidados ginecológicos, se recomienda que la evaluación de histerectomía total y ooforectomía de forma individual. En los hombres transgénero que permanecen con tejido cervical presente, se debe realizar la prueba de Papanicolaou, principalmente cuanto se realiza actividad sexual con penetración vaginal. No hay evidencias de que la testosterona aumente o reduzca el riesgo de cáncer del cuello uterino. Sin embargo, la testosterona puede afectar el rendimiento de la prueba de Papanicolaou[83, 84].

Hombres transgénero que hacen terapia hormonal pueden limitar su potencial de fertilidad. Antes de iniciar cualquier tratamiento, se debe orientarlos sobre su deseo de fertilidad y alentados a considerar cuestiones relacionadas a la criopreservación de oocitos o embriones[85-87].

Los niveles de testosterona son importantes para mantener la masa ósea en hombres transgénero[88, 89]. Se puede mensurar el efecto protector de la testosterona por la conversión periférica en estradiol, tanto sistémica como localmente en el hueso. No hay estudios de largo plazo sobre riesgo de fractura, especialmente en una población transgénero de adultos mayores. La pérdida de densidad ósea es más probable después de la gonadectomía en aquellos con otros factores de riesgo. Los hombres transgénero empiezan con un promedio de densidad ósea 10 a 12% menor que el de los hombres cisgénero, antes de cualquier intervención hormonal o quirúrgica[90, 91]. Estudios sugieren que la terapia ininterrumpida con testosterona mantiene o aumenta la densidad ósea en los individuos transgénero[92, 93].

Se debe atentar a la ingesta adecuada de calcio y vitamina D, a la práctica adecuada de actividad física, además de la existencia de otros factores de riesgo asociados a pérdida de masa ósea. Hay todavía discusiones sobre la mejor forma de evaluación de la absorciometría con rayos X de doble energía (DXA) a partir de las bases de datos existentes, una vez que no hay parámetros bien establecidos para la población transgénero. Se sugiere comparar las mediciones de densidad ósea para hombres transgénero con patrones masculinos[41, 42, 94].

Hasta el momento no hay directrices específicas de monitoreo de la densidad mineral ósea en la población de hombres transgénero. Se recomienda que, a partir de los 65 años, todos los hombres transgénero en THAG deban evaluar su densidad mineral ósea. Entre los 50 y 64 años, se debe realizar la evaluación en aquellos con factores de riesgo establecidos para osteoporosis[95-97].

Tratamiento quirúrgico en individuos transgénero

La cirugía de afirmación de género es generalmente la última etapa del proceso transexualizador y no todos los individuos desean realizarla. Se debe evaluar a las personas transgénero interesadas en el procedimiento, que muchas veces se rige por el sistema legal del estado o país en que se lo realiza, de forma multidisciplinaria e individualizada[1, 98]. Cumple señalar que las cirugías para afirmación género las deben realizar cirujanos experimentados y se debe evaluarlas siempre de forma individual[1, 98].

Tabla 9. Monitoreo de hombres transgénero en terapia hormonal de afirmación de género

1. Evaluar el paciente a cada 3 meses en el primer año y después una a dos veces al año para monitorear las señales apropiadas de virilización y el desarrollo de reacciones adversas.
2. Medir la testosterona sérica a cada 3 meses hasta que los niveles estén en el rango masculino fisiológico normal:
    a. Para inyecciones de enantato/cipionato de testosterona, se debe medir el nivel de testosterona a la mitad del camino entre las inyecciones. El nivel objetivo es de 400-700 ng/dL a 400 ng/dL. Como alternativa, medir los niveles máximo y mínimo para garantizar que los niveles permanezcan en el rango masculino normal.
    b. Para undecanoato de testosterona parenteral, se debe medir la testosterona inmediatamente antes de la inyección siguiente. Si el nivel es < 400 ng/dL, ajustar el intervalo de dosificación.
    c. Para testosterona transdérmica en gel, se puede medir el nivel de testosterona no antes de 1 semana de aplicación diaria (al menos 2 h tras la aplicación).
    d. Para testosterona transdérmica en adhesivos, se debe evaluar el nivel de testosterona de 3 a 12 horas tras la aplicación.
3. Medir el hematocrito o la hemoglobina en el inicio y a cada 3 meses durante el primer año y después una a dos veces al año.
    a. Mantener los niveles de hematocrito por debajo del 50%. Si hay elevación, se debe evaluar el cambio de la dosis de testosterona, la formulación de uso o la indicación de flebotomía.
4. Monitorear peso, presión arterial y lípidos en intervalos regulares.
5. Se debe realizar el cribado de osteoporosis en aquellos que interrumpen el tratamiento con testosterona, no adhieren a la terapia hormonal, o que presentan riesgos de pérdida ósea.
6. Si hay tejido cervical, monitorear según recomendaciones de las directrices ginecológicas vigentes.
7. Se puede realizar la ovariectomía después de concluida la transición hormonal.
8. Conducir exámenes de mama anuales sub y periareolares si se realizó la mastectomía. Si no se realizó la mastectomía, considerar las mamografías según las directrices vigentes.

Adaptado de referencia[1]

CONCLUSIONES Y PERSPECTIVAS

A lo largo de los años, los cuidados a los individuos transgénero han evolucionado mientras aumenta el entendimiento sobre esta condición y los servicios de salud se adaptan a las necesidades de esta población, todavía marginada y con acceso restricto a los servicios especializados. Recientemente, se actualizaron términos y nomenclaturas, a fin de reducir el estigma social el cuál estos individuos están expuestos, y este es un proceso vivo que se mantiene en evolución, incluso con la participación activa de su público objetivo. Hay una clara tendencia en la formación de equipos multidisciplinarios, atentos a las necesidades de estos individuos. Estudios recientes han mejorado el conocimiento sobre las repercusiones de la THAG, buscando definir dosis, tipos de hormonas y vías de administración, bien como mejorar el uso de drogas e intervenciones adyuvantes. Igualmente, las técnicas quirúrgicas tienden perfeccionarse a lo largo de los años, con obtención de mejores resultados. Nuevos estudios, con mayor número de individuos, incluyendo a hombres y mujeres transgénero en uso de diferentes terapias, ayudarán a identificar la mejor estrategia en este abordaje.

REFERENCIAS BIBLIOGRÁFICAS

1. Hembree WC, Cohen-Kettenis PT, Gooren L, Hannema SE, Meyer WJ, Murad MH, et al. Endocrine Treatment of Gender-Dysphoric/Gender-Incongruent Persons: An Endocrine Society Clinical Practice Guideline. J Clin Endocrinol Metab. 2017;102(11):3869-903.
2. Safer JD, Tangpricha V. Care of Transgender Persons. N Engl J Med. 2019;381(25):2451-60.
3. International statistical classification of diseases and related health problems (11th ed.). https://icd.who.int/: World Health Organization; 2019.
4. Diagnostic and statistical manual of mental disorders: DSM-5™, 5th ed. Arlington, VA, US: American Psychiatric Publishing, Inc.; 2013. xliv, 947-xliv, p.
5. Coleman E, Radix AE, Bouman WP, Brown GR, de Vries ALC, Deutsch MB, et al. Standards of Care for the Health of Transgender and Gender Diverse People, Version 8. Int J Transgend Health. 2022;23(Suppl 1):S1-S259.
6. Joseph A, Cliffe C, Hillyard M, Majeed A. Gender identity and the management of the transgender patient: a guide for non-specialists. J R Soc Med. 2017;110(4):144-52.
7. T'Sjoen G, Arcelus J, Gooren L, Klink DT, Tangpricha V. Endocrinology of Transgender Medicine. Endocr Rev. 2019;40(1):97-117.
8. Spizzirri G, Eufrásio R, Lima MCP, de Carvalho Nunes HR, Kreukels BPC, Steensma TD, et al. Proportion of people identified as transgender and non-binary gender in Brazil.
9. Chen D, Berona J, Chan YM, Ehrensaft D, Garofalo R, Hidalgo MA, et al. Psychosocial Functioning in Transgender Youth after 2 Years of Hormones. N Engl J Med. 2023;388(3):240-50.
10. Chinazzo Í R, Lobato MIR, Nardi HC, Koller SH, Saadeh A, Costa AB. Impact of minority stress in depressive symptoms, suicide ideation and suicide attempt in trans persons. Cien Saude Colet. 2021;26(suppl 3):5045-56. Impacto do estresse de minoria em sintomas depressivos, ideação suicida e tentativa de suicídio em pessoas trans.
11. Hughto JMW, Quinn EK, Dunbar MS, Rose AJ, Shireman TI, Jasuja GK. Prevalence and Co- occurrence of Alcohol, Nicotine, and Other Substance Use Disorder Diagnoses Among US Transgender and Cisgender Adults. JAMA Netw Open. 2021;4(2):e2036512.
12. Van Gerwen OT, Jani A, Long DM, Austin EL, Musgrove K, Muzny CA. Prevalence of Sexually Transmitted Infections and Human Immunodeficiency Virus in Transgender Persons: A Systematic Review. Transgend Health. 2020;5(2):90-103.
13. Mujugira A, Kasiita V, Bagaya M, Nakyanzi A, Bambia F, Nampewo O, et al. "You are not a man": a multi-method study of trans stigma and risk of HIV and sexually transmitted infections among trans men in Uganda. Journal of the International AIDS Society. 2021;24(12):e25860.
14. Baral SD, Poteat T, Strömdahl S, Wirtz AL, Guadamuz TE, Beyrer C. Worldwide burden of HIV in transgender women: a systematic review and meta-analysis. Lancet Infect Dis. 2013;13(3):214-22.
15. Tordoff DM, Wanta JW, Collin A, Stepney C, Inwards-Breland DJ, Ahrens K. Mental Health Outcomes in Transgender and Nonbinary Youths Receiving Gender-Affirming Care. JAMA Netw Open. 2022;5(2):e220978.
16. Silva ED, Fighera TM, Allgayer RM, Lobato MIR, Spritzer PM. Physical and Sociodemographic Features Associated With Quality of Life Among Transgender Women and Men Using Gender-Affirming Hormone Therapy. Front Psychiatry. 2021;12:621075.
17. Angus L, Leemaqz SY, Ooi O, Cundill P, Silberstein N, Locke P, et al. Cyproterone acetate or spironolactone in lowering testosterone concentrations for transgender individuals receiving estradiol therapy. Endocr Connect. 2019.

18. Weill A, Nguyen P, Labidi M, Cadier B, Passeri T, Duranteau L, et al. Use of high dose cyproterone acetate and risk of intracranial meningioma in women: cohort study. Bmj. 2021;372:n37.
19. Glintborg D, T'Sjoen G, Ravn P, Andersen MS. MANAGEMENT OF ENDOCRINE DISEASE: Optimal feminizing hormone treatment in transgender people. Eur J Endocrinol. 2021;185(2):R49-r63.
20. Tangpricha V, den Heijer M. Oestrogen and anti-androgen therapy for transgender women. Lancet Diabetes Endocrinol. 2017;5(4):291-300.
21. Bultynck C, Pas C, Defreyne J, Cosyns M, T'Sjoen G. Organizing the voice questionnaire for transgender persons. Int J Transgend Health. 2020;21(1):89-97.
22. Gray ML, Courey MS. Transgender Voice and Communication. Otolaryngol Clin North Am. 2019;52(4):713-22.
23. Villas-Boas AP, Schwarz K, Fontanari AMV, Costa AB, Cardoso da Silva D, Schneider MA, et al. Acoustic Measures of Brazilian Transgender Women's Voices: A Case-Control Study. Front Psychol. 2021;12:622526.
24. Trindade CA, Fontes CAP, Costa EMF, Seidel KFM, Batista MC, Chiamolera MI, et al. Posicionamento conjunto. Medicina diagnóstica inclusiva: cuidando de pacientes transgênero. https://www.endocrino.org.br/media/pdfs_documentos/posicionamento_trangenero_sb em_sbpcml_cbr.pdf.2019 [18. fev. 2023].
25. Safer JD, Tangpricha V. Care of the Transgender Patient. Ann Intern Med. 2019;171(1):Itc1- itc16.
26. Maraka S, Singh Ospina N, Rodriguez-Gutierrez R, Davidge-Pitts CJ, Nippoldt TB, Prokop LJ, et al. Sex Steroids and Cardiovascular Outcomes in Transgender Individuals: A Systematic Review and Meta-Analysis. J Clin Endocrinol Metab. 2017;102(11):3914-23.
27. Spanos C, Bretherton I, Zajac JD, Cheung AS. Effects of gender-affirming hormone therapy on insulin resistance and body composition in transgender individuals: A systematic review. World J Diabetes. 2020;11(3):66-77.
28. Islam N, Nash R, Zhang Q, Panagiotakopoulos L, Daley T, Bhasin S, et al. Is There a Link Between Hormone Use and Diabetes Incidence in Transgender People? Data From the STRONG Cohort. J Clin Endocrinol Metab. 2022;107(4):e1549-e57.
29. Nota NM, Wiepjes CM, de Blok CJM, Gooren LJG, Kreukels BPC, den Heijer M. Occurrence of Acute Cardiovascular Events in Transgender Individuals Receiving Hormone Therapy. Circulation. 2019;139(11):1461-2.
30. Moreira Allgayer RMC, Borba GDS, Moraes RS, Ramos RB, Spritzer PM. The Effect of Gender-Affirming Hormone Therapy on the Risk of Subclinical Atherosclerosis in the Transgender Population: A Systematic Review. Endocr Pract. 2023.
31. Getahun D, Nash R, Flanders WD, Baird TC, Becerra-Culqui TA, Cromwell L, et al. Cross-sex Hormones and Acute Cardiovascular Events in Transgender Persons: A Cohort Study. Ann Intern Med. 2018;169(4):205-13.
32. Wierckx K, Elaut E, Declercq E, Heylens G, De Cuypere G, Taes Y, et al. Prevalence of cardiovascular disease and cancer during cross-sex hormone therapy in a large cohort of trans persons: a case-control study. Eur J Endocrinol 2013;169(3):471.
33. Aranda G, Halperin I, Gomez-Gil E, Hanzu FA, Segui N, Guillamon A, et al. Cardiovascular Risk Associated With Gender Affirming Hormone Therapy in Transgender Population. Front Endocrinol (Lausanne). 2021;12:718200.
34. Rovinski D, Ramos RB, Fighera TM, Casanova GK, Spritzer PM. Risk of venous thromboembolism events in postmenopausal women using oral versus non-oral hormone therapy: A systematic review and meta-analysis. Thromb Res. 2018;168:83-95.
35. de Blok CJM, Wiepjes CM, Nota NM, van Engelen K, Adank MA, Dreijerink KMA, et al. Breast cancer risk in transgender people receiving hormone treatment: nationwide cohort study in the Netherlands. Bmj. 2019;365:l1652.
36. Gooren LJ, van Trotsenburg MA, Giltay EJ, van Diest PJ. Breast cancer development in transsexual subjects receiving cross-sex hormone treatment. J Sex Med. 2013;10(12):3129- 34.
37. Silverberg MJ, Nash R, Becerra-Culqui TA, Cromwell L, Getahun D, Hunkeler E, et al. Cohort study of cancer risk among insured transgender people. Ann Epidemiol. 2017;27(8):499- 501.
38. Deebel NA, Morin JP, Autorino R, Vince R, Grob B, Hampton LJ. Prostate Cancer in Transgender Women: Incidence, Etiopathogenesis, and Management Challenges. Urology. 2017;110:166-71.
39. McFarlane T, Zajac JD, Cheung AS. Gender-affirming hormone therapy and the risk of sex hormone-dependent tumours in transgender individuals-A systematic review. Clin Endocrinol (Oxf). 2018;89(6):700-11.

40. Vanderschueren D, Venken K, Ophoff J, Bouillon R, Boonen S. Clinical Review: Sex steroids and the periosteum--reconsidering the roles of androgens and estrogens in periosteal expansion. J Clin Endocrinol Metab. 2006,91(2):378-82.
41. Fighera TM, Ziegelmann PK, Rasia da Silva T, Spritzer PM. Bone Mass Effects of Cross-Sex Hormone Therapy in Transgender People: Updated Systematic Review and Meta-Analysis. J Endocr Soc. 2019;3(5):943-64.
42. Fighera TM, da Silva E, Lindenau JD, Spritzer PM. Impact of cross-sex hormone therapy on bone mineral density and body composition in transwomen. Clin Endocrinol (Oxf). 2018;88(6):856-62.
43. Lapauw B, Taes Y, Simoens S, Van Caenegem E, Weyers S, Goemaere S, et al. Body composition, volumetric and areal bone parameters in male-to-female transsexual persons. Bone. 2008;43(6):1016-21.
44. T'Sjoen G, Weyers S, Taes Y, Lapauw B, Toye K, Goemaere S, et al. Prevalence of low bone mass in relation to estrogen treatment and body composition in male-to-female transsexual persons. J Clin Densitom. 2009;12(3):306-13.
45. Motta G, Marinelli L, Barale M, Brustio PR, Manieri C, Ghigo E, et al. Fracture risk assessment in an Italian group of transgender women after gender-confirming surgery. J Bone Miner Metab. 2020;38(6):885-93.
46. ISCD. ISCD Official Positions. https://iscd.org/wp-content/uploads/2021/09/2019-Official- Positions-Adult-1.pdf.2019 [24 de fevereiro de 2023.].
47. Mayhew AC, Gomez-Lobo V. Fertility Options for the Transgender and Gender Nonbinary Patient. J Clin Endocrinol Metab. 2020;105(10).
48. American College of O, Gynecologists' Committee on Gynecologic P, American College of O, Gynecologists' Committee on Health Care for Underserved W. Health Care for Transgender and Gender Diverse Individuals: ACOG Committee Opinion, Number 823. Obstet Gynecol. 2021;137(3):e75-e88.
49. Bhasin S, Brito JP, Cunningham GR, Hayes FJ, Hodis HN, Matsumoto AM, et al. Testosterone Therapy in Men With Hypogonadism: An Endocrine Society Clinical Practice Guideline. J Clin Endocrinol Metab. 2018;103(5):1715-44.
50. Cosyns M, Van Borsel J, Wierckx K, Dedecker D, Van de Peer F, Daelman T, et al. Voice in female-to-male transsexual persons after long-term androgen therapy. Laryngoscope. 2014;124(6):1409-14.
51. Gooren L. Hormone treatment of the adult transsexual patient. Horm Res. 2005;64 Suppl 2:31-6.
52. Gooren LJ, Giltay EJ, Bunck MC. Long-term treatment of transsexuals with cross-sex hormones: extensive personal experience. J Clin Endocrinol Metab. 2008;93(1):19-25.
53. Gooren LJG, Giltay EJ. Review of studies of androgen treatment of female-to-male transsexuals: effects and risks of administration of androgens to females. J Sex Med. 2008;5(4):765-76.
54. Moore E, Wisniewski A, Dobs A. Endocrine treatment of transsexual people: a review of treatment regimens, outcomes, and adverse effects. J Clin Endocrinol Metab. 2003;88(8):3467-73.
55. Tangpricha V, JD S. Transgender men: Evaluation and management. UpToDate2022 [cited 2022 Aug 14, 2022].
56. Turban JL, Kamceva M, Keuroghlian AS. Psychopharmacologic Considerations for Transgender and Gender Diverse People. JAMA Psychiatry. 2022;79(6):629-30.
57. Merigciola MC, Gava G. Endocrine care of transpeople part II. A review of cross-sex hormonal treatments, outcomes and adverse effects in transwomen. Clin Endocrinol (Oxf). 2015;83(5):607-15.
58. Hohl A, Ronsoni M. Male Hypogonadism. In: Francisco Bandeira HG, Luiz Griz, Manuel Faria,, editor. Endocrinology and Diabetes: A problem oriented aproach: Springer Nature Switzerland AG; 2022. p. 139-58.
59. Health TWPAfT. Standards of Care for the Health of Transsexual, Transgender, and Gender Nonconforming People. 2012.
60. Slagter MH, Gooren LJ, Scorilas A, Petraki CD, Diamandis EP. Effects of long-term androgen administration on breast tissue of female-to-male transsexuals. J Histochem Cytochem. 2006;54(8):905-10.
61. Costantino A, Cerpolini S, Alvisi S, Morselli PG, Venturoli S, Meriggiola MC. A prospective study on sexual function and mood in female-to-male transsexuals during testosterone administration and after sex reassignment surgery. J Sex Marital Ther. 2013;39(4):321-35.
62. Mattawanon N, Charoenkwan K, Tangpricha V. Sexual Dysfunction in Transgender People: A Systematic Review. Urol Clin North Am. 2021;48(4):437-60.

63. Mueller A, Kiesewetter F, Binder H, Beckmann MW, Dittrich R. Long-term administration of testosterone undecanoate every 3 months for testosterone supplementation in female-to- male transsexuals. J Clin Endocrinol Metab. 2007;92(9):3470-5.
64. Wierckx K, Elaut E, Van Caenegem E, Van De Peer F, Dedecker D, Van Houdenhove E, et al. Sexual desire in female-to-male transsexual persons: exploration of the role of testosterone administration. Eur J Endocrinol. 2011;165(2):331-7.
65. Wierckx K, Van de Peer F, Verhaeghe E, Dedecker D, Van Caenegem E, Toye K, et al. Short- and long-term clinical skin effects of testosterone treatment in trans men. J Sex Med. 2014;11(1):222-9.
66. Giltay EJ, Gooren LJ. Effects of sex steroid deprivation/administration on hair growth and skin sebum production in transsexual males and females. J Clin Endocrinol Metab. 2000;85(8):2913-21.
67. Defreyne J, T'Sjoen G. Transmasculine Hormone Therapy. Endocrinol Metab Clin North Am. 2019;48(2):357-75.
68. Velho I, Fighera TM, Ziegelmann PK, Spritzer PM. Effects of testosterone therapy on BMI, blood pressure, and laboratory profile of transgender men: a systematic review. Andrology. 2017;5(5):881-8.
69. Dickersin K, Munro M, Langenberg P, Scherer R, Frick KD, Weber AM, et al. Surgical Treatments Outcomes Project for Dysfunctional Uterine Bleeding (STOP-DUB): design and methods. Control Clin Trials. 2003;24(5):591-609.
70. Munro MG, Dickersin K, Clark MA, Langenberg P, Scherer RW, Frick KD, et al. The Surgical Treatments Outcomes Project for Dysfunctional Uterine Bleeding: summary of an Agency for Health Research and Quality-sponsored randomized trial of endometrial ablation versus hysterectomy for women with heavy menstrual bleeding. Menopause. 2011;18(4):445-52.
71. Wierckx K, Elaut E, Van Hoorde B, Heylens G, De Cuypere G, Monstrey S, et al. Sexual desire in trans persons: associations with sex reassignment treatment. J Sex Med. 2014;11(1):107- 18.
72. Deuster D, Matulat P, Knief A, Zitzmann M, Rosslau K, Szukaj M, et al. Voice deepening under testosterone treatment in female-to-male gender dysphoric individuals. Eur Arch Otorhinolaryngol. 2016;273(4):959-65.
73. Burke SM, Manzouri AH, Dhejne C, Bergstrom K, Arver S, Feusner JD, et al. Testosterone Effects on the Brain in Transgender Men. Cereb Cortex. 2018;28(5):1582-96.
74. Zubiaurre-Elorza L, Cerdan S, Uribe C, Perez-Laso C, Marcos A, Rodriguez Del Cerro MC, et al. The Effects of Testosterone on the Brain of Transgender Men. Androg Clin Res Ther. 2021;2(1):252-60.
75. Ott J, Kaufmann U, Bentz EK, Huber JC, Tempfer CB. Incidence of thrombophilia and venous thrombosis in transsexuals under cross-sex hormone therapy. Fertil Steril. 2010;93(4):1267-72.
76. Berra M, Armillotta F, D'Emidio L, Costantino A, Martorana G, Pelusi G, et al. Testosterone decreases adiponectin levels in female to male transsexuals. Asian J Androl. 2006;8(6):725- 9.
77. Connelly PJ, Delles C. Cardiovascular disease in transgender people: recent research and emerging evidence. Cardiovasc Res. 2021;117(14):e174-e6.
78. Streed CG, Jr., Beach LB, Caceres BA, Dowshen NL, Moreau KL, Mukherjee M, et al. Assessing and Addressing Cardiovascular Health in People Who Are Transgender and Gender Diverse: A Scientific Statement From the American Heart Association. Circulation. 2021;144(6):e136-e48.
79. Madsen MC, van Dijk D, Wiepjes CM, Conemans EB, Thijs A, den Heijer M. Erythrocytosis in a Large Cohort of Trans Men Using Testosterone: A Long-Term Follow-Up Study on Prevalence, Determinants, and Exposure Years. J Clin Endocrinol Metab. 2021;106(6):1710- 7.
80. Gooren L, Bowers M, Lips P, Konings IR. Five new cases of breast cancer in transsexual persons. Andrologia. 2015;47(10):1202-5.
81. Katayama Y, Motoki T, Watanabe S, Miho S, Kimata Y, Matsuoka J, et al. A very rare case of breast cancer in a female-to-male transsexual. Breast Cancer. 2016;23(6):939.
82. Futterweit W. Endocrine therapy of transsexualism and potential complications of long- term treatment. Arch Sex Behav. 1998;27(2):209-26.
83. Peitzmeier SM, Reisner SL, Harigopal P, J P. Female-to-male patients have high prevalence of unsatisfactory Paps compared to non-transgender females: implications for cervical cancer screening. J Gen Intern Med. 2104;29(5):778-84.

84. Miller N, Bedard YC, Cooter NB, Shaul DL. Histological changes in the genital tract in transsexual women following androgen therapy. Histopathology. 1986;10(7):661-9.
85. De Sutter P. Gender reassignment and assisted reproduction: present and future reproductive options for transsexual people. Hum Reprod. 2001;16(4):612-4.
86. Wierckx K, Van Caenegem E, Pennings G, Elaut E, Dedecker D, Van de Peer F, et al. Reproductive wish in transsexual men. Hum Reprod. 2012;27(2):483-7.
87. Douglas CR, Phillips D, Sokalska A, Aghajanova L. Fertility Preservation for Transgender Males: Counseling and Timing of Treatment. Obstet Gynecol. 2022;139(6):1012-7.
88. Turner A, Chen TC, Barber TW, Malabanan AO, Holick MF, Tangpricha V. Testosterone increases bone mineral density in female-to-male transsexuals: a case series of 15 subjects. Clin Endocrinol (Oxf). 2004;61(5):560-6.
89. van Kesteren P, Lips P, Gooren LJ, Asscheman H, Megens J. Long-term follow-up of bone mineral density and bone metabolism in transsexuals treated with cross-sex hormones. Clin Endocrinol (Oxf). 1998;48(3):347-54.
90. Diab DL, Watts NB. Updates on Osteoporosis in Men. Endocrinol Metab Clin North Am. 2021;50(2):239-49.
91. Vilaca T, Eastell R, Schini M. Osteoporosis in men. Lancet Diabetes Endocrinol. 2022;10(4):273-83.
92. J. F. Preventive care of the transgender patient. In: Principles of Transgender Medicine and Surgery. Ettner R MS, Coleman E editor: Routledge; 2016.
93. Khosla S, Davidge-Pitts C. Skeletal considerations in the medical treatment of transgender people. Lancet Diabetes Endocrinol. 2019;7(12):893-5.
94. De Oliveira DH, Fighera TM, Bianchet LC, Kulak CA, Kulak J. Androgens and bone. Minerva Endocrinol. 2012;37(4):305-14.
95. Kanis JA, Johansson H, Oden A, McCloskey EV. Assessment of fracture risk. Eur J Radiol. 2009;71(3):392-7.
96. McCloskey EV, Harvey NC, Johansson H, Lorentzon M, Liu E, Vandenput L, et al. Fracture risk assessment by the FRAX model. Climacteric. 2022;25(1):22-8.
97. Leslie WD, Morin S, Lix LM, Johansson H, Oden A, McCloskey E, et al. Fracture risk assessment without bone density measurement in routine clinical practice. Osteoporos Int. 2012;23(1):75-85.
98. Akhavan AA, Sandhu S, Ndem I, Ogunleye AA. A review of gender affirmation surgery: What we know, and what we need to know. Surgery. 2021;170(1):336-40.

UNIDAD V
Salud ósea

5-1 Prevención de la Osteoporosis desde edades tempranas

Dra. Selva Lima

La osteoporosis, si bien es una patología que se evidencia en la edad adulta, comienza a gestarse en etapas muy tempranas de la vida. La nutrición ordenada, la actividad física apropiada desde los primeros años, la edad de la menarca y los niveles apropiados de esteroides sexuales determinan la adquisición de un adecuado pico de masa ósea. La edad de la menarca y la optimización del pico de masa ósea imprimen un gran efecto en la prevención y disminución del riesgo de fractura en la edad adulta.

El modelado óseo es sensible a la carga mecánica, por lo que debe insistirse en la importancia de la adecuada actividad física durante todo el crecimiento Algunas características esqueléticas, como la densidad cortical y la resistencia estructural, determinadas por las dimensiones y el grosor del hueso, continúan aumentando después de la fusión epifisaria y en la tercera década de la vida. Desde el nacimiento hasta la edad adulta la cantidad de mineral óseo adquirido sigue distintos patrones específicos de edad y sexo. Para el mineral óseo corporal total, la tasa máxima de acumulación mineral ósea ocurre a los **12.5 ± 0.90 años** en las niñas, para los varones es aproximadamente a 14.1 ± 0.95 años de origen caucásico Durante los 4 años que rodean el pico de acreción ósea, se adquiere el 39% del mineral óseo corporal total; A los 4 años después del pico, se ha alcanzado el 95% de la masa ósea adulta[1]. Fig. 1. Fig 2. Es importante destacar que en población sana el crecimiento en longitud de los huesos largos se realiza en forma más rápida, con un leve desfasaje con la adquisición o acopio de masa ósea. Esta situación expone a los jóvenes a mayor riesgo de sufrir fracturas frente a traumatismos no tan importantes, fundamentalmente vinculados a deportes. Fig. 3.[2]

Figura 1.

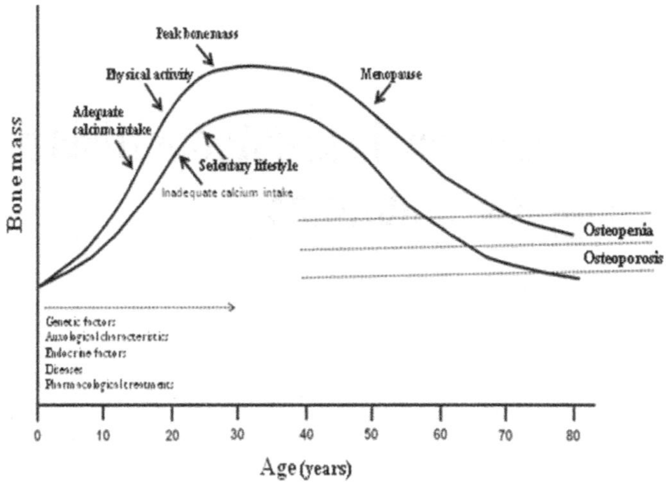

Figura 2.

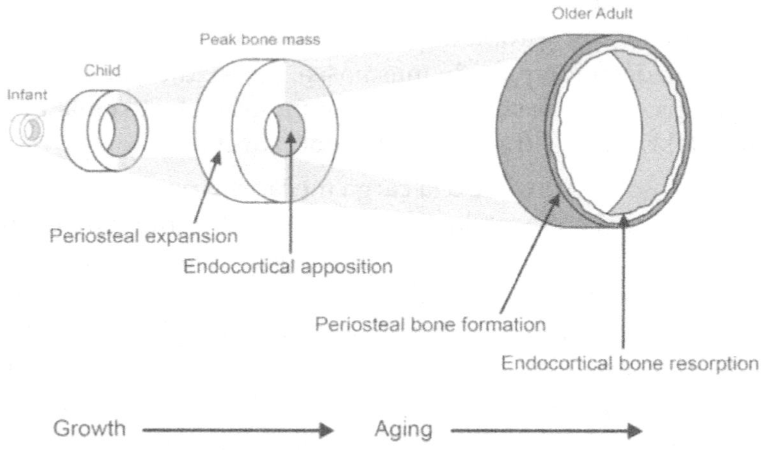

Para que estos parámetros se alcancen es necesario el adecuado aporte nutricional: ingesta de calcio a través de productos lácteos o derivados acordes a la edad, aporte de vitamina D por exposición solar adecuada o suplemento, aporte proteico y de minerales.

Por otra parte, esa adquisición del pico de masa ósea coincide con otro hecho sumamente importante en esta acción, como es el inicio del desarrollo puberal donde los esteroides sexuales juegan un rol fundamental. Es conocido que las personas que presenta un hipogonadismo (ausencia de función gonadal) alcanzan un menor pico de masa ósea y por ende en el transcurso de su vida tienen mayor riesgo de sufrir osteoporosis y fracturas óseas.

Figura 3.

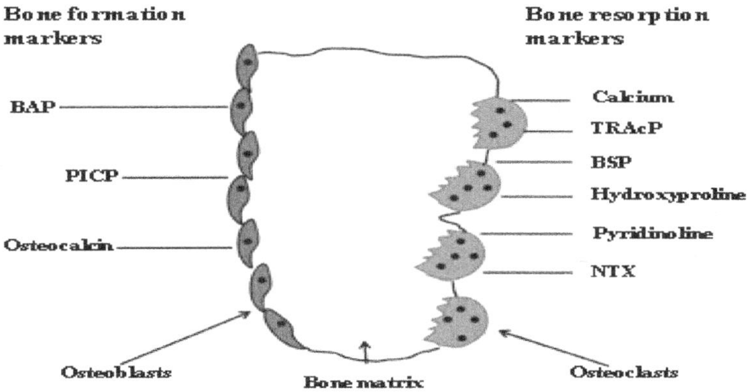

El hueso es un órgano vivo donde suceden la aposición o acreción de hueso y la resorción de este. En estos periodos tempranos de la vida predomina la modelación (acreción sobre la resorción) Fig 4.

Figura 4.

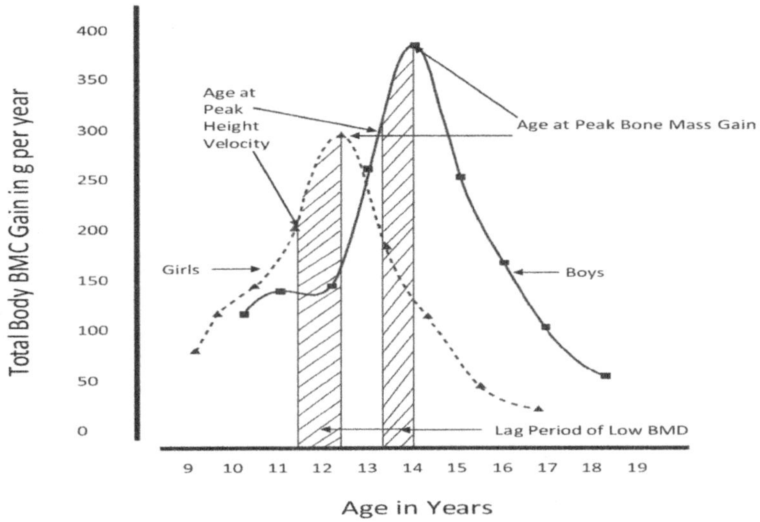

Las acciones en niveles crecientes de los esteroides sexuales juegan un rol importante en el estímulo de crecimiento óseo, edad en que predomina la modelación ósea sobre la resorción[3]. Este aspecto es muy importante ya que en nuestros tiempos el uso de productos esteroideos- como los anticonceptivos hormonales- para inhibir la ovulación, necesaria prescripción para evitar embarazos no deseados o en situaciones particulares para corregir disfunciones del eje hipotálamo-hipofiso-gonadal, cuyo uso acontece cada vez a edades más tempranas), es necesario tener en cuenta que ello puede conspirar con la adecuada adquisición del pico de masa ósea. También como lo demuestra Chevalley y cols.[4] las menarcas tardías se correlación con el logro de menor pico de masa ósea frente a menarcas en edades adecuadas, así como se observaron diferencias en las chicas con adecuado aporte de calcio vs control, en las primeras la acreción del pico de masa ósea fue optimo referido a l otro grupo.

En estos tiempos hay algunos aspectos importantes a tener en cuenta frente a situaciones frecuentes que pueden interferir con el óptimo pico de masa ósea. Estas situaciones son el sobrepeso u obesidad cuya prevalencia es creciente en niños y adolescentes, y el uso temprano de esteroides sexuales como método contraceptivo. Se ha observado en el seguimiento de jóvenes con contraceptivos versus control, poco cambio en los marcadores de formación ósea en referencia al grupo control sin contraceptivos hormonales.

En el sobrepeso u obesidad la grasa es uno de los principales componentes del cuerpo y afecta la salud ósea a través de las vías endocrinas. Se ha demostrado que el número y la actividad de las células osteoblásticas y osteoclastos están influenciados por factores endocrinos relacionados con los adipocitos: la leptina circulante, actúa directamente sobre las células óseas para aumentar la formación ósea, pero que también puede inhibir la formación ósea cuando actúa a través del hipotálamo debido al aumento de la activación del sistema nervioso simpático; como la adiponectina, que se secreta en proporción inversa a la masa grasa; en humanos, los niveles circulantes de adiponectina están inversamente relacionados con la DMO, y los experimentos con animales sugieren que la adiponectina también puede indicar a través del sistema nervioso central una regulación de el recambio óseo a través de la inervación autonómica. Debido a estas comprobaciones se impone una acción preventiva para lograr un contenido adecuado de masa grasa y masa magra corporal.[5]

El uso de anticonceptivos hormonales en la etapa de la adolescencia puede ser necesario como recurso terapéutico, y fundamentalmente en la prevención de un embarazo no deseado, como fue expresado más arriba.

La edad de inicio (sobre todo en los tres primeros años de edad ginecológica), el tiempo de uso, el tipo de compuesto, así como la dosis de estrógeno y el tipo de gestágenos empleados, son variables para tener en cuenta por su impacto en el pico de masa ósea. Los numerosos estudios publicados hasta la fecha brindan resultados controvertidos. Sin embargo, es importante considerar el alto recambio óseo en esta etapa, donde predomina la modelación sobre la remodelación, por lo que, a la luz de los conocimientos actuales, cuando se indique un contraceptivo hormonal a este grupo etario, se sugiere tener en cuenta una dosis no menor de 30 mcg de etinilestradiol y un gestágeno (si no hay contraindicaciones, como, por ejemplo, hiperandrogenismo) con leve acción androgénica. A esto debe sumarse la recomendación de una adecuada nutrición y actividad física.[6,7,8]

Cabe destacar la acción de los estrógenos, en toda la economía, por su actividad trófica, y en particular en hueso, en edades temprana, como se expresó, juega un rol capital en la adquisición del pico de masa ósea, en su mantenimiento durante la etapa reproductiva y representa un excelente antiresortivo en la etapa de transición y postmenopausia para la prevención o tratamiento de la osteoporosis como se tratará en otro capítulo en forma más extensa.

Esta mirada de la salud ósea desde etapas muy tempranas de la vida representa en sus cuidados, la prevención primaria de la osteoporosis del adulto.

Implica que en los equipos de salud intervengan obstetras, pediatras, médicos de adolescentes, como actores de la primera línea de acción en la prevención de un problema de salud extremadamente frecuente con costos personales, familiares, sociales y económicos que con cuidados básicos se pueden minimizar.

BIBLIOGRAFÍA

1. Weaver CM, Gordon CM, Janz KF et al. The National Osteoporosis Foundation's position statement on peak 0bone mass development and lifestyle factors: a systematic review and implementation recommendations. Osteoporos Int. 2016; 27(4): 1281–1386.
2. Wang Q, Wang X-F, Juliano-Burns S, et al. Rapid growth produces transient cortical weakness: risk factor for methaphyseal fractures during puberty.J Bone Miner Res2010 Jul;25(7):1521-6.
3. Eastell R. Role of oestrogen in the regulation of bone turnover at the menarche. Journal of Endocrinology 2005; 185:223-234.
4. Chevalley T, RizzoliR, Hans D, Ferrari S, Bonjour JP. Interaction between Calcium Intake and Menarcheal Age on Bone Mass Gain: An Eight-Year Follow-Up Study from Prepuberty to Postmenarche The Journal of Clinical Endocrinology & Metabolism, Volume 90, Issue 1, 1 January 2005, Pages 44–51
5. Song C, Mind z, Xheng R et al Analysis of bone mass and its relationship with body composition in school-aged children and adolescents based on stage of puberty and site specificity Medicine (Baltimore). 2019 Feb; 98(8).
6. Khosla S, Melton LJ III, Atkinson EJ, O'Fallon WM, Klee GG, Riggs BL. Relationship of serum sex steroid levels and bone turnover markers with bone mineral density in men and women: a key role for bioavailable estrogen. Journal of Clinical Endocrinology and Metabolism 1988; 83 2266-2274.
7. Lattakova M, Borovsky M, Payer J, Killinger Z. Oral contraception usage in relation to bone mineral density and bone turnover in adolescent girls. Eur J Contracept Reprod Health Care 2009 Jun; 14(3):207-14.
8. Bachrach L. Hormonal contraception and bone health in adolescents. Front Endocrinol (Lausanne) Aug 21. 2020.11:603.

5-2 Antirresortivos u osteoformadores, la mejor elección terapéutica

Dres.: José Luis Neyro; Alejandro Vázquez; Enrique Casado; Osvaldo Daniel Messina

INTRODUCCIÓN

Para una población total cercana en el momento actual a los 48 millones de personas, en España un total de 2.945.000 personas padecen OP; de ellos, 79.2% mujeres. una "amenaza silenciosa" que provoca una predisposición a la fractura, incluso después de una pequeña caída, en lo que se denomina "fractura de bajo impacto" o por fragilidad (FF). Según el último informe europeo de la Fundación Internacional de la Osteoporosis (IOF)[6], la prevalencia de esta enfermedad en ascendió al 5,4% de la población total a la par de la media de la UE (5,6%). En España se estima que el 22,6% de las mujeres y el 6,8% de los hombres de 50 años o más tienen osteoporosis.

La incidencia de la enfermedad se deja ver también en que el coste de las fracturas supone el 3,8% del presupuesto de Sanidad. Las fracturas por fragilidad, que afectan fundamentalmente a adultos mayores, a menudo provocan dolor y discapacidad a largo plazo, así como costos sustanciales para el sistema de atención médica. El informe de IOF en Europa[7] documenta la epidemiología y la carga económica de OP en 29 países europeos y señala que en España se han producido 289.000 fracturas por fragilidad en 2019, el equivalente a 33 fracturas por día. Las fracturas de cadera y columna vertebral en adultos mayores son una causa importante de morbilidad y mortalidad. En la actualidad 1.117.000 mujeres con OP se encuentran sin tratamiento en España; ello supone casi el 40% del total de las afectas por la enfermedad.

Es objetivo de este capítulo revisar la mejor evidencia en la elección terapéutica de la OP postmenopáusica en cuanto a la selección del mejor fármaco (o grupo farmacológico) en cada momento de la evolución de la enfermedad, con el objetivo básico de reducir el riesgo de la FF. Dado su carácter crónico e incurable (en el sentido clásico de terminar con la enfermedad), igualmente nos planteamos validar la estrategia del tratamiento secuencial como mejor planteamiento de cara a mantener de manera continua la lucha contra una fisiopatología multifactorial y que empeora la situación de la resistencia ósea en función del tiempo transcurrido desde el momento del diagnóstico.

Revisaremos fundamentalmente cuál es la mejor opción terapéutica en cada grupo de riesgo de pacientes en cuanto a la elección entre anabólicos o anticatabólicos.

ESTRATEGIA DEL TRATAMIENTO SECUENCIAL DE LA OP

En general, todos los tratamientos para la OP han demostrado mayor o menor eficacia en la reducción del riesgo de fractura, sobre todo en mujeres postmenopáusicas[8]. Este efecto beneficioso se produce a partir de la modificación del proceso de remodelado óseo con el consecuente aumento de la DMO y/o una modificación de la microarquitectura del hueso, aunque para ello se requiere un tratamiento prolongado durante años en la mayoría de los casos.

Aunque el tratamiento con antirresortivos, que incluyen la terapia hormonal de la menopausia (THM), moduladores selectivos de los receptores estrogénicos (SERM), bisfosfonatos (BP) y denosumab (DMAB), como anticuerpo (Ac) monoclonal anti RANK-L (ligando del Factor nuclear Kappa beta) puede mantenerse durante al menos 5 a 10 o más años (según cuál...), siempre debe tenerse en cuenta el balance entre riesgo y beneficio, pues en tratamientos prolongados con los fármacos de mayor potencia antirresortiva (BP y DMAB), se ha descrito un aumento del riesgo de algunas complicaciones extraordinariamente infrecuentes y apenas en grupos de riesgo muy selectivos, como la osteonecrosis del maxilar o la fractura atípica de fémur[9,10].

En el caso de los fármacos osteoformadores [teriparatida (TPTD) y abaloparatida (ABL)] o fármacos con efecto dual [romosozumab (ROMO)], como Ac monoclonal antiesclerostina, la duración del tratamiento está limitada a un menor periodo de tiempo. TPTD y ABL no se recomiendan administrar durante más de 2 años[11.12], y ROMO no debe administrarse más allá de 12 meses[13]. En los últimos años ha ido adquiriendo importancia el término tratamiento secuencial en el manejo de los pacientes con OP, es decir el uso secuencial de diferentes tratamientos para conseguir el máximo de eficacia con el menor riesgo de complicaciones[14], toda vez que siendo una enfermedad crónica no solo no conocemos la cura definitiva sino que, precisamente por ello, una vez diagnosticados, los pacientes con OP requieren un tratamiento de por vida, como recientemente ha afirmado la North America Menopause Society (NAMS)[15].

El manejo clínico de la salud ósea en mujeres posmenopáusicas implica la evaluación de los factores de riesgo (FR) de baja DMO y fracturas, fomentando hábitos de vida saludables para reducir esos FR y, si está indicado, terapia farmacológica, sea anabólica o anticatabólica. Resumidamente la primera pretendería estimular la acción blástica del metabolismo mineral y la segunda detener el exceso de actividad clástica dependiente de osteoclastos[16].

Sea como fuere, esta estrategia de lucha total basada en la temporalidad de los tratamientos (que resumimos en la **figura 1**[17,18]) no es nueva, pero en los pasados años, desde la llegada al mercado de anabólicos más potentes[11-13], se va generalizando entre los clínicos de todo el mundo. La **figura 2** permite resumir globalmente las circunstancias fisiopatológicas del modelado y remodelado óseos así como las circunstancias y fármacos que influyen positiva o negativamente en su desarrollo.

Figura 1. Manejo clínico secuencial de la OP a lo largo de los años desde la transición menopáusica, de acuerdo con la propuesta modificada de las citas[17,18,19]

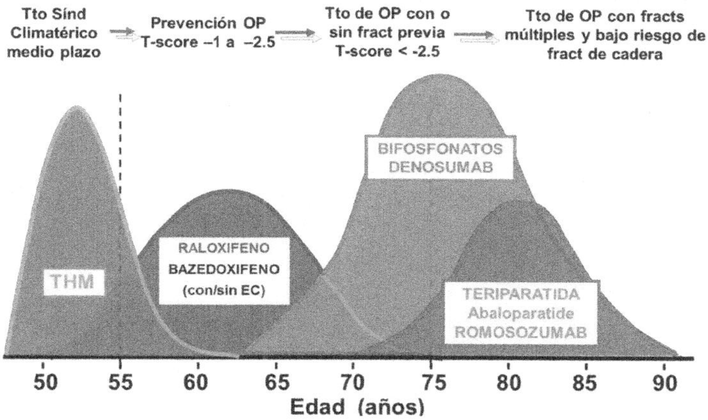

El objetivo final teórico, en cualquier caso, sería restablecer la resistencia ósea a niveles del adulto joven y sano, a base de restablecer la DMO, el remodelado normal y la geometría y la microarquitectura óseas[18]. Estas pueden ser nuestras metas, aunque usemos el término "objetivo" habitualmente, a saber:

- Evitar las fracturas (prevalentes e incidentes), aunque su reducción a cero es imposible hasta el momento actual, con ningún tratamiento.
- Variaciones en el riesgo de fractura (FRAX) que mejore el riesgo general.
- Modificaciones de los valores de DMO (y de TBS), hasta estabilizar la pérdida, mejorarlos y, en el mejor de los casos, llevarlos a rangos pre-menopáusicos.
- Variaciones en los marcadores de remodelado hasta llevarlos a los rangos premenopáusicos.

Figura 2. Esquematización resumida de los procesos de modelado y remodelado óseo, junto a la fisiopatología de la OP. Se indican a la izquierda aquellas circunstancias o medicaciones que más influyen positivamente en la estimulación de la formación ósea (proteínas óseas morfo-genéticas o BMP, la vía WNT activadora de la formación, la PTH intermitente, ABL, TPTD, ROMO, la carga mecánica, los andrógenos) o en su detención (el gen SOST que regula la acción de Esclerostina, la diabetes mellitus, la leptina y los ß-adrenérgicos, en general, los glucocorticoides, la inmovilización y el envejecimiento). Del otro lado, a la derecha, se destacan aquellas circunstancias que más estimulan y desarrollan la resorción ósea (como el hipoestronismo, la inmovilización o la hipocalcemia y el hiperparatiroidismo tanto primario como secundario), y las que mejor la detienen (los estrógenos y la THM, los moduladores selectivos de los receptores de estrógenos (SERM), los medicamentos tejido selectivos (TSEC), los BF, DMAB, la calcitonina y la pareja formada por suplementos de calcio con vitamina D) (elaboración propia).

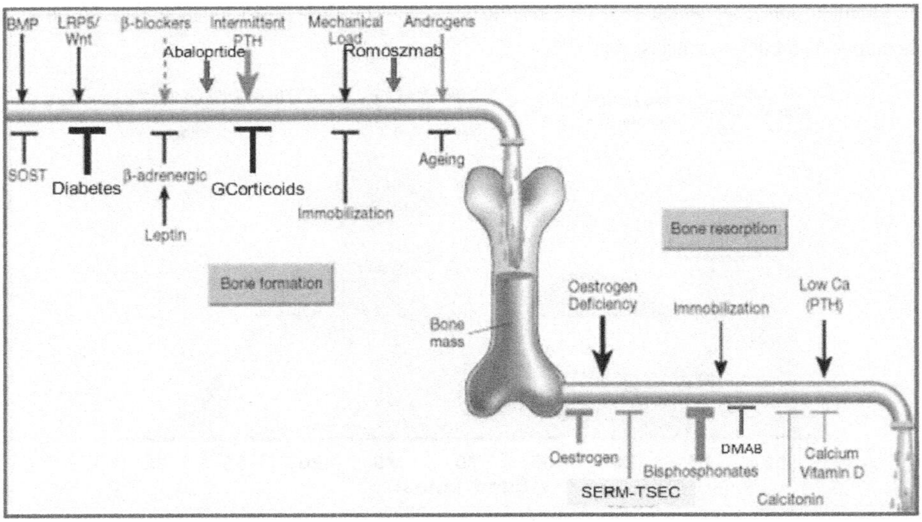

Al mismo tiempo, como en cualquier otro tratamiento fundamentalmente de largo recorrido en cada enfermedad crónica, la terapia elegida debe ser de alta seguridad, para permitir la máxima adherencia del paciente a la misma. Téngase en cuenta que el daño experimentado por los pacientes durante la atención médica es una causa principal de morbilidad y mortalidad, equivalente al causado por la esclerosis múltiple o el cáncer cervicouterino en países desarrollados o la tuberculosis o malaria en países en desarrollo[20]. En general se afirma que el 25% del total de los incidentes durante la evolución de una enfermedad se debe al tratamiento farmacológico y otro 24% a otros sucesos del manejo terapéutico.

IDENTIFICACIÓN DEL RIESGO INDIVIDUAL DE FF

En el marco de la estrategia de la terapia secuencial, la decisión entre anabólicos o anti-rresortivos en el primer contacto con el diagnóstico de un determinado paciente resulta básica. Proponemos que esa decisión sea tomada en función del riesgo individual que ese paciente tenga en relación con su situación personal en el momento del diagnóstico, atendiendo a determinadas circunstancias; resumidamente, podrían tenerse en cuenta básicamente los factores que exponemos en la **tabla 1.**

Tabla 1. Factores fundamentales a considerar para la clasificación del riesgo individual de padecer FF (fractura por fragilidad o de bajo impacto) en el momento de la evaluación terapéutica decisoria final.

- Edad y sexo.
- Estado de la masa ósea en CL, CT y CF, mediante DMO por DXA.
- Existencia de fracturas previas de bajo impacto.
- Tiempo desde la última FF padecida.
- Comorbilidades acompañantes.
- Tratamientos concomitantes previos.

Es preciso tener en cuenta en este punto que lejos de lo que pudiera pensarse de que las mujeres con diagnóstico de OP no presentan otras comorbilidades o riesgos añadidos, muy al contrario, nosotros demostramos en una población de más de 4500 mujeres posmenopáusicas analizadas en un estudio epidemiológico no intervencionista que un 16.6% de ellas tenían alto riesgo de fractura ósea, pero al tiempo, un 9.2% de alto riesgo de cáncer de endometrio, un 14.5% de cáncer de mama y un 20.2% del total mantenían al tiempo alto riesgo de eventos cardiovasculares[21]. La polivalencia de algunas terapias también debiera ser considerada en la elección del mejor tratamiento en cada momento.

Muchos otros autores han listado enorme número de comorbilidades asociadas a la OP en muy distintas poblaciones del mundo[22] repitiéndose prácticamente algo similar a lo encontrado por nosotros. Ellos señalan igualmente la variada cantidad de medicaciones osteotóxicas que es preciso considerar en la anamnesis de este tipo de pacientes, más allá de lo clásicamente conocido acerca de glucocorticoides (GC) o Inhibidores de aromatasa (IA): antidepresivos, anticonvulsivantes, Tiazolidinedionas, hormonas tiroideas, terapias antirretrovirales, diuréticos de asa, heparina y anticoagulantes en general, inhibidores de la bomba de protones que reducen sistemáticamente la absorción de los suplementos de calcio, entre otros[22].

Aunque no es un aspecto que sea definitivo en nuestros objetivos, porque se debatirá en otros capítulos de la obra, de acuerdo con los recientes postulados de la NAMS[15], deberemos considerar la posibilidad de realizar pruebas de DMO para todas las mujeres posmenopáusicas mayores de 65 años y en aquellas menores de 65 años que tengan uno o más de estos FR que citamos a continuación:

- Discontinuación de la THM que seguía, pero manteniendo FR adicionales para fractura.

- Delgadez o bajo peso cuantificado en peso corporal < 57,7 kg [127 lb] o IMC < 21 kg/m2
- Antecedentes de fractura de cadera en uno de los padres.
- Tabaquismo actual.
- Ingesta excesiva de alcohol.
- Uso a largo plazo de medicamentos asociados con la pérdida ósea, como GC (en dosis ≥2.5 mg de Prednisona administrada por más de tres meses) o un IA (tipo Exemestano, Anastrozol, Letrozol, etc…).

En el mismo sentido, por no ser del todo coincidente, aunque sí muy similar, señalamos en la **tabla 2** las sugerencias de la American Association of Clinical Endocrinologists (AACE) y el American College of Endocrinology (ACE), sobre la necesidad de testar la DMO en pacientes que cumplan los requisitos que se citan.

Tabla 2. Recomendaciones AACE/ACE 2020, para iniciar diagnóstico de OP (AACE: American Association of Clinical Endocrinologists. ACE American College of Endocrinology)..

– Todas las mujeres de ≥ 65 años.
– Todas las mujeres posmenopáusicas:
· Con antecedentes de fractura(s) sin traumatismo importante o "bajo impacto" o por fragilidad (FF)
· Con osteopenia identificada radiográficamente
· Inicio o tratamiento con glucocorticoides sistémicos a largo plazo (≥ 3 meses)
– Otras mujeres perimenopáusicas o posmenopáusicas con FR de OP, si está dispuesto a considerar intervenciones farmacológicas:
» Peso corporal bajo (< 127 lb, 57 Kg o índice de masa corporal < 20 kg / m2)
» Tratamiento con glucocorticoides sistémicos a largo plazo (≥ 3 meses)
» Antecedentes familiares de FF (de bajo impacto).
» Menopausia precoz - IOP (Insuficiencia ovárica prematura)
» Tabaquismo actual
» Consumo excesivo de alcohol.
– Osteoporosis secundaria (por la causa que fuere)

La detección y cribado de OP en la población general no ha demostrado ser eficiente por lo que ninguna sociedad científica lo sugiere entre sus recomendaciones. Sí parece adecuado establecer la gravedad de la enfermedad o la pérdida ósea en pacientes con sospecha de OP (por ejemplo, pacientes con antecedentes personales de FF o evidencia radiográfica de osteopenia) La determinación del riesgo de fracturas, especialmente cuando se combina con otros factores de riesgo de fracturas nos permitirá la Identificación de candidatos para intervención farmacológica[2, 23]. Igualmente, la evaluación de los cambios en la DMO a lo largo del tiempo en pacientes tratados y no tratados permitirá mejorar la aceptación y quizás la adherencia al tratamiento. Igualmente es deseable la evaluación de las consecuencias esqueléticas de enfermedades, afecciones o medicamentos que se sabe que causan pérdida ósea, como comentamos anteriormente.

Desde la base de los asertos anteriores revisaremos a continuación las situaciones distintas de diferente riesgo en función de las determinadas características que se citarán y en las que propondremos las mejores opciones terapéuticas para cada caso.

1.- Paciente de bajo riesgo de FF:

Combinando los criterios de distintas sociedades de distintos lugares del mundo y con diferentes especialidades médicas involucradas, porque multidisciplinar es el único abordaje posiblemente adecuado de una enfermedad crónica tan compleja como la OP, consideramos pacientes de bajo riesgo de FBI, todas aquellas que reúnan todas las siguientes características:

- Edad la que fuere, pero,
- En situación de postmenopausia[24, 25]
- Sin AP de FF previa[24, 25]
- Con una DMO T-score > – 1.0
- Y un cálculo de riesgo mediante la herramienta FRAX[26, 27] para Fractura Mayor Osteoporótica (FMO) <20%, <3% para factura de cadera a 10 años (aunque evidentemente estos valores pueden ser umbrales distintos de acuerdo con los niveles de riesgo establecidos en cada país)[24, 25].

Este grupo de pacientes debe extremar el cuidado por los estilos de vida saludable incrementando el ejercicio físico de fuerzo, manteniendo el paso de manera estable en la transición menopáusica[18,19, 28]. Es evidente que debe cuidarse especialmente una dieta rica en calcio alcanzando 1000 mg cada día o 1200 de acuerdo con el hecho de que la paciente reciba o no THM[19, 21, 28]. De manera complementaria e indispensable para un adecuada absorción del calcio dietético, se deberán mantener siempre en este estado de postmenopausia e hipoestronismo unos niveles de ^{25}(OH)D por encima de 30 ng /ml[29].

Si la paciente presentara síndrome climatérico que condicionara su calidad de vida[28], la THM debe considerarse como una opción para el mantenimiento de la salud del esqueleto en las mujeres, específicamente como un beneficio adicional en este conjunto de tratamiento de los síntomas de la menopausia, cuando se inicia en la menopausia o poco después, en el contexto de una evaluación personalizada de riesgo-beneficio[30, 31], coincidiendo además en la preferencia por la vía transdérmica, debido a su menor RR de trombosis venos profunda (TVP).

La plausibilidad biológica que conlleva el hecho de que los estrógenos son los protagonistas principales del metabolismo mineral (en ambos sexos...), confirma los asertos sobre el empleo de THM para mantener la DMO y reducir el RR de FF, como objetivo secundario del manejo del síndrome climatérico de este grupo de pacientes sintomáticas[28, 30]. Pero es que además, toda la evidencia científica disponible acerca del beneficio óseo de la THM en cuanto al mantenimiento de la DMO así como en la reducción del RR de FF está muy acreditada desde hace más de dos décadas con múltiples ejemplos, desde e propio estudio WHI (Women's Health Initiative o Estudio de iniciativa de salud de las mujeres)[32], hasta mucho más recientes y completos metanálisis[33]. En este último, se meta-analizaron finalmente tras una cuidada metodología de selección, un total de 28 estudios verificando un total de 33.426 participantes de muy distintos grupos etarios y 2.516 casos de fracturas. Los resultados son muy prolijos pero pueden ser resumidos en sus datos más representativos a continuación, siempre significativos:

- reducción del RR de FF totales del 26%.
- reducción del RR de fracturas de cadera del 28%.
- reducción del RR de fracturas vertebrales del 37%.
- reducción del RR de fracturas totales entre mujeres < 60 años del 45% (con un total de 135 fracturas en el grupo THM y 208 en el de placebo).
- reducción del RR de FF totales entre mujeres > 60 años del 23% (con 987 fracturas en el grupo THM y 1.186 en el de placebo)
- reducción del RR de FF totales entre mujeres tratadas con estrógenos conjugados (de empleo muy infrecuente en toda Europa) del 23% (con 1.014 fracturas en el grupo THM y 1.233 en el de placebo).
- reducción del RR de FF totales entre mujeres tratadas con estradiol natural (mucho más frecuente en toda Europa) del 45% (recolectando 108 fracturas en el grupo THM y 1.714 en el de placebo).

La THM ha demostrado, incluso, reducción significativa del riesgo de FBI, tanto más entre los pacientes tendentes a caídas y del propio número de estas34. Sobre la duración de la THM en este particular grupo de pacientes con síndrome climatérico y bajo riesgo de FF, se hace precisa una evaluación de la situación clínica en cada consulta[28, 30]. Distinta es la situación, lejos de los objetivos de este capítulo, del abordaje de personas afectas de diagnóstico de IOP, en las que THM debe mantenerse hasta la edad de aparición de la menopausia natural en su grupo étnico o geográfico.

2.- Paciente de riesgo moderado de FF:

En esta situación el escenario es completamente diferente pues no se trata ya de hacer prevención "indirecta" de la pérdida de masa ósea o de FBI si la paciente está sintomática y afecta de pérdida de calidad de vida por su síndrome climatérico. En este escenario nuevo y diferente, se consideraría paciente de riesgo moderado de FF, la que reúna todas las siguientes características:

- Estatus de postmenopausica[24, 25]
- No existencia de FBI previa[24, 25]
- DMO con T-score entre – 2.5 y -1 ó
- Índice FRAX Fx Mayor ≥ 20%, y ≥ 3% cadera[24, 25]

Este grupo de pacientes con "baja masa ósea" (BMO) antiguamente etiquetadas de osteopenia, serían subsidiarias de mantenimiento de su masa ósea con un tratamiento con SERM[30], en el supuesto de ausencia de síndrome climatérico; de presentarse este, sería subsidiaria de THM con los comentarios hechos en el grupo precedente.

El grupo farmacológico de los SERM ha demostrado mantenimiento de la masa ósea con leves pero significativos incrementos a 4 y 8 años en el caso de Raloxifeno[35] y en cualquier grupo etario que se inicie la terapia[36]. Bazedoxifeno por su parte tiene evidencia demostrada de prevención de fracturas vertebrales a 5 con seguridad mostrada hasta 7 años[37].

Debe comentarse al margen, la cobertura de riesgos coincidentes en estos grupos etarios[21, 28, 30] y que quedarían perfectamente cubiertos por el mecanismo de acción del farmacóforo inherente a la personalidad intrínseca de los SERM[38, 39]. Junto a ello, en el terreno de la seguridad, es conocido el incremento del riesgo tromboembólico de los SERM ligado al factor etario, particularmente si este tipo de alternativas terapéuticas se inician por encima de los 70 años[36-39].

De igual manera que en el previo, este grupo de pacientes de riesgo moderado (y cualquiera que sea el riego de FF en el contexto de OP) deberá recibir la triada clásica de cambios de estilo de vida con aumento del ejercicio de fuerza has por 150 mnts. cada semana, suplementos de calcio cuando la dieta no aporte la suficiente cantidad y mantenimiento de unos niveles de 25(OH)D en todo el año y en cualquier latitud superiores a 30 ng/ml[28, 29].

3.- Paciente de riesgo alto de FF:

Definitivamente este es un escenario diferente pues todas las sociedades científicas está de acuerdo que el riesgo fundamental a evitar ante un diagnóstico de densitométrico de OP, es la prevención de las ya comentadas fracturas de bajo impacto (FBI). Este grupo lo compondrían pacientes que reunieran no ya todos como hasta ahora sino cualquier criterio de entre los siguientes, en una paciente de edad >65 años[24, 26]:

- FBI previa (hace >12 meses)[23-26] ó
- DMO con T-score (en cualquier localización) ≤ –2.5[23-26] ó

- DMO con apenas T-score −1.0 hasta −2.5 y FRAX ≥ 20% para FMO, y/o ≥3% para factura de cadera[23-25].

Este tercer escenario en el que ya se han producido FBI previas (al menos una) o existe un diagnóstico DMO de OP en cualquier localización exige tratamientos más potentes. Serán aplicables los BF o incluso DMAB, más potente que cualquiera de ellos en comparación directa.

De forma muy resumida y por empezar por el más potente del grupo de BF, ácido zoledrónico (ZOL) demostró que reducía un 70% el riesgo de fracturas vertebrales, un 25% el de fracturas no vertebrales y hasta un 41% el de fracturas de cadera[40]. Por su parte, el más estudiado de todos (por su antigüedad)alendronato (ALN), igualmente reducía significativamente el riego de FBI en las tres localizaciones señaladas, pero en el largo plazo y a partir del 5º año de tratamiento no consiguió incrementar la masa ósea haciendo plateau a partir de ese año[41]. El mismo efecto mostró ZOL a partir del 6º año y con seguimientos de hasta 9 años[42].

Por su parte, risedronato (RIS) se mostró activo y redujo significativamente las fracturas en todas las localizaciones, como destaca la **tabla 3**[20], resumen de evidencias de todos los fármacos probados en el tratamiento de OP, pero con plateau en el crecimiento de la masa ósea a partir del 4º-5º año. Finalmente, ibandronato (IBN) mostró el mismo "efecto clase" de ausencia de incremento de la masa ósea a partir del 3º año de tratamiento, pero con reducción significativa de fracturas vertebrales y no vertebrales; las de cadera, solo las redujo de manera significativa en los grupos de alto riesgo, que partían de una DMO <-3.0[43, 44].

Tabla 3. Resumen de la evidencia en reducción del riesgo de Fractura en las localizaciones más importantes de la OP (modificada de la cita20). FBI: fractura de bajo impacto o por fragilidad.

	Reducción del riesgo de FBI		
Drug	**Vertebral**	**Nonvertebral**	Cadera
Abaloparatide (Tymlos) (273, 282) Alendronate (Fosamax) (223)	Yes Yes	Yes Yes	No effect demonstrated[a] Yes
Calcitonin (Miacalcin, Fortical) (191)	Yes	No effect demonstrated[a]	No effect demonstrated[a]
Denosumab (Prolia) (193, 242)	Yes	Yes	Yes
Ibandronate (Boniva) (187, 227)	Yes	No effect demonstrated[a]	No effect demonstrated[a]
Raloxifene (Evista) (192)	Yes	No effect demonstrated[a]	No effect demonstrated[a]
Risedronate (Actonel, Atelvia) (188, 189) Romosozumab (Evenity) (213, 283)	Yes Yes	Yes b	Yes b
Teriparatide (Forteo) (194, 306)	Yes	Yes	No effect demonstrated[a]
Zoledronate (Reclast) (202)	Yes	Yes	Yes

[A] La falta de efecto demostrable en estos sitios debe considerarse en el contexto de que los estudios pueden no haber sido adecuadamente monitorizado.

[B] La reducción clínica de las fracturas se mostró en ambos ensayos. Se mostraron reducciones de fracturas no vertebrales y de cadera en el mes 24º para pacientes que recibieron 12 meses de ROMO seguido de 12 meses de alendronato en comparación con pacientes que recibieron 24

Por su parte, DMAB, un Ac monoclonal que selectiva y específicamente bloquea el RANK-L[45], se mostró perfectamente activo en la ganancia de la masa ósea hasta 10 años consecutivos tanto en CL (un 21.7%) como en cadera (un 9.2%), con reducciones significativas de fracturas vertebrales, no vertebrales y de cadera en cada uno de los 10 años de seguimiento, cuando se comparó contra placebo por 3 años y más tarde en estudio abierto por otros siete46. Comparativamente se mostró significativamente más activo en el incremento de masa ósea en todas las localizaciones posibles, tanto en hueso trabecular como cortical, cuando se comparó "uno frente a otro" tanto con ALN[47], como con RIS[48], con IBN[49] y con ZOL[50], siempre con duraciones limitadas a 12 meses en todos los estudios referidos.

De acuerdo con los mismos principios del abordaje general del tratamiento de OP, los pacientes de alto riesgo precisan acompañar el fármaco elegido de los adecuados suplementos de Ca++ y las dosis necesarias de vitamina D para mantener unos niveles permanentemente más elevados de 30 ng/ml, en cualquier época del año y en cualquier latitud[2, 15, 23, 27, 51].

4.- Paciente de muy alto riesgo de FF:

En 2019 se publicó el estudio OFELIA que demostró que la OP estaba presente en >1 de cada 5 pacientes con fractura por fragilidad con edades ≥ 50 años, que casi la mitad de los pacientes con fractura había sufrido una fractura anteriormente, y que la gran mayoría de los pacientes desconocían la OP antes de la fractura y que era poco probable que fuera investigado por osteoporosis[52]. El estudio, metodológicamente bien diseñado, se realizó como un estudio transversal y los pacientes mayores de 18 años fueron identificados consecutivamente durante un período de 12 meses. De 1164 pacientes identificados, 832 fueron incluidos y 794 (70% mujeres, 66% ≥ 50 años) pacientes completaron el estudio. Así las cosas, en ese escenario no es difícil recibir en consulta muchos pacientes con OP sin diagnosticar en los que las complicaciones de la enfermedad, en forma de FBI, ya se hayan producido, muchas veces, más de una incluso.

Sin embargo, con algoritmos de despistaje de la enfermedad tan sencillos como el que propone IOF[53], en el que la inmensa mayoría de los riesgos individuales que harían sospechar la enfermedad para iniciar su proceso diagnóstico dependen de la anamnesis exclusivamente, resulta dramática la situación que el estudio OFELIA[52] describía. En el contexto de gravedad del que hablamos con la enfermedad ya complicada, deben ser considerados pacientes de muy alto riesgo de fractura los que reúnan uno o más criterios de entre los siguientes (en este epígrafe ya no se distinguen edades ni sexo de los pacientes involucrados):

- FBI en los últimos 12 meses[23-26]

- Fracturas Múltiples[23-26]
- Fractura acontecida durante el tratamiento medicamentoso con adecuada adherencia[23-25]
- Fractura ocurrida como consecuencia de empleo de medicamento adyuvante[23]
- Domo con hallazgo de T-score muy bajo (cualquier localización)
- <–3.0[23-25]
- Índice FRAX >20% para FMO, y/o >3% para fractura de cadera[23-26].

En este escenario la mayoría de las sociedades internacionales[23-26] solo contemplan antirresortivos de alta potencia (DMAB o ZOL) o bien, de forma alternativa y preferente, empleo de fármacos anabólicos del tipo de TPTD o ABL por 24 meses (aunque ya tenemos estudios que han probado en grupos reducidos TPTD por 4 años seguidos[54]) o ROMO por 12 meses. En el caso de empezar idealmente el tratamiento por anabólicos, el tratamiento debiera seguir con anti-rresortivos potentes para no perder la masa ósea ganada y detener la resorción liberada al finalizar el tratamiento dual, por ejemplo, en el caso de ROMO[14, 19, 23-26].

Más allá de los incrementos muy significativos de masa ósea conseguidos en cualquier localización, en una reciente guía que meta-analiza los resultados de todos los fármacos involucrados en el manejo clínico de OP[55], tanto ZOL como DMAB y los anabólicos TPTD y ABL demostraron reducción significativa de fracturas vertebrales y no vertebrales. La reducción del riesgo de fractura de cadera, solo se evidenció en el caso de los dos primeros. ROMO, comercializado después de la publicación de la guía mencionada[13] y que por esa circunstancia no había sido incluido en dicho análisis, demostró notables incrementos de masa ósea en todas las localizaciones, significativamente diferentes que placebo[56] o que ALN[57]. Además, fue mejor en ambos estudios que sus comparadores (placebo o ALN, respectivamente) para reducir significativamente las fracturas vertebrales, no vertebrales y de cadera. Estas diferencias se evidenciaron tanto a los 12 como a los 24 meses; en esta segunda fracción de tiempo, ya fuera comparado contra DMAB[56] o en el seguimiento del estudio ARCH con comparador activo como ALN[57].

La continuidad de los tratamientos en este grupo de pacientes, en la OP en general, se ha debatido largamente analizando todas las posibles alternativas: Anabólicos seguidos de antirresortivos, combinando ambos desde el inicio, iniciando por fármaco de acción dual para seguir con anticatabólicos, etc, etc58. ACE y AACE han propuesto que la secuenciación[23] siga de la forma que indicamos de manera resumida:

- Si se inició el tratamiento con DMAB, debiera seguirse hasta 10 años o hasta que el paciente alcance por lo menos un riesgo moderado de fractura

- Si se inició ROMO por 1 año, la secuencia sugerida es seguir por un antirresortivo, oral o inyectable.
- Si se inició el tratamiento con ABL o con TRPD por más de 2 años, se debiera secuenciar luego con un antirresortivo oral o inyectado.
- Si finalmente se inició la terapia con ZOL, podría continuarse hasta 6 años si el paciente no experimenta fractura y estabiliza su masa ósea, o bien, caso de verificarse progresión de la enfermedad debiera considerase un cambio de tratamiento a un anabólico o de acción dual (TRP o ABL o RMO, respectivamente)

TRATAMIENTO COMBINADO EN LA OP

En los pacientes de muy alto riesgo, cabe la posibilidad de combinar dos distintos tratamientos anti-rresortivo (sean los que sean que se empleen), por más que esa combinación no ha demostrado ser más eficaz que el tratamiento con un único antirresortivo[58]. La terapia combinada TPTD y ZOL ha demostrado conseguir un incremento más rápido de DMO tanto en columna lumbar como en cadera, aunque sin mayor ganancia de DMO a los 12 meses que TPTD en monoterapia[59].

Los escasos estudios realizados en este sentido han demostrado que tampoco aporta mayor eficacia clínica la combinación de un osteoformador con BP. El tratamiento combinado de TPTD y ALN parece ser incluso menos eficaz que TPTD en monoterapia[60]. En este sentido, acaso podría ser más beneficioso añadir TPTD al tratamiento ya iniciado con BP o añadir BP al tratamiento ya iniciado con TPTD61, aunque son necesarios más estudios para confirmar este supuesto, como casi siempre que innovamos en el manejo clínico de una enfermedad crónica de curación imposible, hasta el momento.

Un estudio extraordinariamente interesante pero muy poco importante por el escaso número de pacientes incluidas en cada brazo terapéutico (que no llegaba apenas a treinta), demostró que la terapia combinada más prometedora hasta el día de hoy es la administración simultánea de TPTD y DMAB, cuando se comparó con otros dos grupos de TPTD o DMAB de forma aislada en monoterapia. En el estudio DATA-Switch[62] (en los años 3º y 4º), se observó que las pacientes tratadas con la combinación presentaban mayores aumentos de DMO en columna y cadera que las pacientes tratadas con cada fármaco en monoterapia, siempre con Ca++ y suplementos farmacológicos de Vitamina D.

COMENTARIOS FINALES

La OP es un problema de salud crónico y progresivo que afecta a una gran proporción de mujeres posmenopáusicas[15]. Las enfermedades crónicas precisan abordajes muy en el largo plazo lo que a nivel clínico puede reducir la adherencia de los pacientes, sobre todo si no se explican bien los objetivos terapéuticos a los implicados. Lejos de aportarles solo "métodos de trabajo" para el cumplimiento terapéutico, los pacientes afectos de enfermedades crónicas precisan conocimiento sobre sus afecciones, sobre las posibles evoluciones y las complicaciones esperables, porque todo ello ha demostrado prospectivamente que mejora la adherencia terapéutica[63].

De acuerdo con NAMS, los profesionales de la menopausia, de la endocrinología y reumatología en general, deben estar familiarizados y cómodos con los enfoques para la evaluación y el manejo de la salud ósea en sus pacientes y de forma individualizada para ubicar correctamente su situación personal de riesgo64. Pero sin olvidar nunca que una vez diagnosticados, los pacientes con OP requieren un tratamiento de por vida[15].

CONCLUSIONES

1. La OP es una enfermedad de largo recorrido que implica mucho sufrimiento y coste añadido por las complicaciones en forma de fracturas.
2. Es una afección muy prevalente y sin embargo, extraordinariamente infravalorada, infradiagnosticada e insuficientemente tratada.
3. La OP requiere valoraciones individualizadas de cada paciente afecto y en cada consulta, para determinar su riesgo de fractura.
4. No existe consenso unificado y definitivo que defina con claridad los distintos niveles de riesgo de fractura por parte de distintas sociedades internacionales.
5. Cada situación de riesgo identificada, no obstante, debe concluir con una pauta de tratamiento adaptada a las necesidades individuales y situaciones concretas de cada sujeto.
6. La cronicidad de la enfermedad y su intrínseco mecanismo fisiopatológico ligado entre otros al envejecimiento obliga y justifica tratamientos secuenciales a lo largo del tiempo de evolución.
7. Lejos de constituir un plan rígido, deberá ser la propia evolución de la enfermedad la que aconseje en cada evento o en cada evaluación el siguiente paso a seguir en esa estrategia secuencial.
8. En estos contextos, mejorar la adherencia terapéutica debiera ser un objetivo terapéutico en sí mismo, basado en la concienciación del paciente y en su colaboración en el diseño secuencial de su terapia.
9. La combinación de terapias no ha demostrado mejor eficacia clínica más allá de estudios preliminares muy limitados.
10. Son muy necesarios estudios prospectivos bien diseñados con grupo suficientemente numerosos para verificar cuáles son las mejores estrategias terapéuticas en cada uno de los distintos niveles de riesgo de fracturas.

BIBLIOGRAFÍA.

1. U.S. Preventive Services Task Force. Screening for osteoporosis: U.S. Preventive Services Task Force recommendation statement. Ann Intern Med. 2011; 154:356-64. [PMID:21242341].
2. National Osteoporosis Foundation. 2014 clinician's guide to prevention and treatment of osteoporosis. Disponible en www.nof.org/news/nofs- clinicians-guide-published-by-osteoporosis-international/ Último acceso 08.07.2023
3. International Society for Clinical Densitometry. 2015 ISCD Official Positions—Adult. Disponible en www.iscd.org/official-positions/2015- iscd-official-positions-adult/ Último acceso 08.07.2023.
4. Looker AC, Frenk SM. Percentage of adults aged 65 and over with osteoporosis or low bone mass at the femur neck or lumbar spine: United States, 2005-2010. Disponible en www.cdc.gov/nchs/data/hestat/osteoporsis/osteoporosis2005_2010.htm Último acceso 08.07.2023.
5. National Committee for Quality Assurance. Osteoporosis testing and management in older women. Disponible en www.ncqa.org/report- cards/health-plans/state-of-health-carequality/2016-table-of- contents/osteoporosis Último acceso 08.07.2023.
6. Willers C, Norton N, Harvey NC, Jacobson T, Johansson H, Lorentzon M, McCloskey EV, Borgström F, Kanis JA & the SCOPE review panel of IOF. Osteoporosis in Europe: A Compendium of country-specific reports. Arch Osteoporos 17, 23 (2022). https://doi.org/10.1007/s11657-021-00969-8.
7. Kanis JA, Norton N, Harvey NC, Jacobson T, Johansson H, Lorentzon M, McCloskey EV, Willers C, Borgström F. SCOPE 2021: a new scorecard for osteoporosis in Europe. Arch Osteoporos 16, 82 (2021). https://doi.org/10.1007/s11657-020-00871-9.
8. Yang L, Kang N, Yang JC, Su QJ, Liu YZ, Guan L, et al. Drug efficacies on bone mineral density and fracture rate for the treatment of postmenopausal osteoporosis: a network meta□analysis. Eur Rev Med Pharmacol Sci. 2019; 23(6): 2640□68.
9. Lu L, Lu L, Zhang J, Li J. Potential risks of rare serious adverse effects related to long□term use of bisphosphonates: An overview of systematic reviews. J Clin Pharm Ther. 2020; 45(1):45□51.
10. Pittman K, Antill YC, Goldrick A, Goh J, de Boer RH. Denosumab: Prevention and management of hypocalcemia, osteonecrosis of the jaw and atypical fractures. Asia Pac J Clin Oncol. 2017; 13(4): 266□76.
11. Ficha técnica de Forsteo® https://www.ema.europa.eu/en/documents /product-information/forsteo-epar-product-information_es.pdf Último acceso, 08.07.2023
12. Ficha técnica de Eladynos® https://www.ema.europa.eu/en/documents/product-information/eladynos-epar-product-information_es.pdf Último acceso, 08.07.2023
13. Ficha técnica de Evenity® https://cima.aemps.es/cima/dochtml/ft/1191411/FT_1 91411.html Último acceso, 08.07.2023
14. Casado E, Neyro JL. Sequential treatment in osteoporosis. New trends. Rev Osteoporos Metab Miner. 2021;13(4):107-1 6.: http://dx.doi.org/10.4321/S1889-836X2021000300002.
15. The North American Menopause Society (NAMS). Management of osteoporosis in postmenopausal women: the 2021 position statement of The North American Menopause Society. Menopause. 2021 Sep 1;28(9):973-997. doi: 10.1097/GME.0000000000001831. PMID: 34448749.
16. Rigss BL, Parfitt J Drugs used to treat osteoporosis: the critical need for a uniform nomenclature based on their action on bone remodeling. Bone Miner Res. 2005 Feb;20(2):177-84.
17. Lete I, Neyro JL. Moduladores selectivos de los receptores estrogénicos: concepto y mecanismo de acción. Rev Clin Esp 2002 (Extr. 3):9-12
18. Neyro JL, Elorriaga MA. Incidencia y prevalencia de la osteopenia y de la osteoporosis postmenopáusica. En Osteoporosis y Menopausia. Castelo C, Edit. EM Panamericana, Madrid, 2009, Pp 91-105. ISBN: 978-84-7903- 994-3.

19. Calaf J, Cano A, Guañabens N, Palacios S, Cancelo MJ, Castelo-Branco C, Larrainzar R, Neyro JL, Nogues X, Diez-Perez A. Sequential management of postmenopausal health and osteoporosis. An update. Maturitas 07.2023 (in press).
20. Panagioti M, Khan K, Keers RN, Abuzour A, Phipps D, Kontopantelis E, Bower P, Campbell S, Haneef R, Avery AJ, Ashcroft DM. Prevalence, severity, and nature of preventable patient harm across medical care settings: systematic review and meta-analysis. BMJ. 2019 Jul 17;366:l4185. doi: 10.1136/bmj.l4185. PMID: 31315828; PMCID: PMC6939648.
21. Palacios S, Neyro JL, Puertas JC, Fernandez de Cabo S. Clinical profile of Spanish postmenopausal women with a diagnosis of osteoporosis and risk factors for endometrial pathology, breast cancer, and cardiovascular disease. Menopause. 2013 Aug;20(8):852-9.doi: 10.1097/GME.0b013e318280a2f6. PMID: 23481116.
22. Mirza F, Canalis E. Management of endocrine disease: Secondary osteoporosis: pathophysiology and management. Eur J Endocrinol. 2015 Sep;173(3):R131-51. doi: 10.1530/EJE-15-0118. Epub 2015 May 13. PMID: 25971649; PMCID: PMC4534332
23. Camacho PM, Petak SM, Binkley N, Diab DL, Eldeiry LS, Farooki A, Harris ST, Hurley DL, Kelly J, Lewiecki EM, Pessah-Pollack R, McClung M, Wimalawansa SJ, Watts NB. AMERICAN ASSOCIATION OF CLINICAL ENDOCRINOLOGISTS/AMERICAN COLLEGE OF ENDOCRINOLOGY CLINICAL PRACTICE GUIDELINES FOR THE DIAGNOSIS AND TREATMENT OF POSTMENOPAUSAL OSTEOPOROSIS-2020 UPDATE. Endocr Pract. 2020 May;26(Suppl 1):1-46. doi: 10.4158/GL- 2020-0524SUPPL. PMID: 32427503.
24. Shoback 4D, Rosen CJ, Black DM, Cheung AM, Murad MH, Eastell R. Pharmacological Management of Osteoporosis in Postmenopausal Women: An Endocrine Society Guideline Update. J Clin Endocrinol Metab. 2020 Mar 1;105(3):dgaa048. doi: 10.1210/clinem/dgaa048. PMID: 32068863.
25. Eastell R, 5Rosen CJ, Black DM, Cheung AM, Murad MH, Shoback D. Pharmacological Management of Osteoporosis in Postmenopausal Women: An Endocrine Society* Clinical Practice Guideline. J Clin Endocrinol Metab. 2019 May 1;104(5):1595-1622. doi: 10.1210/jc.2019- 00221. PMID: 30907953.
26. Kanis JA, Johansson H, Harvey NC, McCloskey EV. A brief history of FRAX. Arch Osteoporos. 2018 Oct 31;13(1):118. doi: 10.1007/s11657- 018-0510-0. PMID: 30382424; PMCID: PMC6290984.
27. Kanis JA, 6Cooper C, Rizzoli R, Reginster JY; Scientific Advisory Board of the European Society for Clinical and Economic Aspects of Osteoporosis (ESCEO) and the Committees of Scientific Advisors and National Societies of the International Osteoporosis Foundation (IOF). European guidance for the diagnosis and management of osteoporosis in postmenopausal women. Osteoporos Int. 2019 Jan;30(1):3-44. doi: 10.1007/s00198-018-4704-5. Epub 2018 Oct 15. Erratum in: Osteoporos Int. 2020 Jan;31(1):209. Erratum in: Osteoporos Int. 2020 Apr;31(4):801. PMID: 30324412; PMCID: PMC7026233.
28. Neyro JL, Castelo C, Quereda F, Cancelo MJ, Elorriaga MA, Palacios S. General recommendations over perimenopausal transition therapy. Ginecol Obstet Mex. 2007 Oct;75(10):573-81. PMID: 18800575.
29. Jódar, E y Neyro JL Vitamina D y mujer. Toko - Gin Pract 2022, 56-9.
30. Neyro JL y Malouf J. Tratamiento antirresortivo: tratamiento hormonal y SERM. En Manual de Enfermedades Metabólicas Óseas, SEIOMM, cap. 23, págs. 229-40. Editorial Ibáñez & Plaza Asociados S.L. Madrid, 2022. ISBN 978-8488823120
31. Rozenberg S, Al-Daghri N, Aubertin-Leheudre M, Brandi ML, Cano A, Collins P, Cooper C, Genazzani AR, Hillard T, Kanis JA, Kaufman JM, Lambrinoudaki I, Laslop A, McCloskey E, Palacios S, Prieto-Alhambra D, Reginster JY, Rizzoli R, Rosano G, Trémollieres F, Harvey NC. Is there a role for menopausal hormone therapy in the management of postmenopausal osteoporosis? Osteoporos Int. 2020 Dec;31(12):2271- 2286. doi: 10.1007/s00198-020-05497-8. Epub 2020 Jul 8. PMID: 32642851; PMCID: PMC7661391.
32. Anderson GL, Limacher M, Assaf AR, et al. Effects of conjugated equine estrogen in postmenopausal women

with hysterectomy: the Women's Health Initiative randomized controlled trial. JAMA. 2004;291(14):1701□1712. doi:10.1001/jama.291.14.1701

33. Zhu L, Jiang X, Sun Y, Shu W. Effect of hormone therapy on the risk of bone fractures: a systematic review and meta-analysis of randomized controlled trials. Menopause. 2016;23(4):461□470. doi:10.1097/GME.0000000000000519.
34. Lorentzon, M., Johansson, H., Harvey, N.C. et al. Menopausal hormone therapy reduces the risk of fracture regardless of falls risk or baseline FRAX probability; results from the Women's Health Initiative hormone therapy trials. Osteoporos Int (2022). doi.org/10.1007/s00198-022-06483- y
35. Ettinger B, Black DM, Mitlak BH, Knickerbocker RK, Nickelsen T, Genant HK, Christiansen C, Delmas PD, Zanchetta JR, Stakkestad J, Glüer CC, Krueger K, Cohen FJ, Eckert S, Ensrud KE, Avioli LV, Lips P, Cummings SR. Reduction of vertebral fracture risk in postmenopausal women with osteoporosis treated with raloxifene: results from a 3-year randomized clinical trial. Multiple Outcomes of Raloxifene Evaluation (MORE) Investigators. JAMA. 1999 Aug 18;282(7):637-45. doi: 10.1001/jama.282.7.637. Erratum in: JAMA 1999 Dec 8;282(22):2124. PMID: 10517716.
36. Reginster JY, Abadie E, Delmas P, Rizzoli R, Dere W, der Auwera P, Avouac B, Brandi ML, Daifotis A, Diez-Perez A, Calvo G, Johnell O, Kaufman JM, Kreutz G, Laslop A, Lekkerkerker F, Mitlak B, Nilsson P, Orloff J, Smillie M, Taylor A, Tsouderos Y, Ethgen D, Flamion B. Recommendations for an update of the current (2001) regulatory requirements for registration of drugs to be used in the treatment of osteoporosis in postmenopausal women and in men. Osteoporos Int. 2006 Jan;17(1):1-7. doi: 10.1007/s00198-005-1984-3. Epub 2005 Aug 10. PMID: 16091835.
37. Silverman SL, Chines AA, Kendler DL, et al. Sustained efficacy and safety of bazedoxifene in preventing fractures in postmenopausal women with osteoporosis: results of a 5-year, randomized, placebo-controlled study. Osteoporos Int. 2012;23(1):351□363. doi:10.1007/s00198-011-1691-1.
38. Komm BS, Lyttle CR. Developing a SERM: stringent preclinical selection criteria leading to an acceptable candidate (WAY-140424) for clinical evaluation. Ann N Y Acad Sci. 2001 Dec;949:317-26. doi: 10.1111/j.1749- 6632.2001.tb04039.x. PMID: 11795370.
39. Berrodin TJ, Chang KC, Komm BS, Freedman LP, Nagpal S. Differential biochemical and cellular actions of Premarin estrogens: distinct pharmacology of bazedoxifene-conjugated estrogens combination. Mol Endocrinol. 2009 Jan;23(1):74-85. doi: 10.1210/me.2008-0366. Epub 2008 Nov 26. PMID: 19036900; PMCID: PMC5419325.
40. Black DM, Delmas PD, Eastell R, Reid IR, Boonen S, Cauley JA, Cosman F, Lakatos P, Leung PC, Man Z, Mautalen C, Mesenbrink P, Hu H, Caminis J, Tong K, Rosario-Jansen T, Krasnow J, Hue TF, Sellmeyer D, Eriksen EF, Cummings SR; HORIZON Pivotal Fracture Trial. Once-yearly zoledronic acid for treatment of postmenopausal osteoporosis. N Engl J Med. 2007 May 3;356(18):1809-22. doi: 10.1056/NEJMoa067312. PMID: 17476007.
41. Bone HG, Hosking D, Devogelaer JP, Tucci JR, Emkey RD, Tonino RP, Rodriguez-Portales JA, Downs RW, Gupta J, Santora AC, Liberman UA; Alendronate Phase III Osteoporosis Treatment Study Group. Ten years' experience with alendronate for osteoporosis in postmenopausal women.
42. N Engl J Med. 2004 Mar 18;350(12):1189-99. doi: 10.1056/NEJMoa030897. PMID: 15028823. Black DM, Reid IR, Cauley JA, Cosman F, Leung PC, Lakatos P, Lippuner K, Cummings SR, Hue TF, Mukhopadhyay A, Tan M, Aftring RP, Eastell R. The effect of 6 versus 9 years of zoledronic acid treatment in osteoporosis: a randomized second extension to the HORIZON-Pivotal Fracture Trial (PFT). J Bone Miner Res. 2015 May;30(5):934-44. doi: 10.1002/jbmr.2442. PMID: 25545380.
43. Miller PD, Recker RR, Reginster JY, Riis BJ, Czerwinski E, Masanauskaite D, Kenwright A, Lorenc R, Stakkestad JA, Lakatos P. Efficacy of monthly oral ibandronate is sustained over 5 years: the MOBILE long-term extension study. Osteoporos Int. 2012 Jun;23(6):1747-56. doi: 10.1007/s00198-011-1773-0. Epub 2011 Sep 28. PMID: 21953471.
44. Neyro JL, Mercado V, Tena M, Jasqui S, Díaz Curiel M. Ibandronato en el manejo de la Osteoporosis. Revisión de sus fortalezas a través de ensayos clínicos y metaanálisis. En "Manejo Integral de la Osteoporosis; del fármaco

a la vida del paciente". Cap. 1. Editorial Intersistemas, S.A. de C.V. ©2022, Lomas de Chapultepec, 11000 Ciudad de México. México. ISBN 978-607-572-073-9.

45. Neyro JL, Cancelo MJ, Palacios S. Inhibition of RANK-L in the pathophysiology of osteoporosis. Clinical evidences of its use. Ginecol Obstet Mex. 2013 Mar;81(3):146-57. PMID: 23672116.
46. Bone HG, Wagman RB, Brandi ML, Brown JP, Chapurlat R, Cummings SR, Czerwiński E, Fahrleitner-Pammer A, Kendler DL, Lippuner K, Reginster JY, Roux C, Malouf J, Bradley MN, Daizadeh NS, Wang A, Dakin P, Pannacciulli N, Dempster DW, Papapoulos S. 10 years of denosumab treatment in postmenopausal women with osteoporosis: results from the phase 3 randomised FREEDOM trial and open-label extension. Lancet Diabetes Endocrinol. 2017 Jul;5(7):513-523. doi: 10.1016/S2213- 8587(17)30138-9. Epub 2017 May 22. PMID: 28546097.
47. Kendler DL, McClung MR, Freemantle N, Lillestol M, Moffett AH, Borenstein J, Satram-Hoang S, Yang YC, Kaur P, Macarios D, Siddhanti S; DAPS Investigators. Adherence, preference, and satisfaction of postmenopausal women taking denosumab or alendronate. Osteoporos Int. 2011 Jun;22(6):1725-35. doi: 10.1007/s00198-010-1378-z. Epub 2010 Sep 9. PMID: 20827547.
48. Roux C, Hofbauer LC, Ho PR, Wark JD, Zillikens MC, Fahrleitner-Pammer A, Hawkins F, Micaelo M, Minisola S, Papaioannou N, Stone M, Ferreira I, Siddhanti S, Wagman RB, Brown JP. Denosumab compared with risedronate in postmenopausal women suboptimally adherent to alendronate therapy: efficacy and safety results from a randomized open- label study. Bone. 2014 Jan;58:48-54. doi: 10.1016/j.bone.2013.10.006. Epub 2013 Oct 17. PMID: 24141036.
49. Recknor C, Czerwinski E, Bone HG, Bonnick SL, Binkley N, Palacios S, Moffett A, Siddhanti S, Ferreira I, Ghelani P, Wagman RB, Hall JW, Bolognese MA, Benhamou CL. Denosumab compared with ibandronate in postmenopausal women previously treated with bisphosphonate therapy:a randomized open-label trial. Obstet Gynecol. 2013 Jun;121(6):1291- 1299. doi: 10.1097/AOG.0b013e318291718c. PMID: 23812464.
50. Miller PD, Pannacciulli N, Brown JP, Czerwinski E, Nedergaard BS, Bolognese MA, Malouf J, Bone HG, Reginster JY, Singer A, Wang C, Wagman RB, Cummings SR. Denosumab or Zoledronic Acid in Postmenopausal Women With Osteoporosis Previously Treated With Oral Bisphosphonates. J Clin Endocrinol Metab. 2016 Aug;101(8):3163-70. doi: 10.1210/jc.2016-1801. Epub 2016 Jun 6. PMID: 27270237; PMCID: PMC4971333.
51. Casado E, Quesada JM, Naves M, Peris P, Jódar E, Giner M, Neyro JL, Del Pino J, Sosa M, De Paz HD, Blanch J. Recomendaciones de la SEIOMM en la prevención y tratamiento del déficit de vitamina D. Rev Osteoporos Metab Miner. 2021; 13 (2): 84-97. DOI: 10.4321/S1889- 836X2021000200007
52. Tei RMH, Ramlau-Hansen CH, Plana-Ripoll O, Brink O, Langdahl BL. OFELIA: Prevalence of Osteoporosis in Fragility Fracture Patients. Calcif Tissue Int. 2019 Jan;104(1):102-114. doi: 10.1007/s00223-018-0476-3. Epub 2018 Sep 17. PMID: 30225727.
53. Disponible en https://www.osteoporosis.foundation/educational- hub/material/infographics. Último acceso, 12.06.2022.
54. Cosman F, Nieves JW, Roimisher C, Neubort S, McMahon DJ, Dempster DW, Lindsay R , Administration of teriparatide for four years cyclically compared to two years daily in treatment naïve and alendronate treated women. Bon (2018), doi:10.1016/j.bone.2018.10.020
55. Eastell R, Rosen CJ, Black DM, Cheung AM, Murad MH, Shoback D. Pharmacological Management of Osteoporosis in Postmenopausal Women: An Endocrine Society* Clinical Practice Guideline. J Clin Endocrinol Metab. 2019 May 1;104(5):1595-1622. doi: 10.1210/jc.2019- 00221. PMID: 30907953.
56. Cosman F, Crittenden DB, Adachi JD, Binkley N, Czerwinski E, Ferrari S, Hofbauer LC, Lau E, Lewiecki EM, Miyauchi A, Zerbini CA, Milmont CE, Chen L, Maddox J, Meisner PD, Libanati C, Grauer A. Romosozumab Treatment in Postmenopausal Women with Osteoporosis. N Engl J Med. 2016 Oct 20;375(16):1532-1543. doi: 10.1056/NEJMoa1607948. Epub 2016 Sep 18. PMID: 27641143.

57. Saag KG, Petersen J, Brandi ML, Karaplis AC, Lorentzon M, Thomas T, Maddox J, Fan M, Meisner PD, Grauer A. Romosozumab or Alendronate for Fracture Prevention in Women with Osteoporosis. N Engl J Med. 2017 Oct 12;377(15):1417-1427. doi: 10.1056/NEJMoa1708322. Epub 2017 Sep 11. PMID: 28892457.
58. Wimalawansa SJ. Prevention and treatment of osteoporosis: efficacy of combination of hormone replacement therapy with other antiresorptive agents. J Clin Densitom. 2000 Summer;3(2):187-201. doi: 10.1385/jcd:3:2:187. PMID: 10871912.
59. Cosman F, Eriksen EF, Recknor C, Miller PD, Guañabens N, Kasperk C, Papanastasiou P, Readie A, Rao H, Gasser JA, Bucci-Rechtweg C, Boonen S. Effects of intravenous zoledronic acid plus subcutaneous teriparatide [rhPTH(1-34)] in postmenopausal osteoporosis. J Bone Miner Res. 2011 Mar;26(3):503-11. doi: 10.1002/jbmr.238. PMID: 20814967.
60. Finkelstein JS, Wyland JJ, Lee H, Neer RM. Effects of teriparatide, alendronate, or both in women with postmenopausal osteoporosis. J Clin Endocrinol Metab. 2010 Apr;95(4):1838-45. doi: 10.1210/jc.2009-1703. Epub 2010 Feb 17. PMID: 20164296; PMCID: PMC2853981.
61. Leder BZ. Optimizing Sequential and Combined Anabolic and Antiresorptive Osteoporosis Therapy. JBMR Plus. 2018 Feb 27;2(2):62- 68. doi: 10.1002/jbm4.10041. PMID: 30283892; PMCID: PMC6124202.
62. Leder BZ, Tsai JN, Uihlein AV, Wallace PM, Lee H, Neer RM, Burnett- Bowie SA. Denosumab and teriparatide transitions in postmenopausal osteoporosis (the DATA-Switch study): extension of a randomised controlled trial. Lancet. 2015 Sep 19;386(9999):1147-55. doi: 10.1016/S0140-6736(15)61120-5. Epub 2015 Jul 2. PMID: 26144908; PMCID: PMC4620731.
63. Palacios S, Sánchez R, Neyro JL, Quereda F, Vázquez F, Pérez M, Pérez M. Knowledge and compliance from patients with postmenopausal osteoporosis treatment. Menopause Int. 2009 Sep;15(3):113-9. doi: 10.1258/mi.2009.009029. PMID: 19723681.
64. Langdahl, Treatment of postmenopausal osteoporosis with bone- forming and antiresorptive treatments: Combined and sequential approaches, Bone (2020), https://doi.org/10.1016/j.bone.2020.115516.

5-3 TRH y tejido óseo

Dres.: Blanca Lila Fretes; José Luis Neyro

INTRODUCCIÓN

Es importante recalcar que el sistema reproductivo juega un rol sumamente importante en la regulación de la adquisición y pérdida de masa ósea durante toda la vida desde la pubertad hasta la senectud.

Los esteroides sexuales en el periodo de la pubertad determinan el crecimiento longitudinal y radial del esqueleto hasta alcanzar el pico de masa ósea entre los 20 y 30 años. Los estrógenos en particular son determinantes al mantener la masa ósea hasta la menopausia.

El hipoestrogenismo, junto a otros factores bioquímicos, constituye un factor favorecedor para el deterioro progresivo de la masa ósea y riesgo de fractura, agravado por el deterioro muscular.

La menopausia impacta negativamente la salud muscular acelerando la sarcopenia, la cual se encuentra se encuentra en íntima relación con la homeostasis esquelética y contribuye a la fragilidad ósea característica de la tercera edad.[2]

FISIOLOGÍA DEL TEJIDO ÓSEO

El hueso constituye un tejido que llamamos esqueleto. Debemos considerarlo como un órgano, como un todo, que cumple diferentes funciones, La más evidente y que es que el esqueleto y los huesos permiten la movilidad. Para la práctica clínica, específicamente en enfermedades como la osteoporosis, sabemos perfectamente que significa una fragilidad ósea; también la artrosis que es una enfermedad degenerativa, altera profundamente esta función de la **locomoción**. Pero el hueso no está solamente para movernos, sino también para proteger los órganos internos. Con estas patologías, la protección de los pulmones, el corazón y abdomen se altera profundamente, por ejemplo, en la osteoporosis, en la cual hay perdida de altura, el tórax queda más pequeño y la persona no tiene capacidad inspiratoria.

Cuando las mujeres son muy bajas por pérdida de altura, el abdomen queda tan prominente y las costillas contactan con la pelvis que la mujer no puede comer por constante plenitud gástrica. Por eso, comienza a bajar de peso. Todo eso ocurre porque el esqueleto ya no está protegiendo los órganos internos abdominales o el sistema respiratorio.

Dentro del hueso, está la médula ósea. No sólo está alojada en el hueso, sino que tiene una intensa y profunda relación con las células óseas.

Hoy en día, estamos aprendiendo mucho de los osteocitos, ya que los osteoblastos pueden tener acción a distancia como una hormona. Esto también es algo que está en estudio, pero es importante de mencionar, pues en pocos años será un tema muy debatido cuando se hable del tejido óseo.

Aparte de hablar de las funciones de protección y funciones metabólicas del esqueleto como órganos, debemos también mencionar los diferentes tipos de huesos.

El esqueleto está constituido principalmente del hueso cortical (80 %) formado por láminas gruesas compactas, sobre todo los huesos largos que responden lentamente a la actividad del calcio. No solo debemos atender qué tan grueso esté la cortical y prestar mucha atención a la porosidad que cada vez es más estudiada, pues el aumento de la porosidad vuelve más frágil al hueso cortical. En la práctica, lo que nos debe interesar es que el hueso cortical es el que más tarde se pierde en la vida. Por ejemplo, el hueso de la cadera empieza a bajar en densidad entre los 60-65 años, es un hueso que recambia lentamente y por lo tanto tarda en afectarse.

El hueso trabecular representa el 20 % de nuestro esqueleto. Es muy activo metabólicamente, tiene un recambio rápido y responde más velozmente a las necesidades de calcio y fosfatos del organismo. Forma parte fundamental de las vértebras y la pelvis.

Dentro del hueso trabecular, es fundamental cuidar a las trabéculas, ya que tienen una inclinación y grosor que no es al azar, sino que dependen de las cargas que va soportando.

A medida que se pierde el grosor de las trabéculas, estas se van fragmentando y pueden generarse fracturas que son, prácticamente, irreparables. Por eso, es importante llegar temprano al tratamiento de la osteoporosis, de tal manera de preservar lo que llamamos la microarquitectura trabecular. Debemos preservarlas, pues una vez perdida la conexión, no existe nada para repararlas.

MATRIZ ÓSEA

Esta constituida por una matriz inorgánica: 65 % de peso en seco, que viene a estar conformado por sales de calcio y fósforos que se unen para formar hidroxiapatita. La matriz inorgánica está constituida por bicarbonato, citrato, magnesio y sodio.

También hay una parte orgánica: 35 % de su peso, muy importantes, ya que allí se depositan las sales. En ese porcentaje se deposita el 80 % de la colágena tipo I y los proteoglucanos como el condroitín, el sulfato, la glusamina y el hialuronato, que tienen moléculas que están dentro el hueso; tienen la capacidad de atenuación de impactos importante.

A su vez, la matriz está consituida por proteínas como la ostecalcina, la osteopontina y la osteonectina, que son fundamentales para que las sales se depositen sobre la colágena.

Esta matriz orgánica es fundamental para la calidad del hueso y permitir que haya un depósito de sales de calcio, y para conseguir buena densidad ósea.

Los hialuronatos, el condroitín sulfato y la glucosamina se venden en el mercado para reponer los proteoglucanos del hueso, pero no están comprobados científicamente, es decir, deben considerados como un aporte y no como un fármaco. Lo mismo ocurre con los colágenos, ya que no se ha comprobado científicamente que pueda utilizarse a nivel del hueso, pues es una proteína que debe disgregarse en sus aminoácidos elementales para absorberse y que luego deberá reconstruirse en los tejidos. De este modo, dichos medicamentos no deben ser considerados fármacos. Conocer todos los componentes del hueso nos permite explicar por qué existen estos medicamentos en el mercado, cuáles son de importancia ginecológica y cuales son considerados de soporte nutricional.

Crecimiento del hueso y masa ósea Pico

Desde que nacemos, se va formando y modelando el hueso.

Modelado: el hueso crece en tamaño y cambiando de forma.

Depende de todas las hormonas que necesitamos para el desarrollo:

- Hormona del crecimiento y T4.
- IGF (*insulin growth factor*).
- PTH: formador de hueso y resorción si falta calcio. Cuando hay suficiente aporte nutricional de calcio, tiene factor trófico y anabólico que forma hueso. Por eso, se utilizan análogos de la PTH para el tratamiento de la osteoporosis.

- Los esteroides sexuales son muy importantes durante todo el crecimiento y, sobre todo, a partir de la pubertad. Es de los estrógenos fundamentales en el cierre de los cartílagos de crecimientos.

Todas estas hormonas no podrían actuar en ausencia de todos estos nutrientes balanceados: calcio (1200 mg por día en la niñez y la adolescencia), proteínas y minerales La actividad física es el estimulante del crecimiento óseo también en la niñez y adolescencia.

A partir de estos datos, el hueso va creciendo en forma y tamaño desde el nacimiento hasta llegar a los 25-30 años. Esto es lo que llamamos masa ósea pico; es la mejor masa ósea que vamos a tener en nuestra vida, y depende de que esta etapa del crecimiento y los factores de crecimiento hayan coincidido para llegar a este pico de masa ósea.

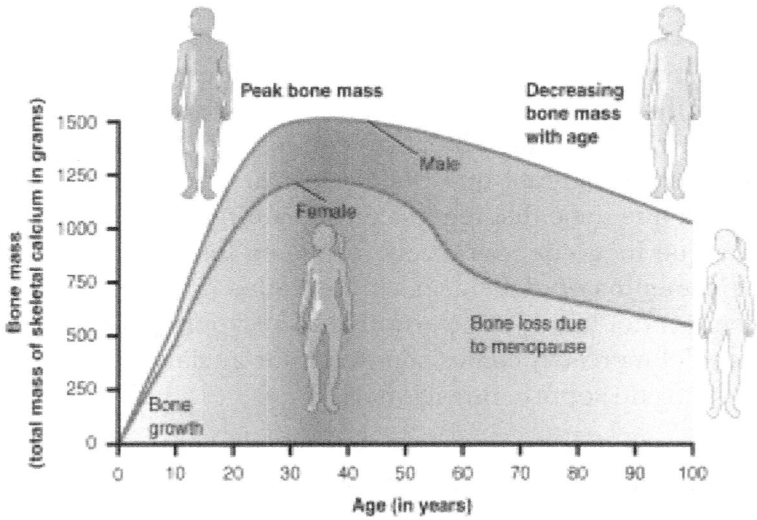

Esta curva tiene una abcisa que muestra la cantidad de calcio grs/m^3. En la ordenada, tenemos la edad. Un hombre de 30 años, de sexo masculino, tiene 1500 mgrs de calcio; la mujer, 1200 mgrs de calcio. Esto se redistribuye en todo el esqueleto y lo medimos en la DMO en cantidad de grs x cm^2 de calcio que contiene una vértebra o la cadera, esto es lo que refleja la DMO. Si nos fijamos bien en esta curva vemos que, cuando tenemos menos de 1 grxm^2, estamos en límite de riesgo; cuando tenemos 700 grs x m^2, nos pone en altísimo riesgo de fractura.[1]

Cuando pasemos los años 30 años y lleguemos a los 50 años, la masa ósea comienza a descender. Llegamos a riesgo de descenso de masa ósea si no obtuvimos la masa ósea pico. En la menopausia, si no llegamos a la masa ósea pico por el hipoestrogenismo, hay un descenso brusco de la masa ósea, lo que nos pone en un nivel de altísima fragilidad.

REMODELADO ÓSEO

El resto de la vida adulta ya no se modela el hueso, solo remodelado y reparación, la cantidad de hueso ya no va variar solo repara, y que se logra en 8 a 10 años. El hueso se repara toda la vida, La velocidad depender de que sea hueso cortical o trabecular.[2]

El proceso de remodelado comienza con un área del hueso resorbida para ser reparada. Esta área de hueso resorbida para ser reparada por los osteoblastos pasa a etapa de formación; en este intervalo de resorción y formación, tenemos que tener una coincidencia, que se llama acoplamiento.

Las células que inician el proceso de formación rellenan primero las substancias fundamentales no mineralizadas. Forman colágena y proteoglucanos sobre las que depositarán las sales. Allí, se produce la fase de mineralización.

Cuando se forma la misma cantidad de hueso resorbido y formado tenemos balance óseo adecuado, para lo cual debe haber un acoplamiento entre la resorción y formación. Es importante a la hora de aplicar la terapia adecuada en la osteoporosis.

Cuando se forma menos hueso resorbido que la formación, debemos pensar que, si bloqueamos la formación, bloqueamos la resorción. Esto es muy importante al momento de decidir la terapia terapéutica para la osteoporosis.

Las células que participan en el proceso de remodelación y reparación son los osteoclastos, que derivan del sistema de macrofágicos mononucleares, que luego se convertirán en osteoblastos. Luego están los osteoblastos, que derivan de las células mesenquimatosas que darán lugar tanto a los fibroblastos del tejido conectivo con al tejido graso y a los osteoblastos de acuerdo con los estímulos del medio.

Luego, estos osteoblastos se convertirán en osteocitos, que quedan enterrados en el hueso. Constituyen el 95 % de las células del hueso; los osteoclastos y osteoblastos quedan en las áreas de resorción y formación de los huesos.

Los osteoclastos son los encargados de la resorción con gran capacidad de digerir el hueso. Libera enzimas altamente ácidas con gran cantidad de hidrógeno y moléculas la como la catepsina y digiere la hidroxiapatita, la colágena y los glucosaminoglucanos. Desúés, los devuelve fragmentados a la circulación para su reciclado; estos pueden ser analizados. El receptor más importante del ostoclasto es el Rank, que los hace activos, también están presentes éstos receptores en los precursores de los osteoclastos produciendo más enzimas que digieren con mayor facilidad. Al fragmentar la colágena por medio de la catepsina, se producen trozos llamados iones de piridinolina que se puede dosar en orina. Es la NTX o Pirylinks D, o en sangre el CrossLaps, que nos indica una resorción aumentada. No indica el metabolismo del calcio aumentado.

Milieu óseo: 1 Células del tejido óseo. 2 Médula ósea. 3 Vasos sangüineos

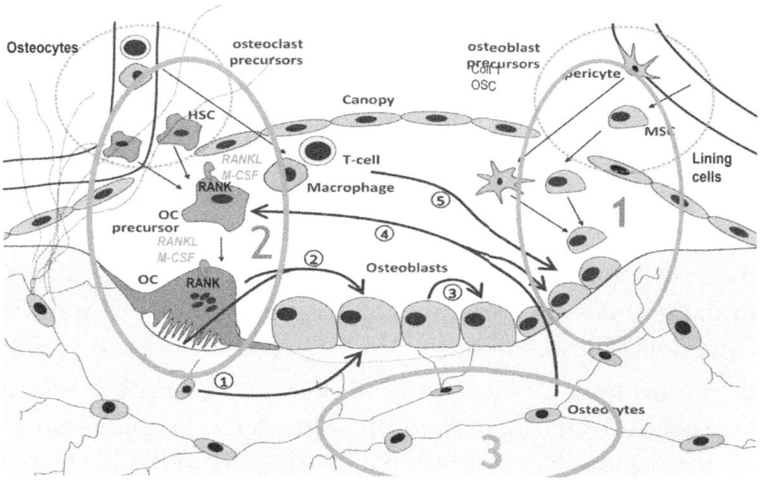

Los osteoblastos son los encargados de la formación ósea. En primer lugar, forman la matriz inorgánica colágena I, la osteocalcina, proteoglucano y el osteoide, el cual produce mineralización posterior con los cristales de hidroxiapatita.

A medida que estos osteoblastos van formando las substancias podemos medir la actividad osteoblástica a través de substancias como la colágena, se forma como una molécula muy grande la prepocolagena. Luego, para madurar, se le quita un fragmento que es el propetido P1NP. También, para medir esta actividad de formación de los osteclastos. se puede medir en sangre la osteocalcina, fosfatasa alcalina ósea.

Con esto, cuando queremos medir el grado de actividad formadora de los osteoblastos, nos demuestra cuánta formación ósea tenemos. Este osteoblasto puede comunicar con el osteoclasto a través de ciertas moléculas, que son el ligando del Rank y la osteoprogesterina.

En la aplicación clínica de los marcadores de recambio óseo, podemos medir el propeptido del Colágena I(PIPC), la osteocalcina y la fosfatasa alcalina ósea para medir la actividad de formación ósea.[1]

Por otro lado, podemos medir la actividad de resorción ósea midiendo en orina y sangre lod productos de degradación ósea de la colágena I: NTX, Pyrilink D (orina) y CROSSLAPS (sangre). Las células más importantes del hueso son los osteocitos; presentan prolongaciones dendríticas rodeadas de fluidos en contacto con la circulación. Son los verdaderos directores de orquesta del remodelado óseo, debido a que inician el ciclo a través de mecanoreceptores. Estas dendritas captan el impacto del hueso y el daño que causan al hueso. A partir de este impacto, van a dirigir el sitio de resorción y la cantidad de resorción; harán madurar a los osteclastos que producen las lagunas de resorción y establecen cuando frenar la producción del Ligando del Rank y aumentar la resorción. Al mismo tiempo, producen la esclerostina y frenan los osteoblastos cuando la resorción suficiente estimula la producción de osteoprogesterina. Luego de ello, se une al rank ligando y frena la resorción.

Al mismo tiempo, este osteocito va a ser estimulado por substancias sistémicas si hay suficiente calcitrio PTH, GH, esteroides gonadales, glucocorticoisea WNT-B-CATENINA y TGB-B-BMP. Todos ellos favorecen el reclutamiento de los osteocitos.

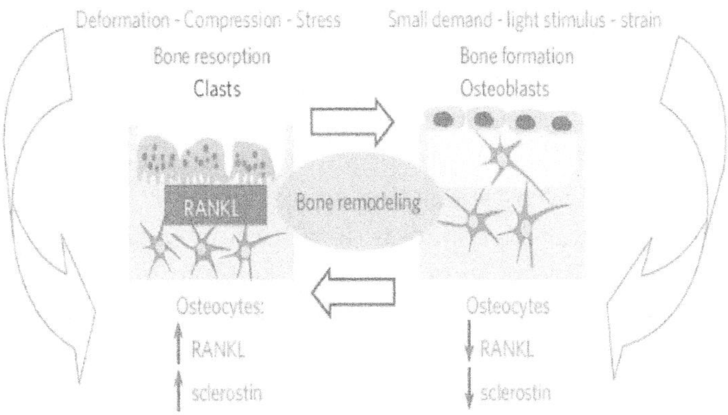

El osteocito inclina el balance hacia la resorción o la formación según la situación local y sistémica del individuo. El osteocito estimula a los osteoclastos uniéndose a través del rank ligando para estimular la resorción; se inhibe la formación con la esclerotina.

Una vez resorbido lo suficiente, el osteocito libera rank ligando, produce osteprogesterina y disminuye escletorina. En esta situación, las moléculas proformadoras como el wnt-catenina y TGF - ßproteinas morfogénicas del hueso estimulan los osteoblastos para que haya un buen balance y buena masa ósea.[1-2]

EFECTO DE LOS ESTRÓGENOS EN EL MANTENIMIENTO DE MASA OSEA

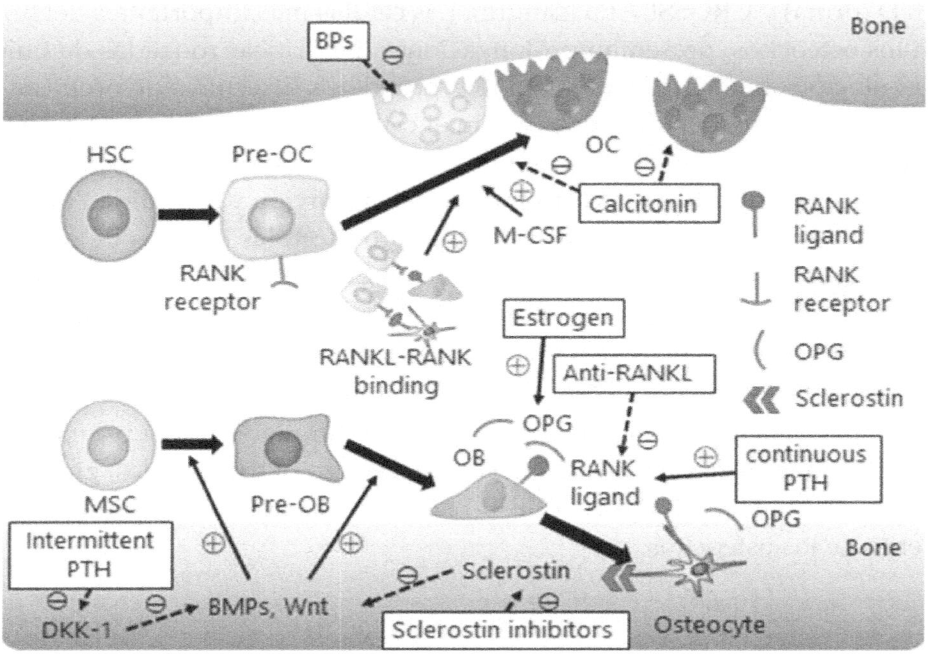

El mantenimiento y los cambios de la masa ósea en los adultos se logra por el balance en el proceso de remodelamiento. La pérdida del balance óseo puede ser por una actividad osteoclastica exagerada por actividad osteoblastica insuficiente para rellenar los espacios de resorción ósea o por la combinación de ambos procesos. Los estrógenos contribuyen a mantener un equilibrio entre la actividad osteoblástica y la osteoblástica, acción esencial para conservar la masa ósea en la mujer durante su vida reproductiva. Cuando hay una deficiencia de estrógenos, hay una mayor activación de nuevas unidades de remodelamiento, lo cual provoca un desequilibrio en el proceso, con mayor destrucción ósea. En la posmenopausia, estas alteraciones son aún más severas. En la medida que se acentúa la resorción ósea, ocurre la perforación de las placas trabeculares y la pérdida de la arquitectura ósea, con un debilitamiento de los huesos que contienen más tejido esponjoso, como las vértebras y el antebrazo.[5] Estas alteraciones con aumento del recambio óseo y menos formación ósea se acompañan de un balance negativo del calcio de, aproximadamente, 100 mg/dia[4]. Se ha comprobado que la administración de estrógenos revierte estos cambios.[6] La pérdida de tejido óseo en la posmenopausia es mayor en el hueso esponjoso que en el cortical. Esta fase rápida de la perdida ósea en la posmenopausia se enlentece en el hueso esponjoso transcurridos 2 0

4 años, y 5 a 7 años después, en el hueso cortical[5]. Sin embargo, el componente estrógeno-dependiente de la perdida de hueso continua en la posmenopausia por 10 menos durante los siguientes 20 años.[7] Con el aumento de la pérdida de masa ósea, aumenta el riesgo de fractura.[3]

Se ha estimado que la mujer pierde, a lo largo de su vida, un aproximado del 50 % del máximo de su hueso esponjoso y cerca del 35 % del hueso cortical adquirido. No se conoce con exactitud cuáles son los factores involucrados en esta perdida ósea ni cuanta es consecuencia de la deficiencia de estrógenos; otro tanto es por el envejecimiento y por el estilo de vida. Sin embargo, se estima que la provocada por la carencia de estrógenos es el factor de riesgo más importante para la osteoporosis de la mujer.

Los estrógenos son esenciales para mantener un volumen óseo normal. Su deficiencia provoca un aumento del recambio óseo en sitios específicos del esqueleto. Estudios en animales de experimentación han revelado que las diferencias en las respuestas a la deficiencia de estrógenos están relacionadas con el aporte sanguíneo, con la población de células osteoprogenitoras, con el recambio óseo de base y con la magnitud de la fuerza mecánica a la cual están sometidas las células óseas. El efecto de los estrógenos sobre el recambio en el hueso esponjoso es más complejo que su efecto sobre el hueso cortical. Además, es específico para cada especie, con diferencias entre el animal joven y el adulto.[11] En la rata, se comprueba el dimorfismo sexual en la acción de los estrógenos, el cual se pone en evidencia por estar en relación con el crecimiento de los huesos largos, mayor en los machos que en las hembras. Los esteroides sexuales en estos animales influyen sobre la arquitectura ósea y sobre otros aspectos de la estructura y composición del tejido óseo. El mecanismo celular de la acción de los estrógenos sobre el hueso esponjoso es controversial. Además de la aceptada acción inhibitoria sobre la resorción, en diferentes estudios se ha comprobado inhibición y estímulo para la formación de hueso esponjoso[1]. A pesar de las semejanzas de los cambios en el crecimiento y en el recambio óseo que ocurren en la rata depravada de estrógenos con los observados en el humano, no hay seguridad de que los mecanismos para la perdida ósea sean idénticos.

MECANISMO DE ACCIÓN DE LOS ESTRÓGENOS

Los esteroides se difunden pasivamente hacia el interior de las células, donde se unen al dominio del ligando del receptor. Una vez formado el complejo esteroide-receptor, este es transportado al interior del núcleo para iniciar la cascada de eventos moleculares característicos del esteroide sexual.[11]

En 1988, dos grupos de investigadores reportaron simultáneamente la existencia de receptores de estrógenos (RE) de alta afinidad en osteoblastos de rata y en humanos. Posteriormente, se comprobó que los osteoclastos también expresan receptores para los estrógenos. El número de RE en cultivos de osteoblastos es muy bajo comparado con los tejidos de los órganos del sistema reproductor, lo cual guarda relación con el limitado número de acciones directas de la hormona sobre el esqueleto.[11] En el tejido óseo humano, se han reportado cambios en los niveles de RNAm estable para varias proteínas óseas tres horas después del tratamiento con estrógenos. El periodo que transcurre entre la unión del complejo estrógeno-receptor a los sitios de unión del aceptor nuclear y la máxima respuesta de transcripción ha sido denominada como fase de rezago (*lag phase*), durante la cual ocurren una serie de eventos moleculares complejos. En esta fase, ocurre la activación de genes o factores (genes tempranos), que son necesarios para la transcripción de genes tardíos. Diversos genes intervienen como reguladores del proceso de transcripción, entre ellos, los protooncogenes nucleares.[11] Los protooncogenes (c-fosy c-jun) juegan un papel importante en la fisiología de los osteoblastos y sirven como mediadores en la regulación de los estrógenos sobre el hueso. Las proteínas codificadas por los protooncogenes c-fos y c-jun regulan la expresión de varios genes, incluidos entre ellos los de diversos factores de crecimiento, como el gen del factor transformante-b de crecimiento TGF-b. Este último juega un papel importante en la fisiología ósea, ya que induce la proliferación de células similares a los osteoblastos humanos e influye sobre la resorción ósea producida por los osteoclastos. Por lo tanto, la inducción de TGF-b por los estrógenos podría explicar su acción sobre la resorción ósea.[11]

La disminución de la resorción ósea es la acción más importante de los estrógenos sobre el remodelamiento óseo en el humano. Se ha postulado que la unión de los estrógenos a sus receptores en los osteoblastos regularía indirectamente la función de los osteoclastos. Factores como las citoquinas actuarían a través de este mecanismo.[7] La unión de citoquinas a receptores de los osteoblastos provocaría la liberación de factores solubles, los cuales actúan sobre los osteoclastos regulando su reclutamiento o su actividad. De esa manera, los estrógenos pueden inhibir la liberación de factores estimulantes de los osteoclastos o, alternativamente, pueden aumentar la liberación de factores inhibidores de los osteoclastos.[11]

Entre las citoquinas que aumentan la actividad osteoclástica, se encuentran el factor estimulador de colonias de macrófagos y granulocitos (GM-eSF), el TNF-a, la IL-l y la IL-6. E1 TGF- b tiene un efecto variable sobre la resorción ósea, mientras que la IL4 inhibe la formación de osteoclastos; la IL-8 tendría efecto sobre el recl utamiento de los osteoclastos.[1,11] Una de las citoquinas más estudiadas es la IL-6 por su potente acción resortiva, que además actúa como mediadora de la acción resortiva de la IL-l.[26] La disminución de estrógenos en ratones ooforectomizados aumenta la producción de IL-6, IL-l y de TNF-a en osteoblastos, y en otras células óseas derivadas del estroma. Estos factores, como fue señalado anteriormente, estimulan indirectamente la diferenciación de los osteoclastos. Pero, además, los estrógenos por acción directa inhiben la función de los osteoclastos.[11]

Los estrógenos inhiben la producción de IL-6, así como la expresión de las dos subunidades de su receptor (IL-6Ra y gp J30) en células de la medula ósea del linaje osteoblástico,[7-11] e inhiben al TNF y al MCSF. Además, probablemente la carencia de estrógenos aumenta la sensibilidad de los osteoclastos a la acción de la IL-l.[4] La interacción del receptor estrogénico con otros factores de transcripción y su posible efecto regulador sobre la actividad del óxido nítrico (ON) son parte de los mecanismos a través de los cuales los estrógenos interfieren con la actividad de las citoquinas. Otras acciones de los estrógenos estarían mediadas por una de las proteínas que intervienen en la relación entre la osteoclastogénesis con las células del linaje mesenquimal, la denominada osteoprotegerina (OPG), cuya síntesis es estimulada por los estrógenos.[12] La OPG tiene un potente efecto inhibidor sobre la osteoclastogénesis y la resorción ósea *in vitro* e *in vivo.* La regulación de la vida activa de los osteoblastos y de los osteoclastos es otro factor importante de la fisiología del tejido óseo. El promedio de la vida activa de los osteoblastos es de, aproximadamente, dos semanas, mientras que la de los osteoclastos es de tres meses. Ambas células mueren por apoptosis. Los factores de crecimiento y las citoquinas que estimulan el desarrollo de osteoblastos y osteoclastos, también influyen sobre la apoptosis de dichas células.[4]

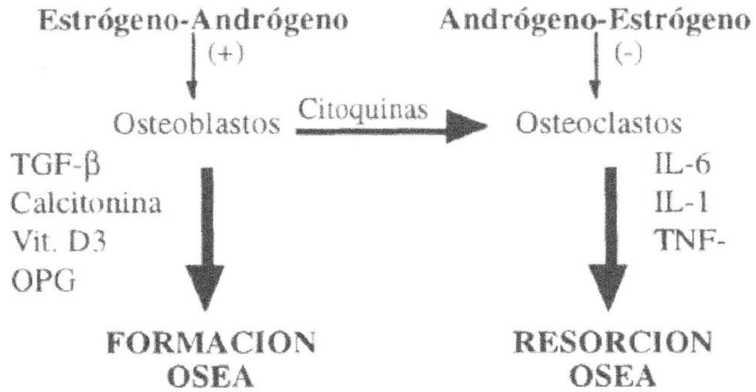

El remodelamiento óseo exagerado producido por la carencia de estrógenos puede ser debido al aumento en la producción tanto de osteoblastos como de osteoclastos; el desequilibrio entre la formación y la resorción ósea es una consecuencia de una prolongada vida activa de los osteoclastos y del acortamiento de la vida activa de los osteoblastos. Además, un retraso en la apoptosis de los osteoclastos sería responsable de la profundidad de las cavidades de resorción y de la perforación de las trabéculas asociadas con la carencia de estrógenos. Los estrógenos actúan sobre el tejido óseo por mecanismos directos e indirectos, los cuales provocan cambios en la concentración de factores sistémicos y locales. Muchos de esos mecanismos son mediados por el receptor estrogénico. Los agentes antiresortivos y, en particular, los estrógenos, actúan disminuyendo el desarrollo de los precursores de los osteoclastos o su reclutamiento, y promueven la apoptosis de los osteoclastos maduros.[4]

EFECTO DE LOS ANDRÓGENOS SOBRE MECANISMO DE ACCIÓN DE LOS ANDRÓGENOS SOBRE EL TEJIDO ÓSEO

Aún no se conoce el mecanismo por medio del cual los andrógenos afectan la densidad ósea. Diferentes estudios sugieren una acción directa sobre los osteoblastos. La presencia de receptor androgénico (RA) en estas células guarda relación con ese planteamiento.[3,13] Tanto los andrógenos aromatizables como los no aromatizables estimulan *in vitro* la proliferación de los osteoblastos, proceso que requiere concentraciones normales de vitamina D.[13,44] Otro argumento a favor de la acción directa de los andrógenos sobre los osteoblastos es que, además de promover su diferenciación, estimulan la producción de colágeno e incrementan la expresión del ARNm del procolágeno tipo I.[35] El efecto de los andrógenos sobre la proliferación y diferenciación de los osteoblastos parece ser debido a la producción local de TGF-b o por aumento de la sensibilidad a la acción mitogénica del factor de crecimiento de los fibroblastos (FGF) y de la IGF.[11] EI TGF-b estimula la actividad de la fosfatasa alcalina y la producción de colágeno.

Puesto que los receptores para andrógenos no se expresan en los osteodastos, su acción sobre estas células probablemente es indirecta mediante la producción local de citoquinas. Los factores de crecimiento insulina-símiles (IGF) son parte de los mecanismos locales que regulan la función de las células óseas. En estudios *in vitro,* la testosterona y la DHT suprimen la producción de IL-6 en células provenientes del estroma de la medula ósea e inhiben la expresión del gen de la IL-6, efecto que es mediado por el receptor de andrógenos.[3] A su vez, tanto la testosterona como la DHT inhiben la acumularon de AMPc estimulada por la PTH en osteoblastos *in vitro* y detienen parcialmente la resorción ósea inducida por la PTH y por la IL_1. Puesto que la IL-1 y la IL-6 estimulan la activación y diferenciación de los osteoclastos y de otras citoquinas con iguales propiedades, la disminución en su actividad o en su producción local parece jugar un papel importante en el mecanismo a través del cual los andrógenos inhiben la resorción ósea (Figura 1).

No se conoce con precisión si los efectos de la testosterona sobre el hueso son por acción directa del esteroide o a través de sus metabolitos como el estradiol y la DHT. Cultivos de osteoblastos de mujeres en la posmenopausia pueden convertir la androstenediona en testosterona y DHT. Sin embargo, no se conoce el papel de la DHT sobre el metabolismo de la célula ósea. Observaciones de diferentes investigadores sugieren que la aromatización de la testosterona a estrógenos es responsable de su acción sobre el hueso. En favor de este planteamiento, se ha demostrado actividad de la aromatasa en osteoblastos humanos. En pacientes con resistencia estrogénica completa por defecto en el receptor de estrógenos o por mutación en la enzima P-450 aromatasa, se presentó osteopenia a pesar de tener niveles altos de testosterona. El tratamiento con estrógenos en ambos casos produjo ganancia progresiva de la más a ósea.[15]

Estas son videncias incuestionables sobre el papel de los estrógenos en la adquisición del pico de masa ósea y para el mantenimiento de la densidad ósea normal en el varón.

Los andrógenos también podrían afectar el metabolismo óseo actuando sobre las hormonas reguladoras del calcio. Se ha reportado que, en pacientes hipogonadales, los niveles de calecitonina son más bajos que en el hombre sano y que la administración de testosterona corrige esa alteración.[45] Sin embargo, como los cambios observados no han sido consistentes, es poco probable que los efectos sobre las hormonas reguladores del calcio jueguen un papel importante en relación con la acción de los andrógenos sobre la masa ósea. Es más probable que efectos importantes de la testosterona sobre el hueso estén mediados por la hormona de crecimiento (HC) y por el factor de crecimiento insulina símil I (IGF-I). Se ha comprobado que la administración de andrógenos aromatizables a muchachos con retraso puberal aumenta los niveles de HC y de IGF_I.

Estudios de diferentes investigadores han producido resultados contradictorios en relación con el efecto de los andrógenos sobre el recambio óseo en el humano. En hombres hipogonadales no tratados el recambio óseo esta aumentado. Los niveles de osteocaleina, la fosfatasa alcalina ósea especifica y los niveles de hidroxiprolina urinaria aumentaron en hombres castrados; todos los marcadores óseos disminuyeron cuando a esos hombres se les administro calcitonina para inhibir la resorción ósea.

Para concluir esta revisión de artículos mencionaremos, se ofrecen datos importantes de la pronunciación 2022 de la NAMS

PREVENCIÓN DE LA PÉRDIDA DE MASA ÓSEA

Se ha demostrado que la terapia hormonal en ECA doble ciego previene la pérdida ósea y en el WHI reduce las fracturas en mujeres posmenopáusicas sin osteoporosis.[33,34] La indicación de la FDA incluye la prevención, pero no el tratamiento de la osteoporosis posmenopáusica. Se prefieren los medicamentos sin estrógenos para el tratamiento de la osteoporosis existente.

Hipoestrogenismo prematuro

La terapia hormonal está aprobada por la FDA para mujeres con hipoestrogenismo resultante de hipogonadismo, ovariectomía bilateral (BO) o insuficiencia ovárica primaria (POI). Se han demostrado beneficios para la salud, con mayor evidencia para mujeres con BO, para los síntomas de la menopausia y para la prevención de la pérdida ósea y en estudios observacionales, enfermedades del corazón y deterioro cognitivo o demencia.[35-44]

La terapia hormonal está aprobada por la FDA para mujeres con hipoestrogenismo resultante de hipogonadismo, ovariectomía bilateral (BO) o insuficiencia ovárica primaria (POI). Se han demostrado beneficios para la salud, con mayor evidencia para mujeres con BO, para los síntomas de la menopausia y para la prevención de la pérdida ósea, y no para el tratamiento de la osteoporosis.

BIBLIOGRAFÍA

1. MargaritaDuarte,Osteoporosis.EditorProfDrArruaTorreani.3raEdición.Asunción-Paraguay.EFACIM2022.Pag 565-569
2. Cerdas Pérez Sonia. impacto de la Menopausia y Manifestaciones Clínicas del Sistema Osteomuscula David Vázquez Santiago Palacios. Editorial KIMPRES S.A-S. Bogotá DC. Mayo 2026.Pag 199-208
3. Germán arón punto David Vázquez Terapia hormonal menopáusica Sigue siendo una opción en osteoporosis-Osteoporosis mitos y realidades. Bogotá 2022
4. Neyro JL, M Canceló M .Palacios S Inhibición del Rank L en la fisiología de la osteoporosis. Evidencias clínicas de su empleo Gineco Obstetricia 2013,81:pag 146 -157
5. Zanchetta.,Boailchuk, JMassari,Bogado andZancheta,JR(2018). Signifiant bone loss after stopping long-term Denosumab treatment: a post FREEDON STUDY. OSTEOPOROSE.INT.29, 41-47
6. GENAZZANI A, MONTELEONEP, GIANINI A,SIMONNCINI T, HORMONOTHERAPY IN THE POST MENOPAUSAL YEARS:CONSIDERING BENEFITS AND RISK IN CLINICAL PRACTICE. HUMA REPROD UPDATE. 2021;27
7. Jorge Cedeño, Dmartin. D.a. Pérez. Metabolismo Óseo Y Osteoporosis. Revis Ginrcoobst Venez.2018;78(Suple 1).581-599
8. Watts Nb,Carley Ja, Jacson Ad And Al, Investigadores De La Iniciativa De La Salud De La Mujer Sin Aumento De Fractura Despues De Suspender , Resultado De La Iniciativa De La Mujer. J. Clin.endocrin. 2017. 102-302-308
9. El Resto De Citas Bibliograficas Han Sido Extraidas Del Pronunciamento De La Nams 2022.
10. El Crédito Cme Estara Disponible Desde El 1 De Julio 2022 Hasta El 1 De Julio 2023794 Menopausia.vol.29,Num. 7,2022

UNIDAD VI: Menopausia y climaterio

6-1 Abordaje de la mujer en la perimenopausia

Dra. Adriana P. Camero Lascano

"La menopausia es una compleja etapa fundamental para las mujeres, que, además de involucrar cambios en los ámbitos físico, sexual, emocional, psicológico y afectivo, es vivida de manera particular por cada una de ellas, con mayor o menor intensidad, y que, partiendo de un mismo fenómeno biológico y hormonal, involucra vivencias únicas para cada mujer".[1] Para comprender mejor el tema que vamos a tratar es importante tener claros algunos conceptos que vamos a utilizar:

La menopausia se define como el cese permanente de las menstruaciones debido a la pérdida de la actividad de los folículos en los ovarios. Se reconoce después de 12 meses de ausencia de las menstruaciones sin que exista otra causa patológica o fisiológica.[2,3]

Las estadísticas a nivel mundial indican que la menopausia se puede presentar entre los 46 y 52 años de vida con un promedio de aparición a los 48,8 años.[4,5] En Latinoamérica ocurre entre los 43,8 y los 53 años;[6] en Colombia oscila entre los 48 a 50 años.[7-9] Según datos de la OMS, en el año 2030 se espera haya más de 1200 millones de mujeres mayores de 50 años, el triple que en 1990, que estarán en la peri o posmenopausia. 47 millones de mujeres llegan a la menopausia cada año en el mundo.[10]

La menopausia se considera temprana cuando el último período menstrual ocurre antes de los 45 años y tardía cuando sucede después de los 54 años.[2] Se han utilizado los términos menopausia prematura, insuficiencia ovárica prematura e insuficiencia ovárica primaria para describir al cese de la función ovárica que ocurre antes de los 40 años, pero como puede no ser permanente, se prefiere utilizar el término insuficiencia ovárica primaria (IOP).[2]

Climaterio: señala la transición del estado reproductivo al no reproductivo de la mujer y también como el período de cambios endocrinológicos, somáticos y psicológicos transitorios que ocurren en el momento de la menopausia.[2,3]

La *perimenopausia* significa, literalmente, "alrededor de la menopausia". Comienza con la aparición de irregularidades en el ciclo menstrual (±7 días) y se extiende un año después del último período menstrual. Etapas de STRAW+10 -2, -1 y +1a. Constituye un término clínicamente útil porque abarca los años altamente sintomáticos. Es el objetivo a revisar de este capítulo.[2]

La expectativa de vida de los hombres y mujeres en el mundo ha cambiado, debido a la tecnología, los adelantos de la medicina y a los cambios en el estilo de vida de los seres humanos. En Colombia, según fuentes del Departamento Administrativo Nacional de Estadítica (Dane), la expectativa de vida de las mujeres en el 2022 es de 80.13 años y de los hombres de 73.8 años, y si conocemos que la edad promedio de la menopausia es de 50 años, las mujeres van a vivir entre la mitad y la tercera parte de su vida en menopausia.[11]

STRAW +10

Para mejorar la comprensión de los cambios que presenta la mujer en este momento de la vida, en el 2001 se efectuó el Taller de Etapas del Envejecimiento Reproductivo (STRAW, por sus siglas en inglés), que incluyó criterios hormonales cualitativos y menstruales para definir cada etapa con el objetivo de distinguir los efectos sobre la salud del envejecimiento ovárico frente al somático, basado en los criterios de *alteraciones* del ciclo menstrual y los criterios cualitativos de FSH.[12]

El STRAW fue ajustado 10 años después (STRAW +10 en Washington) y presentado en la reunión anual de NAMS el 22 de septiembre *de* 2011. Es considerado el estándar de oro en la caracterización del envejecimiento reproductivo y el que incluyó la medición de la hormona folículo estimulante (FSH), el recuento de folículos antrales (RFA), la hormona antimülleriana (AMH) y la inhibina B, conservando la misma nomenclatura implementada por el STRAW (2,12,13) (ver Figura N.1).

- **Fase reproductiva:** etapas 5 (temprana), 4 (pico) y 3 (tardía).
- **Fase de transición a la menopausia:** etapa -2 (temprana) y la Etapa -1 (tardía).
- **Fase posmenopáusica:** etapas +1 (temprana) y +2 (tardía).

Etapa reproductiva tardía (Etapa –3): ocurre cuando la fecundidad comienza a disminuir. Durante, la mujer puede experimentar cambios en sus ciclos menstruales. Se ha subdividido en dos sub etapas: -3b y – 3ª.[2,12,13]

- ***Etapa* -3b*:*** los ciclos menstruales se mantienen regulares. No hay cambios en los niveles de FSH en la fase folicular temprana, los niveles de la hormona antimulleriana *(*HAM*)* y los recuentos de folículos antrales (marcadores de envejecimiento ovárico) son bajos. Según la mayoría de los estudios, la inhibina-B también está baja.

- **Etapa –3*a*:** inician los cambios en los ciclos menstruales, se vuelven más cortos. La FSH de la fase folicular temprana (días 2 a 5 del ciclo) aumenta y se vuelve más variable, los tres marcadores de envejecimiento ovárico permanecen bajos.

Transición a la menopausia temprana (Etapa -2): presenta mayor variabilidad en la duración del ciclo menstrual con una diferencia persistente de 7 días o más en la duración de los ciclos consecutivos. Se define la persistencia como la recurrencia dentro de los 10 ciclos siguientes al primer ciclo de duración variable. Presenta niveles elevados pero variables de FSH en la fase folicular temprana y niveles bajos de HAM y de recuento de folículos antrales.

Transición a la menopausia tardía (Etapa –1): los ciclos menstruales se caracterizan por una mayor variabilidad en la duración del ciclo. Existe mayor prevalencia de ciclos anovulatorios y aparecen la amenorrea de 60 días y las fluctuaciones extremas en los niveles de FSH, que oscilan entre valores de posmenopausia y de las etapas reproductivas. Un nivel de FSH en suero de 25 UI/L o superior se considera como un marcador independiente para la transición a la menopausia tardía. Se estima que esta etapa dura, en promedio, de 1 a 3 años.

Post menopausia temprana: en esta etapa, los niveles medios de FSH continúan aumentando mientras que el estradiol disminuye para después estabilizarse. Dura en promedio 5 a 8 años. Se subdivide en +1a, +1b y +1c.

- **Etapa +1*a*:** corresponde a los 12 meses posteriores al último período menstrual.
- **Etapa +1b:** abarca el segundo año posterior a la menopausia y finaliza en el momento en que los niveles de FSH y estradiol comienzan a estabilizarse.

Los síntomas vasomotores (SVM) tienen más probabilidades de ocurrir durante las etapas +1a y +1b, que en general duran 2 años.

- **Etapa +1c:** los niveles altos de FSH y bajos de estradiol se estabilizan. Dura entre 3 y 6 años.

Figura 1. Sistema de estadiaje del envejecimiento reproductivo de la mujer según el taller + 10 (STRAW +10).[13]

	Menarquia						FUM (0)			
Estadio	-5	-4	-3b	-3a	-2	-1	+1a	+1b	+1c	+2
Terminología	REPRODUCTIVA				TRANSICIÓN MENOPÁUSICA		POSTMENOPAUSIA			
	Temprana	Media	Tardía		Temprana	Tardía	Temprana			Tardía
					Perimenopausia					
Duración	variable				variable	1 a 3 años	2 años (1+1)		3 a 6 años	Esperanza de vida restante
CRITERIO PRINCIPAL										
Ciclo menstrual	Variable a regular	Regular	Regular	Cambios sutiles en flujo/LEN GTH	Duración variable Persistente ≥ 7 días diferencia en duración en ciclos consecutivos	Intervalo de amenorrea de ≥ 60 días				
CRITERIOS DE APOYO										
Endocrino FSH AMH Inhibina B			Bajo Bajo	Variable Bajo Bajo	↑Variable Bajo Bajo	↑>25 UI/L** Bajo Bajo	↑Variable Bajo Bajo		Estabiliza Bajo Bajo	
Recuento de folículos antrales			Bajo	Bajo	Bajo	Bajo	Muy bajo		Muy bajo	
CARACTERISTICAS DESCRIPTIVAS										
Síntomas						Síntomas vasomotores, probable	Síntomas vasomotores, muy probable			Aumento de síntomas de atrofia urogenital

*Sangre extraída los días 2-5 del ciclo ↑= elevado

** Nivel aproximado esperado basado en ensayos que utilizan estándares actuales internacionales de hipófisis [67-69]

Postmenopausia tardía (etapa +2): inicia entre 5 y 8 años después del último período menstrual, y continúa durante el resto de la vida. Los cambios en la función endocrina reproductiva son limitados y predomina el envejecimiento somático. Se caracteriza por un aumento de los síntomas a nivel genitourinario.[2,12,13] La aplicación del sistema de estadificación STRAW + 10 debería facilitar el estudio de las pacientes y la toma de decisiones clínicas.

Sintomatología

Cerca del 75 % de las mujeres que se encuentran en la perimenopausia presentan síntomas menopáusicos; una cuarta parte los describe como severos y una tercera los presentan a largo plazo. La mediana de duración de los síntomas de la menopausia es de más de 7 años, y se estima que, aproximadamente, el 20 % de las mujeres experimentan síntomas hasta los 15 años.[14] En una población del Eje Cafetero Colombiano[7] se encontró que la prevalencia de los síntomas de la menopausia fue del 71,88 %. La mayoría de las mujeres presentaron sofocos (71,88 %), seguidos de irritabilidad/nerviosismo (63,13 %) e insomnio (54,88 %). En relación con la gravedad, el 65,33 % presentaba síntomas leves; el 26,93 %, síntomas moderados; y el 7,72 %, síntomas severos. En otro estudio realizado en Medellín, el síntoma que mayor impacto generaba era el agotamiento (76,2 %), seguido de los sofocos (72,4 %), los problemas del sueño y los osteomusculares (70,6 %).[8]

En la etapa reproductiva tardía (-3 a STRAW +10) y en la transición temprana (etapa -2 STRAW +10) se pueden presentar las alteraciones en el patrón de sangrado menstrual, en volumen, duración y frecuencia.[15]

En la transición temprana a la menopausia (etapa -2 STRAW +10) también se encuentran el aumento en la sensibilidad mamaria, las cefaleas y el aumento de peso[15] (cerca de 0.5 kg por año observado en mujeres de mediana edad. Se relaciona con la edad y factores ambientales, pero no con la menopausia. Es percibido por las pacientes).[13]

En la transición tardía a la menopausia (etapa -1 STRAW +10) aparecen:[15]

- Los síntomas vasomotores (oleadas de calor), acompañados de sudoración.
- Los síntomas cognitivos y trastornos del estado de ánimo (bajo estado de ánimo, labilidad emocional, ansiedad, irritabilidad, pérdida de confianza, baja autoestima, dificultades con la concentración, la memoria a corto plazo conocida como "niebla mental" y dificultades para realizar múltiples tareas.
- El insomnio.
- La fatiga, el cansancio y los bajos niveles de energía.
- Las artralgias y dolores a nivel muscular.
- Palpitaciones o taquicardia.
- Sequedad de la piel.

En la postmenopausia tardía surgen los síntomas genitourinarios y sexuales. Constituyen lo que se ha denominado como el síndrome genitourinario de la menopausia: sequedad, ardor, irritación, prurito vulvovaginal, infecciones vaginales y urinarias recurrentes, falta de lubricación, malestar coital, dispareunia, sangrado durante o posterior al coito, deterioro de la función sexual, aumento de la frecuencia miccional, nicturia, urgencia miccional, disuria e incontinencia urinaria.[16]

A largo plazo, se pueden desarrollar algunas enfermedades crónicas relacionadas con la disminución de los estrógenos, como son las enfermedades cardiovasculares, la sarcopenia, la osteoporosis y el deterioro cognitivo.[17,18]

Es importante resaltar con respecto a la presentación de los síntomas que pueden influir algunos factores, como la etnicidad, el nivel socioeconómico, el nivel educativo, nutricional y la percepción de los individuos.[19-21]

Impacto en la calidad de vida

Cada mujer experimenta la menopausia de manera diferente. La presentación de estos síntomas puede tener un impacto significativo en la salud y bienestar de las mujeres en sus relaciones personales y sociales, y en su trabajo, al producirse un deterioro que, según algunos estudios, oscila entre el 37,2 % y 68,85 %.[7] Por lo anterior, es importante definir el término "calidad de vida" relacionada con la salud (CVRS) como el "nivel de bienestar y satisfacción del individuo, tanto físico como mental y social en relación con los problemas de salud".[18,22,23] Para efectuar un abordaje profundo de nuestras pacientes, es muy importante conocer la percepción que ellas tienen sobre la influencia de estos síntomas en su estado de salud.[11,23]

Para medir la CVRS, existen algunos tipos de escalas: las genéricas, que miden múltiples áreas o dominios (físico, social y mental), y que son aplicables a todos los individuos; y las específicas, que evalúan el funcionamiento del paciente en una o varias áreas, y se caracterizan por prestar especial atención a aquellos síntomas o problemas propios de una enfermedad concreta o un síndrome determinado.[22,23]

En las escalas genéricas, encontramos la Encuesta Corta de Salud (Short Form SF -36,[24] la Nottingham Health Profile,[25] la Psicological General Well Being (PGWB),[26] la escala europea de calidad de vida (EuroQOL)[27] y el Perfil del Impacto sobre la enfermedad (SIP).[28]

Para evaluar el impacto en la calidad de vida en la menopausia, se han diseñado algunas escalas específicas que se han dividido en subdominios para tratar de realizar de una forma objetiva la medición de los síntomas.[22,23] Entre ellas encontramos el Índice de Blatt-Kupperman,[29] el Women Health Questionnaire (WHQ),[30] el cuestionario MENCAV,[31] la Menopause Rating Scale (MRS),[32] la Menopause Quality of Life (MENQOL),[33] la Utian Quality of Life Score (UQOL),[34] la Escala climatérica de Greene[35] y la Escala Cervantes.[36]

La utilidad clínica de la aplicación de estas escalas radica en que nos permite conocer y evaluar la calidad de vida de nuestra paciente en un momento dado y hacerle el seguimiento respectivo, con respecto a las terapias instauradas. Además, constituyen herramientas indispensables en el momento de realizar investigaciones clínicas relacionadas con poblaciones de pacientes de diferentes situaciones geográficas, etnias e intervenciones farmacológicas y no farmacológicas.[11]

La consulta de menopausia

Todas las mujeres, de acuerdo al ciclo vital en que se encuentren, deben asistir a un control periódico con su médico tratante y es en esta época, alrededor de los 47 a 55 años, que este control es de vital importancia.[11]

El objetivo principal de la atención de la menopausia es brindar a las mujeres información, evaluación, asesoramiento y tratamiento que mejoren su calidad de vida y promuevan la salud en los años posteriores a la reproducción.[37] Con poca frecuencia, la menopausia suele abordarse pensando de manera integral en las amplias necesidades personales, psicológicas y sociales de las mujeres durante la edad del climaterio.[1,38]

Por eso, es muy importante la consulta de menopausia, en la que, a través de una anamnesis exhaustiva con una escucha activa y un diligenciamiento completo de la historia clínica, se aborden los siguientes aspectos:[1,15,38,39]

1. En datos de identificación: edad, escolaridad, ocupación, estado civil, pareja estable, orientación sexual, estrato socioeconómico, ubicación vivienda (urbana o rural). Estos datos ayudan a conocer el contexto de la paciente.
2. Relación detallada de los síntomas que está experimentando la paciente o le han sido referidos por su círculo familiar y social más cercano, y su impacto en la calidad de vida (puede ser apoyada por la aplicación de una escala específica CVRS).
3. Antecedentes familiares: enfermedades cardio-cerebro vasculares, metabólicas, cáncer (mamario, ovario, endometrio y colon), osteoporosis (fracturas), alteraciones cognitivas, etc. Profundizando edad de presentación, vínculo, terapéutica utilizada, desenlace.
4. Antecedentes personales: enfermedades relevantes padecidas, crónicas actuales (tratamiento y estado de ellas), fármacos utilizados, fracturas, incontinencia urinaria, infecciones urinarias, y vaginales.
5. Antecedentes ginecológicos: paridad, historia menstrual (si ya está en la menopausia, tiempo transcurrido, forma de presentación), planificación familiar, historia sexual (actividad sexual actual, alteraciones presentadas, afectación de la relación de pareja).
6. Estilo de vida: actividades cotidianas, hábitos tóxicos (cigarrillo, alcohol, otros), ejercicio, alimentación, ingesta de calcio.
7. Historia psicosocial: manejo de estrés, empleo del tiempo libre, labilidad emocional, eventos de la vida actual (separación, viudez reciente, hijos fuera de la casa, pensión, etc.)
8. Solicitud y revisión de paraclínicos:
    1. Para el diagnóstico de perimenopausia y menopausia, es vital tener en cuenta las recomendaciones de la NICE:[40]

       Diagnosticar sin pruebas de laboratorio en mujeres sanas mayores de 45 años con síntomas menopáusicos:

       - Perimenopausia basada en síntomas vasomotores y períodos irregulares.
       - Menopausia en mujeres que no han tenido un período durante al

menos 12 meses y no están usando anticonceptivos hormonales.
- Menopausia basada en síntomas en mujeres sin útero.

No utilizar las siguientes pruebas de laboratorio e imágenes para diagnosticar perimenopausia o menopausia en mujeres mayores de 45 años: hormona antimülleriana, inhibina A, inhibina B, estradiol, recuento de folículos antrales y volumen ovárico.
No usar FSH para diagnosticar menopausia en mujeres que usan anticonceptivos combinados de estrógeno y progestágeno o progestágeno en dosis altas.
Considerar usar una prueba de FSH sólo para diagnosticar la menopausia:
- En mujeres de 40 a 45 años con síntomas menopáusicos, incluido un cambio en su ciclo menstrual.
- En mujeres menores de 40 años en las que se sospecha menopausia.

2. Laboratorios: para identificar factores de riesgo, hemograma, perfil lipídico, glicemia, transaminasas, uroanálisis, tsh, 25 hidroxivitamina D, ácido úrico, creatinina.
3. Mamografía: cada año entre los 45 y 54 años y cada 2 años en mujeres mayores de 55 años. Debe continuar siempre y cuando la mujer esté en buen estado de salud y con una expectativa de vida mayor a 10 años.[41]
4. Ecografía pélvica transvaginal: indicada a todas las mujeres mayores de 40 años con amenorrea de un año o más, y a las mujeres histerectomizadas mayores de 50 años. También, a toda mujer que se encuentre entre los 45 y 55 años con y sin THM, y toda paciente que reciba tamoxifeno.[42]
5. Test de papiloma cada 5 años, hasta los 65 años y, en lo posible, acompañarlo de citología.[41]
6. Densitometría ósea: en mujeres con edad mayor o igual a 65 años y en mujeres menores de 65 años, si tienen un factor de riesgo de baja masa ósea,[43,44] como:

- Bajo peso corporal (IMC < 19 kg/m^2).
- Fractura previa por fragilidad.
- Uso de medicamentos de alto riesgo.
- Enfermedad o condición asociada con pérdida de hueso (p.ej., menopausia precoz, infección por VIH).
- Cualquier persona que esté en tratamiento con el interés de monitorear el efecto del tratamiento.

9. Aplicación del FRAX: se indica en pacientes con osteopenia para definir riesgo de fractura o cuando no se cuenta con densitometría.[44]
10. Realización de examen físico: este se debe realizar de forma completa:
    - Estado general (valoración del afecto, la ansiedad, diaforesis).

- Signos vitales (talla, peso, IMC, tensión arterial, frecuencia cardíaca).
- Piel y las faneras (caída del cabello, hirsutismo, serosis).
- Cardiopulmonar (presencia de soplos, reforzamientos, arritmias, etc.).
- Mamas (incluyendo las axilas, presencia de masas, secreciones, adenopatías, etc.).
- Abdomen (medida del perímetro abdominal, valoración panículo adiposo y presencia de masas).
- Examen ginecológico (en lo posible, el índice de salud vulvar y vaginal, o describiendo las características de los genitales externos, la presencia de prolapsos y de incontinencia urinaria, de la vagina, del cérvix y el tacto vaginal para la valoración de los genitales internos.
- Columna (presencia de cifosis, caja torácica apoyada sobre las crestas ilíacas, dolor, deformidades, angulación descendente de las costillas, protrusión abdominal, pérdida de estatura).
- Extremidades (reducción de masa muscular, deterioro de la fuerza, aumento de la grasa, várices).

11. Realización de una impresión diagnóstica de acuerdo con los hallazgos y explicación detallada a la paciente de estos, en un lenguaje claro para resolver sus inquietudes y temores.
12. Para el manejo de la paciente, esta debe se involucrada activamente, ya que los resultados van a depender de su participación. Se debe enfocar en:[5]
    - La promoción de estilos de vida saludables (ejercicio, dieta, abandono del cigarrillo y del alcohol, etc.).
    - Analizar la necesidad de planificación familiar.
    - Manejo de los síntomas (se considerará si la paciente es candidata a terapia hormonal o a otras terapias, incluyendo las no farmacológicas; no se deben olvidar las alteraciones en la esfera sexual).
    - Prevención enfermedad cardiovascular y otras enfermedades (control de peso, tensión arterial, dislipidemias, diabetes).
    - Cuidado de huesos y músculos (ejercicio, dieta, ingesta de calcio, vitamina D).
    - Prevención cáncer (realización de la tamización pertinente).
    - Educación a la paciente y, en lo posible, a su núcleo familiar cercano.
13. El manejo en lo posible debe ser multidisciplinario, enfocado al logro de los objetivos terapéuticos propuestos y, también, a fomentar la identificación del rol que juega la paciente en su entorno y consigo misma, la concientización de la época que está viviendo, la elaboración de su proyecto de vida y la utilización del tiempo libre.
14. En caso de identificar riesgos y comorbilidades sin un adecuado manejo, se deberá remitir a la paciente a otras especialidades.

Como podemos observar, la responsabilidad que tenemos en el momento de efectuar el abordaje de la paciente es inmensa. Nos vemos sometidos efectuar consultas en unos tiempos reducidos de 15 a 20 minutos. Lo ideal es que tuviéramos un tiempo aproximado de 45 minutos, pero se le debe a explicar a la paciente que su atención se fraccionará en varias consultas. Se recomienda que las mujeres a las cuáles se les ha iniciado tratamiento para los síntomas de la menopausia se sometan a una revisión 3 meses después de haberlo comenzado, y a una revisión al menos una vez al año.[14]

REFERENCIAS

1. Bayona E, Barrios F. Menopausia: La necesidad de una visión holística frente a la realidad femenina. Hojas de El Bosque. Vol. 3 Núm. 5 (2017).
2. Crandall C. Menopause Practice. A clinician's Guide. 6th Edition. Nams 2019: 1- Chapter 1. Menopause.
3. Matsumura J. En "Menopausia, una visión clínica". Vásquez D, Palacios S. Pág 75-84. Ed. Kimpres, Bogotá 2016.
4. Schoenaker D, Jackson C, Rowlands J, Mishra G. Socioeconomic position, lifestyle factors and age at natural menopause: a systematic review and meta-analyses of studies across six continents. Int J Epidemiol. 2014 Oct;43(5):1542-62. doi: 10.1093/ije/dyu094.
5. Curso IMPART (International Menopause Society Professional Activity for Refresher Training), 2019.
6. Palacios S, Henderson VW, Siseles N, Tan D, Villaseca P. Age of menopause and impact of climacteric symptoms by geographical region. Climacteric. 2010;13(5):419-28. https://doi.org/10. 3109/13697137.2010.507886
7. Espitia-De La Hoz FJ. Prevalencia y caracterización de los síntomas de la menopausia en mujeres climatéricas del Eje Cafetero (Colombia), 2018-2020. Univ. Med. 2022;63(3). https://doi.org/10 .11144/Javeriana.umed63-3.smmc
8. Sierra B. Prevalencia de síntomas menopaúsicos, dislipidemias y problemas sexuales en mujeres menopáusicas de Medellín, Colombia. Rev. Col. De Menopausia- vol 22 Núm 3-2016.
9. Monterrosa A, Blumel J, Chedraui P, Gómez B, Valdez C. Quality of life impairment among postmenopausal women varies according to race. Gynecological endocrinology August 2009; 25 (8):491-497.
10. World Health Organization. Research on the menopause in the 1990s: report of a WHO scientific group. WHO technical report series [internet]. Geneva: World Health Organization; 1996 [citado 2021 jul 25]. Disponible en: http://apps.who.int/iris/bitstream/1 0665/41841/1/WHO_TRS_866.pdf
11. Camero A. Y llegó la menopausia. En "Entendiendo la menopausia". Camero A. Murillo L. Pág 43-48. Carvajal Soluciones de comunicación SAS, Bogotá 2020.
12. Harlow SD, Gass M, Hall JE, et al. Executive summary of the Stages of Reproductive Aging Workshop +10: Ad- dressing the unfinished agenda of staging reproductive aging. Menopause. 2012 April ; 19(4): 387–395. doi:10.1097/gme.0b013e31824d8f40.
13. Baber R, Panay N, Fenton A, grupo colaborativo iMS. Recomendaciones 2016 de la IMS sobre salud de la mujer de edad mediana y terapia hormonal de la menopausia. Climacteric 2016;19:109-50.
14. British Menopause Society. Menopause Practice Standards. July 2022.
15. Rodríguez E. La primera entrevista de la mujer climatérica. Asociación Argentina de Menopausia y Andropausia. "Menopausia y Andropausia. Dos caminos para una longevidad saludable". Pág 45-52. Editorial Ascune. Buenos Aires 2023.

16. Portman DJ, Gass MLS, on behalf of vulvovaginal Atrophy Terminology Consensus Conference Panel. Society for the study of Women´s Sexual Health and The North American Society. J Sex Med 2014:11: 2865-72
17. Starvaggi A. Cronología y presentación clínica en el síndrome climatérico. En "Atención médica de la paciente climatérica. Aspectos preventivos y manejo de riesgos" Belardo A, Pilnik S, Grilli M, Fusaro D. Pág 77-95.Editorial Ascune. Buenos Aires 2022.
18. Rueda C. Calidad de vida de la mujer durante la menopausia. En "Entendiendo la menopausia". Camero A. Murillo L. Pág 55-58. Carvajal Soluciones de comunicación SAS, Bogotá 2020.
19. Monterrosa A, Blumel J, Chedraui P, Gómez B, Valdez C. Quality of life impairment among postmenopausal women varies according to race. Gynecological endocrinology August 2009; 25 (8):491-497.
20. Ojeda E, Monterrosa A, Blumel J, Escobar López J, Chedraui P. Severe menopausal symptoms in mid-aged Latin American women can be related to their indigenous ethnic component. Climacteric 2011 Feb;14(1):157-63. doi: 10.3109/13697130903576297.
21. El Khoudary S, Greendale G, Crawford S, Avis N, Brooks M, Thurston R, et al. The menopause transition and women's health at midlife: a progress report from the Study of Women's Health Across the Nation (SWAN). Menopause, 2019 Vol. 26, No. 10, pp. 1213-1227.
22. Rueda C. Calidad de vida en la menopausia, En "Menopausia, una visión clínica". Vásquez D, Palacios S. Pág 159-169. Ed. Kimpres, Bogotá 2016.
23. Ayala F, Rodriguez M, Izaguirre H, Ayala R, Quiñones L, Ayala D, et al. Instrumentos utilizados para la medición de la calidad de vida relacionada con la salud durante el climaterio. Rev Peru Investig Matern Perinat 2016; 5(2):55-65.
24. Ware I, Sherbourne C. The MOS 36-item short-form survey (SF-36). Med Care 1992;30:473-83.
25. McKenna S, Hunt S, Tennant A. The development of a patient completed index of distress from the Nottingham Health Profile:a new measure for use in cost-utility analysis. 20 Br J Med Economics 1993;6:13-24.
26. Dupuy H. The psychological general well-being index. In: Wenger N, Mattson M, Furberg C, et al. Assessment of quality of life in Clinical Trials of Cardiovascular Therapies. USA. Le Jacq 1984;170-83.
27. Badía X, Roset M, Montserrat S, et al. La version española del EuroQoL: descripción y aplicaciones. Med Clin 1999;112 (suppl 1):79-85.
28. Bergner M. Development, use and testing of the Sickness Impact Profile. Dordecht: Kluwer Academic Press, 1993:201-9.
29. Kupperman HS, Blatt MH, Wiesbader H, et al. Comparative clinical evaluation of estrogenos preparations by the menopausal and amenorrheal indices. J Clin Endocrinol Metab 1953; 13:688-703.
30. Hunter M. The Women's Health Questionnaire: a measure of mid-aged women´s perceptions of their emotional and physical health. Psychol Health 1992; 7: 45-54.
31. Buendía J, Rodríguez R, Yubero N, y col. Diseño y validación de un cuestionario en castellano para medir calidad de vida en mujeres posmenopáusicas: el cuestionario MENCAV. Atención Primaria 2001; 27(2):94-100.
32. Scheneider HP, Heinemann LA, Rosemeier HP, et al. The Menopause Rating Scale (MRS) comparison with Kupperman index and quality of life scale SF-36. Climateric 2000; 3:50-8.
33. Hilditch JR, Lewis J, Peter A, et al. A menopause specific quality of life questionnaire, development and psychometric properties. Maturitas 1996; 24: 161-75.
34. Utian WH, Janata JW, Kingsberg SA, et al. The Utian Quality of Life (UQOL) Scale: development and validation of an instrument to quantify quality of life through and beyond menopause. Menopause 2002; 9: 402-10.
35. Greene JG. Constructing a standard climateric scale. Maturitas 29(1998):25-31
36. Palacios S, Ferrer-Barrientos J, Parrilla JJ, et al. Calidad de vida relacionada con la salud de la mujer española durante la perimenopausia y postmenopausia. Desarrollo y validación de la Escala Cervantes. Med Clin 2004; 122(6): 205-11.

37. Currie H, Abernethy K, Hamoda H. Vision for menopause care in the UK . Post Reproductive Health 2021, Vol. 27(1) 10–18. DOI: 10.1177/2053369121989230.
38. Sánchez F, Álvarez R, Evaluación y manejo integral de la mujer desde el climaterio. En "Climaterio y Menopausia". Gómez G, Onatra W, Sánchez F. Pág.31-38. Centro Editorial Catorse, Cali 2004.
39. Quereda F. Historia clínica. Asesoría y exámenes de laboratorio. En "Menopausia, una visión clínica". Vásquez D, Palacios S. Pág315-327. Ed. Kimpres, Bogotá 2016.
40. NICE guideline (NG23). Menopause: diagnosis and management, www.nice.org.uk/guidance/NG23 (2015, accessed 1 December 2020)
41. Luna J, Caicedo L. Tamización de cáncer en la mujer madura, en "Menopausia, una visión clínica". Vásquez D, Palacios S. Pág 411-426. Ed. Kimpres, Bogotá 2016.
42. Quintero J, Mostajo D, Romero E. Importancia del ultrasonido pélvico en la etapa de transición, en "Menopausia, una visión clínica". Vásquez D, Palacios S. Pág 411-426. Ed. Kimpres, Bogotá 2016.
43. World Health Organization. Assessment of fracture risk and its application to screening for postmenopausal osteoporosis. WHO Tech Rep Ser. 1994;843:1–129.
44. II Consenso Colombiano para el Manejo de la Osteoporosis Posmenopáusica. Rev colomb reumatol. 2018;25(3):184–210. https://doi.org/10.1016/j.rcreu.2018.02.006

6-2

Alteraciones del sueño y del humor en la transición menopaúsica

Dra. Susana Pilnik

INTRODUCCIÓN

El sueño es una función fisiológica imprescindible para mantener la homeostasis del individuo y preservar la salud. Además, promueve el bienestar físico y mental, que resulta en un óptimo estado de alerta durante la vigilia.

Sin embargo, las alteraciones del sueño constituyen una queja frecuente de la mujer en su menopausia. El sueño alterado, de mala calidad, insuficiente o no reparador, y los despertares nocturnos suelen aparecer en la transición a la menopausia y continuar en la posmenopausia. Aproximadamente. el 26 % de estas mujeres experimentan síntomas graves que afectan el funcionamiento diurno.

Los estudios longitudinales muestran que, además del envejecimiento, las dificultades para dormir están relacionadas con la etapa menopáusica y los cambios en la secreción de gonadotrofinas y las hormonas gonadales. Las variaciones en la calidad del sueño, observada en las diferentes etapas de la menopausia, revelan el rol de esta como posible factor etiológico en la génesis de este trastorno. Su prevalencia se incrementa en forma gradual, ya que aumenta entre el 39 y 47 % en las mujeres en perimenopausia y se incrementa del 35 al 60 % en las posmenopáusicas.

Un contribuyente importante a las molestias del sueño en el contexto de la transición a la menopausia son los sofocos, y muchos, aunque no todos, los despertares están relacionados con ellos. Las quejas del sueño pueden estar exacerbada por síntomas depresivos, la disfunción tiroidea y la obesidad. Algunos autores han encontrado que el antecedente de alteraciones del sueño previo es el mejor predictor de trastornos del sueño en esta etapa. Determinar la influencia de los factores de riesgo en las alteraciones del sueño resulta difícil y no siempre es posible discriminar si es causa o consecuencia.

Etiología de las alteraciones del sueño: impacto de los esteroides gonadales

Los circuitos del cerebro que regulan el sueño y producen la vigilia incluyen grupos de células en el tronco cerebral, el hipotálamo y el prosencéfalo basal, cruciales para activar el cortex cerebral y el tálamo. Estas células son inhibidas durante el sueño por un sistema de neuronas que segregan GABA (ácido gamma-aminobutírico, un neurotransmisor con efectos inhibitorios), las neuronas GABAérgicas en el área preóptica ventrolateral (VLPO) y el núcleo preóptico medio promueven el sueño al inhibir a las neuronas promotoras de la vigilia en el hipotálamo caudal y el tronco encefálico.

Las fluctuaciones del estrógeno durante la transición a la menopausia tienen impacto en la activación de las neuronas del núcleo VLPO, responsables de la inducción y mantenimiento el sueño. La progesterona también ejerce influencia en el sueño. Para tener efecto en el SNC, la hormona debe metabolizarse primero a 3 hidroxidihidroprogesterona y, posteriormente, a tetrahidroprogesterona, que se une a un receptor GABAA en la membrana plasmática; los metabolitos de la progesterona mejoran la función del GABA, implicado en promover el sueño REM. Diversas evidencias clínicas y experimentales sugieren que la progesterona modula otros neurotransmisores, serotonérgico, noradrenérgico y el dopaminérgico, que también intervienen en la regulación del sueño. Modelos experimentales confirman que la depleción de los niveles de serotonina en el cerebro causan insomnio.

Durante la transición a la menopausia, la secreción de progesterona se vuelve impredecible y errática con impacto negativo en el sueño. No es claro aún si las alteraciones en el sueño son debidas a los cambios hormonales en el eje hipotálamo-hipófiso-ovárico o a las respuestas emocionales que resultan de los cambios hormonales. La etiología es, probablemente, multifactorial.

Sueño y síntomas vasomotores

Se evaluó en mujeres premenopáusicas sanas y la relación de sueño y sofocos utilizando polisomnografía. Estas mujeres recibieron leuprolide, el agonista de la hormona liberadora de gonadotropina de depósito (GnRHa), para inducir rápidamente la menopausia y excluir un factor de confusión como es la edad. Esta muestra estudiada sugiere en forma consistente la contribución específica de los síntomas vasomotores en la interrupción del sueño.

Otro estudio realizado en una población colombiana encontró que los problemas del sueño en las mujeres de mediana edad se asociaron con la severidad de los síntomas de la menopausia, el consumo de tabaco y la presencia de hipertensión. Como resultado, se manifiesta a mayores tasas de síntomas somáticos y psicológicos peor calidad del sueño. Las características de personalidad como el neuroticismo o la personalidad obsesivo-compulsivo tienen una mayor sensibilidad a padecer sofocos e insomnio durante la transición a la menopausia.

Prevalencia de alteraciones del sueño en climaterio

Varios estudios longitudinales han examinado las dificultades para dormir a lo largo de las distintas etapas del climaterio. El estudio *Sleep in America,* en 2007, mostró claramente el incremento de los trastornos de sueño durante la transición a la menopausia. En el estudio de Salud de la Mujer a través de la Nación (SWAN), que fue diseñado como un estudio epidemiológico longitudinal multicéntrico, cuyo objetivo era evaluar la salud de las mujeres durante la edad media de la vida. En el análisis longitudinal, tras 8 años y con datos en mas de 3000 mujeres, se demostró que las dificultades para dormir debido a los despertares frecuentes aumentaban a medida que las mujeres avanzaban en el estatus menopáusico.

Figura 1. Muestra el incremento en la transición temprana, la transición tardía, posmenopáusia y la menopausia quirúrgica, en 3 situaciones: insomnio, despertares nocturnos y despertares tempranos

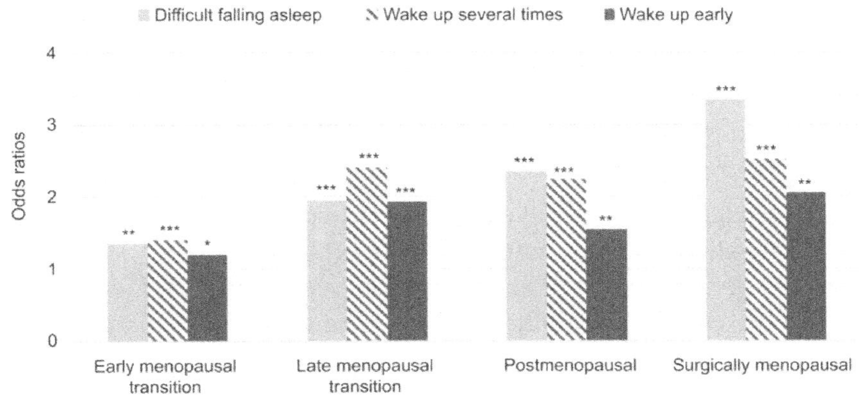

El estudio sobre la prevalencia de trastornos del sueño en Latinoamérica, realizado en 6079 mujeres de entre 40 a 59 años en 11 países de Latinoamerica, arrojó que casi el 57 % de las mujeres entrevistadas tenían insomnio y/o mala calidad sueño, con mayor frecuencia en la postmenopausia. La principal queja manifestada fueron los despertares nocturnos. Los factores de riesgo significativos relacionados fueron los síntomas vasomotores, ansiedad y depresión.

En el estudio del envejecimiento ovárico, "The Penn Ovarian Aging Study", no se observó una relación entre el estado menopáusico o la edad al evaluar la calidad del sueño. Sin embargo, un hallazgo importante de este estudio es que, en aquellas mujeres con alteración del sueño cercano al último período menstrual, este fue el predictor más fuerte de las alteraciones del sueño, dato que respaldan otros trabajos. Un historial de insomnio es un predictor robusto de los síntomas en esta etapa.

Nuestro grupo de trabajo estudió y publicó hace unos años sobre la calidad del sueño y los factores relacionados en mujeres posmenopáusicas. 135 mujeres menopaúsicas con una edad promedio de 54 años completaron las escalas para la evaluación de la calidad del sueño, la somnolencia y otra para los síntomas vasomotores. Nuestros resultados mostraron que el 46,7 % de las mujeres tuvieron un claro deterioro de la calidad de sueño. Sin embargo, la incidencia de insomnio fue variable, de acuerdo con los criterios que fueron utilizados para su evaluación. Asimismo, la presencia de sofocos se asoció con mala calidad y deterioro del sueño con excesiva somnolencia diurna.

Consecuencias de la restricción crónica de sueño

Un adulto debería dormir entre 7 y 9 horas. Se considera que quienes duermen menos de 6 horas tienen un incremento en el riesgo a desarrollar deterioro cognitivo y mayores niveles de ansiedad y depresión, con un aumento en el riesgo a padecer diabetes tipo II e insulinoresistencia. De este modo, se cuadruplica el riesgo de accidente cerebrovascular, entre otras patologías. También el aumento del tono simpático debido a la mala calidad y/o la duración inadecuada del sueño lleva al incremento de las citoquinas proinflamatorias con incremento de la presión arterial, aumento del estrés oxidativo, disfunción endotelial y mayor riesgo cardiovascular y de ateroesclerosis.

Robusta evidencia vincula al sueño insuficiente con el aumento en la producción de ghrelina y una limitada producción de leptina con el consiguiente aumento de apetito, que lleva al sobrepeso u obesidad que favorece la insulinorresistencia y el desarrollo de diabetes. El aumento del tono simpático ya mencionado refuerza aún más el circuito metabólico y cierra un círculo vicioso con disminución en la respuesta de las células β del páncreas, disminución de la tolerancia a la glucosa y mayor insulinorresistencia.

Las restricciones crónicas del sueño estimulan y activan al eje hipotálamo hipófiso adrenal, con aumento del cortisol y negativo impacto metabólico y del estado de ánimo. Algunos estudios sugieren que entre el 50 y 70 % de los accidentes cerebrovasculares (ACV) de causa desconocida podrían estar asociados causalmente con trastornos respiratorios ligados a alteraciones del sueño. La génesis del ACV como consecuencia de los trastornos del sueño podrían deberse a las fluctuaciones en la presión intratorácica por las apneas e hipoxemia intermitente o a la activación simpática y la disfunción endotelial.

También el aprendizaje verbal, la coordinación visomotora y la atención se ven afectados. El deterioro en el rendimiento cognitivo se manifiesta luego de 24 horas de reducción drástica de sueño; cuando ocurre por un período prolongado, se observa también deterioro en la atención. Se cree que la causa podría deberse a una disminución de la actividad del sistema nervioso central, aunque sabemos que los estrógenos interfieren en el rendimiento cognitivo por medio de la regulación de los neurotransmisores. Tanto la acetilcolina y la serotonina tienen un rol importante en la función de la atención y la memoria, y ambos son modulados por los estrógenos.

Nueva evidencia sugiere que tanto el tiempo como la duración del sueño son importantes para una salud ósea óptima. Se desconocen los mecanismos por los cuales la duración del sueño afecta el metabolismo óseo y la densidad mineral ósea, pero es probable que se deba a los niveles de esteroides sexuales o al cortisol o al aumento en el tono simpático. Las alteraciones en el sueño conducen a una menor densidad mineral ósea y un mayor riesgo de fractura. Los resultados son consistentes en mostrar una asociación entre el estado de ánimo deprimido, sofocos y trastornos del sueño.

Alteraciones del humor

La segunda causa de discapacidad en los países desarrollados es la depresión.

Las alteraciones del estado anímico son otro motivo frecuente en la consulta de la paciente climatérica, y la prevalencia de depresión es de alrededor del 34 al 40 %, dependiendo del estatus hormonal. Los síntomas vasomotores, las situaciones vitales negativas, el tabaquismo y el aumento de peso también se han asociado a síntomas depresivos. Es difícil determinar si se trata de un trastorno primario o influenciado por otros factores.

Las mujeres sufren más episodios de depresión y más recurrencia de cuadros depresivos en comparación con los hombres. La historia de algún episodio depresivo, el antecedente de depresión postparto o de síndrome disfórico premenstrual favorecen una mayor predisposición a la depresión, especialmente durante la postmenopausia.

Como ya se dijo, los estrógenos a nivel cerebral modulan y/o regulan a serotonina, noradrenalina, y el GABA; esto se relaciona con la sensación de bienestar, la preservación de la memoria y de la cognición. Los estrógenos han demostrado ejercer un sutil equilibrio en las respuestas químicas del cerebro a factores intrínsecos (neurotransmisores) y a factores extrínsecos (estrés).

La progesterona a través de su metabolito, la allopregnenolona, tiene la capacidad de unirse al receptor GABA, clave en la regulación del estrés y del humor. Desde la estrogenización prenatal (*programing fetal*), se expresan receptores estrogénicos tanto alfa como beta a nivel cerebral. Estos receptores se encuentran ampliamente distribuidos en el cerebro y regulan en forma diferencial la actividad y activación del eje hipotálamo-hipófiso-adrenal (HPA) en la edad adulta. La relación de los estrógenos y los receptores de glucocorticoides podrían dar una explicación a la mayor propensión a la depresión que se observa en las mujeres.

En el estudio "Seattle Midlife Women's Health", se observó un aumento en los niveles de cortisol urinario nocturno durante la perimenopausia tardía con un descenso en la posmenopausia. Los altos niveles plasmáticos de cortisol se asocian a sofocos, depresión y síntomas de ansiedad, así como también con menor rendimiento cognitivo.

Transición a la menopausia y alteraciones del humor

Las fluctuaciones hormonales, la transición y el inicio de la menopausia constituyen un período de mayor vulnerabilidad o "ventana de vulnerabilidad" para el desarrollo de depresión o trastornos afectivos. En la perimenopausia, se observa un aumento de riesgo entre 2 y 14 veces a desarrollar un primer episodio depresivo. Sin embargo, el 50 % que padecen depresión refieren haber tenido un primer episodio de depresión previo.

Durante la transición a la menopausia se observa disminución y fluctuación de la secreción hormonal. Esto ocurre en todas las mujeres con menopausia natural, sin embargo, los trastornos del estado anímico o depresión no lo padecen todas las mujeres. Varias teorías han tratado de responder este interrogante. Una de las hipótesis plantea una menor plasticidad del receptor GABA por la disminución estrogénica, lo que determina una respuesta alterada del receptor GABA para inhibir la activación del eje HPA.

Las mujeres con neuroticismo han mostrado menor flexibilidad en la neurotransmisión serotoninérgica, donde el estrógeno juega un rol importante. Los niveles decrecientes de estrógenos podrían explicar la mayor propensión a la depresión en estas mujeres.

Varios estudios han mostrado que la menarca temprana y la menopausia tardía, disminuyen el riesgo de depresión en la menopausia y posmenopausia. Se ha propuesto que el mayor tiempo de exposición a los estrógenos endógenos podría ser un factor de protección en el riesgo a desarrollar síntomas depresivos, extensivo hasta 10 años después de pasada la menopausia.

Según los datos del estudio "Swan Mental Health", las mujeres tienen entre dos a cuatro veces más probabilidades de experimentar un episodio depresivo mayor durante la transición a la menopausia o en la posmenopausia temprana. Las mujeres sin ansiedad previa mostraron más episodios de ansiedad durante la transición a la menopausia, independientemente de otros factores de riesgo, como por ejemplo los eventos estresantes, problemas de salud o síntomas vasomotores severos.

La presencia de síntomas vasomotores se ha asociado con un riego mayor a padecer depresión. Sin embargo, no todos los estudios han mostrado esta asociación. Para algunos autores, los síntomas vasomotores y los síntomas depresivos comparten mecanismos comunes, pero no una relación causal. Los niveles fluctuantes y decrecientes de estrógeno que ocurren en la transición a la menopausia pueden alterar la actividad de la serotonina; de ahí que los inhibidores selectivos de la recaptación de serotonina hayan demostrado su eficacia en el tratamiento de los sofocos.

Depresión y enfermedad cardiovascular (ECV)

Numerosos estudios muestran que la depresión duplica el riesgo de desarrollar ECV. En mujeres posmenopáusicas sin antecedentes, la depresión se asoció con mayor riesgo de mortalidad cardiovascular.

El estrógeno es un potente antioxidante que, en la menopausia, causa un aumento del estrés oxidativo (el desequilibrio entre la producción y destrucción de especies reactivas de oxígeno (ROS)), lo que podría explicar el envejecimiento vascular. El estrés oxidativo es mayor en las mujeres posmenopáusicas comparadas con mujeres premenopáusicas y las usuarias de terapia hormonal muestran niveles menores de estrés oxidativo. La presencia de sofocos se correlaciona con niveles mayores de estrés oxidativo. El aumento del ROS reduce la biodisponibilidad del óxido nítrico (ON), modulador clave de la rigidez arterial y de la función vasodilatadora endotelial.

Se ha asociado a los síntomas depresivos y a la depresión mayor con mayor progresión de calcificación de las arterias coronarias. Cuando se asociaron síntomas depresivos y el evento cardiovascular en la posmenopausia, se verificó un incremento en el riesgo de muerte súbita y un mayor riesgo a desarrollar un accidente cerebrovascular agudo fatal y no fatal, incluso en mujeres sin historia previa de enfermedad cardiovascular.

El estudio WISE ("Women's Ischemic Syndrome Evaluation") encontró que las mujeres con depresión tenían niveles significativamente más elevados de proteína C Reactiva e interleuquina 6. Otros autores encuentran una clara asociación entre la depresión, hipertensión y diabetes con riesgo de accidente cerebrovascular y cardiopatía isquémica.

La Sociedad Americana de Cardiología (American Heart Association) publicó que la manifestación de depresión luego de un episodio coronario agudo se relaciona con mayor mortalidad y peor desenlace. Por ende, sugiere catalogar a la depresión como un factor de riesgo para el desarrollo de síndrome coronario agudo y de peor pronóstico cuando aparece luego de un evento cardiovascular.

La encuesta NHANES (The National Health and Nutrition Examination Surveys) revela un aumento del infarto de miocardio en mujeres más jóvenes (35-54 años) en las últimas dos décadas, con incremento de la presión arterial e hipercolesterolemia, lo que duplica la frecuencia de enfermedad cerebrovascular luego de la menopausia. El riesgo de un evento cardíaco en pacientes con depresión es entre 2 a 5 veces mayor que en los pacientes no deprimidos. Sin embargo, se diagnostican menos del 50 %.

Los antecedentes de episodios depresivos previos, los síntomas vasomotores, las situaciones vitales negativas, el tabaquismo y el aumento de peso, solos o asociados, incrementan el riesgo cardiovascular. Es importante identificar los factores que pueden servir como indicadores de un posible aumento del riesgo a desarrollar depresión, la falta de energía o de concentración, las alteraciones del sueño, los cambios de peso y la disminución de la libido pueden ser atribuidos tanto a la transición a la menopausia, pero también pueden estar enmascarando una depresión.

En atención primaria, la evaluación inicial de la depresión debería realizarse en forma sistemática durante la etapa de la transición a la menopausia, momento de mayor riesgo, lo cual justifica su pesquisa. Los criterios diagnósticos de depresión más utilizados tanto en la práctica clínica como en la investigación son la Clasificación Estadística Internacional de Enfermedades y Problemas Relacionados con la Salud (CIE-10) y la Clasificación de la Asociación Americana de Psiquiatría (Manual Diagnóstico y Estadístico, DSM-5). Cabe aclarar que estos criterios diagnósticos deben ser aplicados por los profesionales calificados para tal fin. La derivación a psiquiatría y el trabajo en equipo permitirá diagnosticar y tratar adecuada y oportunamente la depresión mayor.

CONCLUSIÓN

La pesquisa de patrones de sueño o alteraciones del ánimo podría contribuir de manera significativa a preservar la salud y evitar enfermedades. Recordemos siempre la atención multidisciplinaria.

REFERENCIAS

1. Buysse DJ. Sleep health: can we define it? Does it matter? Sleep 2014;37:9–17
2. Kravitz HM, Janssen I, Bromberger JT, et al. Sleep trajectories before and after the final menstrual period in the Study of Women's Health Across the Nation (SWAN). Curr Sleep Med Rep 2017;3:235–50.
3. Howard M. Kravitz, DO. Sleep, Health, and Metabolism in Midlife Women and Menopause: Food for Thought. Obstet Gynecol Clin N Am 45 (2018) 679–694
4. 2007 women and sleep. Sleep in America polls. National Sleep Foundation Website. Available at: http://www.sleepfoundation.org/article/sleep-america-polls/ 2007-women-and-sleep. Accessed August 11, 2017.
5. Juan E. Blümel, Antonio Canoa, Edward Mezones-Holguína, Germán Baróna, Ascanio Bencosmea,et.al. A multinational study of sleep disorders during female mid-life. Maturitas 72 (2012) 359- 366 maturitas
6. Fiona C Baker1, Massimiliano de Zambotti. Sleep problems during the menopausal transition: prevalence, impact, and management challenges. Nature and Science of Sleep 2018:10 73–95
7. Valiensi M; Belardo M; Pilnik S; Izbizky G; Starvaggi A; Castelo Branco C. "Sleep Quality and Related Factors in Postmenopausal Women" Maturitas May 2019 Volume 123, Pages 73–77
8. Robert Wolk, Virend K. Somers, Sleep and the metabolic syndrome Exp Physiol 92.1 pp 67–78
9. Marcella Balbo, Impact of Sleep and Its Disturbances on Hypothalamo -Pituitary -Adrenal Axis Activity. Int J Endocrinol. 2010;2010:759234
10. Madihah Hepburn et al Sleep medicine: stroke and sleep 528 | 115:6 | November/December 2018 | Missouri Medicine
11. Sleep, Melatonin, and the Menopausal Transition: What Are the Links? Shazia Jehan 1 Giardin Jean-Louis 1 Ferdinand Zizi. Sleep Sci. 2017;10(1):11-18
12. The 2017 hormone therapy position statement of The North American Menopause Society Menopause: The Journal of The North American Menopause Society Vol. 24, No. 7, pp. 728-753
13. Hogervorst E, Williams J, Budge M, et al. The nature of the effect of female gonadal hormone replacement ther- apy on cognitive function in postmenopausal women: a meta-analysis. Neuroscience 2000; 101: 485–512.
14. Fox M, Berzuini C, Knapp LA, et al. Women's pregnan- cy life history and Alzheimer's risk: can immunoregulation explain the link? Am J Alzheimers Dis Other Demen 2018; 33: 516–526
15. Greendale, G. A., Karlamangla, A. S., & Maki, P. M. (2020). The Menopause Transition and Cognition. JAMA. doi:10.1001/jama.2020.1757
16. El Khoudary, S. R., Greendale, G., Crawford, S. L., Avis, N. E., Brooks, M. M, Thurston, R. C. Matthews, K.. The menopause transition and women's health at midlife. Menopause 2019, 26 (10),1213–1227. doi: 10.1097/gme.00000000 000 0 1424
17. S Pertesi, G Coughlan , V Puthusseryppady, E Morris and M Hornberger Menopause, cognition and dementia – A review Post Reproductive Health 2019 0(0) 1–7 DOI : 10.1177/2053369119883485
18. Weber MT, Maki PM and McDermott MP. Cognition and mood in perimenopause: a systematic review and meta-analysis. J Steroid Biochem Mol Biol 2013; 142: 90–98.
19. Kuh, D., Cooper, R., Moore, A., Richards, M., & Hardy, R. (2018). Age at menopause and lifetime cognition.Neurology, 90(19), e1673–e1681.doi:10.1212/wnl.00000000 00005486
20. Blazer DG, Yaffe K, Liverman CT, eds. Cognitive Aging: Progress in Understanding and Opportunities for Action. Washington, DC: The National Academies Press, 2015.
21. Karlamangla AS, Lachman ME, Han W, Huang M, Greendale GA. Evidence for cognitive aging in midlife women: Study of Women's Health Across the Nation. PLoS One 2017;12:e0169008.
22. Soares Claudio. Mood disorders in midlife women: understanding the critical window and its clinical implications.. Menopause. 2014 Feb;21(2):198-206. doi: 10.1097/GME.0000000000000193
23. Samuel W Golenbock, Lauren A Wise, Geralyn M Lambert-Messerlian, Elizabeth E Eklund, Bernard L Harlow. Association

between a history of depression and anti-müllerian hormone among late-reproductive aged women: the Harvard study of moods and cycles. Women's Midlife Health. 2020 Sep 1;6:9. doi: 10.1186/s40695-020-00056-x

24. Samuel W Golenbock , Lauren A Wise , Geralyn M Lambert-Messerlian , Elizabeth E Eklund , Bernard L Harlow. Women's Midlife Health. 2020 Sep 1;6:9. doi: 10.1186/s40695-020-00056-
25. Joyce T.Bromberger, DaHoward M.Kravitz. Mood and Menopause: Findings from the Study of Women's Health Across the Nation (SWAN) over 10 Years. Obstet Gynecol Clin N Am 38 (2011) 609–625 doi:10.1016/j.ogc.2011.05.011
26. Samar R. El Khoudary, Gail Greendale, Sybil L. Crawford, Nancy E. Avis, Maria M. Brooks, Rebecca C. Thurston, Carrie Karvonen-Gutierrez, L. Elaine Waetjen, and Karen Matthews. The menopause transition and women's health at midlife: a progress report from the Study of Women's Health Across the Nation (SWAN) Menopause: The Journal of The North American Menopause Society 2019 Vol. 26, No. 10, pp. 1213-1227 DOI: 10.1097/GME.0000000000001424
27. Patchev, A. V., Wolff-Muscate, A., Fischer, D., & Almeida, O. F. X. (2011). Probing the role of estrogen receptor isoforms in neonatal programming of neuroendocrine and behavioral functions. Endocrinology Studies, 1(2), 12. doi:10.4081/es.2011.e12
28. Seeman TE, et al. Gender differences in age-related changes in HPA axis reactivity. Psychoneuroendocrinology. 2001;26(3):225–40
29. Otte C, et.al. A meta-analysis of cortisol response to challenge in human aging: importance of gender. Psychoneuroendocrinology. 2005;30(1):80–91.
30. Jennifer L Gordon , Susan S Girdler, Samantha E Meltzer-Brody, Catherine S Stika, Rebecca C Thurston, Crystal T Clark, Beth A Prairie, Eydie Moses-Kolko, Hadine Joffe, Katherine L Wisner. Ovarian Hormone Fluctuation, Neurosteroids, and HPA Axis Dysregulation in Perimenopausal Depression: A Novel Heuristic Model. Am J Psychiatry 2015; 172:227–236; doi:10.1176/appi.ajp.2014.14070918
31. Jennifer L. Gordon, Tory A. Eisenlohr-Moul, David R. Rubinow. Naturally Occurring Changes in Estradiol Concentrations in the Menopause Transition Predict Morning Cortisol and Negative Mood in Perimenopausal Depression. Clinical Psychological Science, vol. 4, 5: pp. 919-935. doi.org/10.1177/2167702616647924
32. Wendy K Marsh, Joyce T Bromberger, Sybil L Crawford, Katherine Leung, Howard M Kravitz, John F Randolph, Hadine Joffe, Claudio N Soares. Lifelong estradiol exposure and risk of depressive symptoms during the transition to menopause and postmenopause Menopause, Vol. 24, No. 12, 2017 DOI 10.1097/GME.0000000000000929
33. McCrae RR, Costa PT Jr (1985a) Validation of the five factor model of personality across instruments and observers. J Per Soc Psych 13: 653–665
34. Sonali Lokuge, Benicio N Frey, Jane A Foster, Claudio N Soares, Meir Steiner. Depression in Women: Windows of Vulnerability and New Insights Into the link Between Estrogen and Serotonin J Clin Psychiatry. 2011;72(11):e1563-9
35. Jylhä P, Isometsä E. The relationship of neuroticism and extraversion to symptoms of anxiety and depression in the general population. Depress Anxiety2006;23(5):281-9. doi: 10.1002/da.20167.
36. Depress Anxiety 23(5):281–289 The assessment of the relationship between personality, the presence of the 5HTTand MAO-A polymorphisms, and the severity of climacteric and depressive symptoms in postmenopausal women. Arch Womens Ment Health (2015) 18:613–621 DOI 10.1007/s00737-015-0497-0
37. Gan Y, Gong Y, Tong X, Sun H, Cong Y, Dong X, et al. Depression and the risk of coronary heart disease: a meta-analysis of prospective cohort studies. BMC Psychiatry. 2014;14:371.
38. Vaccarino V, Johnson BD, Sheps DS, Reis SE, Kelsey SF, Bittner V, et al. Depression, inflammation, and incident cardiovascular disease in women with suspected coronary ischemia: the National Heart, Lung, and Blood Institute-sponsored WISE study. J Am Coll Cardiol. 2007;50:2044---50.
39. Lichtman JH, Froelicher ES, Blumenthal JA, Carney RM, Doering LV, Frasure-Smith N, et al. Depression as a risk factor for poor prognosis among patients with acute coronary syndrome:systematic review and recommendations: a

scientific statement from the American Heart Association. Circulation. 2014;129:1350---69.

40. Pan A, Sun Q, Okereke OI, Rexrode KM, Hu FB. Depression and risk of stroke morbidity and mortality: A meta-analysis and systematic review. JAMA. 2011;306:1241---9.
41. Maas AHEM, van der Schouw YT, Regitz-Zagrosek V, Swahn E, Appelman YE, Pasterkamp G, et al. Red alert for women's heart: the urgent need for more research and knowledge on cardiovascular disease in women: proceedings of the workshop held in Brussels on gender differences in cardiovascular disease, 29September 2010. Eur Heart J. 2011;32(11):1362---8.
42. Rosengren A, Hawken S, Ounpuu S, Sliwa K, Zubaid M, Almahmeed WA, et al. Association of psychosocial risk factors with risk of acute myocardial infarction in 11119 cases and 13648 controls from 52 countries (the INTERHEART study): case-control study. Lancet. 2004;364:953---62
43. Serrano CV, Setani KT, Sakamoto E, Andrei AM, Fraguas R. Association between depression and development coronary artery disease: pathophysiologic and diagnostic implications. Vasc Healt Risck Manag.2011;7:159-64.
44. Vaccarino V, Johnson BD, Sheps DS, Reis SE, Kelsey SF, Bittner V, et al. Depression, inflammation, and incident cardiovascular disease in women with suspected coronary ischemia: the National Heart, Lung, and Blood Institute-sponsored WISE study. J Am Coll Cardiol. 2007;50:2044---50.
45. Lichtman JH, Froelicher ES, Blumenthal JA, Carney RM, Doering LV, Frasure-Smith N, et al. Depression as a risk factor for poor prognosis among patients with acute coronary syndrome:systematic review and recommendations: a scientific statement from the American Heart Association. Circulation. 2014;129:1350---69.
46. Ahmed Tawakol, Amorina Ishai, Richard Ap Takx, Amparo L Figueroa, Abdelrahman Ali, Yannick Kaiser, Quynh A Truong, Chloe Je Solomon, Claudia Calcagno, Venkatesh Mani, Cheuk Y Tang, Willem Jm Mulder, James W Murrough, Udo Hoffmann, Matthias Nahrendorf, Lisa M Shin, Zahi A Fayad, Roger K Pitman. Relation between resting amygdalar activity and cardiovascular events: a longitudinal and cohort study. The Lancet Volume 389, Issue 10071, Pages 834-845 (February 2017) DOI: 10.1016/S0140-6736(16)31714-7
47. Kerry L. Hildreth, Cemal Ozemek, Wendy M. Kohrt, Patrick J. Blatchford, and Kerrie L. Moreau. Vascular dysfunction across the stages of the menopause transition is associated with menopausal symptoms and quality of life. Menopause. 2018 September ; 25(9): 1011–1019. doi:10.1097/GME.0000000000001112.
48. Pauline M. Maki, Susan G. Kornstein, Hadine Joffe, MD, Joyce T. Bromberger, Ellen W. Freeman, Geena Athappilly, William V. Bobo, Leah H. Rubin, Hristina K. Koleva, Lee S. Cohen, Claudio N. Soares. Guidelines for the Evaluation and Treatment of Perimenopausal Depression: Summary and Recommendations. Journal of Women's Health. Volume 28, Number 2, 2019 DOI: 10.1089/jwh.2018.27099.mensocrec
49. Anita H. Clayton, and Philip T. Ninan. Depression or Menopause? Presentation and Management of Major Depressive Disorder in Perimenopausal and Postmenopausal Women. Prim Care Companion J Clin Psychiatry. 2010;12(1): PCC.08r00747.doi:10.4088/PCC.08r00747blu
50. Trastornos mentales y del comportamiento. En: Décima Revisión de la Clasificación Internacional de Enfermedades CIE-10. Ginebra: OMS; 1996.
51. American Psychiatric Association. Diagnostic and statistical manual of mental disorders : DSM-5. Arlington (VA): American Psychiatric Association; 2013.

6-3

Tratamiento no hormonal en la menopausia de los síntomas vasomotores

Dra. Margot Acuña San Martín

Casi el 75 % de todas las mujeres menopáusicas experimentan síntomas vasomotores de severidad variable y de duración incluso más allá de los 85 años, incluidos sofocos y sudores nocturnos. Los síntomas vasomotores también pueden ir acompañados de cambios de humor y alteraciones del sueño, fatiga, irritabilidad y pérdida de concentración Pueden afectar negativamente la productividad laboral y las relaciones interpersonales. Por ende, tienen una gran repercusión negativa en la calidad de vida de las mujeres en esta etapa de la vida.

Hasta ahora, la terapia hormonal ha sido el tratamiento más efectivo para el control de los síntomas vasomotores, y por ello son la primera línea terapéutica para estos síntomas. Su seguridad está claramente demostrada dentro de la ventana de oportunidad (cuando se inicia dentro de los 10 años de la menopausia o antes de los 60 años), y sus beneficios a corto y largo plazo han sido ampliamente documentados.

Sin embargo, con las primeras publicaciones e interpretaciones del estudio WHI y la reacción negativa que esto trajo consigo, muchos médicos y mujeres reconsideraron la terapia hormonal. Por esta razón se ha buscado y estudiado nuevos productos terapéuticos no hormonales que pueden disminuir esta sintomatología. Su principal uso es cuando las opciones hormonales están contraindicadas o no son preferidas por la paciente.

A continuación, describiré sobre cuales se han realizado mas estudios. Evaluaré la evidencia al respecto y al final, en una tabla-resumen, se incluirán las que tienen algún grado de efectividad versus placebo.

Inhibidores selectivos de la recaptación de serotonina

Paroxetina

La Paroxetina ha demostrado reducir la frecuencia y gravedad de los síntomas vasomotores catalogados previamente como moderados a graves, secundarios a la menopausia. Simon et al (2013) evaluó mediante dos estudios de fase 3, multicéntricos, doble ciego, controlados con placebo, de 12 y 24 semanas de duración, con 1184 mujeres posmenopáusicas, la eficacia y seguridad de dosis bajas de paroxetina de 7,5 mg, determinando el beneficio del tratamiento para aliviar los síntomas, resultados concordantes con otros estudios. Actualmente, el mesilato de paroxetina de 7,5 mg es la única terapia farmacológica no hormonal aprobada por la FDA para el tratamiento de síntomas vasomotores de moderados a graves en mujeres posmenopáusicas.

Citalopram

Actualmente, no existe consistencia en la evidencia recopilada entorno a la eficacia del Citalopram relacionada a la disminución de los síntomas vasomotores en mujeres posmenopáusicas. Sin embargo, la mayoría de los estudios han mostrado una mejora asociada a la frecuencia y gravedad de aparición de los síntomas, lo que se ve también en el ensayo aleatorio cooperativo de Barton et al 2010.

Fluoxetina

La fluoxetina no ha demostrado mejorías consistentes ni significativas en la reducción de los síntomas de la menopausia.

Sertralina

Evidencia limitada. La reciente revisión sistemática de ensayos clínicos de Azizi et al (2022) analizó 3 ensayos clínicos controlados aleatorizados, los cuales reportaron resultados contradictorios en relación con la variación de gravedad y frecuencia de la manifestación clínica de los síntomas vasomotores.

Escitalopram

Con respecto al Escitalopram, Azizi et al (2022), a través de una revisión sistemática, evidenció una reducción significativa de los sofocos tanto en frecuencia como en severidad de los síntomas en comparación al placebo, lo cual fue observado en 5 de 6 artículos revisados. Promediando una reducción de los sofocos a las 8 semanas de seguimiento en el 55% de las pacientes que usaban entre 10 a 20 mg.

Inhibidores de la recaptación de serotonina y norepinefrina

Desvenlafaxina

La Desvenlafaxina, principal metabolito activo de Venlafaxina, ha sido objeto de variados ensayos clínicos con grandes muestras poblacionales. Se evidenció su eficacia en el tratamiento de los síntomas vasomotores, ya que se logró con 100 mg una reducción significativa en el número de sofocos díarios, en comparación con el placebo. Según Speroff (2020), la disminución se logró tanto a la semana 4 como a la semana 12 de tratamiento, incluyendo en el estudio a 620 mujeres con un promedio de 11 sofocos.

Venlafaxina

La venlafaxina ha demostrado ser eficaz en la reducción de los sofocos en dosis de 75 mg día. Es comparable al efecto generado por una dosis baja de 0.5 mg diarios de estradiol, según lo reportado por Joffe H, Guthrie KA, LaCroix AZ, et al. La efectividad de la venlafaxina en el tratamiento de los síntomas vasomotores también ha sido demostrada por Caan B et al a través de un ensayo aleatorizado que comparó el efecto de este ISRS, estrógeno y placebo. Se evidenció una reducción clínicamente significativa con el uso tanto de estrógeno como de venlafaxina, ambos con un efecto similar y superior al placebo.

Gabapentinoides

Gabapectina

Análogo gamma-aminobutírico que ha mostrado significancia estadística en relación con el tratamiento de síntomas vasomotores en mujeres posmenopáusicas. Entre los estudios que apoyan su eficacia, existen dos recientes metaanálisis; Yoon et al (2020) observó siete ensayos controlados aleatorios comparando la gabapentina en relación con placebo, para tratar los sofocos, cuyas usuarias informaron una reducción significativamente mayor en la frecuencia y puntuación compuesta. Shan et al (2020), incluyó, en su metaanálisis, un total de 19 ensayos controlados aleatorios y dos estudios cruzados con un total de casi 3500 mujeres. Se evaluó la eficacia y la seguridad de la gabapentina y la pregabalina en mujeres que padecían síntomas vasomotores, y se encontró que la gabapentina reduce la frecuencia de los sofocos tanto a las 4 como a las 12 semanas.

Pregabalina

En relación con el análogo del ácido gamma-aminobutírico, pregabalina, existe limitada evidencia que respalde su efectividad en el tratamiento de los síntomas vasomotores. Sin embargo, Loprinzi et al, en un estudio controlado de fase III, aleatorizado, doble ciego, evidenció su utilidad en relación con la disminución en la frecuencia de los síntomas ante el uso de 75mg a 150 mg.

Oxibutina

Agente farmacológico de propiedad anticolinérgica cuya evidencia entorno a la disminución de los sofocos ha mostrado beneficios tanto en relación com la disminución de la frecuencia como la gravedad de estos a través de diversos ensayos clínicos controlados randomizados, los cuales han evaluado dosis de 5 o 10 mg de oxibutinina. Leon-Ferre et al 2020, a través de un ensayo clínico aleatorizado doble ciego, evaluó la respuesta ante los sofocos en 150 mujeres con o sin cáncer de mama ante el uso de oxibutinina. Fue un método bien tolerado, efectivo y seguro en ambas dosis evaluadas, con una reducción a las 6 semanas de 86 % en la frecuencia con uso de 5mg y de 70 % con uso de 10 mg, evidenciándose efectos secundarios reducidos a menor dosis.

Complementos alimenticios

Fitoestrógenos: compuestos vegetales con similitudes estructurales con 17-b-estradiol.

- **Isoflavonas**
  - **Soja alimenticia**: no existe concordancia entre la evidencia asociada a la incorporación de isoflavonas en forma de polvo, harina, leche de soja dietética y bebida, debido, posiblemente, a la variedad de los protocolos instaurados en los diversos estudios analizados por Cochrane (2013), que incorporó a 1112 mujeres peri y posmenopáusicas.
  - **Extractos de isoflavonas**: actualmente, no existe evidencia concluyente en relación con la reducción de los síntomas vasomotores en mujeres menopaúsicas, dada la heterogeneidad de resultados en torno a su uso. Entre otras causas, se puede deber al prolongado tiempo de latencia necesario para alcanzar efecto máximo de las moléculas, no concordantes con el tiempo de seguimiento de los estudios. Se estima que se necesitan al menos 13,4 semanas para alcanzar el efecto máximo (más tiempo que el estradiol, que requiere de sólo 3,09 semanas)
  - **Genisteína**: cuatro ensayos que agruparon 601 participantes fueron objeto de un metaanálisis realizado por Lethaby et al en 2013, a los cuales se les otorgaron entre 40-80 mg/día durante 12 semanas a 2 años. Se observó una mejora en la frecuencia de los síntomas vasomotores en comparación al placebo.
- **Cohosh negro** (cohosh negro o cimicifuga racemosa): la evidencia actual no muestra con claridad la asociación a efectos-beneficios con el

uso de Cohosh, de modo que es una limitante la identidad de sus compuestos activos. En relación con la frecuencia de síntomas vasomotores durante el uso de black cohosh versus placebo, no se muestran diferencias significativas.

TRATAMIENTO NO HORMONAL	Eficacia demostrada de acuerdo con la evidencia
Escitalopram	Eficacia 61 %
Paroxetina	Eficacia 18 %, contraindicado en usuarias de tamoxifeno
Sertralina	Eficacia 18 %
Venlafaxina	Eficacia 15 %
Desvenlafaxina	Eficacia 49 % dosis 100 mg
Pregabalina	Eficacia hasta 50 %
Gabapentina	Eficacia 14,8 %
Clonidina	Eficacia 14,8 %
Oxibutina	70 a 80 %
Genisteína	Eficacia 15 %

CONCLUSIONES

La terapia hormonal estrogénica es la mayor estrategia para al manejo de la sintomatología vasomotora en la menopausia al mejorar la calidad de vida de las pacientes. Sin embargo, las terapias no hormonales deben considerarse cuando las opciones hormonales están contraindicadas y/o no son de preferencia de las pacientes. Siempre es fundamental individualizar el manejo y realizar una decisión conjunta informada considerando la mejor evidencia, la experiencia del clínico y las preferencias de la paciente donde sus creencias, valores y expectativas son fundamentales.

BIBLIOGRAFÍA

1. Sahni S, Lobo-Romero A, Smith T. Contemporary Non-hormonal Therapies for the Management of Vasomotor Symptoms Associated with Menopause: A Literature Review. Touch REV Endocrinol. 2021 Nov;17(2):133-137.
2. Pinkerton JV, Santen RJ. Manejo de los síntomas vasomotores en mujeres después del cáncer. Climatérico. 2019;22:544–52.
3. Simont et al.Extended-release oxybutynin therapy for vasomotor symptoms women: a randomized clinical trial Menopause, Vol. 23, No. 11, 2016
4. Simon et al., Low-dose paroxetine 7.5 mg for menopausal vasomotor symptoms: two randomized controlled trials Menopause, Vol. 20, No. 10, 2013.
5. Azizi et al. The Efficacy and Safety of Selective Serotonin Reuptake Inhibitors and SerotoninNorepinephrine Reuptake Inhibitors in the Treatment of Menopausal Hot Flashes: A Systematic Review of Clinical Trials Iran J Med Sci May 2022; Vol 47 No 3
6. C. A. McCormick , A. Brennan & M. Hickey (2020): Managing vasomotor symptoms effectively without hormones, Climacteric, DOI: 10.1080/13697137.2020.1789093
7. Nonhormonal management of menopause-associated vasomotor symptoms: 2015 position statement of The North American Menopause Society Menopause, Vol. 22, No. 11, 2015
8. SPEROFF Endocrinología Ginecológica Clínica y Esterilidad Taylor, H. — Pal, L. — Seli, E.9ª Edición Octubre 2020 Español
9. Hoffe H. et al., Low-Dose Estradiol and the Serotonin-Norepinephrine Reuptake Inhibitor Venlafaxine for Vasomotor Symptoms A Randomized Clinical Trial JAMA Internal Medicine July 2014 Volume 174, Number 7.
10. Yoon et al., Gabapentin for the treatment of hot flushes in menopause: a meta-analysis Menopause, Vol. 27, No. 4, 2020
11. Guthrie et al., Pooled Analysis of Six Pharmacologic and Nonpharmacologic Interventions for Vasomotor Symptoms Obstet Gynecol. Author manuscript; available in PMC 2016 August 01.
12. Yoon SH, Lee JY, Lee C, et al. Gabapentin for the treatment of hot flushes in menopause: a meta-analysis. Menopause. 2020;27:485–93.
13. Loprinzi CL, Qin R, Baclueva EP, et al. Phase III, randomized, double-blind, placebo-controlled evaluation of pregabalin foralleviating hot flushes, N07C1. J Clin Oncol. 2010;28:641–7.
14. Leon-Ferre RA, Novotny PJ, Wolfe EG, et al. Oxybutynin vs placebo for hot flashes in women with or without breast cancer: a randomized, double-blind clinical trial (ACCRU SC-1603). JNCI Cancer Spectr. 2020;4:pkz088
15. Pasquale De Franciscis, Maurizio Guida, Antonio Schiattarella, Gaetano Riemma & Nicola Colacurci (2021): Safety of non-hormonal medications for managing hot flashes, Expert Opinion on Drug Safety, DOI: 10.1080/14740338.2021.1960310.
16. Chen, L.-R.; Chen, K.-H. Utilization of Isoflavones in Soybeans for Women with Menopausal Syndrome: An Overview. Int. J. Mol. Sci. 2021, 22, 3212. https://doi.org/10.3390/ijms22063212

6-4 La transición a la menopausia: Impacto en el peso y sus consecuencias en la salud

Dr. Peter Chedraui

INTRODUCCIÓN

La última menstruación denominada menopausia demarca el final de la capacidad reproductiva de la mujer. Esta menopausia está inmersa en el climaterio, que es la fase de transición que va desde una etapa reproductiva activa a una inactiva, que se extiende años después en la postmenopausia. La progresiva disminución de la secreción estrogénica por parte de los ovarios (característica de la fase climatérica) conlleva a cambios en el ámbito bio-psico y social que desmejoran la calidad de vida femenina.[1] Estos cambios y sus factores de riesgo han sido descritos en Ecuador tanto en mujeres climatéricas como en postmenopáusicas.[2-8] El impacto negativo que el climaterio produce en las mujeres es mayor si se toma en cuenta que la edad de presentación de la menopausia en América Latina ocurre más tempranamente que en países anglosajones, exponiéndolas mayor tiempo a la deprivación estrogénica.[9]

Actualmente, la enfermedad cardiovascular (ECV) es la principal causa de muerte en hombres y mujeres tanto en países desarrollados como en los no desarrollados. A medida que la expectativa de vida ha mostrado una tendencia a incrementarse en la última década, en ambos tipos de países la prevalencia de ECV ha aumentado de manera similar. La deficiencia estrogénica, luego de presentarse la menopausia, puede directamente, pero no de manera conclusiva, relacionarse con el aumento en la prevalencia de ECV entre mujeres, que alcanza tasas similares e incluso superiores que las presentadas en los hombres. Esto es cierto en países del Caribe y América Latina, incluso en el Ecuador, donde la prevalencia de ECV en mujeres es mayor que en los hombres (280 por 100,000 vs. 267 por 100,000).

Durante la transición menopáusica surgen características relacionadas al síndrome metabólico (SM), los cuales incrementan el riesgo cardiovascular

(RCV), tales como la obesidad, dislipidemias, diabetes, hiperinsulinismo e hipertensión,[10] posiblemente, pero no del todo, relacionadas a la deficiencia estrogénica. Al menos estudios experimentales y observacionales han demostrado que los estrógenos tienen un efecto protector cardiovascular. Pese a esto, la prevención con terapia hormonal de la menopausia (THM) aún sigue siendo controversial, ya que la publicación en el año 2002 de los resultados del estudio "Iniciativa de Salud de la Mujer" (Women's Health Initiative [WHI]),[11] mostró efectos negativos de un particular esquema de THM en mujeres mayores, derrumbó las altas aspiraciones que existían sobre los efectos positivos de su uso en el climaterio y ha provocado un desconcierto tanto entre médicos como en pacientes, situación que dura hasta hoy.[12]

El índice de masa corporal (IMC), la circunferencia abdominal, el colesterol total, el colesterol-HDL (HDL-C) y la hemoglobina glicosilada se deterioran con el cese de la función ovárica. Asimismo, el incremento en la prevalencia del SM en la postmenopausia es un hecho establecido en Ecuador (>40%).[4] El puntaje promedio de Framingham en estas mujeres con SM fue significativamente superior que el obtenido en las que no sufren SM, indicando, por tanto, un RCV aumentado. Se ha establecido que en América Latina también la prevalencia del SM es elevada (Estudio REDLINC II), estando en mayor riesgo de sufrirlo aquellas que tienen cinco o más años de menopausia (OR 1.32; IC 95%: 1.15-1.51).[13] Este documento tiene como objetivo realizar una visión general sobre el impacto que tiene la transición a la menopausia sobre el peso y las consecuencias en la salud de la mujer en cuanto a riesgo cardiovascular, síndrome metabólico y otras comorbilidades.

Estrógenos como protector cardiovascular: evidencia experimental

En animales de experimentación, se ha observado que el RCV se incrementa luego de la castración quirúrgica, situación que señala la importancia de los esteroides ováricos en el desarrollo de la aterosclerosis. Si alimentamos a conejas con una dieta rica en colesterol, se observará la aparición de placas ateroscleróticas que cubrirán el 17 % de la superficie aórtica. Si, además, las conejas son castradas, la extensión de las placas alcanza el 47 % de la pared arterial.[14] Adams y colaboradores[15] han observado que la castración en monas (alimentadas por treinta meses con una dieta moderadamente aterogénica) incrementa la aterosclerosis en las arterias coronarias, carótidas e iliacas.

Rosenberg y colaboradores,[16] más de 25 años atrás, demostraron que la menopausia en la mujer se asociaba a mayor riesgo de infarto del miocardio. Este riesgo fue mayor en mujeres menores de 35 años con menopausia quirúrgica (OR 7.2; IC 95%: 4.5-11.4). Otro estudio ha determinado que las mujeres que tuvieron su menopausia antes de los 45 años de edad tenían el doble de riesgo de infarto que aquellas que la presentaron después de los 50. En Chile, en mujeres de 46 a 55 años de edad hospitalizadas con un síndrome coronario agudo, se observó que la menopausia aumentaba ocho veces el riesgo de patología coronaria.[17]

Es biológicamente plausible el hecho que la menopausia aumente el riesgo coronario. Un estudio encontró que la castración en monas incrementa de 15 a 20 % los niveles séricos de colesterol total y de colesterol-LDL (LDL-C), fracciones importantes relacionadas a RCV.[15] La castración en las conejas disminuye a menos de la mitad la capacidad plasmática antioxidante, y se incrementa el RCV al existir mayor posibilidad de oxidación del LDL-C y por lo tanto de aterogénesis.[18] Por otro lado, se ha demostrado que el déficit de estrógenos en las ratas aumenta la producción de radicales libres y la disfunción endotelial.

Efectos de la THM en el riesgo de enfermedades crónicas

Riesgo cardiovascular (RCV)

El endotelio vascular responde a las hormonas ováricas por un mecanismo mediado por los receptores estrogénicos (RE), especialmente alfa, aunque se ha demostrado la presencia de ambos receptores tanto en el endotelio como en las células musculares lisas de las arterias.[19] Los estrógenos son vasodilatadores a través de varios mecanismos: aumentan la síntesis de óxido nítrico (ON), un conocido vasodilatador, y disminuyen la producción de sustancias vasoconstrictoras como la endotelina-1 y la angiotensina II.Por otro lado, modulan la relajación arterial dependiente de acetilcolina tanto en humanos como en animales, y producen un incremento de la producción de prostaciclina, por lo que son, también, inhibidores de los canales de calcio. Además de la vasodilatación, los estrógenos intervienen en diversas etapas del proceso mismo de ateroesclerosis (posible rol preventivo de ECV), favoreciendo la supervivencia de las células endoteliales (disminución de apoptosis celular) y la resistencia a la injuria. También son antioxidantes, reducen el paso de LDL al endotelio y disminuyen la síntesis de una serie de citoquinas proaterogénicas.[20] Todos estos efectos endoteliales son capaces de explicar el efecto antiaterogénico de los estrógenos, pero no debemos menoscabar la importancia que tienen los clásicos cambios que las hormonas ováricas producen en los niveles plasmáticos de los lípidos.

Diversos estudios clínicos también sugieren que los estrógenos tienen un efecto antiaterogénico. Se ha observado que, en usuarias postmenopáusicas de terapia estrogénica oral, muestran menor grosor de la íntima de la arteria carótida y una regresión de 28 % del tamaño de las placas ateroscleróticas carotideas a los seis meses de tratamiento.

Hasta antes del 2002, cuando se presentaron los resultados del Estudio WHI, diversos estudios de tipo observacional habían mostrado una reducción de alrededor del 50 % en torno al riesgo coronario tanto en las mujeres usuarias de terapia estrogénica como en las usuarias de combinaciones de estrógenos y progesterona. Un metaanálisis ya había advertido que, aunque este efecto protector cardiovascular era claro, podrían existir sesgos en la mayoría de los estudios que invalidaran estos resultados prometedores. Las primeras dudas sobre el efecto cardioprotector de los estrógenos surgieron con la publicación del estudio HERS, un ensayo clínico aleatorio que reclutó alrededor de 3000 mujeres con una edad media de 67 años y portadoras de enfermedad coronaria, que fueron tratadas con estrógenos equinos conjugados y acetato de medroxiprogesterona en forma combinada continua durante casi cuatro años. Se observó que estas mujeres no obtenían cardioprotección e, incluso en el primer año, se apreciaba un incremento del riesgo. De igual manera, se observó en las usuarias un incremento del riesgo tromboembólico y de enfermedad de la vesícula biliar. Como al seguimiento de esta cohorte se observó (luego de un aumento del riesgo durante el primer año) que los eventos coronarios disminuían progresivamente en los siguientes años, se planteó la hipótesis de que, si se continuaba el estudio por más de 4 años, el riesgo global finalmente disminuiría. No obstante, cuando se publicaron los resultados del seguimiento a 6.8 años de la cohorte, se observó que la THM definitivamente no otorgaba una protección secundaria en pacientes coronarias. Simultáneamente, el estudio WHI, diseñado para mostrar la protección primaria de enfermedad coronaria, no sólo no mostró el efecto protector que se esperaba, sino que determinó que las usuarias de THM presentaban un incremento del 29% del riesgo de enfermedad coronaria.[11] Un metaanálisis que incluyó un total de 39,769 mujeres de 28 ensayos clínicos aleatorios, diseñado para evaluar el riesgo de enfermedades cerebrovasculares en usuarias de THM, mostró que se asociaba a un riesgo aumentado de padecer cualquier tipo de ictus (OR 1.3; IC 95%: 1.13-1.5), entre ellos, los no fatales, los mortales o invalidantes, y los isquémicos. No se encontró mayor riesgo de accidentes hemorrágicos o crisis isquémicas transitorias. Tampoco se observaron diferencias en el riesgo en las usuarias de terapias estrogénicas solas o combinadas con estrógenos y progestinas.[21]

En cuanto a riesgo de tromboembolismo venoso, se sabe, desde hace más de 10 años, que la THM aumenta el riesgo entre 2 a 5 veces. Un ensayo clínico aleatorio que dio seguimiento a 16,608 mujeres (50 a 79 años) por 5.6 años, a las que se les administró estrógenos conjugados orales y acetato de medroxiprogesterona, mostró que el riesgo absoluto de las usuarias era de 3,5 por 1000 personas-años en comparación con 1,7 por 1000 personas-años observado en las mujeres controles.[22]

En un reciente meta-análisis diseñado para evaluar los riesgos de trombosis venosa en usuarias de THM (embolia pulmonar incluida), se mostró que el riesgo de un primer episodio trombótico variaba entre 1,22 (IC 95%, 0.76-1.94) a 4,50 (IC 95%, 1.30-15.1), siendo similar para trombosis venosa o embolia pulmonar.[23] Este riesgo es mayor en el primer año de terapia (incremento de 6 veces) y se incrementa más en usuarias de estrógenos con progestinas (que en las mujeres que usan estrógenos solos), en las que usan estrógenos a mayor dosis y en las que ingieren hormonas por vía oral (que las que usan la vía transdérmica). La edad, el sobrepeso y las trombofilias son cofactores que aumentan también el riesgo.

La diabetes mellitus ocupa un lugar importante como factor de RCV. Algunos estudios sugieren un efecto beneficioso del uso de estrógenos sobre el riesgo de desarrollar la diabetes. En una analítica posterior de los datos del estudio HERS, se evaluó la evolución de 2099 mujeres sin diabetes que fueron seguidas por cuatro años, observándose que la glicemia en ayunas aumentó significativamente entre las mujeres asignadas a placebo, pero no cambió en las usuarias de THM. La incidencia de diabetes bajó 35 % en las usuarias (9,5 % controles vs. 6,2 % usuarias, RR: 0.65, [IC 95 %, 0.5-0.9]). Este decremento no fue influenciado entre las usuarias por la baja de peso o disminución del perímetro abdominal. La THM no sólo disminuiría la incidencia de diabetes mellitus, sino que también mejoraría el control de la glicemia (niveles más bajos de hemoglobina glicosilada), como ha sido demostrado en una cohorte de 15000 mujeres diabéticas usuarias de THM (con o sin progesterona asociada).

El estudio WHI

En el año 2002, después de un seguimiento promedio de 5.2 años, el estudio WHI fue interrumpido prematuramente (brazo estrógenos/progestágenos) debido a que los riesgos (aumento del 26 % del riesgo de cáncer de mama invasivo, 29 % del riesgo de eventos coronarios, 41 % en el riesgo de ictus y un aumento del doble del riesgo de tromboembolismo venoso) superaban los beneficios (disminución del 37 % del riesgo de cáncer colorectal, 33 % del riesgo de fractura de cadera y 24 % del riesgo de fractura global). Las limitaciones de este estudio incluían tasas significativas de falta de cumplimiento y/o abandono; por ejemplo, tasas de abandono del 42 % en el grupo tratado con estrógenos/progestágenos y del 38 % en el grupo que recibió placebo.

En el año 2004, el brazo de solo estrógenos conjugados del WHI (mujeres histerectomizadas) fue igualmente interrumpido luego de una media de casi siete años, debido a que era poco probable demostrar cardioprotección y/o mayor riesgo de cáncer de mama si se continuaba hasta los nueve años planeados originalmente. Pero sí existía riesgo de ictus para las pacientes que continuaran en el estudio, riesgo que era similar al demostrado en el grupo tratado con estrógenos/progestágenos, detectándose doce ictus más cada año por cada 10000 mujeres tratadas con 0.625 mg/día de estrógenos equinos conjugados. A diferencia del estudio con estrógenos/progestágenos, no se observaron efectos sobre el riesgo de cardiopatía coronaria ni de enfermedad tromboembólica venosa y se apreció una disminución del riesgo de fractura de cadera, una disminución no significativa del riesgo de cáncer de mama y ninguna disminución del riesgo de cáncer de colon.[24]

El estudio WHI mostró que la THM oral de estrógenos conjugados y medroxiprogesterona en mujeres mayores se vinculó a riesgos que superaban a los beneficios. Esto provocó un fuerte impacto en el uso de TH en postmenopáusicas a nivel mundial.

La THM aumenta el RCV/ crítica al estudio WHI

Es cierto que en el estudio WHI (estrógenos y progestinas) se concluyó que existía un aumento del riesgo coronario; sin embargo, esta observación no puede ser extrapolada a mujeres más jóvenes ni tampoco a aquellas que usan estrógenos por vía transdérmica. Se ha demostrado que el estrógeno conjugado por vía oral aumenta el riesgo trombótico al provocar, en su paso hepático, cambios de la hemostasis, favoreciendo la procoagulación y deteriorando la anticoagulación.[25] Esto aumentaría el riesgo trombótico en mujeres de edad mayor, las cuales tienen más probabilidad de tener disfunción endotelial, que favorece las obstrucciones agudas al flujo sanguíneo. Así, en vasos sanos, las propiedades antitrombóticas del endotelio evitan la interacción de las plaquetas con la pared de vascular; pero cuando hay disfunción endotelial, los factores protrombóticos predominan, de forma que conducen a la formación de trombos. En las mujeres jóvenes, en cambio, las modificaciones protrombóticas provocadas por los estrógenos orales no tendrían las mismas implicaciones, ya que el endotelio es más probable que esté sano y sea más resistente a la trombosis. Se ha determinado que el riesgo coronario en mujeres que inician la THM en los diez primeros años de postmenopausia es menor en mujeres con 20 años de postmenopausia. Es interesante señalar el rol de la progestina con el mayor riesgo coronario. Una posible explicación es que la medroxiprogesterona aumenta de manera marcada la actividad procoagulante de los vasos sanguíneos (aumento de receptores de trombina en la pared vascular). Otro punto a tener en consideración es la proteína C reactiva (PCR). Se ha observado que la elevación de los niveles plasmáticos de este marcador inflamatorio se asocia a mayor inestabilidad y ruptura de placas aterocleróticas y mortalidad en pacientes infartados. En el estudio WHI se encontró que las usuarias de THM tenían niveles más altos de PCR, y que estos niveles elevados implicaban un doble riesgo coronario. Se apuntó este hallazgo a un rol de la PCR en el mayor riesgo observado en el Estudio WHI.

En conclusión, la combinación de estrógenos conjugados orales y medroxiprogesterona aumenta el RCV en las mujeres mayores. El Estudio WHI sugiere que este mayor riesgo pudiera deberse al tardío inicio de la THM. La disponibilidad de la evidencia actual ha hecho que, en lo referente a THM y RCV, ciertas entidades científicas como la NAMS (North American Menopause Society) y la IMS (International Menopause Society) hayan vertido la opinión reciente y consensuada de que la THM sea utilizada en mujeres más jóvenes como tratamiento de sus síntomas, en quienes el RCV podría disminuir por el inicio temprano; el uso a largo plazo será el fruto de un análisis de riesgo beneficio.[26]

Evaluación del riesgo cardiovascular durante el manejo clínico del climaterio después del WHI

Como ya se mencionó que la principal causa de muerte en mujeres es la ECV, todo médico que evalúa mujeres climatéricas debe estudiar los riesgos particulares que tiene cada paciente e iniciar el tratamiento de primera línea. Una evaluación del RCV se puede hacer con la Escala de Framingham, que puede estimar el riesgo coronario a 10 años, considerando sexo, edad, colesterol total, HDL-C, presión arterial, diabetes mellitus y tabaquismo.

Dentro de los principales factores de RCV figuran:

1. Hipertensión arterial (HTA)

Existe una relación directa entre HTA y RCV. Así pues, en sujetos de 40 a 70 años de edad, el riesgo comienza con una presión arterial de 115/75 mmHg y se incrementa al doble con cada aumento de 20 mmHg (sistólica) y 10 mmHg (diastólica). Una reciente publicación de consenso del Comité Nacional de Prevención, detección, evaluación y tratamiento de la HTA considera prehipertensos a los individuos con presión arterial sistólica de 120-139 mmHg y diastólica de 80-89 mmHg, siendo hipertensos aquellos con presiones iguales o superiores a 140/90 mmHg. Una vez hecho el diagnóstico. el objetivo del tratamiento a corto plazo es mantener una presión arterial en cifras inferiores a 140/90 mmHg, lo cual reducirá significativamente la morbimortalidad cardiovascular y renal. Pese a que no es objetivo de esta revisión el detallar esquemas de tratamiento, podemos brevemente señalar que el manejo de los prehipertensos consiste en lograr cambios en el estilo de vida: disminución de peso, ejercicio físico, dieta baja en sal y consumo moderado de alcohol. En pacientes hipertensos, es necesario, además, un tratamiento farmacológico. Están indicados como fármacos de primera línea los diuréticos tipo tiazidas, ya sea como monoterapia inicial o asociados. La mayoría de las pacientes requieren dos o tres fármacos; usualmente, se agrega enalapril, atenolol o nitrendipino.

2. Dislipidemia

Se ha determinado que la elevación de los niveles de colesterol, particularmente de la lipoproteína de baja densidad LDL-C, así como un bajo nivel de HDL-C, aumentan el riesgo de desarrollar enfermedad coronaria. Algunos datos indican que los niveles altos de triglicéridos por si solos son un factor de riesgo, independiente de los niveles de HDL-C. El tercer reporte del panel de expertos en la Detección, Evaluación y Tratamiento de Colesterol Sérico Elevado en Adultos (ATP III) recomienda como primer paso realizar un tamizaje en todo adulto mayor de 20 años que incluya colesterol total, luego de un ayuno de 9 a 12 horas, LDL-C, HDL-C y triglicéridos. Si los valores son normales, se deberá repetir cada 5 años (Tabla 1).

En pacientes con dislipidemia, se deberá descartar enfermedades que alteren el perfil lipídico como son la diabetes mellitus y el hipotiroidismo. Luego, se indica tratamiento cuyo objetivo principal sea bajar los niveles de LDL-C. La ATP III recomienda, primeramente, cambios en el estilo de vida que incluyan una dieta hipocalórica que logre una reducción de 10% del peso corporal y que sea baja en grasas saturadas y colesterol; esto puede reducir los niveles de colesterol en 10 a 15 %. Se sugiere aumentar la actividad física, ya que treinta minutos al día de ejercicio reducen los niveles de LDL-C en 9,3 % después de seis meses (Tabla 2).

Tabla 1. Clasificación del ATP III para lípidos.

Lipoproteína	En mg/dL	Clasificación
LDL Colesterol	<100	Óptimo
	100 - 129	Cerca de lo óptimo
	130 - 159	Limítrofe
	160 - 189	Alto
	≥190	Muy alto

HDL Colesterol	<40 ≥60	Bajo Alto
Colesterol total	<200 200- 239 >240	Deseable Limítrofe alto Alto
Triglicéridos	<150 150 - 199 200 - 499 ≥500	Normal Limítrofe alto Alto Muy alto

En relación con los tratamientos farmacológicos, el tratamiento de primera línea son las estatinas.

Tabla 2. Indicaciones y metas terapéuticas en pacientes con LDL-C elevado (ATP III)

Presencia de	Cambio de estilo de vida si LDL-C es	Indicar fármacos si LDL-C es	Meta de LDL-C (mg/dL)
Enfermedad coronaria o equivalentes (1)	^{3}100	^{3}130 (100-129 fármaco opcional)	<100
≥2 Factores de riesgo (2)	^{3}130	^{3}160	<130
0-1 Factor de riesgo (2)	^{3}160	^{3}190 (160-189 fármaco opcional)	<160

(1) Equivalentes: otras enfermedades ateroscleróticas, diabetes mellitus.

(2) Factores de riesgo: hipertensión arterial, bajo HDL-C, antecedentes de enfermedad coronaria en parientes no ancianos y edad mayor de 65 años (mujeres)

3. Obesidad y sobrepeso

El Instituto Nacional de Salud de Estados Unidos (NIH) en el año 1998 definió el sobrepeso como un Índice de Masa Corporal [IMC: Peso (kg)/ talla (m)^2] de 25-29.9 Kg/m^2 y la obesidad como un IMC ≥ 30 kg/m^2. Estas guías establecieron también que aquellos individuos mayores de 18 años con un IMC ≥ 25 Kg/m^2 tenían mayor riesgo para comorbilidades secundarias como HTA, hiperlipidemia, diabetes mellitus y enfermedad coronaria. La obesidad es una enfermedad crónica cuya prevalencia está aumentando en todo el mundo; el NIH estima que más del 50 % de americanos tienen sobrepeso u obesidad. De este porcentaje, 20% son obesos; aproximadamente, 300.000 personas mueren cada año como consecuencia de la obesidad.

El objetivo inicial del tratamiento es la reducción del 10 % del peso basal durante los seis primeros meses de terapia. Se indica una dieta de 1200 a 1500 kcal/día, con 30 % de las grasas y disminución de carbohidratos. El ejercicio debe iniciarse lentamente e incrementarse gradualmente. La paciente puede comenzar caminando 30 minutos tres días a la semana y, luego, 45 minutos, 5 días a la semana. Con este régimen, se pierden de 100 a 200 calorías por día. Después, es necesario continuar indefinidamente con un programa para mantener el peso, consistente en dieta, actividad física y cambios en el estilo de vida. Si fracasan estas medidas, puede considerarse el uso de algunos fármacos como son: la Sibutramina (inhibe la recaptación de norepinefrina, serotonina y dopamina en el SNC) y el Orlistat, que inactiva las lipasas, lo que disminuye la absorción intestinal de grasas con la consiguiente reducción de la ingesta calórica y pérdida de peso. Lo negativo de este último es la eliminación de grasa en la defecación. Finalmente, en pacientes con obesidad severa, IMC ≥ 40 o en pacientes con IMC ≥ 35 y comorbilidades, otra opción terapéutica es la cirugía gastrointestinal (restricción gástrica, banda gástrica vertical o bypass gástrico en Y de Roux).

4. Síndrome metabólico (SM)

Ha sido definido como una constelación de factores de riesgo lipídicos y no lipídicos que predisponen al individuo a desarrollar ECV.[4] Recientemente el tercer reporte del panel de expertos en la Detección, Evaluación y Tratamiento de Colesterol Sérico Elevado en Adultos (ATP III) ha establecido criterios diagnósticos para este síndrome cuando 3 o más de estos factores están presentes: obesidad abdominal (circunferencia abdominal igual o mayor de 88 cm en la mujer), triglicéridos séricos ≥150 mg/dL, HDL-C <50 mg/dL, presión arterial sistólica ≥130 o diastólica ≥ 85 mmHg y una glicemia basal ≥105 mg/dL. La Federación Internacional de Diabetes ha logrado un Consenso Mundial para definir este síndrome, parecido al de la ATP III excepto que la circunferencia abdominal diagnóstica es de 80 cm y el corte de glicemia basal es 100 mg/dL.[27]

De acuerdo a la Tercera Encuesta Nacional de Salud y Nutrición, la prevalencia del SM entre adultos americanos fue del 22 %,[28] con tasas que se incrementan con la edad y el sexo femenino especialmente en aquellas de origen hispánico. Esto implica un aumento en el RCV de 3.5 veces, diabetes mellitus (5 veces) y mortalidad general (2.4 veces). En un estudio transversal realizado en mujeres rusas actualmente viviendo en los EE. UU (60 % postmenopáusicas), se halló que un 25 % tenían SM de acuerdo con la definición ATP III. Luego del control por la edad, el estado menopáusico siguió siendo un factor independiente que contribuyó al número de indicadores de riesgo de ECV. Utilizando los mismos criterios en Ecuador, se ha establecido que un 41,5 % de mujeres postmenopáusicas tienen SM, con cifras de hiperglicemia del 16,6 % e hipertensión del 38,8% dependientes de la edad.[4] De igual manera, a nivel de América Latina, también la prevalencia de SM es elevada; están en mayor riesgo de sufrirlo aquellas que tienen 5 o más años de menopausia.[13] Dos estudios italianos han determinado que la edad y la presentación de la menopausia son factores de riesgos independientes asociados al incremento de la prevalencia de hipertensión en mujeres de mediana edad (> 40 años, pre y postmenopáusicas incluidas). Otros determinantes de presión elevada en estos estudios fueron el nivel educativo bajo, el sobrepeso y los hábitos sedentarios.[29] Hábitos que incrementan el RCV en sujetos de países desarrollados como el tabaco, el consumo de alcohol, el haber padecido de eventos cardiovasculares y/o ser de raza negra no fueron importantes en la muestra ecuatoriana.

Aunque ningún criterio diagnóstico de SM puede ser considerado como único en la predicción del RCV, la obesidad, sin embargo, parece ocupar un sitial crucial. Esta enfermedad, un factor modificable, ha demostrado una tendencia al incremento en América Latina y ha sido relacionada a la pobreza y el incremento en la prevalencia de diabetes e hipertensión, ambos relacionados directamente con la ECV. En la serie ecuatoriana, la obesidad abdominal afectó al 54,2 % de las mujeres y al 83.7% de las afectadas con SM. En este sentido, se incrementó en ellos el riesgo de presentar diabetes e hipertensión 2 veces, hallazgos que se correlacionan con los encontrados por otros.[29]

El tratamiento del SM consiste, básicamente, en mejorar el estilo de vida. Se propone el aumento de la actividad física a por lo menos 4 veces a la semana durante 30 minutos y reducir la ingesta calórica de hidratos de carbono y de grasas saturadas; en caso de resistencia a insulina (HOMA mayor de 2.5), se puede asociar metformina de liberación lenta de 1000 mg/día. Igualmente, deben tratarse los factores de riesgo lipídicos y no lipídicos. Nuestra serie encontró que el sedentarismo incrementó el riesgo de presentar obesidad abdominal; por tanto, en esta especifica población postmenopáusica la modificación de la dieta y estilo de vida podría tener un impacto sobre el RCV. Estas mujeres, subsecuentemente, participaron en un programa educativo intencionado a medir su conocimiento al respecto de la problemática e incentivar estilos de vida saludable, maneras costo-efectivas de disminuir el RCV en países en vías del desarrollo, donde la intervención farmacológica se ve ensombrecida por la pobreza y la falta de cobertura de salud universal.[30]

5. Comorbilidad y riesgo cardiovascular en la mujer climatérica

En el último quinquenio, se ha ampliado el conocimiento sobre salud de la mujer climatérica y la prevalencia de condiciones comórbidas en mujeres peri y postmenopáusicas. Dado que la THM ha dejado de ser la panacea que todo lo previene y todo lo corrige, la precisión en el diagnóstico y tratamiento de las alteraciones comórbidas es primordial.[31]

Trastornos del sueño

Las mujeres sufren más trastornos del sueño que los varones a lo largo de toda la vida, especialmente durante la transición climatérica. La arquitectura del sueño modula la neuroendocrinología hipofisaria, la regulación del ciclo menstrual, la temperatura corporal y la aparición de bochornos. Al mismo tiempo, estos bochornos y otros síntomas vasomotores alteran el sueño. Las dificultades para iniciar el sueño o su fragmentación aumentan el RCV. Se ha comunicado que el 16 % de las mujeres tienen problemas para dormirse y un 41 % se despiertan durante la noche. Además, las mujeres de mediana edad con mayor grado de felicidad tienen menor riesgo de trastornos del sueño, menos dificultad para dormirse y menos despertares de madrugada. Cuando se estudia la prevalencia del SM según la duración del sueño, su incidencia aumenta en las mujeres que duermen poco y en las que duermen más de 7-8 horas por la noche. A su vez, se han comunicado asociaciones entre la duración del sueño y la obesidad abdominal, hiperglicemia e hipertrigliceridemia.[32] No menos importante es la asociación entre calidad del sueño y enfermedad coronaria, diabetes tipo 2 e hipertensión.[33] Por lo tanto, las estrategias para mejorar el sueño nocturno incrementan la salud femenina de la mujer climatérica.

La cohorte del WHI también proporciona datos interesantes sobre el sueño. Así, hay una asociación entre la duración del sueño e ictus isquémico. El riesgo relativo para ictus comparado con sueño de 7 horas/noche es 14 % cuando se duerme 6 horas o menos, 24 % para sueño de 8 horas y 70 % para sueño de 9 horas o más. Hay discordancias entre los datos del estudio WHI y otros que no se pueden explicar con la metodología o el estilo de vida.

La importancia de la duración del sueño como factor de RCV ha sido documentado mediante scanner de las arterias coronarias. Efectivamente, se ha visto que las calcificaciones coronarias aparecen en el 12 % de casos a los 5 años, en el 27 % en aquellas que durmieron menos de 5 horas/noche en comparación con 11 % en las durmieron 5-7 horas/noche, y en el 6 % de 7 horas/noche de sueño. Parece que dormir "un poco más" puede reducir las cifras de presión arterial. Por lo tanto, mejorar la calidad del sueño de las mujeres con síntomas climatéricos es beneficioso para reducir el RCV.

El síndrome de las piernas inquietas también se asocia con aumento del RCV. Afecta al 5-10 % de la población adulta, y es dos veces más frecuente en las mujeres que en los varones. Las personas que poseen el síndrome tienen el doble de riesgo de padecer ictus y enfermedad cardiaca. Al igual que otros trastornos del sueño, el individuo se despierta por la noche y acumula fatiga, pérdida de memoria y problemas en la concentración intelectual. Cada vez que se producen los movimientos involuntarios de las piernas, aumenta la presión arterial, se altera la secreción de las hormonas hipofisarias y la actividad neuronal. Mediante estudios de polisomnografía, se ha demostrado que la cabergolina (un agonista dopaminérgico) mejora el síndrome.

Las mujeres climatéricas sufren otras condiciones comórbidas como depresión y estrés., que alteran el mecanismo del sueño. Durante el sueño se libera prolactina y hormona del crecimiento y se reduce la secreción de cortisol.[34] Además, el sueño de baja calidad altera las hormonas leptina y ghrelina, que están implicadas en el origen de la obesidad y el RCV. El tratamiento con estrógenos puede mejorar la calidad del sueño, reduce su fragmentación e incrementa el reposo, tanto en mujeres con síntomas climatéricos como en las que no los tienen. El ejercicio puede mejorar la calidad del sueño en las mujeres postmenopáusicas sedentarias y con peso excesivo. La fitoterapia también puede mejorar los trastornos del sueño.[35] Todas estas medidas reducen indirectamente el RCV y mejoran la calidad de vida.

Depresión

La depresión es mucho más frecuente en las mujeres que en los varones; puede tener una larga evolución, empezando en los años fértiles. Una encuesta demostró que las mujeres con función menstrual que sufren un episodio de depresión son más propensas a sufrir el SM.[36] Además, la asociación entre depresión e hipertensión es muy fuerte. El estudio WHI ha proporcionado datos sobre la asociación depresión y RCV en mujeres controladas durante 4.1 años. Los síntomas depresivos afectaron a 15,8 % de las mujeres y se asociaron significativamente al RCV. Además, el tratamiento antidepresivo no mejora el RCV asociado a la depresión. Golden y colaboradores[37] sugieren que la depresión aumenta el riesgo de diabetes 2 y viceversa; por ese motivo, los pacientes con diabetes tipo 2 tienen mayor riesgo de depresión.

El riesgo de muerte relacionada al corazón aumenta después de haber padecido depresión. Un estudio holandés demostró que el riesgo de muerte de causa cardiaca se cuatriplica en caso de depresión mayor a lo largo de un seguimiento de 54 meses en personas sin cardiopatías al inicio del estudio. Las personas con grados menores de depresión también tuvieron un riesgo elevado de mortalidad de causa cardiaca. Todos estos datos ponen de manifiesto la importancia de evaluar cuidadosamente la depresión y su tratamiento. Posiblemente, la depresión altera la secreción de cortisol, disminuye la variabilidad cardiaca, altera el sistema inmune y las plaquetas, y disminuye la resistencia a la insulina. Todos estos factores actuando de manera prolongada aumentan el RCV.[38]

Estrés y factores psicosociales

Ciertas conductas y actividades estresantes, y los problemas afectivos y laborales pueden provocar disfunción ovárica, situando a mujeres jóvenes en el terreno del RCV. El estrés causa alteraciones del humor y del comportamiento, agrava los síntomas climatéricos y altera el sueño.[38] El estrés crónico altera la función hipotálamo hipofisaria, produce secreción de citoquinas y aumenta el RCV. Los estudios del laboratorio de Clarkson han puesto de manifiesto, hace tiempo, como el estrés en monas altera los mecanismos de retroalimentación hipofiso-gonadales. Cuando se retrasa el inicio de uso de THM (el equivalente a 6 años en la mujer), ya no produce beneficio y acelera en cambio el proceso de arterioesclerosis.[15] Los animales sumisos de experimentación que no reciben anovulatorios desarrollan el doble de riesgo de esclerosis coronaria que los animales dominantes del mismo grupo. Estos estudios pusieron de manifiesto la influencia de los factores sociales sobre el proceso de arterioesclerosis. Las mujeres premenopáusicas con enfermedad coronaria tienen niveles de estradiol más bajos que el grupo control sin enfermedad. Aunque la ansiedad y la hostilidad no son predictivas de la enfermedad coronaria en la mujer, esos estados pueden aumentar el riesgo si existen otros factores como edad, historia de diabetes y niveles elevados de lípidos.

Los factores psicológicos se asocian a enfermedad cardiovascular e influyen en la función endotelial en mujeres premenopáusicas. Así, las mujeres con ansiedad o depresión en los años previos a la menopausia tienen menos vasodilatación con el paso de los años. La falta de THM también se asocia a menos capacidad de vasodilatación.

Las malas condiciones laborales también incrementan el RCV, ya que aumentan el desarrollo de diabetes tipo 2 hasta en 4 veces en comparación con las condiciones de trabajo agradables.[39] En la época del climaterio aumenta el síndrome de "burn out", que acrecienta indirectamente el RCV a través de hipertensión y alteraciones del sistema inmune, favoreciendo el SM. El estado inflamatorio de bajo grado puede contribuir a la ateroesclerosis. Los niveles elevados de "burn out" incrementan los niveles del factor de necrosis tumoral alfa (TNF-α) y disminuyen la interleuquina-4, que permiten explicar la inflamación sistémica y el RCV.

En la evaluación de la mujer climatérica hay que tener en cuenta estas circunstancias, el posicionamiento de la mujer en su entorno laboral familiar o fuera del hogar. La reducción de eventos estresantes, la comorbilidad psicológica y el tipo de trabajo pueden considerarse intervenciones útiles para mejorar la salud femenina.

Insuficiencia de vitamina D

En los últimos años, se ha acumulado información científica sobre la importancia de la vitamina D en el mantenimiento de la salud cardiovascular. La deficiencia de vitamina D se asocia con alteraciones del metabolismo de la glucosa, disfunción pancreática, alteraciones de las lipoproteínas, hipertensión, sobrepeso y obesidad.[40] Las personas con peso excesivo pueden tener una baja autoestima y minimizan su exposición solar. Los niveles sanguíneos de vitamina D de las mujeres postmenopáusicas se acompañan de niveles bajos de insulina, aumento del colesterol total y la LDL-C e hipertensión. Al mismo tiempo, el estado depresivo se acompaña de hipovitaminosis. Se crea, así, un triángulo formado por bajos niveles de vitamina D, depresión y RCV.

En la cohorte de la Encuesta Nacional de Examinación de Salud y Nutrición (NHANES III), se ha demostrado que los niveles bajos de vitamina D da lugar a un 26 % de aumento en el riesgo de muerte.[41] Aunque los resultados no son significativos los autores propusieron que el déficit de vitamina D es un factor independiente de ECV. El déficit de vitamina D también produce aumento del riesgo de enfermedad arterial periférica. En la cohorte del estudio WHI controlada durante 7 años, se estudió el efecto de la suplementación con 400 UI/día de vitamina D. Al final del seguimiento, ese suplemento de vitamina D no redujo el riesgo de desarrollar diabetes en mujeres postmenopáusicas. Sin embargo, la dosis utilizada en ese estudio fue relativamente baja según el conocimiento actual; además, los datos de la población estaban sesgados y no se hicieron determinaciones de los niveles séricos de vitamina D. Pese a que se desconoce en la actualidad la dosis óptima para mantener la salud general, la complejidad de la enfermedad cardiovascular no se puede asignar exclusivamente a la hipovitaminosis D, aunque puede ser un factor adyuvante cuando persiste tiempo prolongado.

Artritis reumatoide

Las inflamaciones crónicas como la artritis reumatoide o el lupus eritematoso se asocian con aumento del RCV. La artritis reumatoide es una enfermedad multifactorial, que incluye factores genéticos y es de 2 a 3 veces más frecuentes en las mujeres que en los varones. La mayoría de mujeres con artritis reumatoide mejoran durante el embarazo y el uso de anovulatorios, posiblemente por cambios en las citoquinas. La transición menopáusica es un momento pico para el inicio de la artritis reumatoide, lo cual sugiere un vínculo entre las hormonas esteroides y la inmunidad. Parece que el tratamiento con andrógenos en la fase premenopáusica mejora la evolución.[42]

Las mujeres con artritis reumatoide tienen una esperanza de vida reducida y un aumento en la mortalidad de origen cardiovascular en comparación con la población sin artritis. Además, la enfermedad cardiovascular y la artritis reumatoide se han asociado con dislipidemia, aumento de homocisteína, disminución de la sensibilidad a la insulina y disfunción endotelial. Parece prudente una evaluación individual de la artritis reumatoide en el contexto de la mujer climatérica.

CONCLUSIONES

1. La menopausia y la progresiva declinación de la función ovárica implican un incremento en el RCV debido al deterioro metabólico y el incremento en la prevalencia del SM. El último es muy prevalente en Ecuador y toda América Latina.
2. El componente obesidad del SM es el eje por el que giran los demás y no solo incrementa el RCV, sino que también deteriora la calidad de vida. Por tanto, se debe dar una especial relevancia a la evaluación de los factores de riesgo involucrados.
3. Los efectos negativos atribuidos a la THM se relacionan con el uso de estrógenos por vía oral y con la medroxiprogesterona. La investigación actual sugiere que estos efectos se pueden atenuar con el uso de la vía transdérmica para administrar los estrógenos y con el uso de progestinas "no medroxiprogesterona".
4. Es importante señalar que, pese a esto, existe abundante evidencia que indica que los estrógenos evitan el desarrollo y el progreso de la aterosclerosis y, por consiguiente, disminuye el RCV.
5. Dado que en el último quinquenio se ha ampliado el conocimiento sobre las comorbilidades que pueden potencialmente aumentar el RCV de la mujer climatérica, se deben incorporar el manejo de estas como parte del enfoque holístico de la mujer menopáusica.
6. El médico no debe dejar de incentivar estilos de vida saludable. Debe sugerir dietas, aumento de la actividad física y abandono de hábitos nocivos como el tabaco y/o alcohol, que son maneras costo-efectivas para disminuir el RCV, muy útiles en países en vías de desarrollo.
7. De igual manera, el cuerpo médico debe incentivar a las autoridades de salud para que se incorporen, a la atención primaria de salud, programas de tamizaje de lípidos y los educativos a poblaciones femeninas en riesgo para que incrementen su conocimiento acerca del efecto de la menopausia sobre la salud y el RCV.

REFERENCIAS

1. Hidalgo LA, Chedraui PA, Morocho N, Alvarado M, Chavez D, Huc A. The metabolic syndrome among postmenopausal women in Ecuador. Gynecol Endocrinol. 2006;22(8):447-454.
2. Chedraui P, Hidalgo L, Chavez D, Morocho N, Alvarado M, Huc A. Quality of life among postmenopausal Ecuadorian women participating in a metabolic syndrome screening program. Maturitas. 2007;56(1):45-53.
3. Chedraui P, Hidalgo L, Chavez D, Morocho N, Alvarado M, Huc A. Menopausal symptoms and associated risk factors among postmenopausal women screened for the metabolic syndrome. Arch Gynecol Obstet. 2007;275(3):161-168.
4. Chedraui P, Aguirre W, Hidalgo L, Fayad L. Assessing menopausal symptoms among healthy middle aged women with the Menopause Rating Scale. Maturitas 2007;57(3):271-278.
5. Castelo-Branco C, Blumel JE, Chedraui P, et al. Age at menopause in Latin America. Menopause. 2006;13(4):706-712.
6. Carr MC. The emergence of the metabolic syndrome with menopause. J Clin Endocrinol Metab. 2003;88(6):2404-2411.
7. Blümel JE, Castelo-Branco C, Chedraui PA, et al. Patients' and clinicians' attitudes after the Women's Health Initiative study. Menopause. 2004;11(1):57-61.
8. Royer M, Castelo-Branco C, Blumel JE, et al. The US National Cholesterol Education Programme Adult Treatment Panel III (NCEP ATP III): prevalence of the metabolic syndrome in postmenopausal Latin American women. Climacteric. 2007;10(2):164-170.
9. Rosenberg L, Hennekens CH, Rosner B, Belanger C, Rothman KJ, Speizer FE. Early menopause and the risk of myocardial infarction. Am J Obstet Gynecol. 1981;139(1):47-51.
10. Bath PMW, Gray LJ. Association between hormone replacement therapy and subsequent stroke: a meta-analysis. BMJ. 2005;330(7487):342.
11. International Diabetes Federation. The IDF consensus worldwide definition of the metabolic syndrome. Brussels: IDF. 2005. http://www.idf.org/webdata/docs/metac_syndrome_def.pdf.
12. Ford ES, Giles WH, Dietz WH. Prevalence of the metabolic syndrome among US adults: findings from the Third National Health and Nutrition Examination Survey. JAMA. 2002;287(3):356-359.
13. Gruppo di Studio Progetto Menopausa Italia. Risk factors for high blood pressure in women attending menopause clinics in Italy. Maturitas. 2006;53(1):83-88.
14. Barriga J, Castelo-Branco C, Chedraui P, Hidalgo L, Veas P. Educational and organizational interventions used to improve the knowledge of metabolic syndrome among postmenopausal women. Fertil Steril. 2008;90(2):444-446.
15. Pérez-Lopez FR, Chedraui P, Gilbert JJ, Pérez-Roncero G. Cardiovascular risk in menopausal women and prevalent related co-morbid conditions: facing the post-Women's Health Initiative era. Fertil Steril. 2009;92(4):1171-1186.
16. Hall MH, Muldoon MF, Jennings JR, Buysse DJ, Flory JD, Manuck SB. Self-reported sleep duration is associated with the metabolic syndrome in midlife adults. Sleep. 2008;31(5):635-643.
17. Cappuccio FP, Stranges S, Kandala NB, et al. Gender-specific associations of short sleep duration with prevalent and incident hypertension: the Whitehall II Study. Hypertension. 2007;50(4):693-700.
18. Kinder LS, Carnethon MR, Palaniappan LP, King AC, Fortmann SP. Depression and the metabolic syndrome in young adults: findings from the Third National Health and Nutrition Examination Survey. Psychosom Med. 2004;66(3):316-322.
19. Golden SH, Lazo M, Carnethon M, et al. Examining a bidirectional association between depressive symptoms and diabetes. JAMA. 2008;299(23):2751-2759.
20. Pérez-López FR. Vitamin D metabolism and cardiovascular risk factors in postmenopausal women. Maturitas. 2009;62(3):248-262.

6-5 Terapia Hormonal en la Menopausia (THM): Presente y futuro

Dres.: Camilo Rueda Beltz; Olga Isabel Restrepo Castro

INTRODUCCIÓN

Definición de menopausia y demografía breve

La menopausia es el cese permanente de la menstruación, la cual ocurre posterior a la perdida de la actividad ovárica. Su diagnóstico debe hacerse después de un año de la fecha de la última menstruación.[1] Según la OMS, la incidencia de la menopausia se encuentra entre los 45-55 años, siendo los 51 años la prevalencia en los países desarrollados y los 50 años en una estimación mundial.[2] Según el informe de 1993 del Banco Mundial y las proyecciones que realizaron de la población mundial hasta el 2030, se calcula que, para ese año, habrá aproximadamente 1667 millones de mujeres de más de 50 años y la menopausia aumentará su prevalencia en todas partes del mundo, predominantemente en China y los países industrializados. Esto es importante debido a que la menopausia conlleva a fluctuaciones y cambios hormonales de predominio esteroideo que pueden influir, con el tiempo, en la morbilidad y mortalidad de la mujer. Por ello, se asocia, principalmente, a enfermedades cardiovasculares y neoplasias malignas. No obstante, durante el periodo de tiempo que hay antes de la postmenopausia, se dan otras etapas del proceso en donde se reconocen múltiples cambios hormonales, lo que conlleva a sintomatología y cambios fisiológicos que afecta a la vida de la mujer. De ahí radica la importancia de estudiar los fenómenos y factores que se asocian durante este periodo de tiempo.[3]

La menopausia se caracteriza, de esta forma, por cambios dinámicos en los niveles de estradiol y niveles de FSH. Algunos estudios prospectivos sobre menopausia, como SWAN (Study of Women's Health Across the Nation) y The Melbourne Women's Midlife Health, exponen la disminución en el nivel de estradiol dos años y un aumento de FSH seis años antes de la última menstruación. el En otros estudios se demostró un aumento significativo en los niveles de estadiol 5.5 años antes de la fecha de la última menstruación, y una disminución un año antes de la fecha, lo que se define como una disminución estrogénica temprana.[4]

ANTECEDENTES HISTÓRICOS

En 1942, la Agencia de Control de Alimentos y Medicamentos (FDA) de los Estados Unidos aprobó el uso de estrógenos para tratar los síntomas del climaterio.[5]

El inicio de una terapia hormonal sistémica para la mujer posmenopáusica fue promovido en Estados Unidos por el Dr. Robert A Wilson en su libro *Feminine Forever*, publicado en 1966, quien consideraba a la menopausia como una enfermedad que debía ser tratada de una manera apropiada. En esta década, en el país norteamericano, se utilizaron a gran escala los estrógenos equinos conjugados; pero esta primera ola de entusiasmo fue temporalmente afectada cuando los estudios observacionales indicaron que la administración a largo plazo de estrógenos sin oposición aumentaba el riesgo de cáncer de endometrio. Diversas investigaciones reportaron que este riesgo podría ser contrarrestado por la adición de progestágeno, ya sea de manera secuencial o de manera continua, de forma que varias fórmulas de estrógenos y progestágenos se comercializaron[6].

La publicación de dos estudios prospectivos aleatorizados en relación con los efectos de la TRH constituyo el punto de partida para probar o refutar los efectos beneficiosos de la administración de la TRH. El primer estudio HERS estaba destinado a investigar los efectos cardiovasculares de la TRH en mujeres con factores de riesgo coronario.[7] Los resultados fueron publicados en 1998. El segundo estudio aleatorizado prospectivo sobre el efecto de la TRH en mujeres posmenopáusicas sanas fue el de iniciativa de salud para la mujer (WHI) en el año 2002.

El estudio WHI comparó los efectos del uso de terapia hormonal combinada continua constituida por estrógenos conjugados equinos de 0.625 mg + acetato de medroxiprogesterona de 2.5 mg frente al placebo sobre la salud de la mujer. El 31 de mayo de 2002, después de un periodo de seguimiento promedio de 5.2 años, se detuvo el estudio WHI debido al incremento del riesgo de cáncer de mama invasor para el grupo de ECA/MPA. El grupo de investigadores propuso que la combinación con respecto al placebo tendría efectos favorables para fractura de cadera y cáncer colorrectal, así como mayor riesgo para enfermedad coronaria, accidente cerebrovascular, embolia pulmonar y cáncer invasor de mama.[8]

Tabla 1

RESULTADO	HAZARD RATIO (IC 95%)	N° TOTAL DE CASOS OBSERVADOS
Enfermedad cardíaca coronaria	1.29 (1.02 a 1.63)	286
Accidente cerebrovascular	1.41 (1.07 a 1.85)	212
Embolia pulmonar	2.13 (1.39 a 3.25)	101
Cáncer de mama invasor	1.26 (1.00 a 1.59)	290
Cáncer colorrectal	0.63 (0.43 a 0.92)	112
Fractura de cadera	0.66 (0.45 a 0.98)	106

Estos resultados produjeron un impacto mediático tanto en las usuarias como en los médicos, que llevó a una drástica reducción del uso de la terapia hormonal en las mujeres después de la menopausia así como su abandono. No obstante, el informe original fue criticado y los riesgos de la terapia han sido equivocadamente generalizados y aplicados a todas las mujeres, cuestión que empeoró su calidad de vida.

THM contexto actual: indicaciones – beneficios y contraindicaciones (THM-terapia hormonal de la menopausia)

La última década ha mostrado importantes fluctuaciones en las opiniones sobre riesgos y beneficios de la THM. Las indicaciones de esta serán, por tanto, individuales y deberán tomarse en cuenta la sintomatología, factores de riesgo, historia personal y familiar, los efectos beneficiosos, sus efectos adversos y los deseos de la paciente.

Beneficios y riesgos de la THM

La Declaración sobre Terapia Hormonal de 2017 de la Sociedad Norteamericana de Menopausia (NAMS, por sus siglas en inglés) actualiza su declaración de posición de la terapia hormonal de 2012 e identifica necesidades e investigaciones futuras. Un panel asesor de médicos e investigadores expertos en el campo de la salud de la mujer y la menopausia fue reclutado por NAMS para revisar la declaración de posición de 2012 y evaluar nueva literatura y la evidencia para llegar a un consenso sobre las recomendaciones. La terapia hormonal (TH) sigue siendo el tratamiento más eficaz para los síntomas vasomotores (SVM) y el síndrome genitourinario de la menopausia (GSM), y se ha demostrado que previene la pérdida ósea y las fracturas.

Los riesgos de la TH difieren según el tipo de reemplazo, la dosis, la duración del uso, la vía de administración, el momento de inicio y si se administra un progestágeno. El tratamiento debe individualizarse para identificar el tipo de TH y la dosis. Se utiliza la mejor evidencia disponible para maximizar los beneficios y minimizar los riesgos, con reevaluación periódica de los beneficios y riesgos de continuar o descontinuar el TH.

Para mujeres menores de 60 años o que están dentro de los 10 años del inicio de la menopausia y no tienen contraindicaciones, la relación riesgo-beneficio es más favorable para el tratamiento de síntomas vasomotores molestos y para aquellas con riesgo elevado de pérdida ósea o fractura.[9]

La terapia hormonal está aprobada por la FDA para cuatro indicaciones: SVM molestos; prevención de la pérdida ósea, hipoestrogenismo causado por hipogonadismo o insuficiencia ovárica prematura (IOP), y síntomas genitourinarios.

Asociación de menopausia y riesgo cardiovascular

La enfermedad cardiovascular es la principal causa de muerte en la mujer; la disminución del efecto estrogénico en la mujer conlleva a insulinorresistencia, obesidad central y dislipidemia. Se evidencian aumentos significativos en los niveles de colesterol total, triglicéridos, apolipoproteína B y colesterol de lipoproteínas de baja densidad (LDL-C) en la mediana edad alrededor de la menopausia. Los cambios de lípidos en relación con los años transcurridos desde el último período menstrual (FUR) han proporcionado la evidencia más sólida de que la menopausia está relacionada con la alteración del perfil de lípidos y el colesterol total. Los niveles de LDL-C y apolipoproteína B aumentan sustancialmente dentro de un intervalo de un año alrededor de la FUR, independientemente de la edad. Los aumentos acelerados de LDL-C alrededor de la menopausia se han relacionado con una mayor probabilidad de presencia de placa carotídea después de la menopausia.

Enfermedades cardiometabólicas (CMD), incluida la diabetes tipo 2 (T2D) y enfermedades cardiovasculares (ECV), y sus factores asociados, tales como la hipertensión, la dislipidemia, la resistencia a la insulina y la obesidad, se encuentran entre las principales causas de morbilidad y mortalidad en ambos sexos. Sin embargo, hombres y mujeres experimentan diferentes trayectorias de riesgo cardiometabólico a lo largo de su vida. A una edad temprana, las enfermedades CMD tienen una prevalencia mayor en hombres que en mujeres, pero esta ventaja femenina desaparece gradualmente con el envejecimiento, particularmente, después de la menopausia, cuando los factores de riesgo cardiometabólico se acumulan.

Una disminución temprana de estrógenos también se ha asociado a un aumento del sistema renina angiotensina aldosterona. Resultan en inflamación y lesión endotelial, aumentando el riesgo cardiovascular y el riesgo de muerte por enfermedad coronaria.

El aumento de peso es común durante la mediana edad. Los estrógenos de distinta manera están involucrados en el metabolismo adiposo, el procesamiento de los carbohidratos y la distribución del tejido graso, afectando la salud de la mujer y condicionando factores de riesgo de enfermedad cardiovascular. Parece haber cambios en la composición corporal y la distribución de la grasa, particularmente un cambio de masa magra. Los estudios mostraron que las mujeres posmenopáusicas tenían una mayor adiposidad central que mujeres premenopáusicas.[10,11]

IMPACTO EN EL SISTEMA OSTEOARTICULAR

Asimismo, a nivel osteomuscular, la menopausia se caracteriza por una disminución de la masa y estructura ósea. En el caso de esta última, ocurre un aumento de la porosidad del córtex del hueso y se incrementa el tejido trabecular,[12] lo que acrecienta el riesgo de fracturas más que todo de columna, cadera y muñeca.[13] Estos cambios se dan con mayor prevalencia en la perimenopausia tardía. La pérdida a nivel muscular, a pesar de que sucede con mayor rapidez después de la menopausia, se atribuye más al envejecimiento.[14]

La THM en dosis estándar previene la pérdida ósea en mujeres posmenopáusicas mediante la inhibición de la reabsorción ósea impulsada por los osteoclastos. Los ensayos controlados aleatorizados y los estudios observacionales muestran que la THM en dosis estándar reduce las fracturas osteoporóticas posmenopáusicas, incluidas las fracturas de cadera, de columna y todas las que no son de columna.

IMPACTO EN EL SISTEMA GENITOURINARIO

A nivel genitourinario, después de la menopausia el tejido epitelial vaginal disminuye su colágeno, aumenta la hialinización, disminuye el contenido elástico, se atrofia y se comprometen los vasos sanguíneos, lo cual altera, de esta forma, la elasticidad y lubricación de la vagina. Esto causa su acortamiento y da paso a problemas como dispareunia y fácil fisuramiento de las paredes vaginales (Nappi R.E, 2014). Es importante mencionar que, con la menopausia, también hay incontinencia urinaria. Sin embargo, hay algunas hipótesis de su mecanismo, como lo es la falta de estimulación de receptores de estrógenos en el trígono vesical.[15]

El síndrome genitourinario de la menopausia (GSM) incluye los signos y síntomas asociados con la deficiencia de estrógenos relacionada con la posmenopausia, que implican cambios en los labios, vagina, uretra y vejiga, e incluye VVA. Puede incluir sequedad genital, ardor e irritación; síntomas sexuales de disminución de la lubricación y dolor; y síntomas urinarios de urgencia, disuria e infecciones recurrentes del tracto urinario (ITU). La terapia con estrógenos es la más efectiva.

Se ha demostrado en ECA que la terapia hormonal restaura eficazmente la anatomía del tracto genitourinario, aumenta las células vaginales superficiales, reduce el pH vaginal y trata los síntomas de la atrofia vulvovaginal (VVA).[15]

IMPACTO EN EL ASPECTO COGNITIVO Y NEUROLÓGICO

Por último, dentro de los efectos neurológicos de la menopausia, se ha demostrado un déficit en la memoria verbal limitado a la etapa perimenopausia y una alteración en velocidad de procesamiento y memoria tardía en la transición a la menopausia y hasta 10 años después.[16,17] Asimismo, la menopausia se puede ver implicada en efectos cognitivos debido a la gran presencia de receptores de estrógeno en el hipocampo y córtex prefrontal, donde, a partir de estos, se modulan la síntesis, el metabolismo y la liberación de neurotransmisores (serotonina, dopamina, acetilcolina).[18]

Con respecto a la enfermedad de Alzheimer, cuatro estudios observacionales respaldan la opinión de que el momento del inicio de la TH es un factor determinante significativo del riesgo de esta. El inicio temprano reduce el riesgo y el inicio tardío está relacionado con su aumento.[15]

Tabla 2. Resumen de indicaciones y contraindicaciones de THM

CONDICIÓN	INDICACIONES POTENCIALES PARA INICIO DE TRH	CONTRAINDICACIÓN ABSOLUTAS PARA INICIO DE TRH	COMENTARIO Y RECOMENDACIÓN SEGÚN EVIDENCIA
Síntomas climatéricos moderados- severos	X*		X
Atrofia vaginal	X**		X
Vejiga hiperactiva	X**		X
IVU recurrente	X**		X
Cáncer de seno		X***	X
ACV		X	X
Tromboembolismo venoso		X****	X

(*THC o estrógenos en caso de histerectomía **Terapia estrogénica local ***Aumenta el riesgo de recurrencia ****No aplica con estradiol transdérmico).

TRH: Terapia de reemplazo hormonal. RFEAC: recomendación fuerte por evidencia de alta calidad (verde). RDPEMC: recomendación débil por evidencia de moderada calidad (rojo), RFEMC: Recomendación fuerte por evidencia de moderada calidad (amarillo).

*Otras indicaciones aprobadas: Síntomas vasomotores, hipoestrogénismo prematuro y prevención de osteoporosis.

*Contraindicaciones potenciales: Sangrado vaginal inexplicable, enfermedad hepática activa, falla cardiaca crónica, demencia, hipertrigliceridemia y dolores de cabeza.

PERSPECTIVAS EN EL FUTURO DE LA THM

El complejo de estrógeno selectivo de tejidos combina estrógenos equinos conjugados (CEE) con el SERM bazedoxifeno (BZA). Los cinco estudios de "Menopausia Selectiva de Estrógeno y Respuesta a la Terapia", con hasta 2 años de datos, demostraron que CEE/BZA 0.45 mg/BZA 20 mg mejoraron los síntomas vasomotores y la atrofia vulvovaginal, previnieron la pérdida ósea y fueron neutrales en la sensibilidad mamaria y densidad mamaria, con una incidencia de cáncer de mama similar al placebo. Se encontró protección contra la hiperplasia endometrial inducida por estrógenos y el cáncer, con tasas de amenorrea similares a las del placebo.[19]

El bazedoxifeno (BZA), un SERM más nuevo, bloquea preferentemente la acción del estrógeno en el endometrio y el útero en comparación con otros SERM. BZA es un antagonista de los estrógenos en el endometrio, que se unen competitivamente y conducen a la degradación del ER (receptor de estrógeno) en el endometrio y la mama, de tal manera que, incluso cuando se combina con CEE (estrógenos equinos conjugados), protege el endometrio sin necesidad de un progestágeno.

El ensayo clínico "Estrógeno Menopausia y Respuesta a la Terapia (SMART)" demostró eficacia y seguridad con reducción de la frecuencia y severidad de los rubores, prevención de la pérdida ósea con reducción de los marcadores de recambio óseo, mejora del índice de maduración vaginal y facilidad de lubricación, y mejora en el sueño y la calidad de vida específica de la menopausia.

TERAPIA CON HORMONAS BIOIDÉNTICAS

En busca de una alternativa más segura, luego de la drástica disminución en el uso de TH,con el objetivo de manejar lo que pueden ser síntomas menopáusicos extremadamente disruptivos, algunas mujeres comenzaron a usar la llamada TH bioidéntica. Derivados principalmente de productos vegetales (p. ej., ñame y soja), se supone que estos tipos de TH tienen la misma estructura molecular que las hormonas que se encuentran en el cuerpo de una persona.[20] En América del Norte, se venden formas no reguladas y reguladas de TH bioidénticas.[21]

El uso del término bioidéntico es una fuente de confusión. Bioidéntica significa que la estructura química de la hormona es idéntica a la de una hormona que se produce naturalmente en el cuerpo y, en consecuencia, implica que su actividad biológica es idéntica a la de una hormona que se produce naturalmente en el cuerpo. Muchos pacientes creen que, al llamarse "bioidénticas", significa que las plantas son la fuente de las hormonas. Sin embargo, es la estructura química y no la fuente lo que determina si una hormona es bioidéntica. Además, los medicamentos de hormonas bioidénticas que tienen fuentes vegetales y se denominan naturales son, de hecho, modificados químicamente en el laboratorio antes de administrarse a un paciente.

Las formas no reguladas de TH, también conocidas como TH bioidéntica compuesta, son producidas por una farmacia de compuestos, que utiliza la saliva de una persona o un análisis de sangre para formular una receta personalizada que coincida con sus niveles personales de progesterona, estrógeno (incluyendo estriol [E3], estradiol [E2] y estrona [E1]), y, a veces, testosterona.[21] Las terapias hormonales compuestas no están aprobadas actualmente por la Administración de Drogas y Alimentos de los EE. UU.[23,24] No respalda su uso debido a la falta de regulación por parte de Health Canada. Parte de las dudas en torno a la TH compuesta se debe a que estos productos carecen de pruebas de estandarización y pureza, no se han evaluado rigurosamente y pueden no ser seguros para las mujeres.[24]

Por el contrario, los productos de TH bioidénticos regulados, como el 17-beta estradiol (E2) o la progesterona micronizada (P4), están estandarizados, han sido objeto de investigación clínica y están controlados y monitoreados por la Administración de Alimentos y Medicamentos de EE. UU. y Salud de Canadá.[19]

Más recientemente, el término terapia hormonal idéntica al cuerpo regulada (rBHT, por sus siglas en inglés) se ha utilizado para distinguir las formas reguladas de las no reguladas de TH bioidéntica.[24] En el 2018, la FDA solicitó a las Academias Nacionales de Ciencias, Ingeniería y Medicina (las Academias Nacionales) que nombraran un comité *ad hoc* para examinar la utilidad clínica de las preparaciones de medicamentos cBHT con un enfoque prioritario en las preparaciones que contienen estradiol, estrona, cipionato de estradiol, estriol, dehidroepiandrosterona (DHEA), pregnenolona, progesterona, testosterona, cipionato de testosterona y/o propionato de testosterona. El comité resultante sobre la Utilidad Clínica del Tratamiento de Pacientes con Terapia de Reemplazo de Hormonas Bioidénticas Compuestas se encargó de revisar los usos de las preparaciones de cBHT y la evidencia disponible que respaldaría las afirmaciones de mercadeo sobre la seguridad y eficacia de preparaciones de cBHT. También se pidió al comité que evaluara la evidencia disponible y sugiere que estas preparaciones tengan utilidad clínica y perfiles de seguridad que justifiquen su uso clínico para identificar poblaciones de pacientes que podrían beneficiarse de las preparaciones de cBHT en lugar de la BHT aprobada por la FDA.[24]

A diferencia de los productos farmacéuticos aprobados por la FDA, las preparaciones de terapia de hormonas bioidénticas compuestas (cBHT) carecen de métodos de producción estandarizados, lo que podría conducir a una variabilidad de estado a estado e, incluso, de farmacia a farmacia en los medicamentos que se dispensan a los pacientes. Además, los rangos de dosis activa de cBHT son más amplios, tanto más bajos como más altos que los correspondientes productos farmacéuticos bioidénticos aprobados por la FDA. Los ingredientes inactivos (p. ej., excipientes) pueden ser difíciles de identificar, lo que crea preocupaciones sobre la seguridad y eficacia de cBHT.

CONCLUSIONES

La decisión sobre la terapia hormonal para mujeres posmenopáusicas debe basarse en los riesgos de salud, las necesidades de tratamiento y las preferencias de cada mujer. Los beneficios de la THM van mucho más allá de sus indicaciones y estos redundan en una protección cardiovascular, metabólica y cognoscitiva. El inicio temprano de la THM durante la primera década de postmenopausia sopesa la balanza de los beneficios muy a favor de los riesgos establecidos. Sin embargo, más allá del estrógeno tradicional, con o sin tratamiento con progestágeno si una mujer tiene útero, existen terapias novedosas que, dada su alta selectividad de acción, permiten tener expectativas futuras de tratamientos eficaces y cada vez más seguros según la condición individual de cada mujer.

REFERENCIAS

1. ACOG Practice Bulletin No. 141: management of menopausal symptoms. Obstet Gynecol. 2014 Jan;123(1):202-216. doi: 10.1097/01.AOG.0000441353.20693.78. Erratum in: Obstet Gynecol. 2016 Jan;127(1):166. Erratum in: Obstet Gynecol. 2018 Mar;131(3):604. PMID: 24463691.
2. Organización Mundial de la salud [OMS]. (1996). Research on the menopause in the 1990s. Geneva, Switzerland; World Health Organization. WHO Technical Report Series, 866. Recuperado de http://whqlibdoc.who.int/trs/WHO_TRS_866_spa.pdf
3. Grady D. Clinical practice. Management of menopausal symptoms. N Engl J Med 2006;355:2338–47. (Level III)
4. Harlow SD, Gass M, Hall JE, Lobo R, Maki P, Rebar RW, Sherman S, Sluss PM, de Villiers TJ; STRAW 10 Collaborative Group. Executive summary of the Stages of Reproductive Aging Workshop + 10: addressing the unfinished agenda of staging reproductive aging. Menopause. 2012 Apr;19(4):387-95. doi: 10.1097/gme.0b013e31824d8f40. PMID: 22343510; PMCID: PMC3340903.
5. Speroff. Endocrinología ginecológica clínica y esterilidad. 9th ed. 2006.
6. Dhont, N., Luchters, S., et al. (2010) Gender Differences and Factors Associated with Treatment Seeking Behavior for Infertility in Rwanda. Human Reproduction, 25, 2024-2030
7. Hulley S, Grady D, Bush T, et al. Randomized trial of estrogen plus progestin for secondary prevention of coronary heart disease in postmenopausal women. Heart and Estrogen/progestin Replacement Study (HERS) Research Group. JAMA 1998; 280:605–13
8. Rossouw JE, Anderson GL, Prentice RL, LaCroix AZ, Kooperberg C, Stefanick ML, Jackson RD, Beresford SA, Howard BV, Johnson KC, Kotchen JM, Ockene J; Writing Group for the Women's Health Initiative Investigators. Risks and benefits of estrogen plus progestin in healthy postmenopausal women: principal results From the Women's Health Initiative randomized controlled trial. JAMA. 2002 Jul 17;288(3):321-33. doi: 10.1001/jama.288.3.321. PMID: 12117397.
9. The NAMS 2017 Hormone Therapy Position Statement Advisory Panel. The 2017 hormone therapy position statement of The North American Menopause Society. Menopause. 2017 Jul;24(7):728-753. doi: 10.1097/GME.0000000000000921. PMID: 28650869

10. Khoudary, S. R., & Thurston, R. C. (2018). Cardiovascular Implications of the Menopause Transition: Endogenous Sex Hormones and Vasomotor Symptoms. In Obstetrics and Gynecology Clinics of North America (Vol. 45, Issue 4, pp. 641–661). W.B. Saunders. https://doi.org/10.1016/j.ogc.2018.07.006
11. European Heart Journal (2021) 00, 1-18 ESC REPORT. doi: 10.1093/eurheartj/ehaa1044
12. Manolagas SC, O'Brien CA, Almeida M. The role of estrogen and androgen receptors in bone health and disease. Nat Rev Endocrinol. 2013 Dec;9(12):699-712. doi: 10.1038/nrendo.2013.179. Epub 2013 Sep 17. PMID: 24042328; PMCID: PMC3971652.
13. van Staa TP, Dennison EM, Leufkens HG, Cooper C. Epidemiology of fractures in England and Wales. Bone. 2001 Dec;29(6):517-22. doi: 10.1016/s8756-3282(01)00614-7. PMID: 11728921.
14. Maltais ML, Desroches J, Dionne IJ. Changes in muscle mass and strength after menopause. J Musculoskelet Neuronal Interact. 2009 Oct-Dec;9(4):186-97. PMID: 19949277.
15. The NAMS 2017 Hormone Therapy Position Statement Advisory Panel. The 2017 hormone therapy position statement of The North American Menopause Society. Menopause. 2017 Jul;24(7):728-753. doi: 10.1097/GME.0000000000000921. PMID: 28650869.
16. Greendale GA, Huang MH, Wight RG, Seeman T, Luetters C, Avis NE, Johnston J, Karlamangla AS. Effects of the menopause transition and hormone use on cognitive performance in midlife women. Neurology. 2009 May 26;72(21):1850-7. doi: 10.1212/WNL.0b013e3181a71193. PMID: 19470968; PMCID: PMC2690984.
17. Arun S. Karlamangla, Margie E Lachman, WeiJua Han, MeiHa Huang, Gail A Greendale. Evidence for Cognitive Aging in Midlife Women: Study of Women's Health Across the Nation. JAN 3, 2017. DOI: 10.1371/journal.pone.0169008
18. Genazzi, a. R. ; nicolucci, a. ; campagnoli, c. (2002) - Assessment of the QOL in Italian menopausal women: comparison between HRT user and non-users. Maturitas. Vol. 42, nº 4, p. 267-280
19. V. Pinkerton & E. A. Conner (2019) Beyond estrogen: advances in tissue selective estrogen complexes and selective estrogen receptor modulators, Climacteric, 22:2, 140-147, DOI: 10.1080/13697137.2019.1568403)
20. Laura DonnellyLynda G.Balneaves. Fact or Fiction? The Role of Regulated Body-Identical Hormone Therapy for Menopausal Women Volume 26, Issue 2, April 2022, Pages 143-151. DOI: 10.1016/j.nwh.2022.01.012
21. Menopause: The Journal of The North American Menopause Society Vol. 24, No. 7, pp. 728-753 DOI: 10.1097/GME.0000000000000921 2017 by The North American Menopause Society.
22. Haitham Hamoda, Nick Panay, Roopen Arya, Mike Savvas. The British Menopause Society & Women's Health Concern 2020 recommendations on hormone replacement therapy in menopausal women- October 12, 2020 . DOI: 10.1177/2053369120957514
23. Newson L, Rymer J. The dangers of compounded bioidentical hormone replacement therapy. Br J Gen Pract. 2019 Oct 31;69(688):540-541. doi: 10.3399/bjgp19X706169. PMID: 31672802; PMCID: PMC6808563.
24. National Academies of Sciences, Engineering, and Medicine 2020. The Clinical Utility of Compounded Bioidentical Hormone Therapy: A Review of Safety, Effectiveness, and Use. Washington, DC: The National Academies Press. https://doi.org/10.17226/25791.

6-6 Terapia de reemplazo hormonal en pacientes con antecedentes de patología oncológica

Dra. Alejandra Belardo

INTRODUCCIÓN

Según la incidencia de cáncer en el mundo, la Argentina se encuentra dentro del rango de países con incidencia de cáncer media-alta (188.88-257.1 x 100000 habitantes), de acuerdo con las tasas estimadas por Agencia Internacional de Investigación del Cáncer (IARC) en el año 2020 (Figura 1). Al igual que en el resto del mundo, en el país el cáncer de mama es el cáncer más frecuente en la mujer, con 22.024 casos anuales (32.1% de los tumores malignos). Tiene una tasa ajustada por edad del 73.1 por cada 100.000 mujeres (Figura 2).

Figura 1. Tasa de Incidencia estimada estandarizada por edad en 2020, todos los cánceres, ambos sexos, todas las edades (GLOBOCAN, 2020).

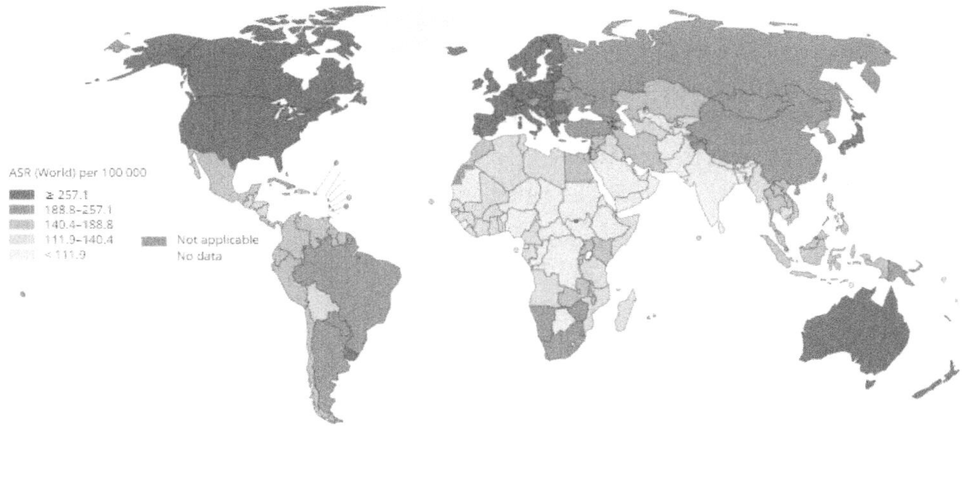

Figura 2. Tasas de incidencia estimada estandarizadas por edad en 2020 en mujeres de todas las edades en Argentina (GLOBOCAN, 2020)

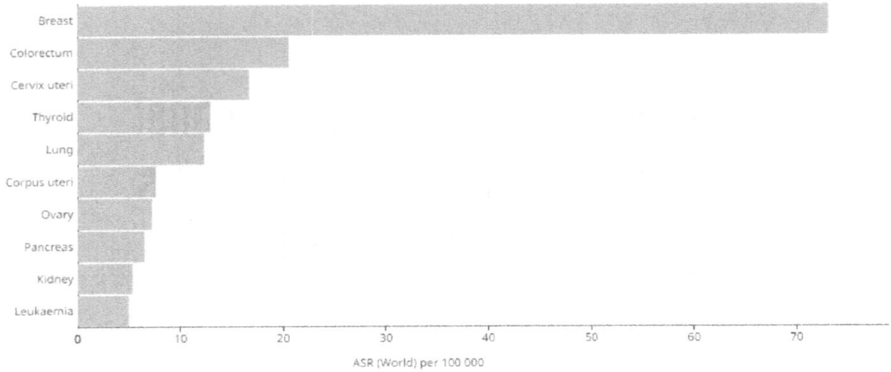

Sin embargo, gracias al avance tecnológico de los métodos de screening, detección precoz y mejoras en el tratamiento, el número de personas sobrevivientes a enfermedades oncológicas se encuentra en aumento. Como consecuencia del tratamiento oncológico, independientemente del tipo de cáncer, muchas mujeres pueden tener algún tipo de sintomatología, como dolor crónico, fatiga, problemas en el sueño, trastornos cognitivos, problemas sexuales, síndrome climatérico, depresión, miedo a la recurrencia, alteraciones en su calidad de vida, entre otras. Además, cuando estos tratamientos transcurren en su etapa reproductiva, muchas veces se genera una menopausia iatrogénica con síntomas precoces y más severos.

La evidencia muestra que la radioterapia parece ser aún más tóxica para los ovarios que la quimioterapia, con efecto dosisdependiente. Estudios sobre la infertilidad sugieren que una dosis de radiación de 2 Gray (Gy) a los ovarios producirá daño letal en la mitad de las poblaciones de ovocitos, y que las dosis ≥ 6 Gy puede causar hipogonadismo irreversible. En cuanto a la quimioterapia, los agentes alquilantes como la Ciclofosfamida y Procarbazina son los quimioterápicos que tienen mayor probabilidad de producir daño progresivo e irreversible a nivel ovárico. El riesgo de insuficiencia ovárica prematura es de, aproximadamente, un 30 %, pero puede llegar al 50 % si se trata luego de los 21 años. Es de 100 % para las pacientes que se preparan para trasplante de médula ósea.

De todas maneras, más allá de la enfermedad y sus consecuencias, es vital entender que se trata de un individuo con miedos, creencias y valores, por lo que es interesante poder comprender cómo percibe su enfermedad y los recursos que se ponen en juego para seguir adelante. Según los resultados de un estudio en donde se trató de objetivar, es decir, tratar de poner en números la visión de los pacientes que han sobrevivido a enfermedades oncológicas (en relación con cuidado que las pacientes esperan de sus médicos de atención primaria), a través de una encuesta por internet realizada entre junio de 2009 y julio de 2012 se halló que las áreas que se consideraron como responsabilidad del médico generalista fueron: el cuidado general, el soporte psicosocial y el cuidado holístico. A su vez, las áreas en las que se percibieron con escaso conocimiento por parte de sus médicos fueron: el conocimiento del seguimiento oncológico, los efectos del tratamiento oncológico a corto y/o largo plazo, y el diagnóstico en conjunto con el tratamiento de los síntomas relacionados con el tratamiento oncológico. Mientras que el 72 % de los sobrevivientes expresaron satisfacción con el cuidado general realizado por sus médicos generalistas, sólo el 41 % tiene la sensación que existe una fluida comunicación entre su médico generalista y su oncólogo.

Estos resultados pueden y deberían ayudarnos a entender que, cuando asistimos a una mujer con una enfermedad oncológica, si bien es cierto que debemos focalizarnos sobre la mejor terapéutica de acuerdo a cada caso en particular, no debemos y no podemos olvidar que cada mujer es un todo más allá del órgano afectado por la enfermedad, y que debemos informar y hacer consejería activa para lo que puede sobrevenir como consecuencia del tratamiento oncológico. Esto les permitirá prepararse positivamente desde la esfera psicológica y también tomar medidas preventivas en salud.

Cada año, una gran cantidad de mujeres jóvenes recibe un diagnóstico de cáncer ginecológico y se somete a terapias tales como cirugía, quimioterapia y radioterapia de la región pelviana, lo que puede producir una menopausia prematura e iatrogénica con afectación de la calidad de vida. Acá es donde nos deben surgir distintos interrogantes: ¿se puede considerar a la terapia de reemplazo hormonal (TRH) en este grupo de mujeres? ¿La TRH es segura? ¿La TRH podría estimular el crecimiento de células cancerosas residuales aumentando el riesgo de recurrencia? En general, existe una renuencia generalizada por parte de los médicos de prescribir medicación hormonal a pacientes sobrevivientes de cáncer. Entonces, en las sobrevivientes de enfermedades oncológicas: ¿podemos mejorar la calidad de vida? Esta pregunta es la que abordaremos en el presente capítulo tratando de darle una respuesta.

Hay varios puntos a tener en cuenta. Por un lado, tenemos que enfrentarnos al miedo de la paciente a las hormonas en general y en particular, que pudieran afectar su enfermedad; por otro lado, se debe considerar la inseguridad de los médicos frente a estas cuestiones, la falta de guías societarias y la eventual posibilidad de futuros litigios si hubiese recurrencia de la enfermedad o algún efecto adverso en el contexto del tratamiento. Por ello, es importante que los profesionales de la salud prescriban la terapia hormonal teniendo en cuenta el tipo de tumor o estadio tumoral, y haciendo una correcta consejería acerca de cada caso en particular, las razones por las que es conveniente la indicación y el tiempo estimado de tratamiento. Se debe acompañar a la paciente en la toma de decisión con información para el beneficio de su salud y calidad de vida tanto presente como futura.

Sin embargo, hoy en día, la negativa a indicar TRH a una mujer sobreviviente de cáncer ya sea ginecológico o no ginecológico necesita ser sostenida por la evidencia evaluando el riesgo y beneficio de la indicación. El riesgo oncológico de la TRH requiere dos consideraciones: el potencial de la TRH de inducir tumores en pacientes sin antecedentes oncológicos y la potencialidad de causar recurrencias y progresión de cáncer de los sobrevivientes.

El efecto del estrógeno en los tejidos es complejo. Hay múltiples mecanismos de acción de los receptores estrogénicos, pero la presencia de estrógeno y su receptor no son suficientes para predecir los efectos del estrógeno en ningún tipo celular. El receptor estrogénico, REα es inductor de proliferación y REβ es inhibidor de proliferación. Aun así, depende de las interacciones de los subtipos de RE, receptores relacionados a RE y la heterodimerización. La expresión de receptores hormonales no es suficiente para predecir el efecto que va a tener en el tejido tumoral ni tampoco si, luego de su tratamiento, este factor pudiera influir en la futura recurrencia, excluyendo al cáncer de mama obviamente. No obstante, la presencia de receptores estrogénicos sí funciona como un factor pronóstico, y se usa para determinar el tipo de oncoterapia en ciertos cánceres. La progesterona se usa en TRH para prevenir el riesgo oncológico sobre el endometrio del estímulo estrogénico sin oposición. Los mecanismos de acción de la progesterona no son menos complejos que los del estrógeno, especialmente porque la mayoría de los progestágenos no tienen un efecto puro tipo progesterona. Por ello, es casi imposible predecir el efecto de E+P de la TRH en los tejidos basándose únicamente en la expresión y señalización de los receptores.

Comparado con la menopausia natural, la menopausia iatrogénica aguda da como resultado un estado hipoestrogénico y se asocia con síntomas más severos de la menopausia y un mayor impacto negativo en la calidad de vida. Estos incluyen síntomas vasomotores, síndrome genitourinario de la menopausia (SGM), disfunción sexual y urinaria asociada, pérdida ósea prematura y aumento del riesgo cardiovascular. La terapia hormonal (THM) sistémica y local son los tratamientos más efectivos para los síntomas de la menopausia. Si bien los datos sobre el uso del estrógeno local vaginal después del cáncer ginecológico son escasos, se debe recordar que, al ser dosis bajas, la absorción es muy escasa y los niveles de estrógeno permanecen en el rango posmenopáusica. La dosis vaginal total administrada por año es similar a una única dosis de terapia oral sistémica.

La decisión de comenzar o no la TRH, como siempre, debe ser individualizada. La toma de decisiones del profesional médico dependerá de las características de la enfermedad oncológica y del tratamiento que recibió o recibe, las particularidades de la TRH que se planee utilizar y las características endocrinológicas del tumor, por ejemplo, receptores hormonales, terapia oncológica hormonal y los efectos de las hormonas femeninas en el tejido general.

La terapia hormonal en los distintos tipos de cánceres ginecológicos

Cáncer de mama

En las pacientes con antecedente de cáncer de mama, las terapias basadas en estrógenos están contraindicadas. En el estudio HABITS, ensayo clínico aleatorizado, se comparó la TRH o tratamiento no hormonal en sobrevivientes de cáncer de mama. Participaron 434 mujeres. Después de una media de seguimiento de 2,1 años, 26 mujeres en el grupo de TRH y siete en el grupo sin TRH tuvieron un nuevo evento de cáncer de mama. El estudio se suspendió prematuramente en el 2003 por aumento de recurrencia de cáncer de mama en el brazo de la TH. Las opciones no hormonales se recomiendan como terapia inicial para síntomas vasomotores. Las opciones farmacológicas incluyen inhibidores selectivos de la recaptación de serotonina e inhibidores de la recaptación de serotonina y norepinefrina, clonidina y gabapentina.[7]

Según el panel Italian Delphi Panel en el 2019, la atrofia vulvovaginal está subdiagnosticada especialmente en pacientes con antecedentes de cáncer de mama donde los síntomas tienden a ser más severos y más difíciles de manejar, debido al número restringido de opciones terapéuticas.

Para el tratamiento del síndrome genitourinario de la menopausia (SGM) en mujeres con antecedente de cáncer de mama, los estudios no han mostrado un aumento en la recurrencia para mujeres que usan dosis bajas de preparaciones vaginales de estrógenos. Un metaanálisis que incluyó 11 estudios no encontró aumento en los niveles de estradiol después de 8 semanas de tratamiento hormonal local con estrógenos en mujeres con cáncer de mama que tomaban inhibidores de aromatasa.

El promestrieno utilizado por vía vaginal para aliviar los síntomas del SGM es altamente eficaz y no ha demostrado efectos estrogénicos sistémicos. El promestrieno al actuar solo en la mucosa vaginal no altera los niveles plasmáticos de gonadotrofinas ni de estradiol y no estimula el endometrio. La seguridad de los estrógenos locales es tal que pueden utilizarse en pacientes sintomáticas con cáncer de mama. Además, para mejorar su seguridad, se debe comenzar con una dosis muy baja de promestrieno vaginal, con la mitad o menos de la dosis, para luego ir aumentando gradualmente hasta la dosis mínima efectiva para reducir la absorción vaginal.

Cáncer de ovario

El cáncer de ovario epitelial se clasifica en cinco subtipos histológicos: carcinoma seroso de alto grado, carcinoma seroso de bajo grado, carcinoma endometrioide, carcinoma de células claras y carcinoma mucinoso. Los carcinomas serosos representan el 75 % de los cánceres de ovario, en su mayoría de alto grado, y se caracterizan por compromiso de ambos ovarios, comportamiento agresivo, diagnóstico tardío y bajas tasas de sobrevida; los otros subtipos tienden a afectar solo un ovario.[7] Al momento del diagnóstico, más del 75 % de las mujeres tienen enfermedad en etapa avanzada y la sobrevida a 5 años es baja, sin exceder el 25 %. Por esta razón, el alivio de los síntomas vasomotores y mejora de la calidad de vida después del tratamiento quirúrgico parece y es, seguramente, más importante que el miedo de recurrencia.

Sin embargo, el uso de terapia hormonal en mujeres con antecedente de cáncer de ovario epitelial es controvertido. El estudio de Eeales y cols comparó el uso de TRH durante 5 años en mujeres con cáncer de ovario epitelial que se habían sometido a salpingooforectomía bilateral con quienes no habían recibido TH. Llegaron a la conclusión de que el uso de TRH no afectó el pronóstico de la enfermedad ni la supervivencia libre de enfermedad. En otro ensayo clínico, 130 pacientes fueron randomizadas para recibir estrógenos conjugados equinos o la no suplementación. Los autores encontraron una mediana de sobrevida general de 44 meses (IC 95 %, 10–112 meses) y 34 meses (IC 95 %, 8–111 meses) en los grupos de control y TRH, respectivamente. Las diferencias en el intervalo libre de enfermedad (P = 0,785) y sobrevida global (P = 0,354) entre los dos grupos no fueron estadísticamente significativas. También Ursic-Vrscaj en su estudio sugiere que la TRH no tiene un efecto pronunciado sobre la sobrevida en pacientes con cistoadenocarcinoma seroso de ovario invasivo que fueron tratadas con TRH después del tratamiento quirúrgico primario. Es más, según el estudio de Mascarenhas y cols, encontraron que las mujeres que recibieron TRH tuvieron mayor sobrevida que las que no realizaron tratamiento hormonal. Este estudio prospectivo fue el más grande que se ha realizado, donde se analizó la sobrevida global según TRH previa y posterior al diagnóstico en 649 mujeres sobrevivientes de cáncer de ovario invasivo. No se observaron diferencias en relación a la sobrevida a 5 años en mujeres usuarias de TRH previo al diagnóstico de cáncer (RR 0.83 IC 95% 0.65-1.08), pero lo que se encontró fue una mayor sobrevida global en pacientes usuarias de TRH luego del diagnóstico (RR 0.57 IC 95% 0.42-0.78). En el otro grupo de 150 mujeres sobrevivientes de cáncer de ovario borderline, tampoco se encontraron diferencias de sobrevida relacionadas con el uso previo ni con el uso posterior de TRH. Sin embargo, la sustitución hormonal en los casos de tumores borderline debe considerarse en cada caso particular ya que no hay datos suficientes en la bibliografía para hacer una recomendación de TRH en este tipo de tumor[6]. En otro estudio retrospectivo, se identificó a 77 pacientes con cáncer de ovario epitelial invasivo que habían recibido TRH después del tratamiento quirúrgico primario, y se las comparó con una cohorte de pacientes con el mismo diagnóstico que no recibieron TRH. Los resultados mostraron que la TRH no influyó significativamente en la progresión o sobrevida libre de enfermedad. Li y cols publicaron un metaanálisis sobre el impacto de la TRH postoperatoria en pacientes previamente tratados por cáncer epitelial de ovario. El metaanálisis incluyó seis estudios con un total de 1448 pacientes. Los datos confirmaron que la TRH posoperatoria no se asoció con un efecto negativo en la supervivencia global (HR 0.69 IC 95% 061-0.79) y en la recurrencia de la enfermedad (HR = 0,83, IC 95%: 0,64-1.07).

En tumores epiteliales de ovario, los estudios muestran que la TRH no aumenta la recurrencia e incrementaría la sobrevida global de estas pacientes, aún en estudios a largo plazo (42 meses a 19 años). En el caso de los tumores endometrioides de ovario, hay cierta preocupación en el sentido de que podrían ser sensibles a estrógenos. Por lo tanto, en este grupo, se sugiere evitar la TRH o establecer el riesgo/beneficio individual.[5]

Algo importante a tener en cuenta en el momento de ofrecer TRH en estas mujeres es la calidad de vida después del cáncer. Bodurka Bevers y cols reportaron que, aproximadamente, un 21 % de las pacientes con cáncer de ovario presentan depresión y un 29 %s sufren de ansiedad luego del diagnóstico y tratamiento de la enfermedad. La TRH, al mejorar la función psíquica, emocional y sexual, constituye una herramienta útil y con impacto positivo en la calidad de vida de estas pacientes.

Los tumores de células de la granulosa son los más frecuentes de los cordones sexuales. Aunque no se han realizado estudios publicados sobre la TRH después del tratamiento para tumores de ovario de células de la granulosa, la creencia general es que no debe ser utilizada porque es endocrinológicamente activo y dependiente de hormonas. En cambio, en los tumores de las células germinales, probablemente no haya riesgo de recurrencia adicional con TRH, aunque, actualmente, no hay evidencia que sugiera que estas mujeres jóvenes no deberían tomar terapia hormonal.[7] Estos dos tipos hormonales son de baja frecuencia y no hay estudios que avalen su uso por el momento como recomendación.

En síntesis, la terapia hormonal para la menopausia parece ser segura en la paciente con diagnóstico de cáncer de ovario en etapa temprana, pero en mujeres con enfermedad más avanzada. Comúnmente, tienen enfermedad residual, potencialmente sensible a las hormonas después de la cirugía. El uso de TRH no sería aconsejable o debería evaluarse individualmente el riesgo/ beneficio.[7]

CÁNCER DE ENDOMETRIO

Hay 2 tipos de cáncer de endometrio: el tipo I, que representa alrededor del 90 % de los casos, es un cáncer dependiente de estrógenos que tiende a ser de tipo endometrioide, con receptor de estrógeno y progesterona positivo; generalmente, es de bajo grado. El tipo II ocurre principalmente en mujeres posmenopáusicas y no depende de los estrógenos. A menudo se diagnostica en una etapa temprana; el 25 % de las pacientes son premenopáusicas en el momento del diagnóstico[6].

En el estudio de Creasman y cols, 47 pacientes con cáncer de endometrio estadio I recibieron estrógenos equinos conjugados (EEC) durante 26 meses, y fueron comparadas con placebo. Se observó una menor tasa de recurrencia en grupo con TRH (2,1 %) vs. grupo placebo (14,9 %) y mayor tiempo libre de enfermedad y sobrevida global en el grupo tratada con EEC. En otro estudio de Lee y cols, se comparó a 44 mujeres sobrevivientes a cáncer de endometrio estadio I que recibieron estrógenos orales con 99 controles. El resultado mostró que no se observó recurrencia en el grupo tratado con TRH, mientras que el 8 % del grupo control tuvo recurrencia de la enfermedad. Sin embargo, hay que tener en cuenta, a la hora de la interpretación del resultado, que hubo cierto sesgo de selección, ya que la terapia hormonal se prescribió en pacientes de bajo riesgo (estadio IA o IB grado 1 o 2,), mientras que el 37 % de los controles tenían enfermedad avanzada (estadio IC grado 3).

En el cáncer de endometrio tipo I (estrógeno dependiente), la tasa de recurrencia y la sobrevida libre de enfermedad no sólo no fueron peores en mujeres con TRH (como se esperaría por las características hormono dependiente del tumor), si no que fueron mejores que en el grupo sin TRH. Un metaanálisis en el que se evaluaron 896 pacientes con antecedente de cáncer de endometrio a las que se les indicó TRH y se las comparó con 1079 mujeres no usuarias de TRH mostró que la terapia combinada de E+P tendría un efecto protector contra la recurrencia del cáncer (OR 0.23 IC 95% 0.08-0.66), mientras que la terapia de estrógenos solos no mostró este efecto (OR 0.35 IC 95% 0.06-2.10). En la mayoría de los estudios, el periodo de inicio de TRH después de la cirugía fue de 3-12 meses y se realizaron en mujeres con enfermedad en estadio temprano.

En el cáncer de endometrio tipo II (estrógeno independiente) no se encontraron estudios de pacientes que utilizaron TRH luego del tratamiento, pero es lógico pensar que el uso de TRH no es más peligroso que en el tipo I, ya que este tipo de tumor no es estrógeno dependiente.

La NCCN (National Comprehensive Cancer Network) establece que el reemplazo hormonal con estrógenos es una opción razonable para los pacientes con bajo riesgo de recurrencia del tumor, pero que el inicio de dicha terapia debe ser individualizado y discutido en detalle con el paciente.[7] Entonces, según los datos publicados, después del tratamiento para la enfermedad en etapa temprana (estadio I-II), el uso de TRH no tendría efectos perjudiciales en términos de recurrencia y sobrevida global. Esto podría ser explicado debido a la eliminación radical de la enfermedad lograda con la histerectomía total. Por el contrario, el tratamiento insuficiente de la enfermedad avanzada puede resultar en células cancerosas residuales. Al ser un tumor estrógeno dependiente, la TRH podría estimular y provocar la recurrencia de la enfermedad.[10] No hay datos que respalden el uso de hormonas en la etapa tardía del cáncer de endometrio (etapa III-IV), y, por lo tanto, la terapia hormonal no es recomendada.[6]

Por otro lado, algunos sarcomas uterinos, incluidos los sarcomas del estroma endometrial, expresan receptores de estrógeno y progesterona, y se sabe que responden a la terapia antiestrógeno. La TRH para sarcomas uterinos no se recomienda en aquellos que expresan receptores hormonales.[6] En los leiomiosarcomas no hay suficiente evidencia para apoyar el uso de TRH. En los pocos informes de casos publicados, la TRH no tuvo un impacto adverso en los pacientes después del tratamiento del leiomiosarcoma.[21] En el caso de carcinosarcomas y adenosarcomas, sí está avalado el uso de tratamiento hormonal.

CÁNCER DE CUELLO UTERINO

El cáncer escamoso es el más frecuente de los carcinomas de cuello uterino, llegando al 80-90 %, siendo no estrógeno-dependiente. En los casos de carcinoma de células escamosas del cuello uterino, se recomienda muchas veces la conservación ovárica en mujeres premenopáusicas, para prevenir la menopausia inducida, ya que la incidencia de metástasis ovárica es menor del 2 %.[6] No obstante, si se realiza ooforectomía, como demostró Ploch hace décadas, la TRH con E+P tendría un efecto ventajoso para estas pacientes. Las mujeres que recibieron TRH tuvieron una recurrencia del 20 % y sobrevida a 5 años de 80 % vs. al grupo control (32 % y 65 %, respectivamente).

En un estudio de casos y controles, se examinó la relación entre el uso de la terapia de reemplazo con estrógenos y el riesgo de cáncer de cuello uterino. Participaron 645 mujeres de 40 a 75 años con cáncer de cuello uterino, mientras que el grupo control estuvo compuesto por 749 mujeres de 40 a 75 años sin cáncer de cuello uterino. 40 casos frente a 86 controles habían usado estrógenos alguna vez. El Odds Ratio fue de 0,9 (IC 95% 0,5-1,7). El cociente de probabilidad para el cáncer de cuello uterino disminuyó con la duración de la terapia en comparación con un grupo de control, disminuyendo a 0,6 (IC 95 % 0,4–1,1) para períodos de tiempo inferiores a 12 meses y 0,5 (IC 95 % 0,2–1,0) para plazos de 12 meses o más. Estos resultados indican que los estrógenos exógenos podrían reducir la incidencia de cáncer de cuello uterino.

En cuanto al otro tipo histológico (adenocarcinoma), constituye entre 10-20 % de los cánceres de cuello uterino, y presenta un comportamiento similar al cáncer de endometrio. Los receptores de estrógeno son frecuentemente (39%) expresados en adenocarcinomas de cuello uterino, aunque su expresión no se correlaciona con parámetros clínico-patológicos y no influye en la sobrevida global y tiempo libre de enfermedad[7]. En este grupo de mujeres, probablemente sea beneficioso usar TRH combinada con E+P.

Según una revisión sistemática de 10 artículos, se observó una reducción significativa del riesgo de desarrollar cáncer de cuello uterino de células escamosas en mujeres posmenopáusicas tratadas con TRH, mientras que se observó un leve aumento de incidencia de adenocarcinoma en un solo estudio. No hay evidencia de un efecto nocivo de la TRH en pacientes con cáncer de cuello uterino en cuanto al resultado oncológico. Por otra parte, se observan varios beneficios en términos de reducción del riesgo metabólico y aumento de la calidad de vida, de manera que se concluye que la TRH debe ofrecerse a los sobrevivientes jóvenes de cáncer de cuello uterino, para el manejo de la menopausia temprana. La TRH en las mujeres con antecedentes de cáncer de cuello uterino debe ser considerada en la consulta ginecológica a fin de mejorar la calidad de vida de las mujeres que estén en el rango de edad reproductiva.

CÁNCER DE VULVA

El cáncer de vulva representa el 5 % de los cánceres ginecológicos. Se observa con mayor frecuencia en mujeres posmenopáusicas, y la edad media de diagnóstico es de 65 años. Los carcinomas de células escamosas (CCS) son el subtipo histológico más común y se observan en el 90 % de los casos. Es una lesión no dependiente de estrógenos. Los estudios epidemiológicos no sugieren una asociación del uso de estrógenos después de la menopausia con VIN o CCS invasivo de la vulva. No hay evidencia de que la TRH tenga un efecto negativo sobre el curso de la enfermedad tratada tampoco. Además, dado el promedio de aparición de este carcinoma, es poco habitual que las mujeres necesiten del reemplazo hormonal. Los estrógenos sistémicos y tópicos, por lo tanto, se puede usar de manera segura después de un CCS de la vulva.[21]

Mujeres con mutación de gen BRCA

A las mujeres con mutaciones BRCA se les sugiere la salpingooforectomía bilateral entre los 35 y los 45 años, o bien al finalizar la maternidad para reducción del riesgo de cáncer de ovario. Para las portadoras de la mutación BRCA sin antecedentes personales de cáncer de mama que se han sometido a una ooforectomía bilateral profiláctica, la TRH a corto plazo puede mejorar la calidad de vida y aumentar la esperanza de vida. En este grupo de mujeres, se podría ofrecer TRH hasta la edad de la menopausia natural en aquellas con mamas o con mastectomía profiláctica sin antecedente de cáncer de mama. Sin embargo, las pacientes que desarrollaron el cáncer de mama, la TRH está contraindicada.

En un estudio prospectivo de cohorte longitudinal, que incluyó 872 portadores de la mutación BRCA1, seguidos durante una media de 7,6 años en tratamiento con TRH (E o E+P), no se asoció el uso de la terapia con un aumento en la incidencia de cáncer de mama en comparación con las que nunca las usaron (10,3 % versus 10,7 %, P = 0,89)[6]. El hallazgo más importante es que ninguno de los estudios publicados arrojó evidencia de que el uso a corto plazo de la TRH fuera inseguro o dañino en las mujeres portadores de mutación BRCA1 y BRCA2 sin antecedentes personales de cáncer de mama.

Según la guía de recomendaciones de uso de terapia de reemplazo hormonal en portadoras de mutaciones en genes BRCA 1/ BRCA2 con menopausia precoz quirúrgica del Instituto Nacional del cáncer junto al Ministerio de Salud de la Argentina, se establece que, hasta el momento, no existe evidencia que contraindique el uso de TRH en mujeres salpingooforectomizadas menores de 45 años portadoras de estas mutaciones, dado que no modifica el riesgo de cáncer de mama, la intervención podría mejorar la calidad de vida, podría disminuir el riesgo de enfermedad cardiovascular y pérdida de la masa ósea, en caso de considerar la indicación de TRH la selección del compuesto, esquema, vía de administración y dosis debe ser individualizada de acuerdo a la edad de la paciente factores de riesgo asociados y presencia o ausencia uterina, de acuerdo a la evidencia analizada el tiempo de duración de la TRH en caso de ser considerada podría extenderse hasta los 4 años. Al comparar los distintos regímenes de TRH, se sugiere el tratamiento con estrógenos solos, ya que está asociado a riesgo más bajo de cáncer de mama.

TRH EN CÁNCERES NO GINECOLÓGICOS[5]

Cáncer colorrectal: El cáncer colorrectal es el segundo cáncer más frecuente en las mujeres. Numerosos estudios informan que la TRH reduce el riesgo de cáncer colorrectal, pero pocos estudios han examinado la relación entre el uso de TRH y la sobrevida en mujeres luego del diagnóstico. El uso de terapia de E solos o E+P se asoció con una disminución de riesgo de cáncer de colon (RR 0.77, IC 95 % 0,68-0,86 y RR 0.88 IC 95% 0,80-0,96 respectivamente) y cáncer de recto (RR 0.83, IC 95% 0,72–0,96 y RR 0.89 IC 95% 0,80–1,00, respectivamente), en comparación con los que nunca usaron TH. La terapia transdérmica de estrógenos solos implicó mayor protección que la administración por vía oral. No se encontró influencia del tipo de régimen ni tipo de progestina. El beneficio de la TRH se incrementa cuanto mayor es el uso. Al considerar el uso de TRH en mujeres que han tenido el antecedente de cáncer de colon se asoció con una reducción del 41% en el riesgo de muerte después del ajuste por edad, estadio y años del diagnóstico (p=0,037). La asociación entre el uso de TRH y la sobrevida del cáncer de colon fue más fuerte entre mujeres con cáncer en el colon distal (HR 0,33, IC 95: 0,13–0,83), mientras que se observó poca o ninguna asociación entre el uso de TRH y la sobrevida entre mujeres con tumores de colon proximales (HR 0,78, IC 95%: 0,42-1,44). Estos hallazgos sugieren que el uso de TRH luego del diagnóstico de cáncer de colon está asociado con una mayor sobrevida. Esto se debería a la presencia del ERβ que ejercería un efecto antitumoral. Las últimas investigaciones indican que la expresión de ERβ podría incluso ser utilizada como factor pronóstico positivo en el tratamiento de cáncer colorrectal.

Cáncer hematológico: los cánceres hematológicos abarcan un grupo variado de cánceres derivados de las líneas celulares sanguíneas, linfoides y mieloides. Incluyen la leucemia aguda y crónica, linfoma Hodgkin y no Hodgkin, y el mieloma múltiple. Los estrógenos tienen efectos inmunomoduladores; están relacionados con la proliferación y diferenciación de las células hematopoyéticas. Receptores de estrógenos han sido identificados en líneas celulares de leucemia, y la metilación del receptor de estrógeno ha mostrado ser un marcador pronóstico favorable en la leucemia mieloide aguda del adulto. El tratamiento de estas neoplasias hematológicas puede causar insuficiencia ovárica prematura por el tipo de quimioterapia utilizado o luego del trasplante de células madre. El antecedente de uso de TRH disminuye el riesgo de linfomas no Hodgkin de células B en mujeres posmenopáusicas. No hay aumento en la recurrencia de la enfermedad o aumento de mortalidad en mujeres tratadas con TRH luego del diagnóstico de la enfermedad. Se concluye que la TRH tiene un efecto neutro hasta incluso positivo en estas pacientes.

Tumores del SNC: en relación con los tumores del sistema nervioso central y TRH, el antecedente de microprolactinoma no debe ser considerado una contraindicación para la TRH en el caso de hipogonadismo o en presencia de síntomas menopáusicos. En caso de un macroprolactinoma, debe ser individualizado; si se prescribe terapia de estrógeno, es necesario un seguimiento muy estrecho del tamaño y la actividad tumoral. El estrógeno y la progesterona pueden promover el crecimiento de tumores cerebrales malignos. El 58-83% de los meningiomas expresan receptor de progesterona mientras que el 0-8% expresan el receptor de estrógeno. Los tumores cerebrales, y especialmente los meningiomas y gliomas, pueden ser sensibles a las hormonas y pueden estimular su crecimiento y recurrencia. Por lo tanto, se debe evitar la TRH en estas pacientes.

Melanoma: algunos estudios informan efectos protectores del estrógeno, otros encontraron que la TRH con estrógenos solos aumentaría el riesgo de melanoma maligno, pero no siendo así en el caso de recibir la TRH combinada E+P. Esta contradicción se debería a la presencia de REβ. Mientras que el REα se asocia con un mecanismo proliferativo y promotor de tumores, el REβ tiene un efecto antitumoral. Dicha expresión conduce a un mejor pronóstico, mientras que la disminución de la expresión del receptor da como resultado un peor pronóstico y el riesgo de metástasis. La determinación de la expresión de ERβ del tumor y el uso de estrógeno o de agonistas de REβ en el tratamiento del melanoma podría, incluso, ser ventajoso. La seguridad de la TRH en el melanoma metastásico avanzado maligno no está claro y no se puede hacer ninguna recomendación en cuanto a su uso.

Cáncer de pulmón: Estudios clínicos han llegado a conclusiones contradictorias para el cáncer de pulmón. La aplicación de agentes antiestrogénicos e inhibidores de la aromatasa en el tratamiento del cáncer de pulmón hace pensar que el estrógeno como parte de la TRH no debería utilizarse por precaución en este grupo de pacientes.

Cáncer renal: no se ha establecido ninguna relación entre el cáncer renal y la TRH, por lo que puede ofrecerse TRH en sobrevivientes de cáncer renal, si estuviera indicada.

Cáncer gástrico: la positividad de RE está asociada con malos resultados del tratamiento del cáncer gástrico: los tumores con RE+, generalmente, son más diseminados y menos diferenciados. Las tasas de sobrevida son significativamente peores en los casos de RE+ frente a RE- (15 % vs. 62 %) y lo mismo sucede en los casos de receptores de progesterona positivo. La TRH en las mujeres con antecedente de cáncer gástrico debería evitarse, y especialmente en caso de receptores hormonales positivos.

Cáncer hepático y otros: el estrógeno tiene efecto antinflamatorio y antioxidante en el hígado; previene la fibrosis y puede inhibir la progresión del Virus Hepatitis B. Se ha descripto una menor incidencia de carcinoma Hepatocelular en pacientes que recibieron TRH. A su vez, la TRH mejora la sobrevida global en pacientes con cáncer. El antecedente de cáncer de páncreas no contraindica la TRH. El cáncer de vejiga debe considerarse un tumor estrógeno sensible, aunque no hay evidencia clínica directa disponible. Asimismo, la TRH debe evitarse en pacientes de este tipo de cáncer. No hay suficiente evidencia en cuanto a la relación entre la TRH y el cáncer de tiroides diferenciado, este cáncer no debe ser considerado una contraindicación para la TRH.

En síntesis, podemos subdividir de acuerdo con el antecedente oncológico y la posibilidad de indicar terapia de reemplazo hormonal en las mujeres en 4 ítems: pudiera ser ventajosa (recomendada), ser dañina (contraindicada) ser neutral (no debe ser negada), o que los riesgos sobrepasan los beneficios potenciales (Contraindicación relativa) (Tabla 1).

Por último, quiero compartir nuestra experiencia respecto a este tema. Desde hace muchos años recibimos pacientes desde la Sección de Oncología Ginecológica y secciones afines en busca de una respuesta de mejorar la calidad de vida de mujeres jóvenes sometidas a cirugías oncológicas, radioterapia y quimioterapia. Eso nos llevó a revisar la literatura y vimos que casi no había bibliografía latinoamericana. Por esta razón hemos publicado nuestra experiencia en relación con esta situación en varias oportunidades, el último trabajo, "Terapia hormonal en mujeres sobrevivientes de cáncer en un hospital privado en Argentina" . El estudio fue observacional y analítico de una cohorte retrospectiva de pacientes derivadas a la Sección de Climaterio del Servicio de Ginecología del Hospital Italiano de Buenos Aires desde julio 2012 hasta Abril de 2018, donde se incluyeron mujeres menores a 50 años con menopausia precoz tratadas por cáncer (cáncer de cuello de útero 53.3%, cáncer de endometrio 3.3%, cáncer de ovario 33.3%, cáncer de vagina 1.7%, cáncer de recto1.7%, cáncer hematológico 6.7%) que no tuvieran contraindicación para la TRH. El objetivo del trabajo fue describir los resultados sobre la calidad de vida del uso de la TRH en mujeres oncológicas con menopausia precoz iatrogénica y consecuencia de su tratamiento oncológico. El tipo de tratamiento indicado fue: anticonceptivos hormonales combinados en un 5%, estrógenos transdérmicos junto con progesterona en un 35% y tibolona en el 60% de las pacientes. Todas las mujeres fueron sometidas a una evaluación basal previa a la TRH y a los 3 meses de comenzada la misma, en relación con la frecuencia de sofocos semanales y su intensidad, la presencia de sofocos nocturnos (score de sofocos) y la calidad de vida se evaluó con la escala MRS (Menopause Rating Scale). A los 3 meses se observó una reducción en los sofocos totales, mejoría en la severidad de estos y en la frecuencia de sofocos nocturnos. Además, se observó mejoría de la escala de calidad de vida. (tabla 2). Los resultados mostraron lo importante que es la TRH en cuanto a la mejoría de la calidad de vida en mujeres jóvenes con menopausia precoz como consecuencia de su tratamiento oncológico. Hoy en día, muchas de estas pacientes llevan muchos años de THR, continúan con sobrevida libre de enfermedad y con una mejor calidad de vida. El objetivo del tratamiento es que igualen la edad de menopausia fisiológica, que es alrededor de los 50 años. Asimismo, en el seguimiento de las pacientes, incluimos otras escalas que abordan la sexualidad, descartar depresión y otras que incluyen otros aspectos más allá de los sofocos.

Tabla 1. TRH en los distintos cánceres.

TRH	Ventajosa o Recomendada	Neutral (efectos negativos desconocidos)	Contraindicada relativamente	Desventajosa o contraindicada
Cáncer de mama		*Mutación BRCA ½ sin cáncer de Mama		*Cáncer de mama
Cánceres Ginecológicos	*Cáncer de endometrio tipo I Terapia E+P (sólo E: neutral) *Cáncer de cuello-adenocarcinoma Terapia E+P	*Ca. Endometrio tipo II *Carcinosarcoma uterino *Adenosarcoma uterino *Ca. de Cuello - Escamoso *Ca. Vaginal - Escamoso y adenocarcinoma (¿?) *Ca. Vulvar - Escamoso y adenocarcinoma (¿?) *Cáncer de ovario (epiteliales, de células germinales)	*Leiomiosarcoma *Cáncer de ovario (endometrioide, de células de la granulosa)	*Sarcoma de estroma endometrial
Cánceres No Ginecológicos	*Neoplasias Hematológicas *Ca. Colorrectal *Ca. Hepático (hepatocelular) *Melanoma maligno (cutáneo, local)	*Microprolactinoma *Macroprolactinoma (Seguimiento estricto si usa TRH) *Ca. Renal *Ca. Tiroides *Ca. de Páncreas	*Tumores cerebrales *Ca. de pulmón *Melanoma Maligno (avanzado, metastásico) *Ca. gástrico *Ca. de vejiga	*Meningioma *Glioma *Ca. gástrico ER+, PR+ *Ca de vejiga ER+

Dentro de la terapia de reemplazo, hay que considerar siempre el uso de estrógenos locales, especialmente con promestrieno para el SGU como complemento de la TRH o bien en aquellas mujeres que no pueden recibir estrógenos sistémicos. La posología dependerá de los síntomas de cada mujer y el tiempo de tratamiento que sea necesario, a veces es crónico. No debemos incluir a la terapia local en la terapia sistémica.

Tabla 2. Resultados basales y a los 3 meses de THM.

- S. TOT: 6,1 (RIC 4,4-8,8) → 5,3 (RIC 4,5-6)
- S. LEVE: 7,5 (RIC 6,7-15,7) → 7 (RIC 0-14,5).
- S. MOD: 19,5 (RIC 8,5-27,2) → 3,5 (RIC 0-10,2).
- S. SEV: 5,5 (RIC 0,7-7,7) → 0 (RIC 0-5,5).
- S. NOCT: 11,5 (RIC 4,7-18,2) → 6,5 (RIC 0-14).
- MRS: 13 (RIC 7-15) → 9 (RIC 7-14).

CONCLUSIONES

Todos los años, miles de mujeres son sometidas a tratamientos oncológicos que les generan menopausia prematura iatrogénica con las lógicas consecuencias para la salud en el corto y largo plazo de la carencia hormonal. La menopausia prematura disminuye la expectativa de vida de las mujeres a través de los efectos deletéreos cardiovasculares y sobre el tejido óseo (17 años de hipoestrogenismo no tratado equivalen a 2 años de vida perdidos). Es por ello que una de las herramientas para mejorar y prevenir el deterioro de la calidad de vida es la THR, aún en mujeres que no presentan síntomas climatéricos. Afortunadamente, aún con el antecedente de enfermedad oncológica, muchas mujeres pueden recibir THR. La evidencia actual sugiere que a corto plazo la TRH no tendría un efecto negativo sobre el pronóstico oncológico en la mayoría de las sobrevivientes de cáncer ginecológico. Además, ha demostrado producir una mejora de la calidad de vida de las mujeres. Las mujeres con enfermedad de bajo grado en estadio temprano de cáncer de endometrio, cáncer de cuello uterino y cáncer de ovario epitelial sin otras contraindicaciones absolutas para la TRH también son candidatos potenciales para esta terapia. Es claro que la TRH en mujeres con antecedente de cáncer de mama está contraindicada, así como no se aconseja en algunos tipos de cáncer.

La calidad de vida con síntomas climatéricos severos es un factor muy importante para considerar, negarle la TRH a una paciente para evitar posibles conflictos es inaceptable. Es mandatorio exponer a cada mujer en particular los riesgos y beneficios basándonos en la evidencia bibliográfica y en los intereses y expectativas individuales. En definitiva, con la información adecuada, la decisión será siempre una decisión individualizada y consensuada con la paciente.

BIBLIOGRAFÍA:

1. GLOBOCAN 2020 IARC (http://gco.iarc.fr/today) Organización Mundial de la Salud
2. Ibeanu, O., Modesitt, S. C., Ducie, J., von Gruenigen, V., Agueh, M., & Fader, A. N. (2011). Hormone replacement therapy in gynecologic cancer survivors: why not?. Gynecologic oncology, 122(2), 447–454. https://doi.org/10.1016/j.ygyno.2011.03.012
3. Biglia, N., Del Pup, L., Masetti, R., Villa, P., & Nappi, R. E. (2020). Vulvovaginal atrophy (VVA) in breast cancer survivors (BCS) is still an unmet medical need: results of an Italian Delphi Panel. Supportive care in cancer: official journal of the Multinational Association of Supportive Care in Cancer, 28(6), 2507–2512. https://doi.org/10.1007/s00520-019-05272-4
4. Nyarko, E., Metz, J. M., Nguyen, G. T., Hampshire, M. K., Jacobs, L. A., & Mao, J. J. (2015). Cancer survivors' perspectives on delivery of survivorship care by primary care physicians: an internet-based survey. BMC family practice, 16, 143. https://doi.org/10.1186/s12875-015-0367-x
5. Deli, T., Orosz, M., & Jakab, A. (2020). Hormone Replacement Therapy in Cancer Survivors - Review of the Literature. Pathology oncology research : POR, 26(1), 63–78. https://doi.org/10.1007/s12253-018-00569-x
6. Sinno, A. K., Pinkerton, J., Febbraro, T., Jones, N., Khanna, N., Temkin, S., Iglesias, D., & Pothuri, B. (2020). Hormone therapy (HT) in women with gynecologic cancers and in women at high risk for developing a gynecologic cancer: A Society of Gynecologic Oncology (SGO) clinical practice statement: This practice statement has been endorsed by The North American Menopause Society. Gynecologic oncology, 157(2), 303–306. https://doi.org/10.1016/j.ygyno.2020.01.035
7. Rees, M., Angioli, R., Coleman, R. L., Glasspool, R., Plotti, F., Simoncini, T., & Terranova, C. (2020). European Menopause and Andropause Society (EMAS) and International Gynecologic Cancer Society (IGCS) position statement on managing the menopause after gynecological cancer: focus on menopausal symptoms and osteoporosis. Maturitas, 134, 56–61. https://doi.org/10.1016/j.maturitas.2020.01.005
8. Holmberg, L., Anderson, H., & HABITS steering and data monitoring committees (2004). HABITS (hormonal replacement therapy after breast cancer--is it safe?), a randomized comparison: trial stopped. Lancet (London, England), 363(9407), 453–455. https://doi.org/10.1016/S0140-6736(04)15493-7
9. Biglia, N., Del Pup, L., Masetti, R., Villa, P., & Nappi, R. E. (2020). Vulvovaginal atrophy (VVA) in breast cancer survivors (BCS) is still an unmet medical need: results of an Italian Delphi Panel. Supportive care in cancer: official journal of the Multinational Association of Supportive Care in Cancer, 28(6), 2507–2512. https://doi.org/10.1007/s00520-019-05272-4
10. Szabo, R. A., Marino, J. L., & Hickey, M. (2019). Managing menopausal symptoms after cancer. Climacteric : the journal of the International Menopause Society, 22(6), 572–578. https://doi.org/10.1080/13697137.2019.1646718
11. Pavlovic R. T., Jankovic, S. M., Milovanovic, J. R., Stefanovic, S. M., Folic, M. M., Milovanovic, O. Z., Mamillapalli, C., & Milosavljevic, M. N. (2019). The Safety of Local Hormonal Treatment for Vulvovaginal Atrophy in Women With Estrogen Receptor-positive Breast Cancer Who Are on Adjuvant Aromatase Inhibitor Therapy: Meta-analysis. Clinical breast cancer, 19(6), e731–e740. https://doi.org/10.1016/j.clbc.2019.07.007
12. Del Pup, L., Di Francia, R., Cavaliere, C., Facchini, G., Giorda, G., De Paoli, P., & Berretta, M. (2013). Promestriene, a specific topic estrogen. Review of 40 years of vaginal atrophy treatment: is it safe even in cancer patients?. Anti-cancer drugs, 24(10), 989–998. https://doi.org/10.1097/CAD.0b013e328365288e
13. Biliatis, I., Thomakos, N., Rodolakis, A., Akrivos, N., Zacharakis, D., & Antsaklis, A. (2012). Safety of hormone replacement therapy in gynaecological cancer survivors. Journal of obstetrics and gynaecology : the journal of the Institute of Obstetrics and Gynaecology, 32(4), 321–325. https://doi.org/10.3109/01443615.2012.668579
14. Eeles R A, Tan S, Wiltshaw E, Fryatt I, A'Hern R P, Shepherd J H et al. Hormone replacement therapy and survival after surgery for ovarian cancer. British Medical Journal 1991; 302 :259 doi:10.1136/bmj.302.6771.259
15. Guidozzi, F., & Daponte, A. (1999). Estrogen replacement therapy for ovarian carcinoma survivors: A randomized controlled trial. Cancer, 86(6), 1013–1018. https://doi.org/10.1002/(sici)1097-0142(19990915)86:6<1013:aid-cncr17>3.0.co;2-1
16. Ursic-Vrscaj, M., Bebar, S., & Zakelj, M. P. (2001). Hormone replacement therapy after invasive ovarian serous

cystadenocarcinoma treatment: the effect on survival. Menopause (New York, N.Y.), 8(1), 70–75. https://doi.org/10.1097/00042192-200101000-00012
17. Mascarenhas, C., Lambe, M., Bellocco, R., Bergfeldt, K., Riman, T., Persson, I., & Weiderpass, E. (2006). Use of hormone replacement therapy before and after ovarian cancer diagnosis and ovarian cancer survival. International journal of cancer, 119(12), 2907–2915. https://doi.org/10.1002/ijc.22218
18. Wen, Y., Huang, H., Huang, H., Wu, M., Shen, K., & Pan, L. (2013). The safety of postoperative hormone replacement therapy in epithelial ovarian cancer patients in China. Climacteric : the journal of the International Menopause Society, 16(6), 673–681. https://doi.org/10.3109/13697137.2013.806472
19. Li, D., Ding, C. Y., & Qiu, L. H. (2015). Postoperative hormone replacement therapy for epithelial ovarian cancer patients: a systematic review and meta-analysis. Gynecologic oncology, 139(2), 355–362. https://doi.org/10.1016/j.ygyno.2015.07.109
20. Bodurka-Bevers, D., Basen-Engquist, K., Carmack, C. L., Fitzgerald, M. A., Wolf, J. K., de Moor, C., & Gershenson, D. M. (2000). Depression, anxiety, and quality of life in patients with epithelial ovarian cancer. Gynecologic oncology, 78(3 Pt 1), 302–308. https://doi.org/10.1006/gyno.2000.5908
21. Singh, P., & Oehler, M. K. (2010). Hormone replacement after gynecological cancer. Maturitas, 65(3), 190–197. https://doi.org/10.1016/j.maturitas.2009.11.017
22. Biglia, N., Bounous, V. E., Sgro, L. G., D'Alonzo, M., & Gallo, M. (2015). Treatment of climacteric symptoms in survivors of gynaecological cancer. Maturitas, 82(3), 296–298. https://doi.org/10.1016/j.maturitas.2015.07.006
23. Lee, R. B., Burke, T. W., & Park, R. C. (1990). Estrogen replacement therapy following treatment for stage I endometrial carcinoma. Gynecologic oncology, 36(2), 189–191. https://doi.org/10.1016/0090-8258(90)90171-g
24. Shim, S. H., Lee, S. J., & Kim, S. N. (2014). Effects of hormone replacement therapy on the rate of recurrence in endometrial cancer survivors: a meta-analysis. European journal of cancer (Oxford, England: 1990), 50(9), 1628–1637. https://doi.org/10.1016/j.ejca.2014.03.006
25. Ploch E. (1987). Hormonal replacement therapy in patients after cervical cancer treatment. Gynecologic oncology, 26(2), 169–177. https://doi.org/10.1016/0090-8258(87)90270-8
26. Parazzini, F., La Vecchia, C., Negri, E., Franceschi, S., Moroni, S., Chatenoud, L., & Bolis, G. (1997). Case-control study of oestrogen replacement therapy and risk of cervical cancer. BMJ (Clinical research ed.), 315(7100), 85–88. https://doi.org/10.1136/bmj.315.7100.85
27. Vargiu, V., Amar, I. D., Rosati, A., Dinoi, G., Turco, L. C., Capozzi, V. A., Scambia, G., & Villa, P. (2021). Hormone replacement therapy and cervical cancer: a systematic review of the literature. Climacteric : the journal of the International Menopause Society, 24(2), 120–127. https://doi.org/10.1080/13697137.2020.1826426
28. Vermeulen, R., Korse, C. M., Kenter, G. G., Brood-van Zanten, M., & Beurden, M. V. (2019). Safety of hormone replacement therapy following risk-reducing salpingo-oophorectomy: systematic review of literature and guidelines. Climacteric : the journal of the International Menopause Society, 22(4), 352–360. https://doi.org/10.1080/13697137.2019.1582622
29. Recomendaciones de uso de terapia de reemplazo hormonal -TRH- en portadoras de mutaciones en genes BRCA1-BRCA2 con menopausia precoz quirúrgica / Pablo Kalfayan... [et al.]. - 1a ed. - Ciudad Autónoma de Buenos Aires : Instituto Nacional del Cáncer, 2020.
30. Sourouni M, Kiesel L. Hormone Replacement Therapy After Gynaecological Malignancies: a Review Article. Geburtshilfe Frauenheilkd. 2021 May;81(5):549-554. doi: 10.1055/a-1390-4353. Epub 2021 May 20. PMID: 34035549; PMCID: PMC8137272.
31. Mørch, L. S., Lidegaard, Ø., Keiding, N., Løkkegaard, E., & Kjær, S. K. (2016). The influence of hormone therapies on colon and rectal cancer. European journal of epidemiology, 31(5), 481–489. https://doi.org/10.1007/s10654-016-0116-z
32. Mandelson, M. T., Miglioretti, D., Newcomb, P. A., Harrison, R., & Potter, J. D. (2003). Hormone replacement therapy in relation to survival in women diagnosed with colon cancer. Cancer causes & control: CCC, 14(10), 979–984. https://doi.org/10.1023/b:caco.0000007970.04094.76
33. Kato, I., Chlebowski, R. T., Hou, L., Wactawski-Wende, J., Ray, R. M., Abrams, J., Bock, C., Desai, P., & Simon, M. S. (2016). Menopausal estrogen therapy and non-Hodgkin's lymphoma: A post-hoc analysis of women's health initiative randomized clinical trial. International journal of cancer, 138(3), 604–611. https://doi.org/10.1002/ijc.29819
34. Belardo M. Alejandra, Pilnik Susana, De Nardo Bárbara, Cavanna Malena, Starvaggi Agustina. "Terapia hormonal en mujeres sobrevivientes de cáncer en un hospital privado de Argentina" FLASCYM, Costa Rica, marzo 2019

UNIDAD VII
Ginecología regenerativa y endocrinología ginecológica en el piso pélvico

7-1 Ginecología regenerativa integral en climaterio y menopausia

Dr. Raúl Domínguez González

¿QUÉ ES LA MEDICINA REGENERATIVA?

Es la especialidad que aplica principios de la ingeniería y de ciencias de la salud para fabricar sustitutos biológicos que mejoren o reemplacen órganos o tejidos que están tan dañados que ya no pueden llevar a cabo sus funciones. La piel y los cartílagos artificiales son ejemplos de tejidos fabricados por la ingeniería.

Shinya Yamanaka recibió el Premio Nobel de Medicina en 2012 por sus estudios con células madre pluripotentes inducidas (IPS, según sus siglas en inglés), que en principio superaban las 1000. Gracias a sus investigaciones, se encontraron **los 4 interruptores** del envejecimiento y deterioro de nuestro organismo.

EL EQUILIBRIO HORMONAL ES VITAL PARA LA SALUD

Los tratamientos deberían integrar:

1. Terapia hormonal.
2. Medicina personalizada.
3. Medicina preventiva.
4. Medicina integrativa.

Esto nos conduce a la *ginecología regenerativa*. Ahora bien, ¿de qué hablamos cuando decimos Ginecología Regenerativa? Es el área de la Ginecología que incluye todos aquellos tratamientos médicos y quirúrgicos que restauran la apariencia, la anatomía y función de la mama, los ovarios, la vagina, la vulva y el suelo pélvico. Para llevarlo a cabo, se incluyen nuevas tecnologías quirúrgicas como el láser, la radiofrecuencia y la fotodinámica, así como la bioestimulación de los tejidos. La mayoría de estos tratamientos son mínimamente invasivos y no requieren de anestesia, o se realizan con anestesia local y ambulatorios.

Es importante destacar que en cualquier etapa de la vida de la mujer en que estos tratamientos se apliquen, generalmente van asociados a tratamientos hormonales.

Los tratamientos de ginecología regenerativa comprenden diversas técnicas, por lo que cada caso debe ser estudiado de forma personalizada. El más reconocido es el **láser**. Tanto el láser como los tratamientos por radiofrecuencia emiten calor, lo cual provocan cambios regenerativos que remodelan los tejidos para tratar la laxitud vaginal, la sequedad y la leve incontinencia urinaria.

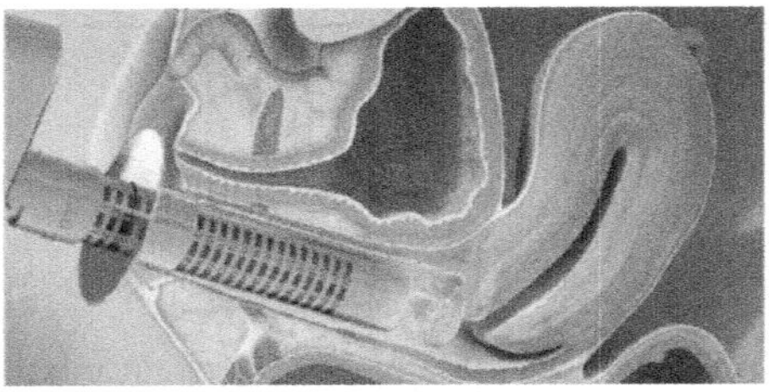

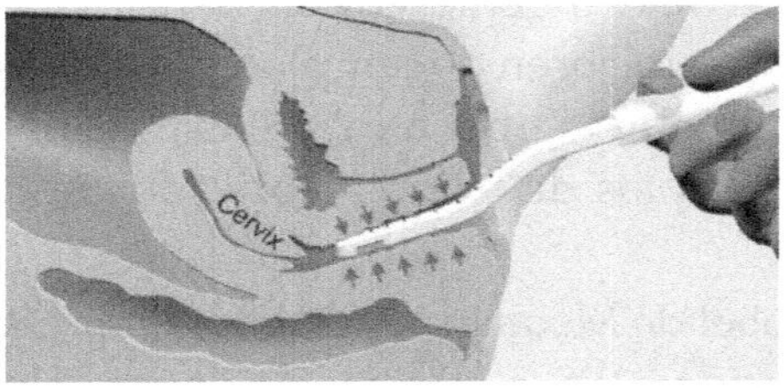

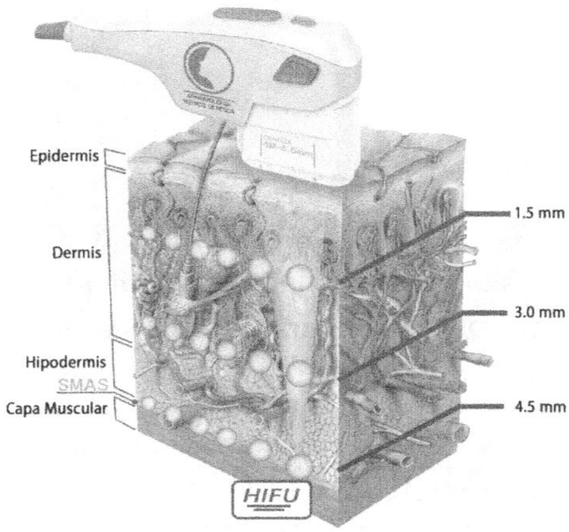

Debemos tener presente que debemos recurrir a los tratamientos de ginecología regenerativa si la paciente presenta alguno de los siguientes síntomas:

1. Síndrome de laxitud o relajación vaginal a cualquier edad, por ejemplo, durante el puerperio o luego de un descenso importante de peso, además del climaterio o la menopausia.
2. Menopausia, lo que provoca sequedad y atrofia vaginal, así como dificultades y dolor en las relaciones sexuales.
3. Incontinencia urinaria leve y urgencia en la micción.
4. Cambios en la apariencia de los genitales externos.
5. Dolor vulvoperineal.

Es necesario, a continuación, recorrer algunos conceptos importantes.

ATROFIA VAGINAL (AV)

La atrofia vaginal se presenta debido a la pérdida de la producción de estrógenos, y el tracto genital es particularmente sensible a la disminución en los niveles de estrógeno. La manifestación clínica de la atrofia vaginal se produce, generalmente, 4-5 años después de la menopausia, aunque, habitualmente, la mayoría de las mujeres presentan alguna manifestación, que no reconocen (cistitis a repetición y dispareunia leve) en el período de transición a la menopausia.

Hasta el 40 % de las mujeres posmenopáusicas experimentan atrofia vaginal, que afecta profundamente la función sexual y la calidad de su vida. Sólo un 25% de ellas buscan asistencia médica.

La disminución de los estrógenos asociados a la Menopausia está estrechamente vinculada a:

- Reducción del flujo sanguíneo y de la secreción vaginal (sequedad vaginal).
- Alteraciones morfológicas del epitelio de la mucosa vaginal.
- Disminución de los lactobacilos vaginales y el aumento de los niveles de pH vaginales.

En el cuadro siguiente, se puede apreciar cómo aumentó significativamente la sequedad vaginal en dos etapas claves: a finales de la perimenopausia y en la postmenopausia (Dennerstein et al, 2000: 351-9).

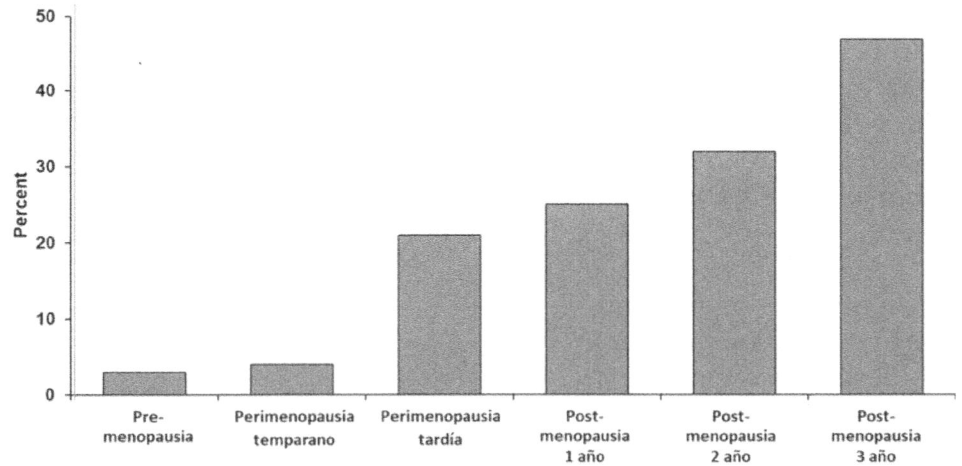

Cuando los niveles de estrógeno comienzan a declinar, el epitelio se hace más delgado y se vuelve más susceptible a trauma, esto explica la causa de las lesiones durante las relaciones sexuales y la dispareunia, ya que el ésta hormona protege el epitelio de la mucosa también contra la fricción mecánica durante las relaciones sexuales, entre otras cosas.

En el cuadro siguiente, podemos observar cómo la reducción de colágeno en el tejido conectivo de la mucosa vaginal, cuya función es apoyar el epitelio, causa la pérdida de la rugosidad vaginal (Samsioe, 1995: 49).

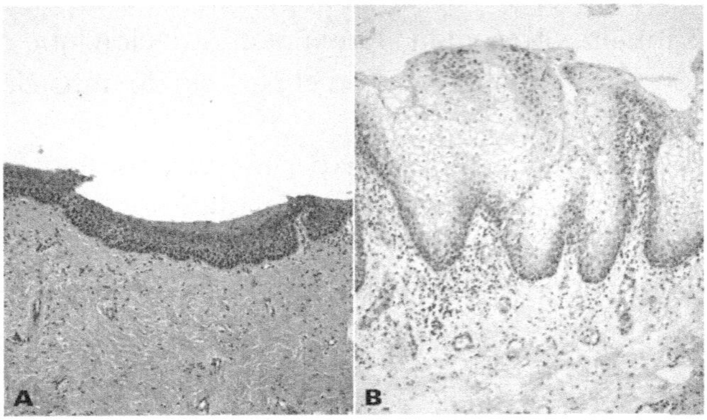

(A): mucosa vaginal posmenopáusica con atrofia causada por una disminución de los niveles de estrógeno con una menor presencia de vasos y un epitelio significativamente más delgado con la falta de glucógeno.
(B): mucosa vaginal en edad reproductiva. La mucosa está bien suministrada con sangre y el epitelio se compone de un mayor número de capas de células, particularmente ricas en glucógeno.

(Histologies Prof. A. Calligaro - University of Pavia, Italy)

Cuando los niveles de estrógeno son adecuados en la vagina, el pH está en el intervalo 3,5-5,0. Cuando estos niveles disminuyen, el pH aumenta hasta 6,0-8,0, lo que facilita el crecimiento de levaduras y bacterias. Este pH básico también es responsable del olor vaginal desagradable.

Los síntomas más comunes de la atrofia vaginal son:

- Sequedad vaginal (aproximadamente el 75%)
- Dispareunia (estimado 38%)
- Sensación de ardor, secreción y dolor (15% estimado)

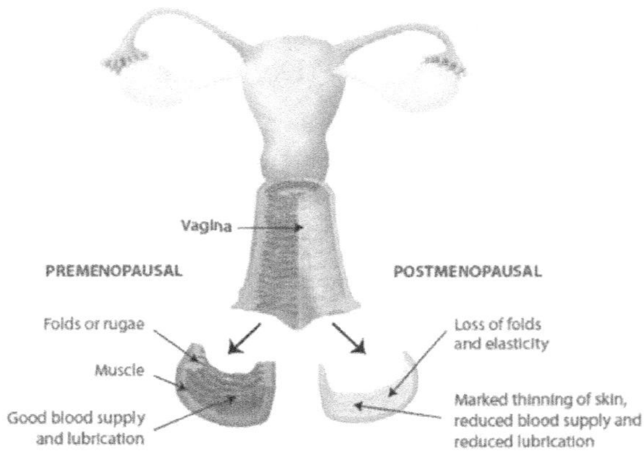

	sexual maturity	pregnancy	post menopause
Oestrogens	++	+++	-
Epithelium of mucosa	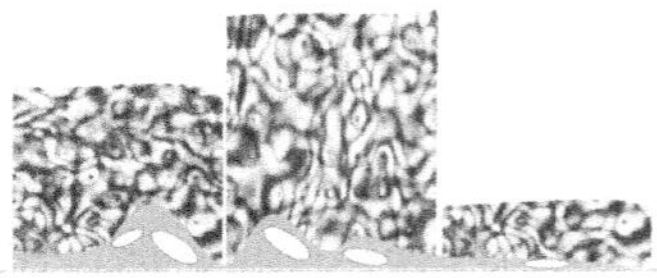		
Glycogen	+	++	-
pH	3.5 - 5	3 - 4.5	6 - 8
Microorganisms population	lactobacilli		mixed

La atrofia vaginal puede ocurrir como consecuencia tanto de la menopausia natural como de la menopausia inducida (quirúrgica o química). Para evaluar clínicamente el estado de la vagina, es necesario que consideremos los siguientes puntos según Parsons et al (2003).

GRADO	LEVE	MODERADO	GRAVE
SEQUEDAD	Ligeramente disminuida	Minima	Seca
ELASTICIDAD EN MUCOSA	Disminuida	Ninguno	Estenosis
pH VAGINAL	4.5 - 5	5	>5
RUGOSIDAD	Reducida	Raro	Vagina lisa
PALIDEZ	Ligeramente rosa	Pálido	Blanco/rojo
PETEQUIAS	Raro	Sangrado en raspado	Sangrado al contacto

Debemos tratar la AV. Para ello, contamos con varias estrategias:

Las modalidades más utilizadas son:

1. Las **terapias hormonales** (estrógenos y andrógenos).
2. Las **terapias no hormonales** (lubricantes y humectantes vaginales de acción prolongada).

Y recientemente los métodos físicos:

1. **Láser** en sus formas no ablativas, ablativas y microablativas.
2. **Radiofrecuencia** (RF).

Estas últimas promueven la neocolagénesis y la neoelastogénesis en la mucosa vaginal (Wańczy, Woźniak, Milejski y Paszkowski, 2018: 180-4)

Dentro de las indicaciones más comunes para estas metodologías (láser y RF), vamos a encontrar la atrofia vulvo-vaginal/dispareunia, la incontinencia urinaria de stress y el síndrome de laxitud. También se incluye el prolapso genital.

La atrofia vaginal es, a menudo, el resultado del tratamiento de muchos cánceres ginecológicos y de cáncer de mama (como cirugía, radioterapia, quimioterapia y / o la manipulación hormonal).

Gracias a la capacidad del láser de estimular la regeneración de los tejidos (atróficos y/o con cicatrices), es posible resolver estas situaciones de manera delicada y segura restaurando la funcionalidad del área tratada.

LAXITUD VAGINAL (LV)

Como consecuencia del envejecimiento natural, es normal que se produzca la LV. El relajamiento de los tejidos vaginales puede producir un estado de malestar para las pacientes a tal punto que puede comprometer la satisfacción y la función sexual.

El láser actúa directamente sobre las paredes vaginales remodelando, tonificando, estimulando la mucosa y regenerando el colágeno.

INCONTINENCIA URINARIA

Es un síntoma frecuente del climaterio y la menopausia la incontinencia urinaria leve y/o la cistitis recurrente. El láser restablece el correcto funcionamiento de las estructuras urogenitales implicadas. Esto permite una gran mejora de la calidad de vida, ya sea desde un punto de vista físico o psicológico.

DISPAREUNIA

La dispareunia es causada por la atrofia vaginal del hipoestrogenismo (climaterio y menopausia), que puede llevar a un trauma perineal. Un procedimiento precoz y preciso es esencial para la prevención de problemas a largo plazo.

EFECTO DEL LÁSER EN LA SALUD VAGINAL

La mejora en el VHI (elasticidad, volumen de líquido, pH, integridad epitelial y humedad), **lubricación, dispareunia, cambios benéficos en la microflora vaginal**, es lo que buscamos en la paciente con síndrome genitourinario de la menopausia (GSM) (Sarmento, Fernandes, Marconi y Giraldo, 2020: 75). En la mucosa vaginal, el láser genera:

1°) Alto grado de exfoliación epitelial (células superficiales llenas de glucógeno y desprendimiento en la superficie epitelial asociada con la remodelación del tejido conectivo vaginal y reconstitución de la mucosa vaginal a través de la activación de mecanismos regenerativos, ambos en el tejido conectivo).

2°) Formación de nuevos vasos, nuevas papilas y nuevo colágeno (aumento de la población de *Lactobacillus* y cambios en la microbiota vaginal).

Aquí recuperamos lo ya mencionado con respecto a esta técnica: la neocolagénesis y la neoelastogénesis.

El uso del láser de CO_2 fraccional fue efectivo después de la primera aplicación. El VHI evolucionó significativamente, con una mejora después de la segunda y tercera aplicaciones de láser; en ello coinciden numerosos autores como Athanasiou et al., Zerbinati et al. y Salvatore et al.

Existen ya numerosos trabajos que demuestran las modificaciones en el tejido de la vagina y que avalan su uso. Uno de ellos, denominado "Un tratamiento de 12 semanas con láser de CO2 fraccional para la atrofia vulvovaginal: un estudio piloto" (2014), tuvo como objetivo evaluar la eficacia y viabilidad del láser de CO_2 fraccionado en el tratamiento de la atrofia vulvovaginal (AVV) en mujeres posmenopáusicas. Las conclusiones fueron que un tratamiento de 12 semanas con láser de CO_2 fraccional fue factible e indujo una mejora significativa de los síntomas de AVV al mejorar la salud vaginal en mujeres posmenopáusicas.

Gaspar y cols. en el año 2020, concluyen que el láser Er:YAG no ablativo parece ser un método seguro y efectivo para aumentar el espesor epitelial de la mucosa vaginal en pacientes con atrofia vaginal severa.

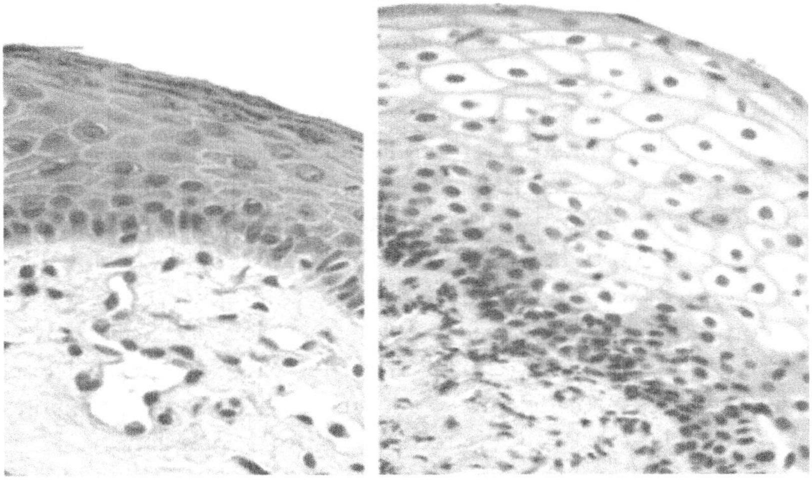

Hallazgos histológicos después de la terapia con láser Er:YAG no ablativo en mujeres con atrofia vaginal severa (Gaspar, Silva, Calderon, Di Placido y Vizintin, 2020)

Esta magnificación muestra:

1) **Antes del tratamiento,** espesor epitelial promedio (imagen de la izquierda) de 106 um (85-120 um), con un promedio de 9 (7-11) capas de células y sin carga glucogénica.

2) **Después del tratamiento** (imagen derecha), 183 um (160-215 um) de espesor epitelial promedio, con un promedio de 21 (15-25) capas de células y cantidad significativa de glucógeno e hiperplasia celular.

Por otra parte, los resultados del estudio "El efecto del láser fraccional de CO_2 o la crema vaginal en la mejora de la función sexual en mujeres menopáusicas: un ensayo controlado aleatorio" (2020) mostraron que hubo una diferencia significativa entre la función sexual en los 2 grupos de láser o estrógenos conjugados después del tratamiento en el campo del deseo, excitación, satisfacción, dispareunia y función sexual en general. Parece que el láser tuvo un efecto mayor que los estrógenos conjugados, pero no hubo diferencia significativa en el grado de lubricación y orgasmo en una relación sexual. En general, ambos tratamientos, de láser CO_2 y Estrógenos Conjugados mejoraron la función sexual. Sin embargo, el efecto general de la terapia con láser fue mejor que el de estrógenos conjugados.

En tercer lugar, la investigación denominada "Impacto de la radiofrecuencia fraccional microablativo sobre la salud vaginal, microbiota y celularidad en mujeres postmenopausicas" (2020) determinó que estudios clínicos han demostrado que el tratamiento vaginal tópico con estrógenos es el tratamiento estándar de oro al estar asociado con una mejora rápida y eficaz de los síntomas. También encontraron que el láser $MFCO_2$ mejoraba la flora vaginal con una reducción significativa del pH del fluido vaginal y un aumento significativo de la flora de *Lactobacillus*. La terapia con láser en la mucosa vaginal provoca un alto grado de exfoliación epitelial asociada con la remodelación del tejido conectivo vaginal junto con la reconstitución de la mucosa vaginal a través de la activación de mecanismos regenerativos. Este resultado también está de acuerdo con los resultados obtenidos en estudios previos utilizando láser de CO_2 fraccional.

Otro estudio clave publicado en 2020, "Seguridad del láser de erbio vaginal: una revisión de 113.000 pacientes tratadas en los últimos 8 años". Su objetivo fue obtener información sobre la frecuencia de aparición de efectos adversos (EA) relacionados con el tratamiento con láser de erbio vaginal (VEL™). Concluyó que el tratamiento con láser sólo térmico y mínimamente invasivo, utilizando los procedimientos no ablativos VEL™, parece ser seguro. La incidencia de EA es baja.

Por último, es menester tener en cuenta el estudio llamado "Función sexual después láser de erbio vaginal: los resultados de un gran estudio prospectivo multicéntrico" (2020). El objetivo de este estudio prospectivo multicéntrico fue evaluar los efectos del láser de erbio vaginal (VEL- SMOOTH®) sobre la función sexual en mujeres posmenopáusicas que padecen el síndrome genitourinario de la menopausia (GSM). Concluyeron que, aunque no es un estudio aleatorio, este amplio estudio prospectivo muestra que el tratamiento con el VEL- SMOOTH® puede mejorar la función sexual en mujeres posmenopáusicas que sufren de AV.

Se podría continuar presentando trabajos que avalan la utilización de las nuevas tecnologías. Todos ellos permiten aseverar que el tratamiento con láser para restaurar la función vaginal podría mejorar la calidad de vida de millones de mujeres.

Los estudios prospectivos de cohortes muestran que el procedimiento es efectivo y seguro, si se aplica adecuadamente, y sin efectos adversos graves según ha sido reportado. Para el SGM, los cambios clínicos son similares a los inducidos por la administración de estrógenos. Por supuesto que se necesitan más estudios aleatorizados para evaluar los tratamientos de láser en comparación con otras terapias, así como para evaluar la duración de sus efectos terapéuticos y la seguridad de aplicaciones repetidas.

NUEVAS PERSPECTIVAS DE TRATAMIENTO CON LÁSER

1. Dermatitis vulvares/liquen escleroatrófico.
2. Dispareunia-vaginismo.
3. Retracción de cicatrices.
4. Recuperar la flora vaginal.
5. Tratamientos de patologías cervicales (HPV, etc.).
6. Problemas de las mallas vaginales.
7. Fisuras vulvares.
8. Vejiga hiperactiva.
9. Poliquistosis ovárica Drilling.

LIQUEN ESCLEROATRÓFICO

Antes del Láser CO2

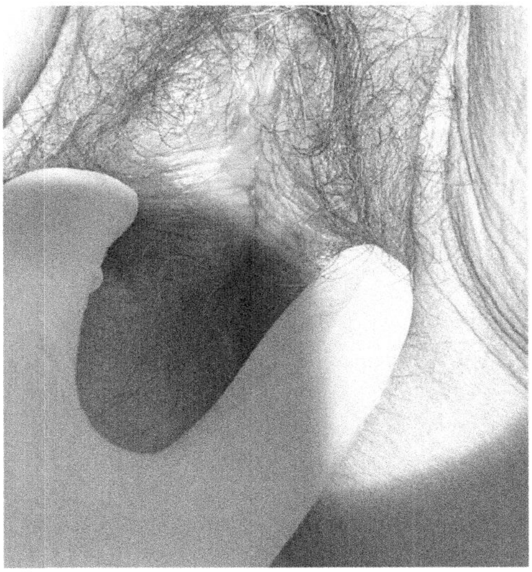

Después del Láser CO2

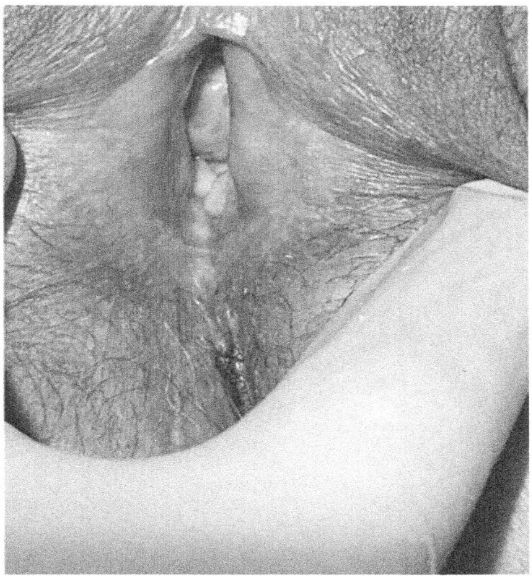

DRILLING OVÁRICO

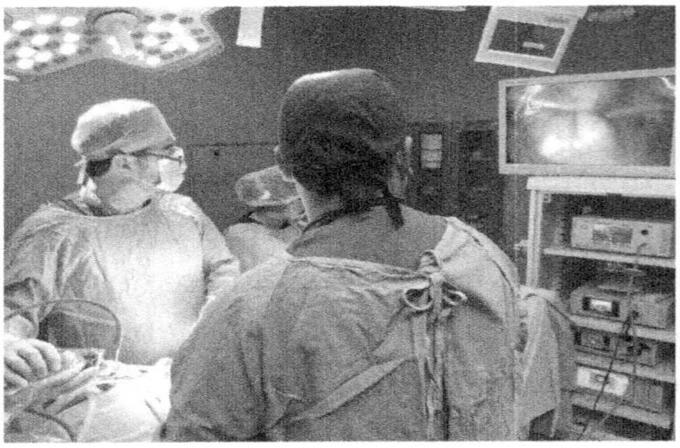

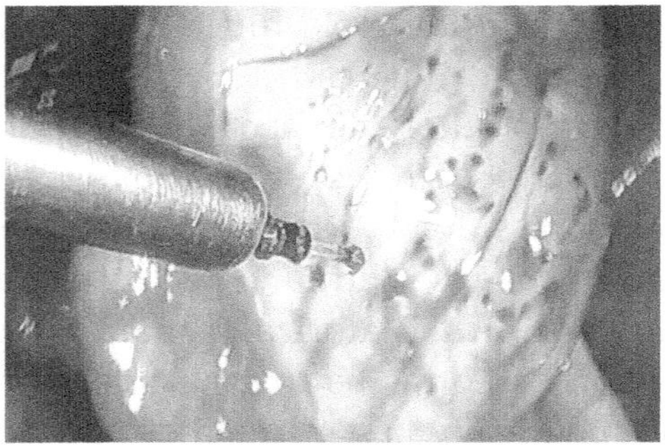

PROLAPSO VAGINAL:

Antes del láser

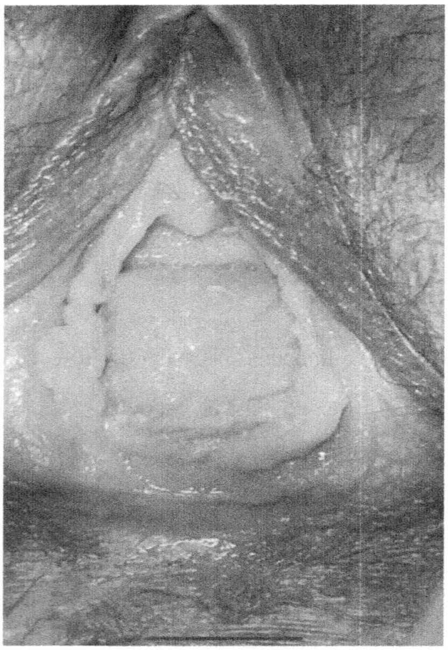

Después del láser

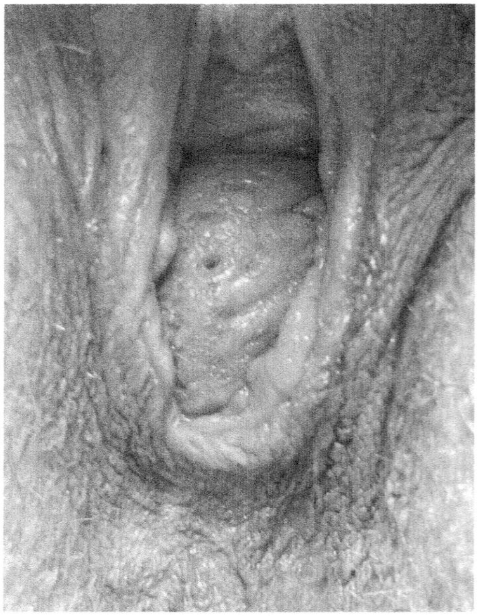

PROLAPSO VAGINAL

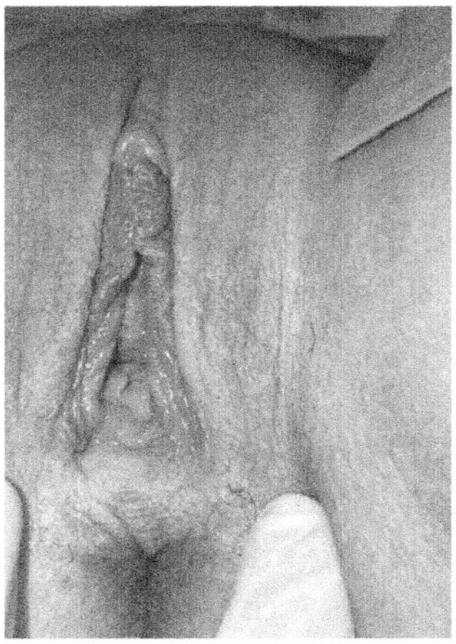

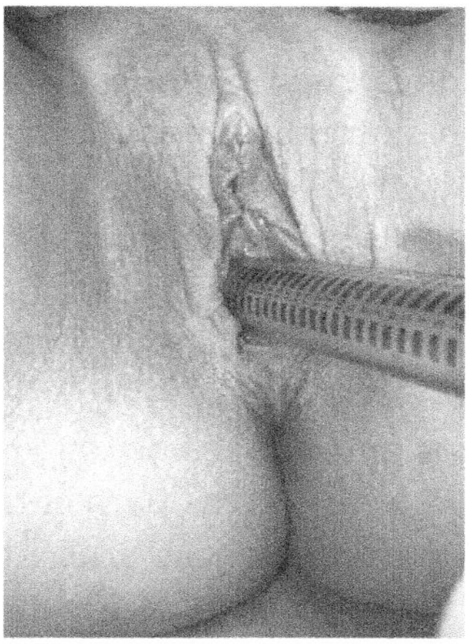

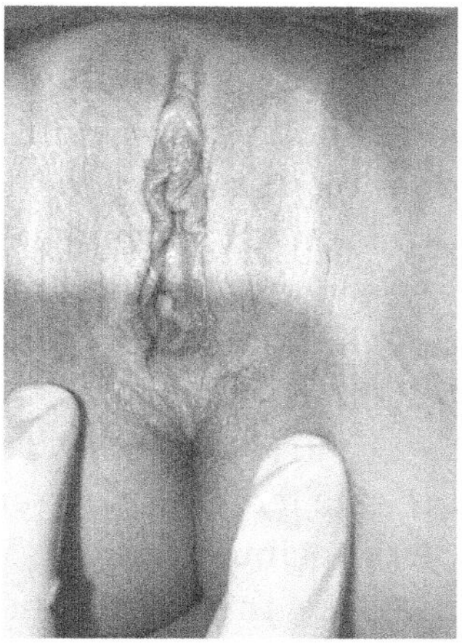

Los objetivos para el tratamiento de VHSIL deben ser destruir completamente la lesión, mejorar los síntomas, excluir la invasión, preservar la anatomía y función vulvar normal, y evitar recurrencias. Con esta tecnología, se está consiguiendo.

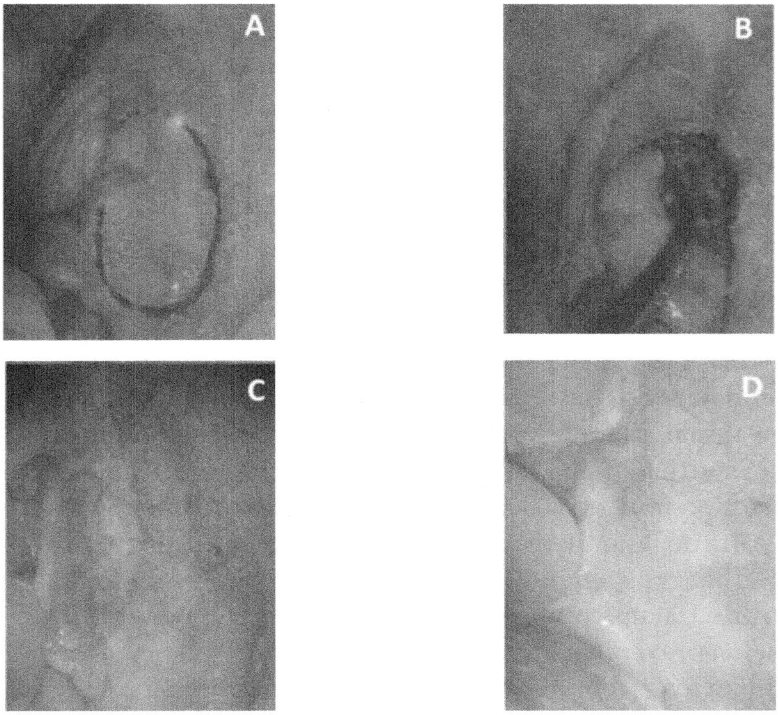

LA ATROFIA VULVOVAGINAL EXISTE. ES UNA REALIDAD QUE VA A AFECTAR AL 100% DE LAS MUJERES EN EL MUNDO. ENTONCES... ¿QUÉ SABEMOS DE LA AV EN EL MUNDO?

Sabemos por publicaciones que hay un estimado de 294 millones de mujeres en todo el mundo con síntomas de AV. Aproximadamente, 221 millones de mujeres no han recibido o solicitado algún tratamiento. El promedio de duración del tratamiento de las que lo reciben (43 %) es de menos de un 1 año. Es decir, en el mundo se estima que hay un 25 % de mujeres que reciben algún tipo de tratamiento para la AV y que hay un 75 % de las mujeres sin ningún tratamiento.

Dicho esto, el 90 % de los ginecólogos no les preguntan a sus pacientes sobre este tema. Las barreras significativas para el tratamiento incluyen la falta de conocimiento sobre VVA, la renuencia a discutir los síntomas con los médicos, las preocupaciones de seguridad, los inconvenientes y un alivio inadecuado de los síntomas de los tratamientos disponibles.

CONCLUSIÓN

En la mujer debe tenerse muy presente que los tratamientos deben ser combinados:

Tratamientos sistémicos: THM, con Hormonas naturales o sintéticas.

Tratamientos locales: hormonas tópicas, lubricantes, láser vaginal.

Como bien dice la Dra. Mary Ann Lumsden, presidente de la IMS, sobre el trabajo de R. D. Langer (2017) llamado "The evidence base for HRT: what can we believe?": "Ya es tiempo para nosotros de reconocer que la terapia hormonal prescripta a mujeres postmenopáusicas saludables, dentro de los 10 años de haber concluido sus ciclos menstruales, es una intervención efectiva, y cuyos beneficios superan a los riesgos". Lo mismo puede aplicarse al láser vaginal.

Tomamos en cuenta también las recomendaciones conjuntas de Cagnacci, Gallo, Gambacciani y Lello, de la Sociedad Italiana de la Menopausia (SIM) y la Sociedad Italiana de Ginecología de la Tercera Edad (SIGiTE), en "**Recomendaciones conjuntas para el diagnóstico y tratamiento de la atrofia vulvovaginal en mujeres en las fases peri y posmenopáusicas** (2019). En el estudio, concluyen que los datos recientes indican claramente que la VVA es una afección muy prevalente entre las mujeres posmenopáusicas y que la gran mayoría de las mujeres con VVA no reciben el tratamiento adecuado. En realidad, el diagnóstico de VVA es simple y, en gran parte, clínico. Hay muchos tipos de tratamientos disponibles para la AVV, que van desde medidas de educación preventiva hasta terapias locales no hormonales, agentes locales que modulan los receptores hormonales y sistémicos, así como la terapia con láser y radiofrecuencia.

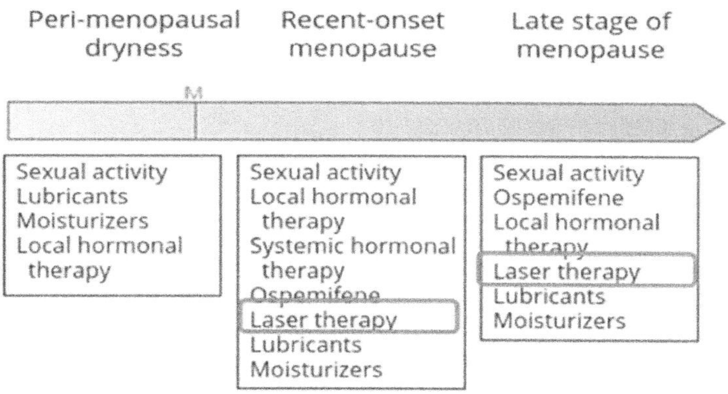

Joint recommendations for the diagnosis and treatment of vulvo-vaginal atrophy in women in the peri- and post-menopausal phases from the Società Italiana per la Menopausa (SIM) and the Società Italiana della Terza Età (SIGiTE). Minerva Ginecol. 2019 Oct;71(5):345-352.

Independientemente del enfoque terapéutico adoptado, se debe fomentar activamente una mayor comunicación entre el médico y la mujer con AV. Esto también se debe a la dificultad de hablar sobre el tema y los trastornos relacionados con él. Una mayor comunicación también fomenta una terapia adecuada y, por lo tanto, minimiza el impacto de la AV en la calidad de vida de la mujer.

Finalmente, el primer obstáculo que debemos saltar los médicos especialistas es convencer a los colegas para que se informen y aprendan la importancia de la THM y el LÁSER en las mujeres, aun en situaciones especiales, y que entiendan del poder curativo que el interés e inteligencia del médico especialista preparado generará en la paciente, sea cual sea la o las terapias que apliquemos.

REFERENCIAS:

1. D. W. Sturdee and N. Panay. Recommendations for the management of postmenopausal vaginal atrophy. CLIMACTERIC 2010; Early Online, 1–14
2. Bachman GA, et al. Am Fam Physician 2000;61:3090–6
3. Dennerstein L, et al. Obstet Gynecol 2000;96:351 – 8
4. Wańczyk-Baszak J, Woźniak S, Milejski B, Paszkowski T. Síndrome genitourinario del tratamiento de la menopausia con láser y radiofrecuencia de temperatura controlada. Menopauzalny. 2018; 17 ((4)): 180–4
5. S. Salvatore, RE Nappi, N. Zerbinati, A. Calligaro, S. Ferrero, M. Origoni, M. Candiani y U. Leone Roberti Maggiore (2014) Un tratamiento de 12 semanas con láser de CO 2 fraccional para la atrofia vulvovaginal: un estudio piloto, Climacteric, 17: 4, 363-369
6. Sarmento AC, Fernandes FS, Marconi C, Giraldo PC, Eleute´rio-Junior J, Crispim JC, et al. Impact of microablative fractional radiofrequency on the vaginal health, microbiota, and cellularity of postmenopausal women. Clinics. 2020;75:e1750
7. A. Gaspar, J. Silva, A. Calderon, V. Di Placido and Z. Vizintin. Histological findings after non-ablative Er:YAG laser therapy in women with severe vaginal atrophy. CLIMACTERIC, 23:sup1, S11-S13
8. Eftekhar T, Forooghifar T, Khalili T, Shariat M, Haghollahi F. El efecto del láser fraccional de CO 2 o la crema vaginal en la mejora de la función sexual en mujeres menopáusicas: un ensayo controlado aleatorio. J Lasers Med Sci . 2020; 11 (3): 292-298
9. M. Gambacciani, M. Cervigni, A. Gaspar, A. Novakov Mikić, J. Gaviria, N. Koron y Z. Vizintin (2020) Seguridad del láser de erbio vaginal: una revisión de 113 000 pacientes tratadas en los últimos 8 años, Climacteric, 23:sup1, S28-S32
10. M. Gambacciani, E. Albertin, MG Torelli, GL Bracco, AC Casagrande, L. Martella, G. Baiocchi, S. Alfieri, N. Russo, M. Cervigni & for the Italian Vaginal Erbium Laser Academy (2020) Función sexual después láser de erbio vaginal: los resultados de un gran estudio prospectivo multicéntrico, Climacteric, 23:sup1, S24-S27
11. Cagnacci A, Gallo M, Gambacciani M, Lello S; Società Italiana della Menopausa (SIM) and the Società Italiana di Ginecologia della Terza Età (SIGiTE). Joint recommendations for the diagnosis and treatment of vulvo-vaginal atrophy in women in the peri- and post-menopausal phases from the Società Italiana per la Menopausa (SIM) and the Società Italiana della Terza Età (SIGiTE). Minerva Ginecol. 2019 Oct;71(5):345-352. doi: 10.23736/S0026-4784.19.04469-1. Erratum in: Minerva Ginecol. 2019 Dec;71(6):478. PMID: 31698888.
12. Athanasiou S, Pitsouni E, Grigoriadis T, Zacharakis D, Falagas ME, Salvatore S, Protopapas A, Loutradis D. Microablative fractional CO2 laser for the genitourinary syndrome of menopause: up to 12-month results. Menopause. 2019 Mar;26(3):248-255.
13. Bianchi, C., Auzzi, N., Turrini, I. et al. Cirugía guiada colposcópica con láser de CO2 para el manejo de lo que se vé y tratar el VHSIL: una experiencia preliminar. Láseres Med Sci 37, 1635–1641 (2022). https://doi.org/10.1007/s10103-021-03413

7-2 Ginecología regenerativa láser: introducción a la misma, que debe conocer el ginecólogo que inicia este camino

Dr. Santiago Palacios

La palabra "LÁSER" es un acrónimo de "amplificación de luz por emisión estimulada de radiación". Los láseres generan una energía luminosa en forma de un haz de fotones liberados del medio láser. Por eso, normalmente se da el nombre al láser al definirse la longitud de onda específica. Los láseres médicos actuales emiten longitudes de onda desde el ultravioleta hasta las áreas de espectro de infrarrojo medio. El medio se activa con alguna forma de energía, que suele ser luz o electricidad. La emisión estimulada de fotones ocurre en el medio, que luego se amplifica en la cavidad del láser. Consiste en el medio delimitado en la parte delantera y trasera por espejos, y emitido desde el espejo frontal en un haz de energía de luz única: los fotones absolutamente idénticos, están sincronizados con precisión en fase temporal y espacial, y todos en un solo color (monocromaticidad). El haz es más o menos paralelo, con una característica conocida como colimación. La suma de estos tres componentes es la coherencia, y es esta lo que le da a un rayo láser su intensidad de fotones excepcionalmente alta; permite que un rayo láser se enfoque en puntos muy pequeños. Los principales objetivos biológicos, como la sangre, la melanina y el agua absorben la energía de la luz de manera muy diferente y tienen espectros de absorción óptimos según la longitud de onda de la energía del fotón incidente. El tratamiento con láser se ha utilizado de forma segura y eficaz en muchas áreas, como la dermatología, la odontología, la oftalmología y la medicina estética.

Las tres características físicas que han hecho posible la utilización del láser a nivel vulvo-aginal gracias a estos efectos de estimulación térmica son: la mínima ablación de micras o, incluso, la no ablación junto a los efectos térmicos; el coeficiente de absorción que, en este caso, es el agua de la vagina (el 90 % de la vagina es agua); y, finalmente, el ser fraccionado, lo que significa que el tejido circundante sano, recupera y regenera el tejido en el que actúa el láser de forma rápida y no molesta.

Las tres características físicas que han hecho posible la utilización del láser con efectos de estimulación térmica en la vulva y vagina son:

1. ABLACCION Y EFECTOS TÉRMICOS MÍNIMOS (EN MICRAS).
2. COEFICIENTE DE ABSORCIÓN ESPECÍFICO PARA EL AGUA (EL 90 % DE LA VAGINA ES AGUA).
3. FRACCIONADO (PERMITE RECUPERACIÓN NO DOLOROSA Y RÁPIDA).

En los últimos años, hubo muchas publicaciones innovadoras sobre el uso del láser en ginecología, lo que abrió numerosas posibilidades terapéuticas.[1,2]

En este capítulo, revisaremos los datos disponibles sobre la terapia con láser para el tratamiento del síndrome genitourinario de la menopausia (SGM), de la incontinencia de orina y del síndrome de hiperlaxitud vaginal.

USO DEL LÁSER VAGINAL

Los láseres de CO_2 son mínimamente ablativos e inducen una lesión térmica controlada en la capa epitelial de la piel vaginal, que luego estimula la reparación y remodelación del tejido a través del proceso de cicatrización de heridas. Se ha sugerido que este proceso induce a los fibroblastos a producir colágeno.[3-5] Los láseres de Erbio:YAG tienen unas 10 veces más afinidad por la absorción de agua en comparación con los láseres de CO_2. Esto puede permitir un efecto térmico más profundo sin quemar el epitelio vaginal.[6] En comparación, los láseres de CO_2 causan una lesión tisular más superficial antes de la remodelación posterior del colágeno.[6] Tanto los de CO_2, como los de Erbio, se consideran hasta el momento con la misma efectividad y seguridad, siendo el mecanismo de acción muy parecido.

LASER CO2 Y MECANISMO DE ACCION EN VULVA Y VAGINA

- Ablación para cambios de textura y pigmentos.
- Umbrales de temperatura para estimulación de proteínas de choque térmico
- Neoformación de colágeno.
- Neoformación de elastina.
- Claros resultados histologías.
- La neocolagénesis es prolongada.
- Neovascularización.
- Las técnicas fraccionales permiten mayores profundidades de penetración con control y puntos limitados de lesión.

En la actualidad, se utilizan mucho en ginecología debido a la naturaleza mínimamente invasiva de los procedimientos, la facilidad de uso en el consultorio y el hecho de que los tratamientos son generalmente cortos (15-20 minutos a intervalos de 4 a 6 semanas) y bien tolerados, con eventos adversos raros. Las desventajas son que los dispositivos son costosos y los tratamientos, en la mayoría de las ocasiones, no están cubiertos por el seguro. Los efectos terapéuticos, cualesquiera que sean, se limitan a los tejidos vaginales superficiales. Aunque los eventos adversos son raros, la destrucción del tejido a veces puede provocar quemaduras y cicatrices graves si no se siguen los protocolos establecidos[7].

LÁSER EN EL SINDROME GENIOTOURINARIO DE LA MENOPAUSIA (GSM)

El síndrome genitourinario de la menopausia (GSM) incluye una constelación de síntomas relacionados con la disminución de las hormonas ováricas circulantes, como sequedad vaginal, dispareunia, infecciones urinarias recurrentes e incontinencia urinaria. El GSM reemplaza el término anterior de "atrofia vulvovaginal" según lo acordado por la conferencia de terminología conjunta patrocinada por la Sociedad Norteamericana de Menopausia (NAMS) y la Sociedad Internacional para el Estudio de la Salud Sexual de la Mujer (ISSWSH).[8,9] Todos estos síntomas pueden interferir con la función sexual y la calidad de vida.[10,11] Hay varias opciones terapéuticas disponibles para aliviar los síntomas del SGM, incluidos productos hormonales y no hormonales. En la mayoría de los consensos, se recomienda, como primera opción, los estrógenos locales o sistémicos en caso de existir, además, sintomatología vasomotora.[7]

Sin embargo, muchas mujeres no aceptan estos tratamientos de forma continua y prolongada, o pueden presentar contraindicaciones absolutas, como antecedentes personales de tumores dependientes de estrógenos, particularmente, cáncer de endometrio y de mama.[12-13] Las nuevas estrategias se basan en un tratamiento secuencial con una amplia gama de opciones que permiten a las mujeres elegir, considerando los beneficios y riesgos asociados a cada estrategia.[14] Hoy en día, la terapia con láser ofrece nuevas opciones para estimular la reparación de tejidos y restaurar las funciones vaginales normales.[9]

El láser de dióxido de carbono (láser de CO_2) fue uno de los primeros láseres de gas desarrollados y sigue siendo uno de los más utilizados para diferentes aplicaciones industriales y médicas.[15] Sin embargo, para el láser de CO2 a 10.600 nm, el único cromóforo es el agua, el componente principal de los tejidos de las mucosas. En los últimos años, el láser de CO2 pulsado ablativo se está utilizando como tratamiento de la atrofia vaginal. El núcleo de los datos disponibles ha sido producido y publicado en la literatura internacional utilizando diferentes láseres de CO2,[16-20] existiendo ya diferentes meta-análisis.[16,18,20] Diferentes investigadores que utilizaron la misma máquina produjeron datos sólidos que muestran los efectos del láser de CO2 fraccionado microablativo en VVA.[21,22]

El primer artículo fue publicado por Adrián Gaspar (2011), el cual muestra una mejora significativa de los signos clínicos e histológicos de atrofia vaginal después del tratamiento con láser CO2 fraccionado vaginal[23]. Posteriormente, en un artículo observacional seminal, Salvatore et al[24] informaron un estudio de 12 semanas en el que se analizaron los síntomas antes y después de 3 sesiones (una por mes) de láser de CO_2 fraccionado. Encontró una mejora clara y significativa cuando le preguntaron sobre los síntomas de atrofia y la función sexual después del tratamiento. También se obtuvieron resultados similares en mujeres más jóvenes que padecían AVV debido al tratamiento de la endometriosis.[25] Los efectos del láser de CO2 fraccionado microablativo en VVA conducen a una mejora tanto de la función sexual como de la calidad de vida.[26] Estos documentos abrieron una nueva era para el tratamiento no hormonal de GSM. Ya existen más de 150 papers en Pubmed y, como señalamos antes, varios meta-análisis[16,18,20].

También existen importantes estudios sobre el SGM utilizando un láser de erbio (modo SMOOTH®) con una longitud de onda de 2940 nm, que mostraron una profunda remodelación del colágeno y una nueva síntesis de colágeno.[28-31] El efecto térmico sobre el colágeno durante la exposición a una mayor temperatura provoca la remodelación del colágeno, lo que da como resultado la generación de nuevo colágeno y una mejora general de la tensión y la elasticidad del tejido tratado.[32] La alta tasa de éxito del tratamiento de lesiones multifocales, escisiones y coagulación tisular con láser Er:YAG se asoció con un efecto interesante e inesperado sobre el endurecimiento vaginal, lo que resultó en una mejoría de las relaciones sexuales.[33]

En el año 2020,[34] se analizaron los efectos adversos relacionados con el tratamiento con láser de erbio vaginal. Se recopilaron datos de 113.174 pacientes procedentes de 535 médicos, que, al realizarles una encuesta, señalaron que los efectos adversos encontrados fueron de leves a moderados, transitorios y con baja frecuencia. Se destacó el flujo vaginal en un 4 % y el edema en un 3,45 %.[34]

Ambos tipos de laser han demostrado claramente un efecto positivo a través de números indicadores (tabla 3).

Estas son las características de la eficacia clínica del uso de láser en atrofia vulvovaginal:

- Mejoría significativa de los signos y síntomas clínicos relacionados.
- Mejora de la función sexual (FSFI).
- Mejora histológica.
- Aumento del colágeno y matriz extracelular.
- Eficacia en pacientes con cáncer de mama con o sin uso de inhibidores de la aromatasa.

- Mejores resultados en el índice de salud vagina, e índice de madurez vaginal que el promestrieno a las 14 semanas de inicio.

LÁSER VAGINAL E INCONTINENCIA URINARIA DE ESTRÉS

Los posibles mecanismos por los que el tratamiento con láser puede mejorar la IUE son sus efectos bioestimulantes y fototérmicos. La bioestimulación con láser restaura la mayoría de las funciones vaginales, incluida la secreción, absorción, elasticidad, lubricación y grosor del epitelio vaginal,[35] mientras que el efecto fototérmico emitido por el láser penetra en la vagina a una profundidad de 0,5 mm, lo que resulta en una reducción del 30 % en volumen de tejido. Esto, a su vez, provoca una tracción mecánica de las capas más internas, lo que contribuye aún más al efecto de ajuste debido a la producción de fibras de elastina y la estimulación de la neocolagénesis, lo que lleva a un aumento del grosor del epitelio vaginal, la elasticidad y la firmeza de la pared. Puede estar relacionado con la restauración de los mecanismos de coaptación uretral implicados en la fisiopatología de la IUE[36].

Los primeros estudios sobre incontinencia urinaria de esfuerzo y láseres de CO2 se realizaron sobre el síndrome genitourinario de la menopausia, por lo que el objetivo principal no era la incontinencia en sí misma, sino todos los síntomas relacionados con el SGM. Así, Pitsouini et al[37] indicaron una clara mejora en las puntuaciones en el cuestionario del tracto urinario femenino (ICIQ-FLUTS) y el cuestionario de incontinencia urinaria de forma abreviada (ICIQ-UI SF) después de tres sesiones de láser.

Hubo que esperar hasta 2018, cuando González Isaza et al[38] publicaron un estudio de 161 pacientes posmenopáusicas con una edad media de 53,38 años y síntomas leves de IUE. Se realizaron 4 sesiones de láser y, posteriormente, una sesión anual a los 12, 24 y 36 meses. Los resultados mostraron una clara mejoría a los 12 meses en el ICIQ-UI SF ($p<0,001$), que se mantuvo a los 24 meses ($p<0,001$) ya los 36 meses ($p<0,001$) (tabla 1). Posteriormente, Lin et al[39] realizaron un estudio comparativo utilizando un láser de erbio en 21 pacientes y un láser de CO2 en 10 pacientes. Sólo realizaron una sesión de láser en pacientes diagnosticados de IUE. A los dos meses del tratamiento con láser, encontraron una mejoría significativa en el ICIQ-UI SF, tanto en los pacientes que recibieron láser de erbio ($p = 0,007$) como en los que recibieron láser de CO2 ($p = 0,001$).

Recientemente, Behnia-Willison et al[40] encontraron una mejora en las puntuaciones del cuestionario australiano del suelo pélvico (APFQ) en 58 mujeres diagnosticadas con IUE. Tras tres sesiones de láser de CO_2, se encontró una mejora significativa ($p<0,01$) en los resultados de este cuestionario. El efecto se mantuvo a los 12 y 24 meses.

Nuestro grupo acaba de finalizar un estudio[41] en el que hubo una clara mejoría en los síntomas moderados-graves de IUE tras la primera sesión de láser CO2 ($p<0,01$). El efecto aumentó tras la 2ª ($p<0,001$) y 3ª Sesión de láser CO2 ($p<0,001$).

Recientemente, se ha publicado una revisión sistemática encontrando tres estudios con láseres de CO2 y uno con láser de erbio: YAG. Los resultados de los cuatro estudios revelaron la mejora a corto plazo de la IUE después de la terapia con láser Erbium: YAG y láser CO2. Considerando dicha revisión que es un procedimiento rápido, intuitivo y bien tolerado que mejora con éxito los síntomas relacionados con la incontinencia. Sin embargo, señalan que el impacto a largo plazo de dichas intervenciones no se ha establecido bien, ya que la mayoría de los ensayos se centraron en los efectos a corto plazo[42].

TRATAMIENTO CON LÁSER DE CO2 E INCONTINENCIA URINARIA DE URGENCIA (IUU)

Existen pocas evidencias, sin embargo, se ha especulado con posibles teorías que podrían implicar una mejoría de la IUU a través del láser vaginal. La atrofia de los músculos del suelo pélvico y la reducción del contenido de colágeno pueden ser factores importantes en el aumento de la prevalencia de la incontinencia urinaria tanto de esfuerzo como de urgencia. La neocolagénesis inducida por láser puede cambiar la composición de las estructuras del piso pélvico y, por lo tanto, aumentar la presión a lo largo de la uretra, incluida la presión uretral proximal. Por lo tanto, el aumento de la presión uretral proximal puede aliviar los síntomas de la vejiga hiperactiva (OAB) al reducir la respuesta refleja de la vejiga.

Perino et al.[43] evaluaron el efecto del tratamiento con láser de CO2 en mujeres posmenopáusicas con síntomas de vejiga hiperactiva (OAB) (> 8 micciones/24 h) y> 1 síntoma de GSM (picazón, ardor, lubricación reducida, dispareunia superficial y/o severa) en los 3 meses anteriores. Los síntomas de OAB se evaluaron utilizando la forma abreviada y validada del cuestionario de vejiga hiperactiva (OAB-Q SF). Los resultados en un seguimiento de 1 mes después de la tercera sesión de láser indicaron una reducción significativa en el número de micciones y el número de episodios de urgencia ($p <0,0001$).

En conclusión, he de señalar que es un área por seguir explorando, con pocas evidencias, pero con algún estudio que señala posible mejoría.

SINDROME DE HIPERLAXITUD VAGINAL (SHV)

La laxitud vaginal es un nuevo concepto procedente de un término estético, como es el rejuvenecimiento vaginal y secundario a la aparición de técnicas nuevas y efectivas para la prevención y tratamiento de las alteraciones derivadas de una excesiva laxitud de las pareces vaginales.[44] En los últimos años, el concepto de rejuvenecimiento vaginal ha ganado popularidad no sólo entre los médicos, sino también entre las mujeres, habiendo aumentado año a año las tasas de esta cirugía hasta un 30%.[45] Todas estas intervenciones se realizan, principalmente, por razones estéticas o, en algunos casos, para aumentar el funcionamiento sexual, aunque sin indicación médica clara. En general, el rejuvenecimiento vaginal se suele proponer a las mujeres que sienten una sensación de vagina ancha debido al parto vaginal o el envejecimiento con el fin de mejorar el tono vaginal y, por tanto, la fricción sexual. Es por ello que deben realizarse recomendaciones y protocolos basados en evidencias científicas. Han habido varios colegios de Obstetricia y Ginecología que se han posicionado en contra de estos procedimientos basados, precisamente, en la falta de datos concluyentes.[46-48]

Sin embargo, recientemente, los procedimientos quirúrgicos y los tratamientos sistémicos y tópicos se han complementado con sistemas nuevos, no invasivos, basados en la energía, lo cual es un claro avance y un método más eficaz, por una parte, y menos invasivo por otra, para mejorar este desorden que los métodos precedentes. Estos dispositivos han abierto un área de investigación y nuevas posibilidades tanto preventivas como terapéuticas al cubrir conceptos más allá que el término de rejuvenecimiento vaginal, como son la incontinencia urinaria de estrés o la disfunción sexual; ellos han dado entidad a este nuevo síndrome. Entre las nuevas modalidades que se aplican a la prevención y tratamiento, se incluyen los láseres basados en CO2 o Erbio (Er: YAG) y dispositivos de energía basados en radiofrecuencia (RF). Estos dispositivos basados en energía tienen como objetivo inducir la contracción del colágeno, la neocolagénesis, la neovascularización y la infiltración de los factores de crecimiento, que, en última instancia, revitalizan y restauran la elasticidad de los tejidos conectivos de la pared vaginal a 40°C - 42°C y la humedad de la mucosa vaginal.[44]

Se ha publicado una revisión sistemática identificando 59 estudios (3609 mujeres) tratados para el rejuvenecimiento vaginal (síndrome de hiperlaxitud vaginal) mediante radiofrecuencia o terapia con láser ablativo fraccionado. Los estudios informan una mejoría en la función sexual y síntomas relacionados, alta satisfacción del paciente y eventos adversos menores, incluido el dolor, la hinchazón o el flujo vaginal asociados con el tratamiento.[49]

ASPECTOS CLÍNICOS

El uso del láser vulvovaginal es simple y rápido. Hay que garantizar la no existencia de infecciones vaginales ni urinarias y que, en el momento de la realización, la vagina esté libre de cremas o geles, es decir, que esté seca. El procedimiento es prácticamente indoloro, se tolera bien, se aplica fácilmente y es eficaz.

Normalmente, se suelen hacer tres procedimientos separados entre 4 y 6 semanas. La energía dependerá del aparato y los protocolos establecidos por cada uno; sin embargo, debe de individualizarse dependiendo de la alteración a tratar, la edad de la paciente y la sensibilidad de esta al láser. El 80% de las mujeres está al finalizar el tratamiento muy satisfechas/satisfechas. En cuanto a la tolerabilidad, solo 1 de cada 201 pacientes consideraron el procedimiento como inaceptable, mientras que la tolerabilidad se definió como excelente, buena o aceptable en el 90 % de las mujeres tratadas. Menos del 10 % de las pacientes refirieron el procedimiento como una mala experiencia.[34]

Todavía persisten dudas de la seguridad a largo plazo, que deberán contestarse en los próximos años cuando la experiencia en número de años de uso en la misma paciente validen el procedimiento. Sin embargo, la experiencia en la actualidad señala, que, si se siguen los protocolos recomendados por las diferentes compañías fabricantes de los aparatos láser, existe una gran seguridad. El despistaje de contraindicaciones de uso, así como como la individualización de la energía empleada y el número de sesiones, serán piezas clave.

Mención especial merece la eficacia en el SGM. El único punto que debe aclararse a la paciente es conocer sus expectativas y compararlas con tu experiencia. Los resultados muestran un beneficio en más del 80 % de las mujeres tratadas.

Otro tema diferente es la IUE, y por eso debemos conocer las indicaciones para el tratamiento con láser. Es decir, la IUE no solo es inducida por la hipermovilidad uretral, como resultado del debilitamiento o la alteración de la musculatura del piso pélvico y/o del ligamento pubouretral, sino también debido al debilitamiento del esfínter uretral. Mujeres con problemas de esfínter uretral posiblemente no se verán beneficiadas del uso del láser, o, como mucho, será un beneficio indirecto. Sin embargo, la inclusión de las mujeres con IUE leve a moderada sin prolapso, debería mejorar los resultados, especialmente los resultados a largo plazo del tratamiento con láser. De ahí que deberán mejorarse los criterios de selección de pacientes. Siempre habrá que considerar que el tratamiento con láser no tendrá éxito en un determinado grupo.

Los resultados sobre la incontinencia urinaria mixta y de urgencia son escasos aunque optimistas, por lo que debemos esperar nuevos estudios que confirmen las posibilidades terapéuticas y den más luz al posible mecanismo de acción. No cabe la menor duda de que en el síndrome de hiperlaxitud vaginal, el láser ha venido a resolver un problema importante, ya que, hasta el momento, teníamos o los ejercicios de Kegel o la cirugía invasiva. Hoy, el láser ha venido para quedarse.

No se habló en este trabajo del uso del láser en el liquen escleroso. Aunque ya existen 95 publicaciones en Pubmed, no todas son positivas en cuanto a los resultados, pero si muchas. No obstante, no deja de ser una técnica en casos de mal resultado con los corticoides locales o cuando se decide un desbridamiento o como coadyuvante, área que, con seguridad, dejará en un futuro próximo protocolos más claros.

CONCLUSIONES

En conjunto, los resultados de los estudios disponibles sugieren que el tratamiento con láser para los síntomas del SGM, la IUE y el SHV brindan una opción para mejorar estas patologías y ofrecer una mejor calidad de vida a las mujeres. Es, en la actualidad, una alternativa y, posiblemente, un tratamiento coadyuvante para el liquen escleroso. El procedimiento es efectivo y seguro si se aplica con los parámetros apropiados. No se informaron efectos adversos graves, o estos son anecdóticos. Sin embargo, se requieren estudios más amplios, a largo plazo y bien controlados para explorar el uso del láser vaginal para conocer eficacia, seguridad, afinar los protocolos y comparar con diferentes opciones terapéuticas.

El láser ha mostrado eficacia y seguridad. Sin embargo, y aunque son procedimientos ambulatorios, sencillos y seguros, deben estar en manos de expertos que conozcan el aparato genital femenino, las indicaciones, el despistaje de patologías y que sepan individualizar con los protocolos específicos.

REFERENCIAS:

1. Hampel C. Vaginale Lasertherapie – Mythen und Fakten [Vaginal laser therapymyths and facts]. Urologie. 2023 Feb;62(2):132-140.
2. Zipper R, Lamvu G. Vaginal laser therapy for gynecologic conditions: reexamining the controversy and where do we go from here. J Comp Eff Res. 2022 Aug;11(11):843-851.
3. Preti M et al. The clinical role of laser for vulvar and vaginal treatments in gynecology and female urology: an ICS/ISSVD best practice consensus document. Neurourol. Urodyn. 2019. 38(3), 1009–1023.
4. Salvatore S et al. Early regenerative modifications of human postmenopausal atrophic vaginal mucosa following fractional CO2 laser treatment. Open Access Maced. J. Med. Sci. 2018 6(1), 6–14.
5. Zerbinati N et al. Microscopic and ultrastructural modifications of postmenopausal atrophic vaginal mucosa after fractional carbon dioxide laser treatment. Lasers Med. Sci.2015 30(1), 429–436.
6. Shobeiri SA et al. IUGA committee opinion: laser-based vaginal devices for treatment of stress urinary incontinence, genitourinary syndrome of menopause, and vaginal laxity. Int. Urogynecol. J.2019 30(3), 371–376.
7. Palacios S, Mejias A. An update on drugs for the treatment of menopausal symptoms. Expert Opin Pharmacother. 2015;16(16):2437-47.
8. Palacios S, Combalia J, Emsellem C, Gaslain Y, Khorsandi D. Therapies for the management of genitourinary syndrome of menopause. Post Reprod Health. 2019 Aug 6:2053369119866341.
9. Gambacciani M, Palacios S. Laser therapy for the restoration of vaginal function. Maturitas. 2017 May;99:10-15.
10. Cox S, Nasseri R, Rubin RS, Santiago-Lastra Y. Genitourinary Syndrome of Menopause. Med Clin North Am. 2023 Mar;107(2):357-369.
11. Salvatore S, Benini V, Ruffolo AF, Degliuomini RS, Redaelli A, Casiraghi A, Candiani M. Current challenges in the pharmacological management of genitourinary syndrome of menopause. Expert Opin Pharmacother. 2023 Jan;24(1):23-28.
12. Voedisch AJ. Counseling on hormone replacement therapy: the real risks and benefits. Curr Opin Obstet Gynecol. 2023 Apr 1;35(2):154-159.
13. Palacios S, Stevenson JC, Schaudig K, Lukasiewicz M, Graziottin A. Hormone therapy for first-line management of menopausal symptoms: Practical recommendations. Womens Health (Lond). 2019 Jan-Dec;15:17.
14. Palacios S. Assessing symptomatic vulvar, vaginal, and lower urinary tract atrophy. Climacteric. 2019 Aug;22(4):348-351.
15. Omi T, Numano K. The Role of the CO2 Laser and Fractional CO2 Laser in Dermatology. Laser Ther. 2014 Mar 27;23(1):49-60.
16. Khamis Y, Abdelhakim AM, Labib K, Islam BA, Nassar SA, Motaal AOA, Saleh DM, Abdou H, Abbas AM, Mojahed EM. Vaginal CO2 laser therapy versus sham for genitourinary syndrome of menopause management: a systematic review and meta-analysis of randomized controlled trials. Menopause. 2021 Aug 9;28(11):1316-1322.
17. D'Oria O, Giannini A, Buzzaccarini G, Tinelli A, Corrado G, Frega A, Vizza E, Caserta D. Fractional Co2 laser for vulvo-vaginal atrophy in gynecologic cancer patients: A valid therapeutic choice? A systematic review. Eur J Obstet Gynecol Reprod Biol. 2022 Oct;277:84-8.
18. Filippini M, Porcari I, Ruffolo AF, Casiraghi A, Farinelli M, Uccella S, Franchi M, Candiani M, Salvatore S. CO2-Laser therapy and Genitourinary Syndrome of Menopause: A Systematic Review and Meta-Analysis. J Sex Med. 2022 Mar;19(3):452-470.
19. Streicher LF. Vulvar and vaginal fractional CO2 laser treatments for genitourinary syndrome of menopause. Menopause. 2018 May;25(5):571-573.
20. Jang YC, Leung CY, Huang HL. Comparison of Severity of Genitourinary Syndrome of Menopause Symptoms After Carbon Dioxide Laser vs Vaginal Estrogen Therapy: A Systematic Review and Meta-analysis. JAMA Netw

Open. 2022 Sep 1;5(9):e2232563.

21. Athanasiou S, Pitsouni E, Falagas ME, Salvatore S, Grigoriadis T. CO2-laser for the genitourinary syndrome of menopause. How many laser sessions? Maturitas. 2017 Oct;104:24-28.
22. Salvatore S, Nappi RE, Zerbinati N, Calligaro A, Ferrero S, Origoni M, Candiani M, Leone Roberti Maggiore U. A 12-week treatment with fractional CO2 laser for vulvovaginal atrophy: a pilot study. Climacteric. 2014 Aug;17(4):363-9.
23. Gaspar A, Addamo G, Brandi H. Vaginal Fractional CO2 Laser: A Minimally Invasive Option for Vaginal Rejuvenation . The American Journal of Cosmetic Surgery (2011) 28: 156-162.
24. Salvatore S, Nappi RE, Zerbinati N et al.: A 12 -weeks treatment with fractional CO2 laser for vulvovaginal atrophy: a pilot study. Climateric 2014. Aug; 17(4):363-9.
25. Salvatore S., U. Maggiore, N. Zerbinati, et al., Microablative fractional CO2 laser improves dyspareunia related to vulvovaginal atrophy: a pilot study, J. Endometr. 6 (3) (2014) 150–156.
26. Salvatore S, Nappi RE, Parma M et al.: Sexual function after fractional microablative CO2laser in women with vulvovaginal atrophy. Climacteric 18 (2015) 219–225.
27. Salvatore S., U. Leone Roberti Maggiore, S. Athanasiou, et al., Histological study on the effects of microablative fractional CO2 laser on atrophic vaginal tissue: an ex vivo study, Menopause 20 (January) (2015).
28. Vizintin Z, Rivera M, Fistonić I, Saraçoğlu F, Guimares P,Gaviria J, Garcia V, Lukac M, Perhavec T, Marini L. Novel minimally invasive VSP Er:YAG laser treatments in gynecology. J LA&HA- 2012, 1:46-58. www.laserandhealthacademy.com.
29. Bizjak Ogrinc U, Sencar S. Non-surgical minimally invasive Er:YAG laser treatment for higher-grade cystocele. NDP 373, 38th Annual IUGA Meeting, Dublin, Ireland; May 28th - June 1st, 2013.
30. Vizintin Z., M. Lukac, M. Kazic& M. Tettamanti (2015) Erbium laser in gynecology, Climacteric, 18:sup1, 4-8.
31. Gaspar A. Comparison of New Minimally Invasive Er: YAG Laser Treatment and Hormonal Replacement Therapy in the treatment of Vaginal Atrophy. Climacteric 2014; 17(Suppl 1): 48–108, P 124.
32. Elia D, Gambiacciani M, Ayoubi JM, Berreni N, Bohbot JM, Descamps P, Druckmann R, Geoffrion H, Haab F, Heiss N, Rygaloff N, Russo E. Female urine incontinence: vaginal erbium laser (VEL) effectiveness and safety. Horm Mol Biol Clin Investig. 2020 Oct 30;41(4).
33. Arêas F, Valadares ALR, Conde DM, Costa-Paiva L. The effect of vaginal erbium laser treatment on sexual function and vaginal health in women with a history of breast cancer and symptoms of the genitourinary syndrome of menopause: a prospective study. Menopause. 2019 Sep;26(9):1052-1058.
34. Gambacciani M, Cervigni M, Gaspar A, Novakov Mikić A, Gaviria J, Koron N, Vizintin Z. Safety of vaginal erbium laser: A review of 113,000 patients treated in the past 8 years. Climacteric. 2020;23(sup1):S28-S32.
35. Athanasiou S, Pitsouni E, Grigoriadis T, Zacharakis D, Falagas ME, Salvatore S, Protopapas A, Loutradis D. Microablative fractional CO2 laser for the genitourinary syndrome of menopause: up to 12-month results. Menopause. 2019 Mar;26(3):248-255.
36. Arroyo C. Fractional CO2 laser treatment for vulvovaginal atrophy symptoms and vaginal rejuvenation in perimenopausal women. Int J Womens Health. 2017; 28(9):591-595.
37. Pitsouni E, Grigoriadis T, Tsiveleka A, Zacharakis D, Salvatore S, Athanasiou S. Microablative fractional CO2-laser therapy and the genitourinary syndrome of menopause: An observational study. Maturitas. 2016 Dec;94:131-136.
38. Gonzalez Isaza P, Jaguszewska K, Cardona JL, et al. Long-term effect of thermoablative fractional CO2 laser treatment as a novel approach to urinary incontinence management in women with genitourinary syndrome of menopause. Int Urogynecol J 2018; 29: 211-215.
39. Lin HY, Tsai HW, Tsui KH, An YF, Lo CC, Lin ZH, Liou WS, Wang PH. The short-term outcome of laser in the management of female pelvic floor disorders: Focus on stress urine incontinence and sexual dysfunction. Taiwan J Obstet Gynecol. 2018 Dec;57(6):825-829.
40. Behnia-Willison F, Nguyen TTT, Mohamadi B, Vancaillie TG, Lam A, Willison NN, Zivkovic J, Woodman RJ, Skubisz

MM. Fractional CO2 laser for treatment of stress urinary incontinence. Eur J Obstet Gynecol Reprod Biol X. 2019 Jan 11;1:100004. doi: 10.1016.

41. Palacios S, Ramirez M. Efficacy of the use of fractional CO2RE intima laser treatment in stress and mixed urinary incontinence. Eur J Obstet Gynecol Reprod Biol. 2020 Jan;244:95-100.
42. Ranjbar A, Mehrnoush V, Darsareh F, Kotb A, Zakaria A, Shekari M, Jahromi MS. Vaginal Laser Therapy for Stress Urinary Incontinence: A Systematic Review of Prospective Randomized Clinical Trials. J Menopausal Med. 2022 Dec;28(3):103-111.
43. Perino A, Cucinella G, Gugliotta G, Saitta S, Polito S, Adile B, Marci R, Calagna G. Is vaginal fractional CO2 laser treatment effective in improving overactive bladder symptoms in post-menopausal patients? Preliminary results. Eur Rev Med Pharmacol Sci. 2016 Jun;20(12):2491-7.
44. Palacios S. Vaginal hyperlaxity syndrome: a new concept and challenge. Gynecol Endocrinol. 2018 May;34(5):360-362.
45. Lowenstein L, Salonia A, Shechter A, Porst H, Burri A, Reisman Y. Physicians' attitude toward female genital plastic surgery: a multinational survey. J Sex Med. 2014;11(1):33–39.
46. Committee on Gynecologic Practice. American College of Obstetricians and Gynecologists ACOG Committee Opinion No 378: vaginal "rejuvenation" and cosmetic vaginal procedures. Obstet Gynecol. 2007;110(3):737–738. [PubMed].
47. Royal College of Obstetricians and Gynaecologist . Ethical considerations in relation to female genital cosmetic surgery (FGCS) RCOG Ethics Committee; 2013. [Accessed June 26, 2017]. Available from:
48. https://www.rcog.org.uk/globalassets/documents/guidelines/ethics-issues-andresources/rcog-fgcs-ethical-opinion-paper.pdf.
49. The Royal Australian and New Zealand College of Obstetricians and Gynaecologists RANZCOG College Statement: C-Gyn 24. Vaginal "Rejuvenation" and Cosmetic Vaginal Procedures. 2008. [Accessed June 26, 2017]. Available from: https://www.ranzcog.edu.au/RANZCOG_SITE/media/DOCMAN-
50. ARCHIVE/Vaginal%20rejuvenation%20and%20cosmetic%20vaginal%20procedures%20(C-Gyn%2024)%20Amended%20July%202016.pdf.
51. Juhász MLW, Korta DZ, Mesinkovska NA. Vaginal Rejuvenation: A Retrospective Review of Lasers and Radiofrequency Devices. Dermatol Surg. 2021 Apr 1;47(4):489-494.

7-3 Aplicación de láser vaginal y uretral para el manejo de síntomas urogenitales

Dr. Adrián Gaspar

Lo que inicialmente conocíamos como "síntomas de atrofia vaginal" y "vaginitis atrófica de la menopausia" cambió en el año 2014 al pasar a llamarse síndrome genitourinario de la menopausia (SGM). Representa un conjunto de signos y síntomas de origen urogenital que, aproximadamente, entre un 10 a un 45% de las mujeres van a padecer en algún momento de su curva de envejecimiento, luego de ocurrida la menopausia.[1] Dependiendo de la presencia de factores de riesgo asociados la severidad de los síntomas, como así también la progresión de estos, puede llegar a ser desde leve a muy severa al afectar significativamente el bienestar sexual y la calidad de vida de la mujer, que indudablemente sin tratamiento puede llegar a ser un problema evolutivo y crónico.[2] A pesar de la alta incidencia de este síndrome, sólo un 25 % de mujeres consultan a su médico por estos síntomas[3].

Antes de la llegada de la menopausia, la vagina se caracteriza por la presencia de una mucosa elástica con pliegues, temperatura, humedad y lubricación conservadas. Está constituida por la unión de un epitelio plano estratificado no queratinizado con capacidad de glucogenizarse y un tejido conectivo subyacente o lamina propia con abundante componente fibrilar representado por gran cantidad de fibras elásticas y colágenas (tipo I y III predominantes), además del componente celular clásico representado por células permanentes (ej. fibroblastos) y transitorias (ej. glóbulos blancos). Si bien no es una verdadera mucosa, ya que no tiene glándulas, no tiene capa muscular de la mucosa y, además, no presenta submucosa. Posee las cuatro funciones básicas de toda mucosa: protección, absorción, secreción y la capacidad de responder a estímulos.[4] El estímulo estrogénico es el factor regulador dominante de toda esta orquesta que representa la fisiología vaginal. Esto no pretende ser una lección de histología de pregrado, pero se considera oportuno hacer una breve introducción para que podamos entender mejor el mecanismo de acción de la luz láser a nivel de la mucosa vaginal.

Durante el periodo de dominancia estrogénica que antecede a la menopausia, la mucosa vaginal presenta una buena integridad de sus dos tejidos (epitelial/ conectivo), y eso se traduce en una buena lubricación, protección y respuesta ante el estímulo. De la misma manera, el pH bajo es la regla, como así también un buen espesor epitelial asegurado también por una buena vascularización.

El síndrome genitourinario de la menopausia es la consecuencia final de una disminución del estímulo generado por los niveles de estrógenos (estradiol y estriol) que ocurre en el proceso de envejecimiento de la mujer en plena etapa de la adolescencia de su vejez.[1] El nivel de estrógenos juega un papel más que importante en el mantenimiento de la elasticidad y salud de los tejidos genitales. De hecho, los niveles declinantes de estrógenos en la menopausia se acompañan de un aumento de la fragilidad de la mucosa y una mayor incidencia de infecciones vaginales y urinarias, como así también ardor vaginal, irritación, disuria, frecuencia, urgencia miccional y dolor con las relaciones sexuales.[5] El SGM está caracterizado entonces por cambios en la cantidad y calidad de las secreciones vaginales, y la disminución del colágeno y de la capacidad de hidro retención de la mucosa vaginal, como así también de su capacidad de respuesta a estímulos. La mucosa vaginal se torna delgada y frágil, lo cual, acompañado a la pérdida de su elasticidad clásica y de su lubricación, puede desencadenar dolor y sangrado con las relaciones sexuales.[6] La prevalencia de los síntomas urogenitales en este grupo de pacientes incluye: sequedad vaginal (29 %), irritación y ardor (21,3 %), frecuencia y nocturia (16,4 %), afectación de la continencia urinaria (15,2 %), dispareunia (14 %), leucorrea crónica (13,5 %) y disuria (7,2 %)[5-6].

Como médicos, conocemos las terapias consideradas "Gold Standard"[7] y, por supuesto, terapias alternativas y/o complementarias que sin lugar a duda dan respuesta a estos problemas de salud. Está fuera del objetivo de este capítulo analizar las indicaciones/contraindicaciones de la terapia standard, como así también los inconvenientes, riesgos futuros y limitaciones que podrían existir a la hora de mantener dichas terapias en forma crónica para evitar la conocida y no menor recidiva de los síntomas.

El tratamiento a base de calor aplicado sobre la mucosa vaginal usando al laser como fuente de emisión calórica representa una opción nueva en el arsenal terapéutico, alternativo al estrógeno, con que hoy el médico puede contar. En el año 2011, nuestro grupo de investigación (liderado por mi persona) fue el primero en demostrar y publicar[8] una significativa mejoría histológica y clínica en pacientes afectas de atrofia vaginal sintomática mediante el uso de láser CO_2 fraccionado en combinación con el uso de factores de crecimiento de origen plaquetario PRP. En esa experiencia, observamos una completa regeneración de la mucosa vaginal (epitelio y lámina propia) como consecuencia del daño térmico residual ocasionado por el proceso microablativo del láser de CO2 en contraste con el grupo tratado con PRP (sin láser), en donde si bien se evidenciaron cambios en el epitelio y lámina propia, la mejoría clínica de las pacientes fue menor que la observada en el grupo láser/PRP. Desde entonces y hasta la fecha, una larga lista de trabajos *peer review* han sido publicados confirmando esos iniciales hallazgos.[9-10-11]

El objetivo principal en el tratamiento del SGM con láser es el de restablecer las condiciones fisiológicas normales de la mucosa vaginal y, de esa manera, poder aliviar los síntomas. Los efectos de la interacción laser tejido sobre la mucosa vaginal han sido ya bien establecidos. Al igual que lo que ocurre en la aplicación de la luz láser sobre la piel, podemos mencionar tres claros fenómenos definidos a saber: ablativo, bioquímico y térmico. Dependiendo del tipo de fuente de luz láser (longitud de onda), como así también del tipo de pulso y duración de este, el efecto en la mucosa vaginal podrá ser desde destrucción (efecto ablativo con área periférica de coagulación e hipertermia) hasta sólo efecto térmico, en donde obtendremos coagulación y reacción fotoquímica sin destrucción (ablación). Al ser la superficie vaginal un tejido no uniforme en absorción de energía y tener, además (en el envejecimiento), una hidroretención significativamente menor, podemos tener pacientes (como con cualquier procedimiento medico) más respondedoras que otras a la luz láser. Habida cuenta que las dos longitudes de onda más usadas para estos tratamientos y con mayor evidencia son el láser de Erbio y el de CO_2, analizaremos en detalle el mecanismo de acción de ambos. Cuando la luz láser impacta en el tejido, se producen 4 fenómenos: reflexión, absorción, transmisión y dispersión. La absorción y la dispersión son los más importantes en generar los efectos térmicos en el tejido.

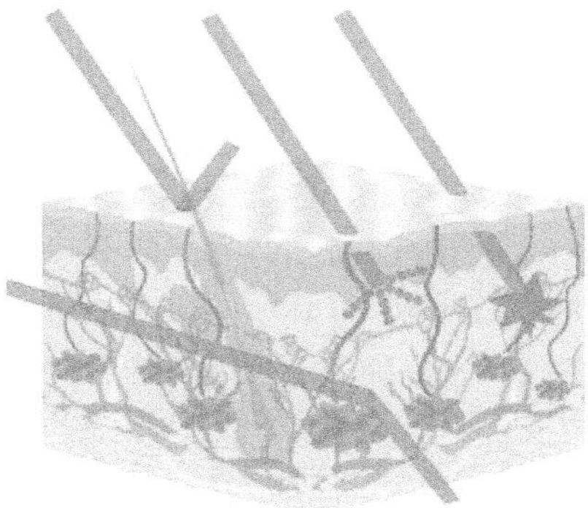

La profundidad de penetración óptica para cada longitud de onda es de absorción dependiente. El nivel de absorción por un determinado cromóforo en el tejido dependerá de la longitud de onda. En el caso del Erbio y el CO_2, su cromóforo (target) es el agua intra y extracelular. Las longitudes de onda de luz láser que son mayormente absorbidas por el agua son: el Erbio:YAG (Yittrium, Alluminium, Garnet), con 2,94 micras, que posee la máxima absorción en agua en tejidos humanos; el Erbio:YSGG (Yittrium, Scandium, Galium, Garnet), con 2,78 micras, que posee tres veces menos capacidad de ser absorbido por el agua en comparación con el ER:YAG. Y, finalmente, el CO2 (9-10 micras), que posee diez veces menos capacidad de ser absorbido por el agua. Este último (CO2) tiene menor apetencia por el agua, pues posee mayor poder de penetración óptica.

Existen, básicamente, dos modos de generar calor con luz láser: interacción ablativa e interacción subablativa.

Figura 1.

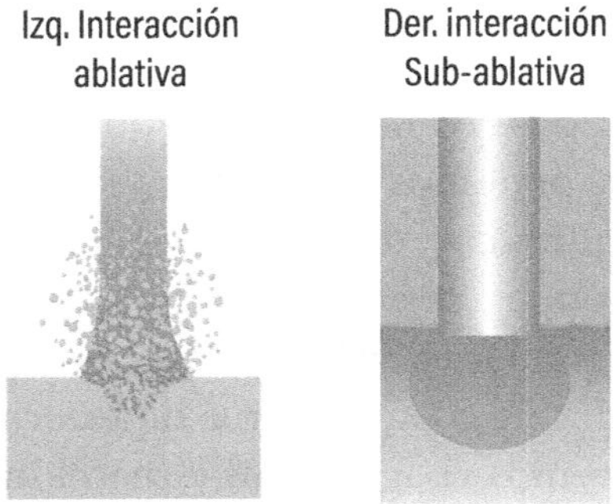

Ambas interacciones (cuando son usadas de manera controlada), han demostrado ser efectivas para promover cambios de regeneración y reparación respectivamente sobre la mucosa vaginal. En este punto, es menester hacer una aclaración para evitar generar confusiones al lector. Luego de casi 15 años de estar usando laser en nuestra especialidad (para este y otros fines), me ha tocado personalmente asistir y participar activamente en innumerables congresos (no solo de Ginecología, sino también de Estética) a nivel mundial. En un alto porcentaje de ellos, he visto que entre empresas que comercializan láseres han, prácticamente, desarrollado una guerra enfrentando y comparando (hasta de manera agresiva) ambas longitudes de onda, cosa nunca vista antes con ninguna otra tecnología en mi especialidad. Si bien no es el propósito de este capítulo hablar de ello, mi intención es sólo dejar en claro el mecanismo de acción y la efectividad de ambas, ya que han demostrado (como se mencionó anteriormente) con creces su seguridad y eficacia. Pretendo que el lector obtenga una idea científica acabada de cómo y por qué ambas tecnologías verdaderamente son seguras y efectivas más allá de algunas limitaciones que los pulsos cortos puedan tener.

Para que se pueda interpretar esto sin confusión, es prioritario diferenciar dos fenómenos: absorción y penetración. La penetración óptica depende directamente de la absorción y, a su vez, esta depende de la longitud de onda. Cuando hablamos de interacción térmica ablativa (ITA), significa que el calentamiento de la mucosa se producirá gracias a la creación de un daño térmico residual (DTR), generado por una microablación producida sobre la mucosa vaginal. Pero la profundidad de ablación depende primordialmente de la intensidad del láser más que de su longitud de onda. Cuando se habla de Intensidad del láser, la referencia se realiza sobre dos cosas: la fluencia (carga de trabajo), que se expresa en Joules/cm2, y la densidad de potencia que se expresa en Watts/cm2. Entiéndase claramente que tanto con láser de Erbio como con láser de CO2 podemos alcanzar la misma profundidad de acción en ITA (ablación y penetración óptica) si se ajusta la potencia de acuerdo con su nivel de apetencia por el agua. Dicho más claramente, el láser de Erbio: YAG, al tener más afinidad por el agua, será más absorbido por ella. Por lo tanto, tendrá menos poder de ablación y penetración óptica a una misma potencia e intensidad en comparación con el láser de CO_2. Por ello, si se quiere alcanzar más profundidad con Erbio, se deberá aumentar su potencia y, de esa manera, se podrá interactuar con el tejido a mayor profundidad. En estricto rigor, con láser de Erbio: YAG se puede alcanzar una profundidad de penetración óptica y ablación en la piel de incluso más de 3 mm solo ajustando los parámetros antes mencionados. No olvidar esta máxima en fotomedicina: **la potencia determina la profundidad de ablación.**

Figura 2. 3 mm de penetración óptica con Erbio: YAG.

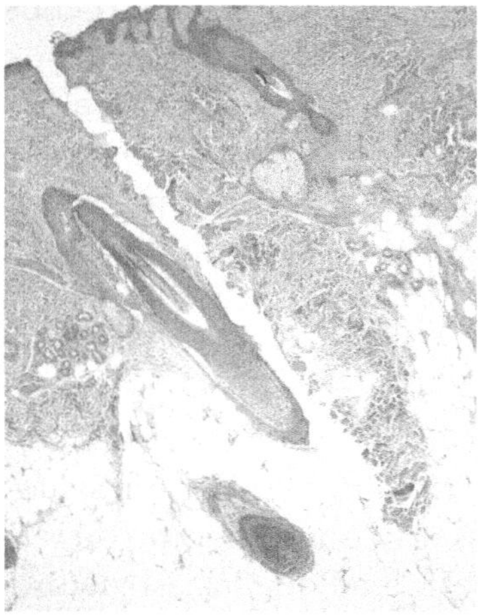

A esto me refiero cuando digo que he escuchado en muchos congresos de todo el mundo la comparación errónea ambos láseres (Erbio y CO_2), diciendo que uno es mejor que el otro porque penetra más. Si usted es usuario de estas tecnologías o está pensando en comenzar a usarlas, es necesario que sepa que estas discusiones son erróneas. Por ese motivo, es crucial entender y que es crucial entender que cuando de Interacción Térmica Ablativa (ITA) se trata, no es cuestión de longitud de onda sino de INTENSIDAD.

Una cosa totalmente diferente es el tiempo de estimulación, que depende directamente del tiempo de permanencia del estímulo, cosa que está directamente relacionada con la longitud o ancho de pulso utilizado. Es decir, a mayor tiempo de permanencia, mayor será el tiempo de duración del estímulo y, por tanto, mayor será la respuesta generada independientemente de la profundidad de acción, que depende, como ya se dijo, de la intensidad (fluencia y potencia) utilizada más que de la longitud de onda utilizada.

Dejando en claro el concepto de ITA, se analizará ahora lo que es *interacción subablativa* (ISA). Se basa en un mecanismo de acción totalmente diferente en donde el calentamiento de la mucosa vaginal no depende de la ablación (penetración óptica) sino de la difusión térmica (penetración calórica), ya que la manera de administrar calor ejerce una sub-ablación de menos de 5 micras de profundidad, pero con una penetración calórica promedio entre 200 y 400 micras. Esto es posible gracias a la ventaja que ofrece este método de poder elevar la temperatura del tejido por encima incluso de los 60 grados centígrados sin producir daño. La energía láser es entregada a la mucosa en una secuencia rápida de trenes de pulsos largos de baja fluencia como paquetes de energía que conforman un pulso super largo llamado modo SMOOTH. Cuando la separación temporal entre dichos pulsos súper largos es mayor que el tiempo de relajación térmica de la mucosa, esta tendrá tiempo suficiente para enfriarse entre pulsos y disipar el calor a planos profundos; así, la temperatura requerida para producir daño será mucho más alta, otorgando esto una ventana terapéutica segura, ya que no es necesario alcanzar temperaturas dañinas para obtener la respuesta deseada. La disipación del calor hacia la profundidad lograda entre dichos pulsos, asociada al mantenimiento de la temperatura tisular entre los 41 y 45 grados centígrados, será la responsable de la estimulación buscada.[12] Es también importante recordar que no sólo es necesario alcanzar la temperatura mencionada, sino también mantenerla para que el calor penetre. Por ello, de la misma manera, la energía es entregada en un tiempo más corto que el tiempo de relajación térmica total de toda la mucosa vaginal, de forma tal que las estructuras profundas no tendrán tiempo suficiente para enfriarse del todo durante la secuencia de estos pulsos superlargos. El hecho permitirá el calentamiento profundo (400 micras) de la mucosa.

Figura 3.

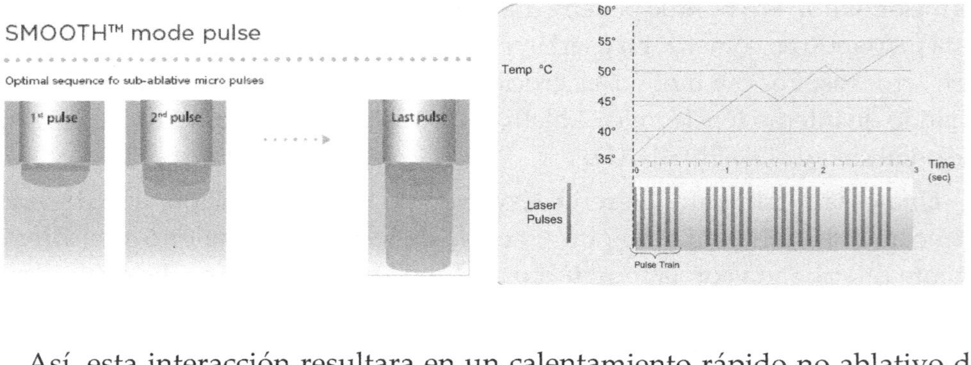

Así, esta interacción resultara en un calentamiento rápido no ablativo de toda la mucosa vaginal. En conclusión, el uso de pulsos largos que emiten por debajo del umbral ablativo generara calor en profundidad sin daño térmico residual. Esta penetración calórica genera un grado de calentamiento en profundidad que dependerá de la intensidad (fluencia), del ancho o duración del pulso, y de la cantidad de pulsos entregada a la mucosa vaginal. Es decir, a mayor cantidad de pulsos, mayor será la difusión calórica en profundidad.

Como se ha mencionado en reiteradas oportunidades, no se trata de penetración óptica. sino de penetración calórica, que provocará la remodelación tisular deseada a esa profundidad.

Debido a la alta absorción que presenta esta longitud de onda de 2940 nm por el agua de la mucosa vaginal, se producirá un brusco aumento de la temperatura superficial (a nivel del epitelio) que, gracias a este tren de pulsos subablativos largos, generará una difusión calórica o penetración calórica en profundidad hacia el tejido conectivo de la lámina propia.

De acuerdo con la ley de Van't Hoff Arrhenius, por cada 10 grados de incremento de la temperatura obtendremos un aumento de hasta un 200% en la actividad metabólica tisular. Esto viene expresado en una inducción en la producción de proteínas de shock térmico (HSP), que será la promotora de la liberación de citokynas TGF, bFGF, entre otras[13] responsables finales de la remodelación del componente fibrilar de la matriz extracelular del tejido conectivo de la mucosa y el marcado efecto angiogénico, como así también de una completa reestructuración del espesor epitelial y su carga glucogénica junto a la papilomatosis correspondiente.

Como se dijo anteriormente, en el caso de las terapias con láser de CO_2 (basadas en ablación), dicho efecto de remodelación y de reestructuración será provocado en respuesta al daño térmico residual producido en la mucosa vaginal. Es interesante en este punto mencionar dos fenómenos observados sobre la mucosa vaginal en la interacción subablativa (ISA). El primero es el efecto fototérmico, que transforma la energía lumínica en energía calórica produciendo una relajación de los esfínteres arteriolares precapilares, mediado por la liberación de bradicinina e histamina. Traerá, como consecuencia, una vasodilatación y edema, ambos necesarios en el proceso de remodelación y de reestructuración del tejido. Es este efecto fototérmico inicial el responsable de la mejoría casi inmediata de los síntomas de sequedad vaginal al promover una vasodilatación sostenida en la mucosa. El segundo es la Interacción termo mecánica o efecto termomecánico, que será el responsable del tensado que se observa sobre la mucosa vaginal. Puede apreciarse en la imagen de un caso clínico típico de sequedad y relajación vaginal en la postmenopausia, donde el efecto de tensado térmico es más que evidente. Quiero mencionar que, en mi experiencia, este efecto de termocontracción puede extenderse hasta un promedio de doce meses luego de cumplidas tres sesiones.

Este último se debe a que el calor rompe las uniones peptídicas de las mucoproteinas adhesivas de la matriz extracelular que mantienen la arquitectura del componente fibrilar. Al producirse esto, habrá una desnaturalización reversible de la proteína colagénica y, por ende, un acortamiento en la longitud inicial de la fibra colágena de, aproximadamente, 300 nanómetros, lo que equivale hasta un tercio de su longitud. Este acortamiento provocará en toda la mucosa millones de vectores de tracción que darán una fuerza resultante, que será finalmente la responsable de la sustentación o tensado observado con esta técnica. El efecto termomecánico sostenido y prologado, en mi experiencia tras haber realizado cientos de procedimientos con ambas longitudes de onda, no es posible cuando se usan pulsos cortos, porque lo que se necesita es tiempo. Por último, y en el tiempo cuando el proceso de remodelación haya ocurrido, la mucosa vaginal lucirá rejuvenecida, es decir, más tensa, elástica e hidratada. Entonces, podemos decir que tendremos una acción inmediata (vasodilatación por efecto fototérmico y tensado por efecto termomecánico) y una acción mediata (reestructuración y remodelación con angiogénesis y colagénesis).

Figura 4.

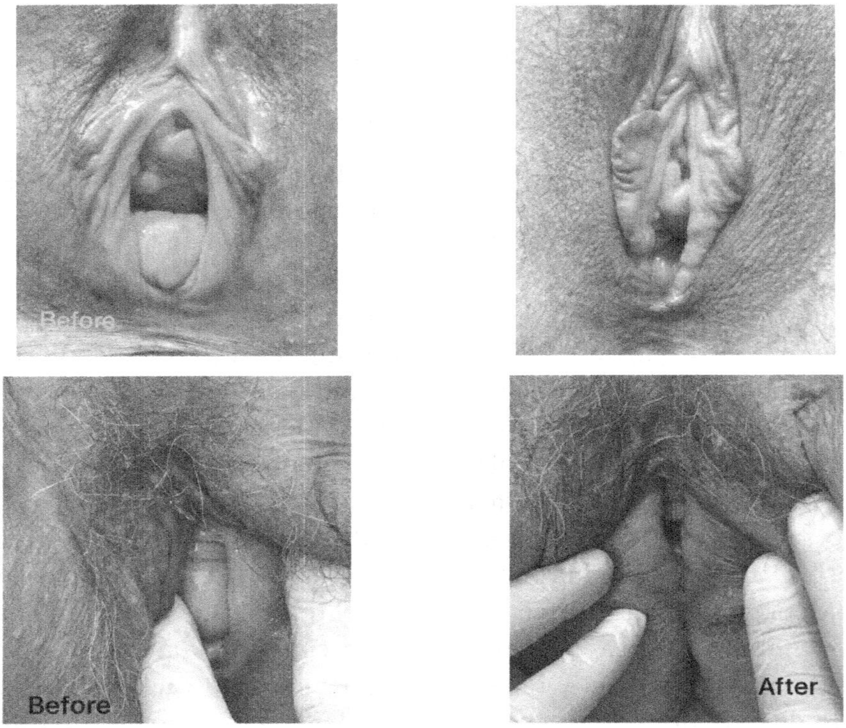

Volviendo al tema de la atrofia vaginal, debemos recordar que la atrofia, por definición, representa un cambio adaptativo de las células, como lo es la hiperplasia, metaplasia e hipertrofia. Una célula y, por ende, un tejido, puede sufrir atrofia por disminución de su estimulo hormonal, nervioso, nutricional, etc. En el caso que nos ocupa, es la disminución estrogénica la responsable. Hay también en el envejecimiento una disminución de la vascularización como consecuencia de la pérdida del estímulo hormonal. Habiendo entendido los efectos de la interacción láser tejido, se puede fácilmente comprender por qué el calor puede mejorar esta condición, ya que, inicialmente, si se tiene un efecto fototérmico (ISA) o un daño térmico residual (ITA), habrá vasodilatación y edema, fenómeno que he llamado como reperfusión térmica. Aumentará el caudal plasmático al área tratada, lo cual generará el aumento de dos cosas: 1) oxígeno y 2) nutrientes, ambos fundamentales para la conservación de la vida celular y promoción del trabajo celular y del condrioma de la célula (aparato mitocondrial). Esto revertirá la atrofia histológica y será el responsable de la mejoría clínica.

Figura 5. G set o set ginecológico. Extensión circular (360 grados) acoplada a la pieza de manno R11.

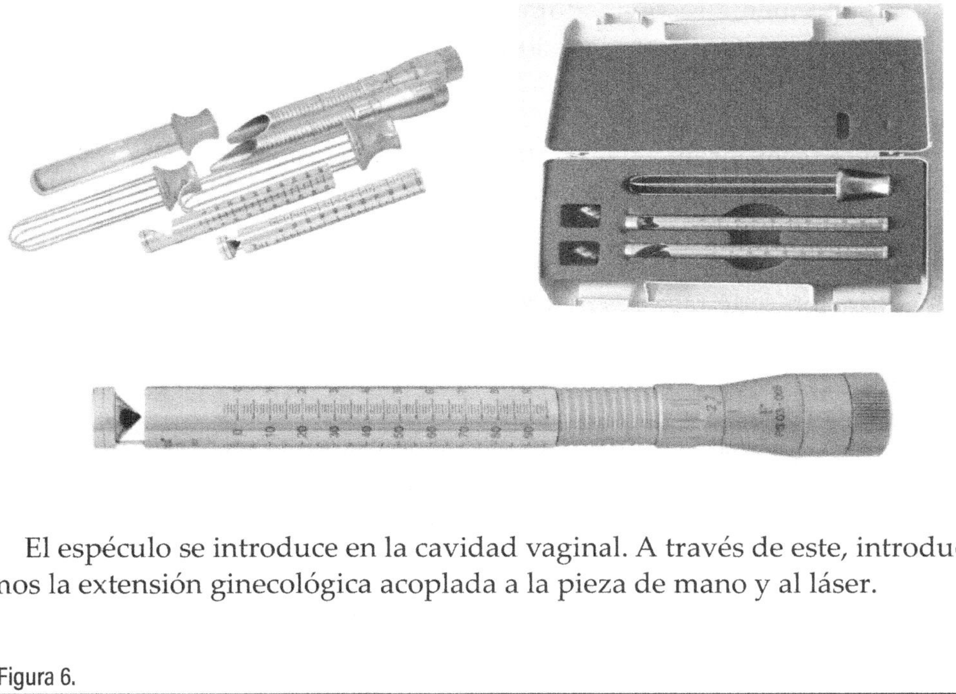

El espéculo se introduce en la cavidad vaginal. A través de este, introducimos la extensión ginecológica acoplada a la pieza de mano y al láser.

Figura 6.

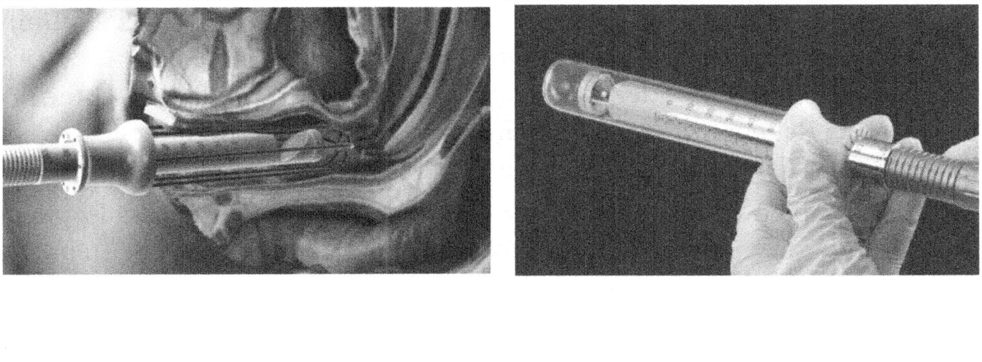

Los parámetros para utilizar están pregrabados en el *software* del láser, de manera tal que no es necesario tener que calcular fluencias ni tiempo de relajación, ni potencia, ni anchos de pulsos como se solía hacer cuando nada de esto existía. Existe del mismo modo un protocolo específico para cada patología para que el colega usuario no tenga absolutamente ningún problema en aplicar el tratamiento. Personalmente, realizo seis pasadas completas en todo el largo del cilindro vaginal, disparando en 360 grados y retirando la extensión desde el fondo de la vagina, saliendo hacia el introito. Realizo superposición de 7 disparos cada 5 mm a una fluencia de 1,75 J/cm2 para asegurar la difusión calórica a través del cristal. Este tratamiento es conocido con el nombre de Renovalase. Si se utiliza el espéculo metálico, solo se deben realizar 4 disparos cada 5 mm de la extensión ginecológica, guiándose de la misma manera por su barra milimetrada. En caso de pacientes pobremente respondedoras (que, en mi experiencia, no superan el 15 % de las pacientes tratadas), lo que ha dado muy buenos resultados es la duplicación de la dosimetría calórica con la realización del mismo protocolo, pero, en vez de disparar 7 veces cada 5 mm, hacerlo cada 2,5 mm. Es importante recordar que el láser de Erbio:YAG, a diferencia de otros, puede calentar de manera efectiva y controlada a través del vidrio. Si se trata de una paciente con una mucosa vaginal severamente comprometida, les sugiero comenzar con fluencias energéticas más bajas y combinar esto con una o dos aplicaciones de factores de crecimiento de origen plaquetario. Si no se cuenta con PRP (plasma rico en plaquetas), se puede realizar infiltraciones en la mucosa vaginal con una preparación mesoterápica de silicio orgánico, piruvato de sodio, gluconato de zinc y vitamina C. Todos ellos ejercen una función sinérgica nutricional que logra restaurar las cualidades de la matriz extracelular (MEC); en ginecología regenerativa, esto significa actuar de manera desintoxicante, detoxificante, antiglicante y antioxidante, y, al mismo tiempo, aportar los cofactores necesarios para la síntesis de colágeno. Esto último optimiza la respuesta al láser, ya que aumenta la hidroretención de la mucosa; cabe recordar que el láser de Erbio:YAG ama el agua.

Utilizo para esto 2 cc de esa combinación de nutrientes vaginales y aplico con aguja 30G. Es necesario tener en cuenta que nuestras células son muy agradecidas a dos cosas: al estímulo (el calor) y al nutriente (su información o materia prima para poder trabajar). Todo esto es parte de los protocolos de Medicina Regenerativa que se aplican a nuestra especialidad, y que se ha dado a llamar Ginecología Regenerativa y Funcional.

Como también se mencionó anteriormente, este mismo protocolo puede realizarse en forma robótica. El G-Runner simplifica todo, ya que es el robot quien realiza el tratamiento. Al haber automatizado el procedimiento, este es

100% reproducible y más sencillo. Pero no quiero dejar de aclarar que los resultados que se obtienen utilizando la técnica manual o la robótica son exactamente iguales. En las imágenes que se han seleccionado cuidadosamente para este capítulo, el lector podrá ver claramente la simplicidad de las piezas de mano y el robot.

Figura 7. G-Runner de la empresa Fotona, de Eslovenia, para tratamiento láser vaginal.

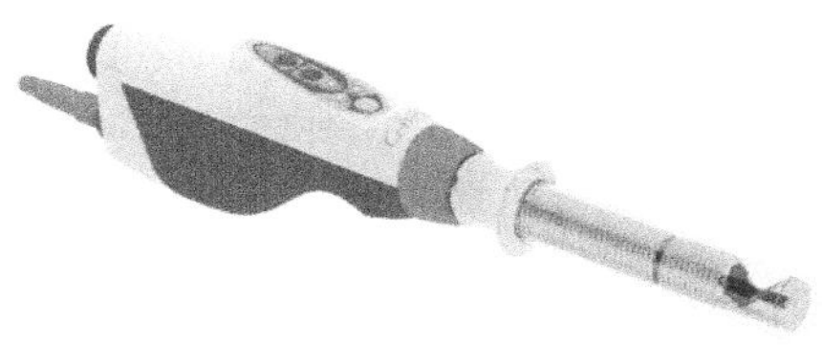

Figura 8. G-Runner para tratamiento robotico vaginal láser.

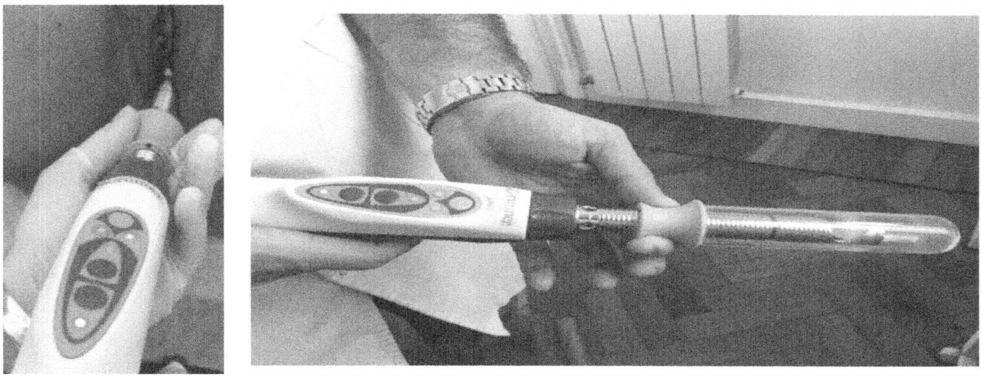

Es fundamental recalcar aquí que, en todos estos casos, lo que estamos buscando es mejorar la continencia al intentar mejorar el trofismo de la mucosa uretral. Digo esto para que se entienda cuál es el sentido de utilizar esta técnica en el caso de, por ejemplo, la vejiga hiperactiva, en donde, lógicamente, una contracción no inhibida del detrusor causará síntomas de urgencia y/o incontinencia más seguramente ante un escenario de pobre continencia por una pérdida de la función del esfínter mucoso. Es decir, estamos intentando que la mujer mejore su capacidad de coaptación uretral. Perfectamente podemos combinar esto con el uso de anticolinérgicos y, de esta manera, mejoraremos aún más la calidad de vida de nuestras pacientes.

En la secuencia fotográfica, se muestra el paso a paso del tratamiento de láser intrauretral que se realiza sin anestesia, en consultorio y en, aproximadamente, 10 minutos. Los parámetros que se utilizan para este tratamiento son de una baja fluencia energética sólo para realizar un calentamiento superficial de la mucosa uretral. Se emplean 1,5 J/cm2 y, se hizo mención anteriormente, una superposición de pulsos largos para ejercer el efecto deseado en la mucosa y submucosa uretral.

CONCLUSIÓN

Luego de casi 15 años utilizando luz láser en mi especialidad, estoy convencido de que, en el marco de lo que se conoce bajo el nuevo concepto de Ginecología Regenerativa y Funcional, el uso de las terapias láser ha dado un giro importante a nuestra actividad profesional en lo que se refiere a mejoría de la calidad de vida de nuestras pacientes.

REFERENCIAS:

1. Portman DJ, Gass ML. Genitourinary syndrome of menopause: New terminology for vulvovaginal atrophy from the International Society for the Study of Women's Sexual Health and the North American Menopause Society. Vulvovaginal Atrophy Terminology Consensus Conference Panel. Menopause 2014;21(10):1063–1068.
2. Management of symptomatic vulvovaginal atrophy: 2013 position statement of the north american menopause society. Menopause 2013;20(9):888–902; quiz 903–904.
3. Santoro N, Komi J. Prevalence, and impact of vaginal symptoms among postmenopausal women. J Sex Med 2009;6(8):2133–2142.
4. Raymond H. Kaufman et al. Benign diseases of the vulva and vagina. 4th ed 1994; Anatomy of the vulva and vagina.1-12.
5. Iosif CS, Bekassy Z. Prevalence of genito-urinary symptoms in the late menopause. Acta Obstet Gynecol Scand 1984;63(3): 257–260.
6. Portman DJ, Gass ML. Genitourinary syndrome of menopause: New terminology for vulvovaginal atrophy from the International Society for the Study of Women's Sexual Health and the North American Menopause Society. Vulvovaginal Atrophy Terminology Consensus Conference Panel. Menopause 2014;21(10):1063–1068.
7. Cardozo L, Bachmann G, McClish D, Fonda D, Birgerson L. Meta-analysis of estrogen therapy in the management of urogenital atrophy in postmenopausal women: Second report of the Hormones and Urogenital Therapy Committee. Obstet Gynecol 1998;92(4 Pt 2):722–727.
8. Gaspar A, Addamo G, Brandi H. Vaginal fractional CO2 laser: A minimally invasive option for vaginal rejuvenation. Am J Cosmetic Surg 2011;28(3):156–162.
9. Salvatore S, Leone Roberti Maggiore U, Athanasiou S, Origoni M, Candiani M, Calligaro A, Zerbinati N. Histological study on the effects of microablative fractional CO2 laser on atrophic vaginal tissue: An ex vivo study. Menopause 2015;22(8):845–849.
10. Gambacciani M, Levancini M, Cervigni M. Vaginal erbiumlaser: The second-generation thermotherapy for the genitourinary syndrome of menopause. Climacteric 2015;18:757–763.

11. Gaspar A, Brandi H, et al. Efficacy of Erbium:YAG Laser Treatment Compared to Topical Estriol Treatment for Symptoms of Genitourinary Syndrome of Menopause. Lasers in Surgery and Medicine. July 2016.
12. Z. Vizintin, M. Lukac, et al. Erbium laser in Gynecology. Climateric, Sep 14, 2015.
13. Tadir Y, Gaspar A, Lev-Sagie A, et al. Light and Energy Based Therapeutics for Genitourinary Syndrome of Menopause: Consensus and Controversies. Laser Surg. Med. 2017; 49(2), 137-159.
14. Gaspar A. Comparison of new minimally invasive Er:YAG laser treatment and hormonal replacement therapy in the treatment of vaginal atrophy. Climacteric 2014;17(Suppl 1):48–108, P 124 (Abstr)
15. Gambacciani M. et al. Short term effect of Vaginal Erbium Laser on the Genitourinary Syndrome of Menopause", Minerva Ginecologica, March 2015
16. M. Gambacciani, M. Levancini (2015) "Vaginal Erbium Laser: the Second Generation Thermotherapy for the Genitourinary Syndrome of Menopause (GSM) in Breast Cancer Survivors. A preliminary report of a pilot study" – Italian Jorunal of Gynecology and Obstetrics, 2015, 27:N1
17. Gambacciani M., Levancini M, Cervini M.(2015): Vaginal erbium laser: the second-generation thermotherapy for the genitourinary syndrome of menopause", Climacteric, 2015; 18:1-7
18. M. Gambacciani, M. G. Torelli, L. Martella, G. L. Bracco, A. G. Casagrande, E. Albertin, S. Tabanelli, M. Viglietta, G. D'Ambrogio, G. Garone & M. Cervigni (2015) Rationale and design for the Vaginal Erbium Laser Academy Study (VELAS): an international multicenter observational study on genitourinary syndrome of menopause and stress urinary incontinence, Climacteric, 18:sup1, 43-48
19. Menopause society. Management of symptomatic vulvovaginal atrophy: 2013 position statement of The North American Menopause Society. Menopause 2013;20(9):888–902 904.
20. Bump RC, et al. Diagnosis intrinsic sphincteric deficiency: comparing urethral clousure pressure, urethral axis and valsalva leak point preassures. Am J Obstet Gynecol 1997; 177 (2): 303-10.
21. Gaspar A, Brandi H. Non-ablative erbium YAG laser for the treatment of type III stress urinary incontinence (intrinsic sphincter deficiency). Lasers Med Sci 2017;32(3):685–691.
22. Gaspar A, et al. Intraurethral Erbium:YAG Laser for the Management of Urinary Symptoms of Genitourinary Syndrome of Menopause: A Pilot Study. Lasers Med Sci 2018;(5).

7-4

Trastornos del piso pélvico y sexualidad femenina II: prolapso de órganos pélvicos

Dres.: Rocio Velásquez Falconi; Sònia Anglès Acedo;
Camil Castelo-Branco

RESUMEN

El prolapso de órganos pélvicos (POP) y su tratamiento pueden afectar, en las siguientes dimensiones, la sexualidad femenina: 1) física (por ejemplo, molestias/obstrucción/dispareunia secundaria al POP, incontinencia urinaria/anorrectal o infecciones de las vías urinarias y comorbilidades asociadas; complicaciones secundarias a un tratamiento qurúrgico o al uso de pesarios); 2) psicológica (ej.: sentirse menos atractiva debido a la alteración de la imagen corporal; ansiedad/miedo); 3) cultural (feminidad, identidad, sentirse vieja); y 4) social (preocupaciones relacionadas con la pareja tanto en mujeres en pareja como solteras). En consecuencia, tanto la actividad sexual (ej.: inactividad debido al POP o después del tratamiento, menor frecuencia en la actividad sexual de la deseada) como la función sexual (ej.: disminución del deseo sexual y excitación, menor satisfacción, dificultades para alcanzar el orgasmo) pueden verse afectadas. Desafortunadamente, la vida sexual de las mujeres no es evaluada de manera sistemática en la práctica clínica, a pesar de que se recomienda hacerlo antes y después de los tratamientos utilizando terminología estandarizada e instrumentos validados cualitativa y cuantitativamente por guías internacionales. Frecuentemente, el tratamiento conservador, el uso de pesarios o el tratamiento quirúrgico del POP pueden beneficiar la sexualidad femenina mediante la mejora de los síntomas del POP. Sin embargo, se recomienda un enfoque biopsicosocial y multidisciplnario basado en el modelo extendido de PLISSIT para proporcionar una evaluación y tratamiento integrales de los complejos problemas sexuales que se pueden presentar en estas mujeres.

Palabras clave: POP, prolapso de organos pelvicos, pesario, PFMT, evaluación sexual, sexualidad femenina, actividad sexual, disfunción sexual, enfoque biopsicosocial.

INTRODUCCIÓN

El prolapso de órganos pélvicos (POP) es el descenso de diferentes órganos pélvicos de su posición anatómica habitual, secundario al debilitamiento de las estructuras de soporte que los sostienen. Por lo tanto, es la definición de un cambio anatómico. Sin embargo, estos cambios podrían considerarse dentro de un rango normal en algunas mujeres. Asimismo, el diagnóstico de POP idealmente requiere evidencia clínica clara, lo que implica que la mujer refiera sintomas de abultamiento genital. Se estima que la prevalencia de cualquier grado de POP oscila alrededor del 30 % de la población femenina, siendo sintomática en un 5 al 10 % de los casos,[1] un hecho que ocurre principalmente cuando el POP alcanza o excede el himen (estadio II).[2] La prevalencia de POP en las mujeres transgénero posterior a una cirugía de reasignación de sexo se ha reportado en, aproximadamente, un 2-10 %,[3] y el uso de la fijación del ligamento sacroespinoso se ha asociado con un riesgo significativamente disminuido de prolpaso en la neovagina.[4]

El POP es frecuentemente asociado con otras disfunciones del piso pélvico, como el deterioro de la función urinaria, anorrectal y sexual. Sin embargo, comprender la sexualidad es mucho más desafiante que interrogar sobre los síntomas del POP.

Evaluación de la sexualidad en mujeres con POP

En las mujeres con POP, la vida sexual no es evaluada sistemáticamente en la práctica clínica de rutina. Del mismo modo, no hay evidencia sólida sobre el impacto del POP y las opciones de tratamiento para la actividad y función sexual relacionada con POP.

La terminología en este campo ha sido heterogénea hasta los últimos años, lo que dificulta la comparación entre estudios científicos. Hoy en día, disponemos de consensos que nos proporcionan terminología estandarizada para evaluar la sexualidad de las mujeres con patología uroginecológica.[4] Su objetivo es mejorar tanto nuestra práctica clínica de rutina como el análisis de resultados en proyectos de investigación.

Por otro lado, la metodología usada para evaluar la sexualidad de mujeres con POP ha sido bastante heterogénea entre distintos estudios, otro factor que dificulta la interpretación de los resultados. En relación con los intrumentos de medición empleados, cabe destacar lo siguiente:

- Muchos estudios se enfocan exclusivamente en la dispareunia (dolor persistente o recurrente o incomodidad con la penetración vaginal o su intento).[5-8]
- Otros estudios usan cuestionaros no validados.[6, 98-12]
- Algunos estudios utilizan cuestionarios genéricos validados (ej.: el índice de Función Sexual Femenina – FSFI) que no tienen en cuenta el impacto del POP en la sexualidad.[13-16]

- Algunos estudios utilizan cuestionarios validados específicos para una condición (ej.: Cuestionario Sexual de Prolpaso de Órganos Pélvicos / Cuestionario Sexual de Incontinencia Urinaria IUGA Revised – PISQ - IR) que incluyeron preguntas para evaluar el impacto del POP en la vida sexual.[5, 7, 8, 12, 17-24]

Considerando la población estudiada, la mayoría de los estudios se centran únicamente en la evaluación mujeres sexualmente activas.[6, 11, 13-16] Por lo tanto, los estudios que informan sobre la falta de actividad sexual en mujeres con POP y su relación con la patología y su tratamiento siguen siendo escasos. Además, los datos sobre el impacto del POP y sus tratamientos en la sexualidad femenina entre las mujeres que practican masturbación o que forman parte de la comunidad LGBTQIA+ son escasos o no están disponibles en la literatura. En cuanto al momento de la recolección de datos, en los estudios longitudinales es común que la vida sexual se evalúe sólo después del tratamiento, lo que significa que la información preoperatoria (o previa a tratamientos conservadores) no está bien documentada, lo que puede limitar las conclusiones de los resultados de los estudios.[5] Finalmente, en cuanto al poder estadístico, la mayoría de los estudios que investigan el impacto del POP o su tratamiento quirúrgico en la sexualidad se basan en el análisis de variables secundarias.[5, 25]

Para poder brindar un adecuado asesoramiento a las mujeres diagnosticadas con POP respecto a su vida sexual y expectativas futuras, se recomienda incluir una evaluación sistemática de la actividad y función sexual, de acuerdo a la terminología estandarizada y mediante cuestionarios validados específicos para la condición, en la entrevista clínica inicial. Además, después de los tratamientos para el POP, especialmente los quirúrgicos, se debe reevaluar la sexualidad para determinar tanto los efectos positivos como negativos de la gama de opciones terapéuticas que están actualmente disponibles.[2, 5]

El impacto del POP en la actividad sexual

Entre las mujeres con POP sintomático, se estima que alrededor del 47 % son sexualmente inactivas. La mitad de las mujeres con POP avanzado y con indicación de tratamiento quirúrgico no son sexualmente activas.[17, 18] El impacto del POP en la decisión de ser sexualmente inactiva difiere entre ambos estudios (20 % vs 45 %); es la tercera causa de inactividad en la población con indicación de cirugía vaginal con tejido nativo (después de la "falta de interés" y "ausencia de pareja"), mientras que es la principal razón de inactividad en la población con POP y con indicación de cirugía con colocación de malla.[18] Probablemente, a mayor grado y/o mayor sintomatología del POP, mayor es el efecto en la inactividad sexual. Sin embargo, estas discrepancias también pueden explicarse por las diferentes poblaciones de estudio, si se compara entre mujeres no sexualmente activas pendientes de cirugía con colocación de malla eran más jóvenes, tenían una pareja en mayor proporción y un POP en estadio más avanzado con aquellas pendientes de cirugía con tejido nativo.

Diferentes estudios han examinado los factores asociados con la inactividad sexual al comprar a las mujeres sexualmentes inactivas con las activas. Un estudio multicéntrico y transversal en mujeres con POP estadio ≥ 2[19] reportó que el estado civil se asociaba de manera independiente con la actividad sexual. Además, en ese mismo estudio, la edad, la hipertensión y la puntuación de la imagen corporal también se asociaron de manera independiente a la actividad sexual, mientras que la cirugía uroginecológica previa, la menopausia, la puntuación de POPDI y el POP-Q no lo fueron. Del mismo modo, Anglès et al[20] encontraron que la "ausencia de pareja" era el único factor independiente asociado con la inactividad sexual en mujeres con POP estadio ≥ 3 (después de ajustar otros factores como la edad, el tiempo desde la menopausia, la longitud vaginal total o la presencia de dispareunia).

Por lo tanto, la actividad sexual entre mujeres con POP se ve principalmente afectada por "no tener pareja"; sin embargo, el papel del POP en la soltería no ha sido investigado a fondo en la literatura, a pesar de que el POP puede dificultar el establecimiento de relaciones sexuales y/o emocionales estables o esporádicas.

Por otro lado, no solo las mujeres sexualmente inactivas pueden experimentar una alteracion en su actividad sexual debido al POP, sino que las mujeres sexualmente activas también pueden limitar su actividad sexual debido al miedo a la sensación de abultamiento durante las relaciones sexuales, lo que podría resultar en una disminución en la frecuencia sexual habitual y en una afección a su calidad de vida. Nuavemente, se observa una diferencia en la proporcion de mujeres en la población general en los artículos mencionados previamente, ya que impacta en 4 de cada 10 mujeres sexualmente activas[17] frente a 6 de cada 10.[18] De acuerdo a Barber et al,[9] un tercio de las pacientes con POP reportaron que su condición de piso pélvico afectaba significativamente de manera "moderada" o "en gran medida" su capacidad de tener relaciones sexuales.

El impacto del POP en la función sexual

El POP puede causar, en las mujeres que lo padecen, consecuencias psicológicas y físicas clínicamente relevantes y que pueden afectar la vida sexual.

De acuerdo con el modelo biopsicosocial de Hawton, el deterioro de la imagen corporal y la autoestima representan un factor de mantenimiento de las disfunciones sexuales.[10] Existe evidencia de que las mujeres que buscan atención médica debido al POP tienen una percepción alterada de su imagen corporal, su feminidad y capacidad de atracción debido a la sensación de un "cuerpo extraño" en los genitales, lo que afecta su calidad de vida y sexualidad femenina.[11, 27] La inseguridad acerca de la satisfacción sexual de la pareja y las preocupaciones por la imagen negativa de su vagina, la incomodidad u obstrucción por el POP y pérdida de atractivo en general (sentirse mayor, menos femenina, no "sexy") son las preocupaciones más comunes sobre la vida sexual en esta población.[11] Estas mujeres perciben los problemas de imagen corporal como el factor más importante que perjudica su sexualidad; además, el deseo sexual, la excitación, la satisfacción y el orgasmo también pueden verse afectados.[11]

Por otro lado, las mujeres con POP pueden experimentar dispareunia por causas mecánica, ya que la presencia de un bulto genital puede dificultar la penetración y provocar dolor. Sobhgol et al[6] evaluaron los factores ginecológicos asociados con la dispareunia y encontraron una asociación entre la dispareunia y el síntoma ($p < 0.0001$) y el signo ($p < 0.04$) del POP.

El impacto del tratamiento conservador para el POP en la sexualidad femenina

El entrenamiento de los músculos del piso pélvico (PFMT, por sus siglas en inglés) se recomienda como tratamiento de primera línea para el POP sintomático. Existe evidencia nivel 2 que demuestra una mejoría en la función sexual de las mujeres posterior al PFMT para el POP, como se demostró en los hallazgos de una revisión sistemática,[28] aunque la literatura sobre este tema es escasa.

Se publicó recientemente una revisón de la literatura[25] sobre PFMT en mujeres con POP, basada en estudios de ensayos controlados aleatorizados (RCT) entre 1996 y 2021. Ninguno de ellos tenía la función sexual como resultado principal. Los autores encontraron unicamente dos RCTs que mostraron algunos efectos positivos del PFMT en la función sexual de las mujeres con POP.[12] Sin embargo, la mejoría a corto plazo de los cuestionarios sexuales descrita por Pauls et al[13] se perdió después de 24 semanas. Un RCT[12] que comparó a 50 mujeres con PFMT + cambios en el estilo de vida con 59 mujeres que únicamente recibieron consejos de cambios en el estilo de vida encontró que la mayoría de las mujeres en el grupo de PFMT no reportaron cambios en la función sexual al contestar el cuestionario estadarizado después de 6 meses de entrenamiento. Sin embargo, según en el análisis cualitativo de la entrevista semiestructurada, los datos revelaron que el 39 % de las mujeres en el grupo con PFMT experimentaron mejoría en la función sexual en comparación con el 5 % del grupo control. Las mujeres que reportaron mejoría en la función sexual mostraron el mayor aumento en la fuerza y resistencia de los músculos del piso pélvico. No se reportaron cambios significativos en el número de mujeres sexualmente activas. Los autores no encontraron diferencias significativas entre los grupos en cuanto a cambios en la frecuencia de las relaciones sexuales. Los cambios reportados en la función sexual incluyeron un mayor conocimiento, fuerza y control de los músculos del piso pélvico; sensación de una vagina "más estrecha"; mayor confianza en ellas mismas, libido y orgasmos mejorados; resolución del dolor experimentado durante las relaciones sexuales; e informes de la pareja sobre mayor satisfacción sexual.

Hasta la fecha, sólo hay evidencia de baja calidad que demuestra que el PFMT puede mejorar la sexualidad de las mujeres con POP. Prácticamente, no hay evidencia que demuestre que el PFMT pueda tratar las disfunciones sexuales en esta población.[25]

El impacto de los pesarios como tratamiento para el POP en la actividad y función sexual

Los pesarios vaginales son dispositivos mecánicos pasivos diseñados para sostener los órganos pélvicos y corregir su descenso anatómico, mejorando así la sensación de abultamiento en la región genital. Se utilizan comúnmente como primera línea de tratamiento para el POP sintomático, especialmente en pacientes de edad avanzada, previo a cirugía o cuando la reparación quirúrgica no es una opción terapéutica debido a las comorbilidades o preferencias del paciente. Se pueden utilizar distintos tipos y tamaños de pesarios. El anillo (como tipo "soporte") y el Gellhorn o cubo (como tipo "ocupación de espacio") son los más utilizados. Se recomienda retirar el pesario durante la penetración vaginal; sin embargo, la mayoría de las mujeres que usan un pesario en forma de anillo deciden mantenerlo para sentirse más cómodas durante las relaciones sexuales, así como para mejorar la apariencia genital durante el sexo. Algunas parejas consideran el pesario como un juguete sexual.

De acuerdo con una revisión sistemática reciente,[29] hay suficiente evidencia de que en mujeres sexualmente activas que utilizan con éxito un pesario como tratamiento del POP no hay un deterioro en la función sexual y existe cierta evidencia de mejoría. Se espera que la mejora en la función sexual esté asociada a la percepción propia de la imagen corporal de la mujer y la molestia específica de la afección del POP, que puede mejorar después del tratamiento.[21, 22]

Lamentablemente, no hay suficiente evidencia con respecto al efecto del tratamiento con pesarios en la sexualidad femenina entre las usarias de pesarios que no son sexualmente activas. En un estudio prospectivo multicéntrico posterior realizado en mujeres con POP sintomático y con un periodo de seguimiento de 24 meses, el 16,5 % de ellas en el grupo de pesarios retomaron su actividad sexual, mientras que el 15,8 % se volvieron sexualmente inactivas.[22]

Estos datos deben considerarse con precaución debido a que los estudios previamente mencionados no informaron la tasa de mujeres que retiraban el presario para la actividad sexual ni tampoco reportaron el tipo de actividad sexual en la que participaban. La mayoría de las medidas de resultado evaluaron únicamente la función sexual en relación con la actividad vaginal.[22, 29] A pesar de este sesgo, es probable que se pueda asesorar a las mujeres al decir no hay datos disponibles sobre otras formas de actividad sexual, pero es razonable esperar que estas sean aún menos propensas a ser afectadas negativamente por el uso de pesarios, aunque estudios más inclusivos serían bienvenidos en este campo de investigación.[29]

El impacto del tratamiento quirúrgico para el POP en la sexualidad femenina

Entre las mujeres que presentan POP a lo largo de sus vidas, del 12,6 % al 19 % solicitarán un tratamiento quirúrgico para la correción de su sintomatología. La cirugía desempeña un papel importante en la resolución al resolver los síntomas experimentados por las mujeres con un estadio avanzado de POP y en la restauración, en la medida de lo posible, de la antomía de la vagina. Los datos sobre el impacto de tratamiento quirúgico para el POP en la sexualidad femenina son controvertidos[30] debido a la amplia variedad de técnicas quirúrgicas existentes (vaginal, abdominal, con tejido nativo o malla, asociada o no una ténica antiincontinencia), así como por las diversidades de los instrumentos de medición empleados. La actividad y función sexual parecen mejorar o mantenerse igual despues de la cirugía para el POP en la mayoría de los casos.[2, 30] Sin embargo, algunas mujeres pueden referir disfunciones sexuales, que puede tener un origen psicosocial u orgánico. Durante un proceso quirúrgico, factores psicológicos (estrés, ansiedad, miedo, depresión, aprehensión) coexisten y pueden afectar a la paciente y a su pareja (si la tienen), lo que causa un impacto negativo en la vida sexual. Las causas orgánicas pueden incluir alteraciones anatómicas, fisiológicas, vasculares, neurológicas u hormonales. Estas variaciones pueden alterar la sensibilidad y la adecuada vasocongestión vaginal, afectando así la respuesta sexual de las mujeres. Por lo tanto, la cirugía en esta área puede afectar la inervación y alterar la función sexual.[15] La disfunción sexual postoperatoria debe considerarse un evento adverso grave debido al impacto en la calidad de vida de las mujeres.[31]

Actualmente, existen evidencias contradictorias que no permiten realizar recomendaciones claras a las mujeres sobre la modalidad de tratamiento quirúrgico que puede tener un efecto más positivo en su sexualidad.

Tratamiento quirúrgico y actividad sexual

Posterior a la cirugía para el POP, una proporción de mujeres sexualmente inactivas retomarán su vida sexual, mientras que algunas mujeres sexualmente activas antes de la cirugía se volverán sexualmente inactivas.

La tasa de mujeres que se vuelven sexualmente activas difiere entre estudios, oscilando entre un 16,8 % y 39,2 %,[17, 18, 22] independientemente del tipo de cirugía realizada.[15] Probablemente, las mujeres que infromaron una recuperación de su vida sexual después de la cirugía fueron principalmente aquellas que describieron preoperatoriamente un efectivo negativo más pronunciado del POP en su sexualidad,[18] ya que hubo una disminución signitificativa en la proporción de mujeres que reportaron síntomas relacionados con el POP como motivo de inactividad sexual después de la cirugía. Cabe destacar que las mujeres que se sometieron a una cirugía para el POP tenían 2,62 veces más probabilidades de cambiar de inactividad sexual a actividad sexual en comparación con aquellas que utilizaron un pesario.[22]

La proporción de mujeres sexualmente activas en el periodo preoperatorio que cesaron su actividad sexual después de la cirugía fue similar en los estudios, ya que osciló entre un 6,7 % y un 16,6 %.[17, 18, 22] Muchas mujeres que se vovieron sexualmente inactivas reportaron razones no relacionadas con la cirugía como causa de su inactividad sexual (falta de interés, no tener pareja, otros problemas de salud). Sin embargo, en un subgrupo de estas mujeres que dejaron de tener actividad sexual después de la cirugía (alrededor del 30 %), los problemas de vejiga/intestino/prolapsos y el dolor fueron la causa de la inactividad sexual.[17, 18] Por lo tanto, es crucial continuar evaluando a las mujeres sexualmente inactivas en el periodo postoperatorio para detectar posibles complicaciones del tratamiento quirñurgico en la esfera sexual.

En cuanto a las mujeres sexualmente activas antes de la cirugía para el POP, también se han demostrado efectos positivos en su actividad sexual después del tratamiento quirúrgico. Anglès-Acedo et al[17, 18] observaron una disminución significativa en la proporción de mujeres sexualmente activas que evitaban o restringían su vida sexual debido al temor a la sensación de cuerpo extraño (o abultamiento) en genitales. Este hallazgo podría justificar un aumento en la frecuencia sexual, lo que podría explicar por qué, al analizar la función sexual de mujeres sexualmente activas, no sólo las subescalas específicas de la condición, sino también la calidad de vida global[17, 18] o la excitación, el orgasmo y la relación de pareja[18] mejoraron significativamente.

Esta diferencia con respecto al impacto de la cirugía para el POP en las diferentes dimensiones de la sexualidad entre ambos artículos refleja la realidad de la literatura actual, en la cual este punto aún sigue siendo controvertido, con estudios que observan cambios limitados a dimensiones relacionadas con el POP,[7, 23, 31] mientras que otros identifican mejoría en otras dimensiones.[16, 24] Se necesita más investigación sobre el impacto sexual del tratamiento quirúrgico del POP a través de estudios con suficiente poder, en los cuales la variable principal sea la esfera sexual.

Tratamiento quirúrgico y función sexual

La dispareunia parece ser un factor clave para una peor función sexual postoperatoria.[20] Una proporción de mujeres presentará este síntoma antes de la cirugía, por lo que la tasa de dispareunia preoperatoria debe evaluarse obligatoriamente. Después del tratamiento quirúrgico, algunas de estas pacientes verán resuelto su síntoma, mientras que persistirá en otras, siendo la razón de la inactividad sexual postoperatoria en un subgrupo de pacientes. Un grupo de pacientes sin dispareunia antes de la cirugía puede presentar dispareunia de novo postoperatoria (5,9-13,8 %).[5, 17, 20, 22]

La dispareunia postoperatoria puede ser debido a una hipercorrección que causa estenosis del introito vaginal, cicatrices en las paredes vaginales, acortamiento vaginal, retracción y fibrosis, o exposición del material sintético (malla). Sin embargo, parece que la longitud vaginal después de la cirugía no influye ni en la actividad sexual ni en la función sexual.[16, 18, 24] La cirugía de prolapso vaginal afectó negativamente el nivel de congestión vaginal y la sensibilidad de la pared vaginal. Sin embargo, la respuesta a si estos factores son relevantes para la función sexual de las mujeres sigue siendo incierta.[15] Por lo tanto, es necesario conocer los efectos positivos y negativos de las diferentes técnicas quirúrgicas en función de las variables biopsicosociales.

Tratamiento quirúrgico y consideraciones específicas

Dentro del proceso compartido de toma de decisiones para seleccionar diferentes alternativas quirúrgicas, la sexualidad femenina será el enfoque principal en algunas situaciones específicas.

Cirugía de colocación de malla

La cirugía con malla para el POP se recomienda sólo en pacientes seleccionadas después de un proceso integral de toma de decisiones compartidas, enfocado en los riesgos y beneficios. A pesar de que estudios retrospectivos han demostrado una menor tasa de recurrencia del POP con estas técnicas, se han descrito nuevas complicaciones (exposición de la malla, extrusión o retracción) que pueden afectar la salud sexual de las mujeres. En consecuencia, el uso de la cirugía con malla está, actualmente, restringido en todo el mundo.

Según la revisión sistemática más reciente sobre la función sexual después de la cirugía del POP,[15] las comparaciones son más sólidas entre la malla sintética transvaginal y las reparaciones con tejido nativo, y muestran una prevalencia similar de dispareunia de novo y puntajes de función sexual. La dispareunia total es mayor después de la malla sintética transvaginal que después de la sacrocolpopexia; sin embargo, no se han encontrado diferencias en cuanto a la dispareunia de novo y la función sexual.

Procedimientos obliterativos

Un procedimiento obliterativo como la colpocleisis, que implica el cierre del hiato genital para evitar el descenso de los órganos pélvicos, es una alternativa rápida, segura y duradera a las reparaciones reconstructivas tradicionales. Sin embargo, implica la imposibilidad de mantener la actividad sexual vaginal de manera irreversible. Por lo tanto, es fundamental informar a nuestra paciente sobre este hecho, así como asegurarse de que comprenda y sea consciente de las consecuencias sexuales, ya que puede afectar inevitablemente a todas las mujeres que disfrutan de la actividad sexual vaginal o esperan hacerlo en el futuro.

Una revisión reciente[32] encontró que la mayoría de las pacientes no expresaron arrepentimiento después de una colpocleisis. Los síntomas intestinales y de la vejiga fueron la principal razón de arrepentimiento, mientras que algunas pacientes (0,6-12,8%) informaron arrepentimiento debido a la pérdida de la actividad sexual vaginal. Además, los puntajes de la imagen corporal demostraron una mejora significativa después de la cirugía. Por último, los autores encontraron que las mujeres tendían a seguir siendo sexualmente activas; algunas también recuperaron las actividades sexuales después de la cirugía.

Por lo tanto, como profesionales de la salud, es importante entender que, en el proceso de toma de decisiones compartidas y el asesoramiento preoperatorio sobre la sexualidad, un procedimiento obliterativo no significa que sólo sea una opción para mujeres sexualmente inactivas, sino que puede ser una opción válida para aquellas mujeres sexualmente activas que no estén interesadas en la actividad sexual vaginal. Además, debemos tener en cuenta que la preferencia de las mujeres en cuanto al comportamiento sexual (interés o falta de interés en la actividad sexual vaginal) es independiente de la edad, estado de relación u orientación sexual de nuestra paciente, y es fundamental evitar suposiciones sexuales basadas en estos factores.

Preservación uterina

Existe una creciente literatura en relación a la preservación uterina. En un estudio multicéntrico y transversal,[33] se evaluaron las preferencias de las pacientes con síntomas de POP que estaban siendo sometidas a una evaluación uroginecológica inicial en cuanto a la preservación uterina versus la histerectomía. La preferencia del tratamiento por parte de las pacientes se recopiló antes de reunirse con el médico. La tasa de mujeres que prefirieron la preservación uterina fue del 46 % si la preservación uterina era superior a la histerectomía, del 36 % si ambas opciones tenían la misma eficacia y del 20 % a pesar de que la preservación uterina fuera inferior a la histerectomía. Esto significa que, dentro del proceso de toma de decisiones compartidas, las mujeres que consideran la cirugía para el POP pueden desear la preservación uterina por múltiples razones que difieren de aquellas relacionadas con los resultados quirúrgicos.

Las principales razones para optar por una cirugía que preserve el útero están directamente relacionadas con la sexualidad femenina, ya que pueden implicar factores como la reproducción, la autonomía femenina, la identidad, la intimidad y el temor a las consecuencias en la función sexual.

Anglim et al[34] encontraron que existen opciones de preservación uterina y son deseadas tanto por mujeres premenopáusicas como postmenopáusicas. Desde un punto de vista biológico, son la única opción para las mujeres que desean conservar su fertilidad y cuyas familias aún no están completas. La cultura desempeña un papel importante en la determinación de la importancia de la preservación uterina; para la mayoría de las mujeres, el útero se percibe como un componente esencial de la identidad de una mujer, ya que está vinculado a su valor, estatus social y autoestima, y, en ciertas comunidades, la histerectomía se asocia con un estigma social. Además, la función sexual es un componente importante del asesoramiento de una mujer con POP. Durante la consulta para la cirugía del POP, se deben abordar los temores y las ideas preconcebidas de la paciente sobre el efecto de la histerectomía en la función sexual.

Enfoque biopsicosocial

El prolapso de órganos pélvicos (POP) y su tratamiento pueden afectar la sexualidad femenina desde una perspectiva física, psicológica y sociocultural, como se ha mencionado anteriormente en este capítulo (Figura 1, Figura 2). Se han discutido previamente los beneficios de la sexualidad femenina a través de la mejora de los síntomas del POP mediante diferentes tratamientos. Sin embargo, el tratamiento conservador, el uso de pesarios o el tratamiento quirúrgico pueden no ser suficientes para proporcionar una evaluación y tratamiento integral de los complejos problemas sexuales presentados por estas mujeres.

En ocasiones, el POP y su tratamiento afectan directamente la respuesta sexual de la mujer. Alteran tanto el deseo sexual como la capacidad de excitación/lubricación, la capacidad de alcanzar el orgasmo y la satisfacción sexual. También pueden causar una disminución en las sensaciones genitales o dolor durante la actividad sexual, y pueden producir dificultades en la movilidad o comunicación durante el sexo en pareja, lo que interfiere o bloquea el comportamiento sexual placentero. La pérdida de control sobre la propia calidad de vida, tanto en el ámbito familiar como social, afecta con frecuencia la autoestima, la percepción de la imagen corporal y la percepción de la autoatracción, e incluso, ocasionalmente, la propia identidad sexual. Todos estos factores pueden tener un impacto en el ámbito relacional tanto para personas con pareja estable como para aquellas sin pareja que deseen iniciar una nueva relación (esporádica o estable), ya que es difícil comunicar la necesidad de aprender juntos una nueva sexualidad que garantice el placer sexual para todas las personas involucradas.

El paso del Permiso puede resolver algunas de las preocupaciones sexuales presentadas por las pacientes con POP. Se sabe que los problemas sexuales, así como los trastornos del suelo pélvico como el POP, todavía son tabú en la mayoría de los contextos (relación de pareja, familiar, social), lo que puede llevar a las mujeres con POP a sentirse solas, tristes o frustradas. Con frecuencia, la angustia sexual de las mujeres puede disminuir solo con la oportunidad de hablar sobre sus preocupaciones sexuales. Por ejemplo: una mujer homosexual puede manifestar preocupación acerca de la experiencia sexual de su pareja (por ejemplo, menor atracción, sexo oral incómodo, menor sensación o dolor durante la actividad vaginal), a pesar de que las parejas (hombres o mujeres) suelen ser comprensivas y no se quejan. No es raro que las mujeres admitan tener este pensamiento como motivo para evitar el sexo. Será la oportunidad del profesional de la salud tranquilizar a la mujer y compartir con ella que esta es una situación común en su contexto (normalizar la situación), y que probablemente existen formas de mejorar si está interesada; ambas acciones contribuyendo a disminuir la angustia sexual de la mujer.

Además, ofrecer Información Limitada individualizada sobre sus preocupaciones puede facilitar un cambio significativo en los pensamientos o comportamientos relacionados con un problema sexual específico. Por ejemplo: una mujer heterosexual con POP y dolor durante la actividad sexual vaginal (dispareunia) puede manifestar inactividad sexual por esta razón. Con frecuencia, la evitación de las relaciones sexuales se generaliza a otros comportamientos íntimos, incluyendo la masturbación mutua, los besos e, incluso tomarse de las manos y abrazarse, lo que resulta en una evitación de cualquier acto de intimidad con la pareja por temor a una expectativa de tener relaciones sexuales. En este caso, proporcionar información limitada para abordar el concepto de afectividad, así como el concepto de intimidad basado en otros comportamientos sexuales placenteros, puede ayudar a mejorar la salud sexual de esa pareja. Asimismo, brindar Sugerencias Específicas sobre lubricantes o terapia hormonal local, además de recomendaciones sobre posiciones sexuales que puedan reducir el impacto del POP durante la penetración (como acostarse), pueden contribuir a una mayor mejora en la salud sexual de la pareja.

Finalmente, algunos pacientes pueden beneficiarse de una Terapia Intensiva realizada por un profesional de la salud con habilidades específicas en terapia sexual. Estrategias breves que aborden la salud sexual de las mujeres desde un enfoque biopsicosocial pueden implementarse fácilmente en unidades integrales de uroginecología. Por ejemplo: una intervención para mejorar la comunicación para solicitar apoyo de manera hábil o simplemente expresar los propios sentimientos y preocupaciones (disminución de la autoesti-

Figura 1:

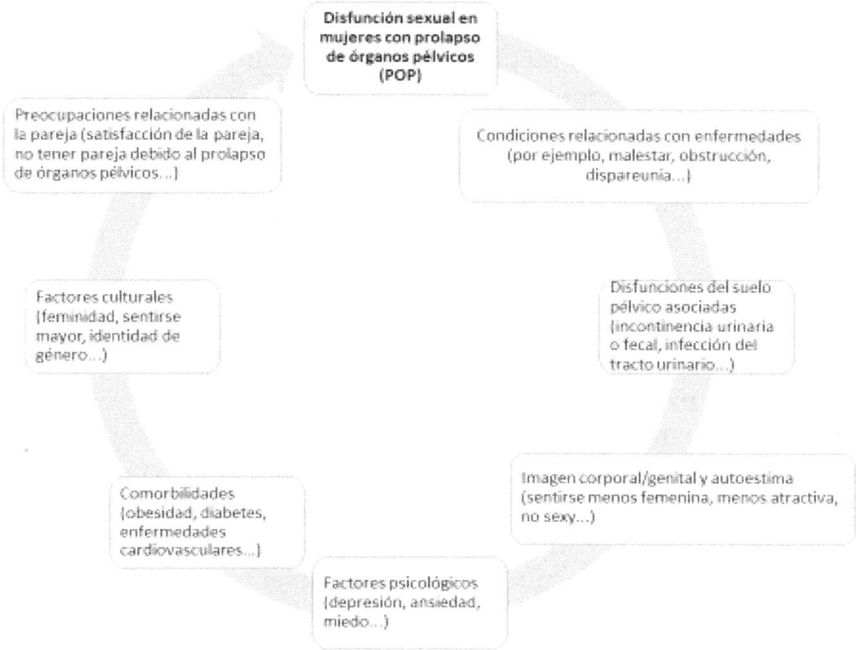

Figura 2:

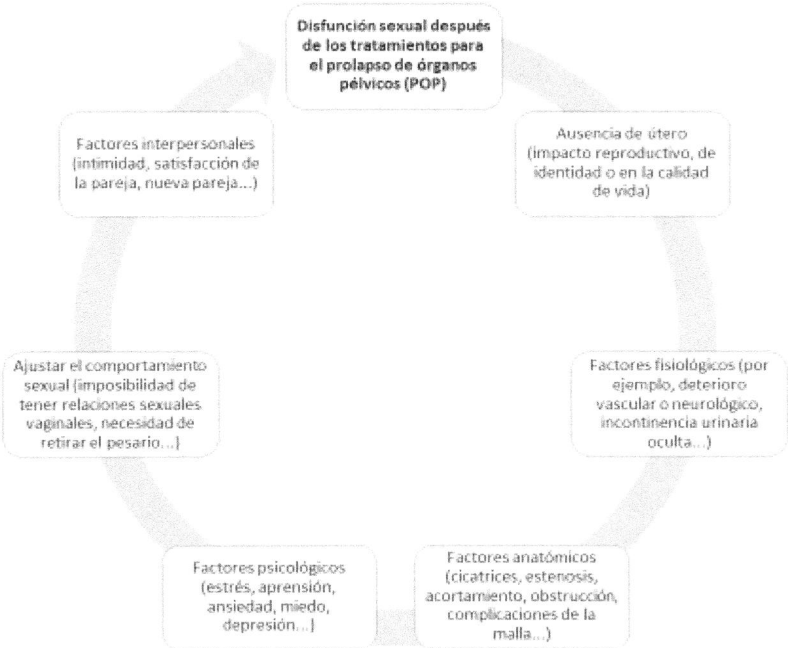

ma y sentimientos de vergüenza y culpa); técnicas de enfoque sensorial o de propriocepción de los músculos del suelo pélvico pueden redirigir la atención para evitar el miedo/ansiedad anticipatoria; estrategias para mejorar la afrontamiento, así como la renegociación de los comportamientos sexuales de acuerdo con las necesidades y preocupaciones sexuales actuales.

En cualquier caso, es importante centrar las áreas de tratamiento clínico en las necesidades no satisfechas identificadas, las cuales frecuentemente involucran aspectos biológicos, psicológicos y socioculturales.

CONCLUSIÓN

El POP puede afectar la actividad sexual, así como la función sexual de las mujeres afectadas. Los factores físicos, psicológicos y socioculturales pueden desempeñar un papel en el deterioro sexual de estas mujeres. Aunque las alternativas de tratamiento para la POP suelen mejorar la sexualidad femenina, un subgrupo de mujeres puede mantener, empeorar o desarrollar alguna disfunción sexual después de esos tratamientos. De esta manera, tener una mayor conciencia sobre el impacto sexual de las diferentes opciones terapéuticas nos permitirá brindar un mejor asesoramiento a nuestras pacientes en el momento de planificar el tratamiento, teniendo en cuenta su vida sexual actual y sus expectativas con respecto a su futura sexualidad. Para evaluar y tratar de manera integral a las mujeres con POP considerando su salud sexual en las unidades de uroginecología:

1. Es obligatorio realizar una evaluación sistemática de la actividad y función sexual a través de cuestionarios validados específicos de la condición, tanto antes como después de los tratamientos.
2. Se debe implementar un enfoque multidisciplinario biopsicosocial basado en el modelo extendido de PLISSIT para mejorar la calidad de vida sexual de estas mujeres.

UNIDAD VIII
Trastornos metabólicos en patologías endócrinas

8-1 Introducción

Dra. Alejandra Elizalde Cremonte

INTRODUCCIÓN:

Cuando hablamos de Hormonas, está bueno recordar que el descubrimiento de William M. Bayliss y Ernest H. Starling (1902) de la *secretina* originó un concepto nuevo y un término novedoso: **hormona, mensajero químico que estimula a distancia**[1].

En años siguientes ocurre un importante desarrollo de la medicina experimental: la búsqueda y caracterización de hormonas. El sistema endocrino incluye ocho glándulas principales distribuidas por todo el organismo, como las glándulas tiroideas, la hipófisis, las glándulas suprarrenales y el páncreas. Este sistema afecta el crecimiento y el desarrollo, el metabolismo, la función sexual y el estado de ánimo [2].

Si las concentraciones hormonales son demasiado altas o bajas, es posible que se presenten trastornos o enfermedades del sistema endocrino. Las enfermedades y trastornos del sistema endocrino también se presentan si el organismo no responde a las hormonas de la forma en que debiera hacerlo.

Dentro de las patologías más comunes del sistema endócrino, tenemos:

- Trastornos tiroideos como: Enfermedad de Graves, Tiroiditis de Hashimoto, Hipertiroidismo, Hipotiroidismo.
- Enfermedad de la tiroides y el embarazo.
- Diabetes Tipo 2 y Diabetes Gestacional.
- Insuficiencia suprarrenal y enfermedad de Addison.
- prolactinoma.

En éste capítulo abordaremos las patologías tiroideas en el embarazo, la Diabetes gestacional y el Síndrome de Ovario Poliquístico.

Las hormonas son mensajeros químicos y afectan procesos corporales, pero también hoy en día el medioambiente y distintos tipos de elementos afectan a las hormonas generando alteraciones que determinarán la aparición de las patologías del sistema endócrino, siendo la más común las alteraciones metabólicas y entre ellas la diabetes.

Podemos observar dos procesos que generan alteraciones metabólicas y hormonales, por un lado, hoy en día se sabe que el tejido adiposo es considerado como un auténtico órgano endocrino, con actividad autocrina, paracrina y endocrina[3,4]. Muchas de las hormonas que participan en el metabolismo del adipocito como la leptina, insulina grelina o adipoquinas (adipsina, resistina, adiponectina o visfatina) presentan ritmicidad circadiano. Aquí entra en juego lo que se conoce como *Cronodisrupción*, que básicamente es una ruptura de la sincronización entre los sistemas biológicos internos y los cambios ambientales, y esto da lugar a alteraciones cronobiológicas. El reloj biológico va a estar alterado por diferentes cronodisruptores, que son capaces de alterar la organización temporal de las funciones fisiológicas, incluyendo provocar alteraciones metabólicas y generar modificaciones en las secreción hormonal.

Siguiendo ésta línea de pensamiento, en el último siglo, el estilo de vida de las personas ha cambiado drásticamente, la comida se ha vuelto abundante, el tentempié frecuente, los tiempos de las comidas se han ido desplazando hacia horas más tardías, las horas de sueño se han reducido mientras que se han incrementado los patrones de sueño irregulares, al igual que ha aumentado la exposición a la luz a artificial durante la noche. Esto contribuye a alterar el reloj biológico y por tanto a la cronodisrupción. Es claro y existe evidencia, sobre la relación entre la mayor prevalencia de patologías como la obesidad o el síndrome metabólico con la alteración de los ritmos biológicos [5]. Habiendo visto esto, la *Cronomedicina*, es la ciencia que busca regular nuevamente el ritmo circadiano, desactivar la cronodisrupción y mejorar el perfil metabólico y hormonal de las personas.

Por otro lado, nos encontramos con los *Disruptores endócrinos*. En éste siglo, estamos expuestos a un medio ambiente hostil para nuestra salud. Desde la década de 1990 se han descrito químicos que interrumpen el delicado equilibrio metabólico, los disruptores endocrinos (DE), que son sustancias exógenas que causan efectos adversos sobre la salud de un organismo intacto y su descendencia, con cambios en la función endocrina, estos interfieren con la síntesis, secreción, transporte, sitio de acción y metabolismo de diversas hormonas endocrinas[6]. Estas sustancias se encuentran como compuestos altamente heterogéneos, que incluyen solventes, compuestos plásticos, pesticidas e incluso algunos agentes farmacéuticos. Su exposición se ha asociado con diversas patologías, como el síndrome metabólico, diabetes, enfermedades cardiovasculares y cáncer. Dependiendo del momento de exposición, estos pueden afectar a la persona expuesta y su descendencia por un mecanismo propuesto como la hipótesis del desarrollo de los orígenes de la salud y la enfermedad. Según el proceso alterado reciben diferentes términos, como el de obesógenos, cuando alteran el control de la función adipocitaria [7].

En resumen, las enfermedades endocrinas y metabólicas se encuentran entre las más comunes que pueden afectar a la mujer. En las últimas décadas se ha observado un aumento en la prevalencia e incidencia de muchas de ellas, especialmente aquellas relacionadas con la nutrición y el metabolismo (obesidad, diabetes mellitus, enfermedades tiroideas, poliquistosis ovárica). Tal vez esto se deba al avance en los métodos diagnósticos, tanto de tipo bioquímicos como los de imagen y otros equipamientos e insumos que incluso se renuevan y mejoran año a año. Esto nos permite la posibilidad de manejar patologías que son crónicas y que generan deterioro en la salud general de nuestras pacientes, dándoles la oportunidad de tener calidad de vida presente y futura.

REFERENCIAS

1. Dr. Roald E. Gómez Pérez, Dra. Alba J. Salas Paredes. Compiladores y Editores. MANUAL PARA EL DIAGNÓSTICO Y TRATAMIENTO DE ENFERMEDADES ENDOCRINAS Y METABÓLICAS Primera edición digital, junio 2016. Sociedad Venezolana de Endocrinología y Metabolismo. Capítulo Mérida. Postgrado de Endocrinología. Universidad de Los Andes. Mérida-Venezuela
2. https://www.niddk.nih.gov › informacion-de-la-salud
3. Garaulet M, Madrid JA. Chronobiological aspects of nutrition, metabolic syndrome, and obesity. Adv Drug Deliv Rev [Internet]. 2010;62(9–10):967–78.
4. Mayorga MP. El adipocito como organo endocrino. Revista [Internet]. 2007;15(152):225–42.
5. Escagedo Cagigas C. Role of chronomedicine in pathophysiology and prevention of endocrine disorders. 2019. Facultad de Medicina, Universidad de Cantabria. España.
6. Bergman Å, Heindel J, Kasten T, Kidd K, Jobling S, Neira M, et al. The impact of endocrine disruption: a consensus statement on the state of the science. Environ Health Perspect. 2013;121(4):A104-6
7. Sánchez P, Zanabria M, Latorre S, Calvache J, Coy A, Rojas W. Endocrine disruptors and their pathway to metabolic imbalance. REVISTA COLOMBIANA de Endocrinología Diabetes & Metab

8-2 Enfermedades tiroideas y embarazo

Dr. Eugenio Arteaga U.

Las enfermedades tiroideas afectan predominantemente a las mujeres por sobre los hombres, y se incrementan con la edad. Su incidencia es 5-10 veces superior en mujeres. Es así como la mayor parte de las enfermedades tiroideas (hipotiroidismo, bocio nodular y cáncer de tiroides) ocurren más frecuentemente en la postmenopausia y en mujeres mayores.

Con respecto a la sospecha clínica, muchas veces se confunden los síntomas de tirotoxicosis con los síntomas vasomotores de la postmenopausia, y los de hipotiroidismo con los trastornos de ánimo, frecuentes en este grupo etario. Aunque no hay consenso en la literatura,[1] nos parece razonable que en el chequeo inicial de cualquier mujer climatérica se incorpore la medición de TSH, dada la alta prevalencia de hipotiroidismo ya mencionada.

Cambios fisiológicos en la función tiroidea con la edad

Hay pocos estudios que relacionen la menopausia y la función tiroidea, lo que no nos permite clarificar si la menopausia tiene algún efecto sobre la tiroides, más allá del propio del envejecimiento.

Con la edad, el tamaño tiroideo disminuye y proliferan el tejido conectivo y linfoide. La captación tiroidea de yodo disminuye; a los 80 años se reduce al 60 % de la captación promedio de los 30 años. La producción de T4 disminuye en 20 ug, pero, a su vez, se reduce su catabolización por menor actividad de la enzima 5´deyodasa. Así, la vida media de T4 aumenta con la edad de 8 a 9.3 días, pero la concentración plasmática de T4 no se modifica. La producción diaria de T3, en cambio, disminuye en 20 µg en hombres y 10 µg en mujeres, y la concentración plasmática de T3 se reduce en personas mayores. De ahí que no se recomiende la medición de T3 en la evaluación de la función tiroidea, a menos que se esté sospechando hipertiroidismo. La baja aislada de T3 no es indicación de terapia con levotiroxina (LT4). La concentración de TSH también es dependiente de la edad. En EEUU, el estudio NHANES III muestra que el percentil 97.5 para TSH es de 3,6 mIU/l a los 20-29 años, 4,03 a los 50-59 años y 5,9 mIU/l a los 60-70.[2] Estos valores deben tenerse presentes para no considerar el uso de LT4 en mujeres mayores cuando la TSH esta levemente elevada.

Hipotiroidismo

El hipotiroidismo, y en especial su variedad subclínica (definido como la elevación de TSH por sobre el valor normal para la edad, pero con valores de T4 libre dentro de rango normal), es una de las endocrinopatías mas frecuentes. Esta enfermedad afecta 7-10 veces más frecuentemente a mujeres que a hombres. Según el estudio Whickham, la elevación de TSH se observa en 7,6 % de la población general, lo que asciende a 17 % en mujeres mayores de 70 años. El riesgo de desarrollar hipotiroidismo es de 1,4/1.000/año a los 18-24 años, 6,7 /1.000/año a los 65-74 años y 14/1.000/año en mujeres de 75-80 años.[3] Las causas mas frecuentes de hipotiroidismo son la tiroiditis de Hashimoto de origen autoinmune, el tratamiento previo con radioyodo por hipertiroidismo, la tiroidectomía por bocio nodular o cáncer de tiroides y el uso de ciertas drogas como litio, amiodarona, interferón e inhibidores de tirosin kinasa.[4] El hipotiroidismo subclínico puede ser asintomático y, por tanto, su diagnóstico suele basarse en exámenes de tamizaje (TSH). Los síntomas más típicos del hipotiroidismo clínico (TSH > 10 uUI/ml y T4 libre bajo el valor normal) son piel seca, somnolencia, cansancio, alteración de memoria y de la rapidez del pensar. También, sensación de frio, voz más gruesa y constipación, entre otros.

En varios estudios se ha demostrado una ausencia de riesgo cardiovascular, mortalidad o compromiso cognitivo en población mayor de 65 años con hipotiroidismo subclínico; aún más, se plantea que este estado podría ser protector en sujetos mayores y aumentar la sobrevivencia.[5] En casos de hipotiroidismo subclínico, la progresión a uno clínico es de 2,6 % por año. Mientras más alta la TSH basal o la tasa de anticuerpos anti TPO, esta progresión puede ser mayor. Por el contrario, es frecuente la remisión espontanea de hipotiroidismos subclínicos (37 a 46 %) en un seguimiento de hasta 4 años en mayores de 65 años.[6] Por ello, se desaconseja iniciar de inmediato tratamiento con LT4 en sujetos mayores ante una elevación aislada de TSH (menor a 10 mUI/ml), siendo preferible chequear nuevamente a los 3 meses con medición de TSH y anticuerpos anti TPO. Una guía europea recomienda que, en sujetos menores de 70 años, se debe iniciar terapia con LT4 en hipotiroidismo subclínico sólo si hay síntomas, o cuando TSH es mayor a 10 mUI/ml. En los mayores de 70 años con TSH < 10 mUI/mL, sólo se recomienda seguimiento con TSH cada 6 meses.[7]

La terapia con LT4 en el adulto mayor se justifica cuando hay TSH > 10 mUI/mL o en casos subclínicos con síntomas atribuibles a él. Se recomienda iniciar con dosis bajas de 25 ug de LT4 e ir aumentando cada 2 a 4 semanas.

Las mujeres con terapia hormonal de reemplazo por vía oral requieren una dosis mayor de LT4. Esto se debe a que los estrógenos por vía oral aumentan la síntesis de la proteína transportadora de hormona tiroidea, lo que incrementa la capacidad transportadora de dicha proteína.

El objetivo del tratamiento con LT4 es mantener TSH cercana a 2 mIU/mL en jóvenes, hasta 3 mUI/mL en sujetos de 50 años y en alrededor de 5 mUI/mL en mayores de 70 años.

Hipertiroidismo

El hipertiroidismo se presenta en el 2 % de la población. Es de 10 a 20 veces más frecuente en mujeres que en hombres. Su etiología depende del estatus de ingesta de yodo. Si la ingesta de este elemento es suficiente, predomina la enfermedad de Graves, de origen autoinmune que se asocia a la presencia de TRAb (Thyroid receptor antibody). Esta etiología es más frecuente en mujeres jóvenes: 2.2/1000/año entre los 18-24 años; de ahí en adelante, hasta los 80 años es </1000/año.[8]

En zonas de carencia de yodo, la etiología mas frecuente es el bocio nodular tóxico, que afecta más a la población más envejecida (6,4 % en la población general y 15 % en las mayores de 75 años.[9] Otra etiología muy frecuente en mujeres mayores es la sobredosis de LT4 en el tratamiento de hipotiroidismo y el uso de amiodarona.

Los síntomas de hipertiroidismo son los propios de un estado hiperdinámico y, a veces, se confunden con los síntomas de la menopausia (ansiedad, diaforesis excesiva, palpitaciones, insomnio); otros síntomas frecuentes son baja de peso, arritmia cardiaca (especialmente fibrilación auricular) y bocio. En el caso de la enfermedad de Graves, puede aparecer oftalmopatía y mixedema pretibial). Hay otras variedades de hipertiroidismo autolimitado (tiroiditis silente de origen autoinmune y tiroiditis subaguda de probable origen viral, que se caracteriza, además, por el gran dolor tiroideo).

El hipertiroidismo clínico (TSH frenada con T4 y/o T3 elevados) se asocia al aumento del riesgo de enfermedad cardiaca isquémica, fibrilación auricular, disfunción cardiaca y mortalidad por estas causas. Es también causante de osteoporosis y fracturas en la postmenopausia y demencia en los viejos.

A diferencia del hipotiroidismo, la variedad de hipertiroidismo subclínico (TSH frenada o subnormal con T4L y T3 normales) también tiene consecuencias adversas y debe tratarse. Los hipertiroidismos subclínicos pero con TSH suprimida pueden pasar a la variedad clínica en hasta 5 % al año. En aquellos con TSH entre 0,1-0,5 uUI/mL, pueden retornar a TSH normal en 76% en mayores de 60 años en un seguimiento a 1 año.[10]

El hipertiroidismo clínico debe ser tratado siempre para evitar las consecuencias antes descritas. Las opciones son el uso de drogas antitiroideas, yodo radiactivo o la cirugía. En el caso de los bocios nodulares tóxicos, las drogas antitiroideas son útiles para atenuar el cuadro, pero no son capaces de curar la enfermedad; en ellos, las opciones son yodo radiactivo o cirugía.

Bocio nodular

La prevalencia de bocio uni o multinodular es mayor en mujeres y crece notoriamente con la edad. En estudio de autopsias, se encuentra bocio nodular en 50-90 % de las mujeres y en 50-60 % en los hombres. Basados en estudios con ultrasonografía, se pueden encontrar nódulos tiroideos en el 10 % en sujetos de 20 años y en 50 % en los mayores de 60 años. Estas cifras puedes ser mayores en poblaciones carenciadas de yodo. En general, los bocios nodulares suelen ser eutiroideos, pero puede hacer una lenta progresión a hipertiroidismo. Lo mas frecuente es que se detecten sujetos asintomáticos mediante una ecografía de rutina, pero hay casos extremos con grandes bocios visibles asociados a obstrucción traqueal o síndrome de vena cava inferior en los que crecen bajo el esternón.

El tratamiento depende del tamaño del bocio. En los más pequeños y sin imágenes sospechosas de malignidad, pueden sólo observarse cada 1 a 2 años mediante ecografía y hormonas tiroideas; la cirugía o el uso de radioyodo se reservan en los bocios más grandes y cirugía en los casos mas extremos y con síntomas compresivos. Un arma importante en el seguimiento es la realización de biopsia tiroidea por punción con aguja fina en nódulos mayores de 1 cm con signos ecográficos sospechosos de malignidad.

Cáncer de tiroides

El cáncer de tiroides es la neoplasia endocrina más frecuente y aumenta exponencialmente con la edad. El 95 % de los casos corresponden a carcinoma diferenciado (CDT) papilar, mientras que el 5 % es folicular, originados en las células foliculares de la tiroides. El 2 a 3 % corresponde al cáncer medular y el 2% a tumores anaplásticos, linfoma o metástasis de otros cánceres.

La incidencia mundial de CDT se ha elevado, en especial los tumores menores de 2 cm, lo que se cree es debido al uso más frecuente de ecografía tiroidea y de biopsia de tiroides en casos sospechosos. A pesar de esta mayor incidencia, la mortalidad se mantiene estable en alrededor del 5 %.

El tratamiento es quirúrgico con un equipo especializado en este tipo de cirugías. Si el tumor es un CDT y tiene extensión extra tiroidea, ganglionar o a distancia, es adecuado el uso complementario de yodo radiactivo. El pronóstico del CDT en sus etapas iniciales es excelente.

Los casos de carcinoma medular o anaplástico son muchos más agresivos, se extienden fuera de la tiroides y tienen una mayor mortalidad. En estos casos, el yodo radiactivo no tiene lugar, pues estas células cancerosas no derivan del epitelio folicular y no concentran yodo.

Poscirugía, el tratamiento habitual es el propio del hipotiroidismo con LT4 y el seguimiento se realiza con hormonas tiroideas, marcadores tumorales y ecotomografía cervical para detectar precozmente persistencia o recidiva tumoral.

REFERENCIAS

1. Garber JR, Cobin RH, Gharib H, et al. Clinical practice guidelines for hypothyroidism in adults: cosponsored by Americam Association of Clinical Endocrinologists and the American Thyroid Association. Thyroid 2012; 22: 1200-123.
2. Surks MI, Hollowell JG. Age-specific distribution of serum thyrotropin and antithyroid antibodies in the US population: implications for the prevalence of subclinical hypothyroidism. J Clin Endocrinol Metab 2007; 92: 4575-4582.
3. Tunbridge WMG, Evered DC, Hall R. The spectrum of thyroid disease in a community: the Whickham survey. Clin Endocrinol 1977; 7: 481-493.
4. McDermott MT. Hypothyroidism. Ann Intern Med 2020;173(1):ITC1-ITC16. doi: 10.7326/AITC202007070
5. Rodondi N, den Elzen WP, Bauer DC, et al. Subclinical hypothyroidism and the risk of coronary heart disease and mortality. JAMA 2010; 304: 1365-1374.
6. Somwaru LL, Rariy CM, Arnold AM, et al. The natural history of subclinical hypothyroidism in the elderly: the cardiovascular health study. J Clin Endocrinol Metab 2012; 97: 1962-1969.
7. Pearce S, Brabant G, Duntas LH, et al. 2013 ETA Guideline: Management of subclinical hypothyroidism. Eur Thyroid J 2013; 2: 215-228.
8. Vanderpump MPJ, Tunbridge WMG, French JM, et al. The incidence of thyroid disorders in the community: a twenty-year follow-up of the Whickham Survey. Clin Endocrinol 1995; 43: 55-68.
9. Aghini-Lombardi F, Antonangeli L, Martino L, et al. The spectrum of thyroid disorders in an iodine-deficient community: the Pescopagano survey. J Clin Endocrinol Metab 1999; 84: 561-566).
10. Parle J, Franklyn JA, Cross K, et al. Prevalence and follow-up of abnormal thyrotropin concentrations in the elderly in the United Kingdom. Clin Endocrinol 1991; 34: 77-83).

8-3 Síndrome del ovario poliquístico: Implicancias metabólicas

Dres.: Sebastián Mirkin; Isabel Castaño Ruiz

El síndrome del ovario poliquístico (SOP) es una de las patologías endocrinológicas más frecuentes y se considera la principal causa de infertilidad anovulatoria. Su incidencia varía entre el 6 al 20% en las mujeres en edad reproductiva. El SOP es síndrome muy heterogéneo caracterizado por una constelación de síntomas y manifestaciones clínicas que incluyen exceso de andrógenos (ya sea clínico o bioquímico), disfunción ovárica con irregularidades del ciclo y apariencia poliquística de los ovarios. Existen diferentes fenotipos que varían según el criterio que se utilice para su clasificación.

Fisiopatología

La fisiopatología del SOP es compleja y no totalmente comprendida. Incluye mecanismos genéticos, ambientales y epigenéticos. Es aceptado que el hiperandrogenismo con la consecuente hiperinsulinemia, juega un papel fundamental afectando la homeostasis de tejidos como músculo, hígado, tejido adiposo, páncreas y cerebro. El SOP no se limita a alteraciones de la capacidad reproductivas sino también está relacionado con múltiples desordenes de la función metabólico como obesidad y resistencia a la insulina compensatoria.

El hiperandrogenismo es patognomónico en el SOP. La mayor fuente de andrógenos es la hipersecreción ovárica. Este aumento en la secreción de andrógenos intra-ováricos esta modulado por la GnRH y la LH. Este aumento de andrógenos genera un círculo vicioso intra-ovárico causando un exceso de folículos antrales y disfunción ovárica. Los folículos antrales incrementan la producción de hormona anti mulleriana.

La hiperinsulinemia debido a la resistencia a la insulina, también es patognómico en este síndrome afectando a casi 95% de las mujeres con SOP. La hiperinsulinemia disminuye la producción hepática se SHBG y tiene un efecto luteolítico en las células de la teca aumentando aun la producción de andrógenos. A nivel del tejido adiposo, la insulina también produce un aumento de la producción de andrógenos debido a que causan una sobreexpresión de le enzima aldo-keto reductasa tipo 3 (AKR1C3).

Afecciones metabólicas relacionadas al exceso de andrógenos:

El exceso de andrógenos a nivel central y periférico juegan un papel fundamental en los desórdenes metabólicos del SOP. Mujeres con SOP tienen mayor depósito de grasa visceral. El contenido de grasa visceral esta correlacionado con la concentración de andrógenos séricos. Este exceso de grasa visceral es un factor de riesgo para síndrome metabólicas y CVD. La fisiopatología de este fenómeno estaría relacionada con la incapacidad de las leptinas de aumentar el gasto energético con la consiguiente acumulación de grasa visceral.

El exceso de andrógenos también estimula una hipertrofia anormal de los adipocitos, con la consecuente disfunción adipocítica, estos adipocitos "anormales" son más susceptibles a inflamación, infiltración macrofagia y liberación de citoquinas. Las citoquinas son citotóxicas favoreciendo a la resistencia a la insulina y consecuente hiperinsulinemia. Por otra parte la hiperandrogenemia reduce la lipolisis perpetuando el ciclo vicioso, de mayor tejido adiposo anormal.

En mujeres con SOP existe una sobre expresión de la enzima AKR1C3, esta enzima cataliza la conversión de androstenediona a testosterona y andrógenos hidrogenados . Existe una mayor producción y concentración de andrógenos en el tejido adiposo generando la liberación citoquinas e induciendo resistencia a la insulina. La insulina estimula la expresión de AKR1C y se genera un circula vicioso que aumenta el riesgo metabólico en pacientes con SOP.

Existe una asociación entre el hiperandrogenismo y el desarrollo del desarrollo la hepatopatía grasa, no alcohólica o (NAFLD). La dislipemia, hiperinsulinemia y obesidad también contribuyen al desarrollo de NAFLD. El exceso de andrógenos también produce una disfunción en la producción de insulina en las células β pancreáticas.

SOP y Enfermedades Asociadas

La incidencia de diabetes tipo 2 es mayor en mujeres con SOP y se da a una edad temprana. la incidencia es 5/1000 mujeres año siendo 3-5 veces mayor incidencia que la población general. El riesgo de diabetes gestacional también es mayor en la población de mujeres con SOP, elevando el riesgo de la morbimortalidad materno fetal con un aumento del riesgo de hospitalización del recién nacido en un 40%.

La incidencia de obesidad es aproximadamente del 50% en mujeres con SOP. Las mujeres con SOP tienen una distribución central de la grasa corporal, que se asocia a una disfunción metabólica. La resistencia a la insulina y la desregulación termogénica, más la disminución de y una alteración del gasto calórico contribuyen a la obesidad.

Recién nacidos de madres con SOP y obesidad también tienen un riesgo mayor de obesidad y enfermedades metabólicas durante su adultez.

La dislipemia es muy común en mujeres con SOP, con aumento de triglicéridos y LDL, mientras existe una reducción de HDL. Mujeres con SOP también tiene mayor riesgo de hipertensión arterial.

La incidencia de enfermedad cardiovascular en mujeres con SOP no está bien determinada debido a la baja edad de la población. En el estudio NFBC1966 la incidencia de enfermedad cardiovascular en mujeres con SOP fue el doble que en controles. La incidencia de infarto de miocardio también fue mayor en mujeres con SOP.

Existe mayor incidencia de apnea de sueño en mujeres con SOP. Esto no esta totalmente explicado por la obesidad de la población, sino por un agregado de factores de riesgo como obesidad, hiperinsulinemia y síndrome metabólico.

Varios estudios determinaron que mujeres con SOP tienen una gran prevalencia de distrés psicológico y mayor incidencia de desordenes psiquiátricos. La incidencia de depresión y ansiedad en 8 veces mayor que en grupos controles. También existe una mayor incidencia de desórdenes psiquiátricos en niños nacidos de madres con SOP.

BIBLIOGRAFÍA:

1. POLYCYSTIC OVARY SYNDROME Challenging Issues in the Modern Era of Individualized Medicine. EVANTHIA DIAMANTI-KANDARAKIS. Elsevier on April 26, 2023. Copyright ⊠2023. Elsevier Inc . https://www.elsevier.com/books-and-journals.
2. Total testosterone significantly correlates with insulin resistance in polycystic ovary syndrome Hurjahan-Banu, Md. Shahed-Morshed, Nazma-Akhtar, et.al. Gynecological and Reproductive Endocrinology and Metabolism 2021; 2(2):106-111.
3. Polycystic ovary syndrome throughout a woman's life .José Bellver; Luis Rodríguez-Tabernero; Ana Robles; et.al.Group of interest in Reproductive Endocrinology (GIER) of the Spanish Fertility Society (SEF). J Assist Reprod Genet (2018) 35:25–39 DOI 10.1007/s10815-017-1047-7.
4. International evidence-based guideline for the assessment and management of polycystic ovary syndrome 2018. Copyright Monash University, Melbourne Australia 2018. ISBN-13:978-0-646-98332-5 . monash.edu/medicine/sphpm/mchri/pcos
5. Polycystic Ovary Syndrome: Pathophysiology, Presentation, and Treatment With Emphasis on Adolescent Girls. Selma Feldman Witchel, Sharon E Oberfield,and Alexia S Peña. J Endocr Soc. 2019 Aug 1; 3(8): 1545–1573. PMCID: PMC6676075 Published online 2019 Jun 14. doi: 10.1210/js.2019-00078.
6. New Perspectives on the Pathogenesis of PCOS: Neuroendocrine Origins Kirsty A. Walters , Robert B. Gilchrist,William L. Ledger, et.al. Trends in Endocrinology & Metabolism, Month Year, Vol. xx, No. yy .https://doi.org/10.1016/j.tem.2018.08.005 1 © 2018 Elsevier Ltd. All rights reserved.

8-4 Patología tiroidea y embarazo

Dra. Alejandra Elizalde Cremonte

INTRODUCCIÓN

Nosotros sabemos que las alteraciones tiroideas son la segunda causa de complicaciones endocrinológicas durante el embarazo después de la diabetes.

Se producen tres series de acontecimientos en diferentes momentos durante la gestación, que van a generar cambios fisiológicos que redundan en buena salud materna y fetal. La glándula tiroidea incrementa la producción de hormonas en un 40 - 100% para cubrir las necesidades maternas y fetales. Esto se convierte, por una parte, en la necesidad de incrementar el aporte de yodo (aproximadamente un 50%) y, por otra, en una hiperplasia glandular y un aumento de vascularización de la glándula. La tiroxina materna es importante para el desarrollo cerebral fetal, sobre todo antes del inicio del funcionamiento de la glándula tiroidea fetal que concentra yodo y sintetiza hormona tiroidea a partir de la semana 12, logrando control hipofisario mediante la TSH en la semana 20. Postreramente continuará siendo relevante, dado que la tiroxina materna contribuye a un 30% de tiroxina en suero fetal a término.

CAMBIOS EN LA FISIOLOGÍA DE LA TIROIDES CON EMBARAZO
Aumento de Tiroglobulina (TBG) en suero
El aumento de T4L y T3
Aumento del Clearence renal de yoduro
La T4L y TSH son los mejores indicadores de la función tiroidea

La glándula tiroidea sana puede adaptarse a los cambios fisiológicos del embarazo sin dificultad si dispone de yodo suficiente, por supuesto, esto no se cumpliría, si existiera un deterioro de la glándula o el aporte de yodo fuera insuficiente.

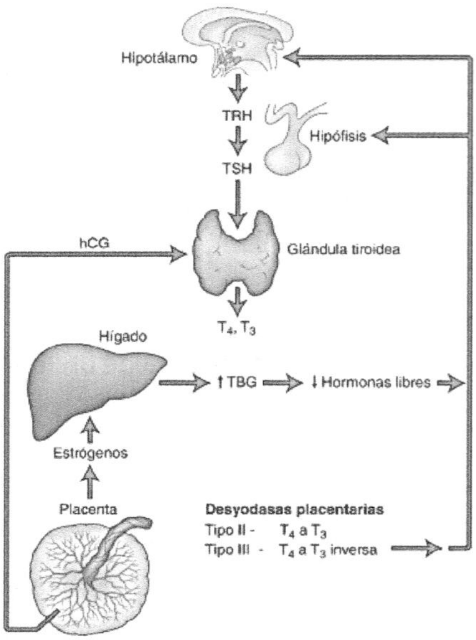

Adaptación fisiológica al embarazo. La representación esquemática de la adaptación fisiológica al embarazo muestra un aumento de las concentraciones de globulina fijadora de tiroxina (TBG), un aumento de las concentraciones de gonadotropina coriónica humana (hCG) con su actividad similar a la tirotropina y alteraciones en el metabolismo periférico de las hormonas tiroideas en la placenta. T3, triyodotironina; T4, tiroxina; TRH, hormona liberadora de tirotropina; TSH, hormona estimulante de la tiroides. Glinoer D. What happens to the normal thyroid duringpregnancy? Thyroid. 1999;9:631.

Otro punto importante para tener en cuenta en ésta patología, hablemos tanto del Hipo como del Hipertiroidismo, es el de los efectos que las medicaciones para los tratamientos maternos podrían generar en el feto. Es por ello por lo que es necesario tener claro, en qué momento y a quién hay que indicarle tratamientos y cuál.

El embarazo está asociado con una modificación significativa de la función tiroidea. Desde el inicio de este, se produce una reducción transitoria en los niveles de tiroxina libre (T4L)[1]. Esto se debe básicamente a:

1. La hiperestrogenemia del embarazo, que induce un incremento de la síntesis un una menor degradación de la proteína portadora de T4 (TBG), lo que genera que aumente la tiroxina unida (T4 total) y reducir la libre,
2. La menor disponibilidad de yoduro por el aumento del filtrado glomerular de éste, y
3. La degradación progresiva del T4, por las deiodinasas placentarias a medida que el embarazo progresa.

Debido a esto, la tiroides materna necesita incrementar su producción de T4, que es esencial para el desarrollo neurológico del feto, quien es incapaz de producirla durante el 1er trimestre, haciéndolo en muy escasa cantidad hasta la semana 20. Para lograr éste objetivo, la gonadotrofina coriónica (hCG) ejerce su papel de estimulante tiroideo debido a la gran similitud estructural con la tirotrofina (TSH), y la que existe entre sus respectivos receptores. Entre la semana 8 y 12 de la gestación, se observa una correlación positiva entre niveles de hCG y T4L, la que alcanza su máximo nivel, para descender posteriormente. Contrariamente, en el primer trimestre, existe una correlación negativa entre la hCG y la TSH. Ésta última puede encontrarse suprimida hasta en el 18 % de los embarazos normales, para ir ascendiendo con la progresión de la gestación[2] (Tabla1). El trastorno de la función tiroidea puede afectar tanto el embarazo actual como el futuro. La prevalencia de hipotiroidismo subclínico complicando el embarazo, ha sido registrada en un 2 a 3 % de mujeres[3]. Entonces, el hipotiroidismo subclínico, es una condición que exhibe nivel elevado de TSH y nivel normal de tiroxina, y permanece a menudo desconocido, a menos que se realice una pesquisa de detección durante los primeros meses del embarazo. Las mujeres con hipotiroidismo o hipotiroidismo subclínico pueden tener resultados adversos asociados a sus embarazos, dando como resultado la aparición de preeclampsia, desprendimiento prematuro de placenta, parto prematuro, recién nacidos de bajo peso, restricción de crecimiento intrauterino, muerte fetal o neonatal, mayor incidencia de hipotiroidismo neonatal y aumento de la mortalidad perinatal [4].

FISIOLOGÍA:

La disfunción tiroidea materna puede repercutir en la salud no sólo de la madre, sino también en la evolución de la gestación y en el desarrollo físico y neurológico del recién nacido, por lo tanto es importante que recordemos la fisiología básica de ésta interacción materno-feto-placentaria:

- Aumentan las concentraciones de la proteína transportadora de hormonas tiroideas (TBG) debido al aumento de estrógenos, lo que genera aumento de las hormonas tiroideas totales.
- La gonadotrofina coriónica placentaria (hCG) tiene homología con la hormona estimulante de la tiroides (TSH), y actúa estimulando la tiroides y determinando disminución de la TSH materna en el primer trimestre con recuperación posterior[5]. Los valores de referencia de TSH en el embarazo varían en función de la población, y, por tanto, cada laboratorio debe establecer sus valores de referencia. En su ausencia, se pueden utilizar los valores de normalidad recomendados por la American Endocrine Society (AES) y la American Thyroid Association (ATA) (Tabla 2). Las concentraciones de tiroxina (T4) libre (T4L) presentan los valores más elevados en el primer trimestre (1,5 veces por encima del límite superior en mujeres no gestantes), coincidiendo con el aumento de hCG, y disminuyen en los meses siguientes del embarazo.

- Aumenta la captación de yodo para cubrir las necesidades materno-fetales, y por mayor turnover del mismo, con mayor eliminación renal. El volumen tiroideo aumenta en función de las reservas de yodo: 10% si es correcto; 20-40% si es deficiente, con aparición de bocio.
- Cambia la regulación autoinmune, con más prevalencia de alteraciones como la tiroiditis de Hashimoto. Los anticuerpos antitiroideos en sangre materna determinan diferentes grados de afectación del tiroides fetal según intensidad del proceso y tratamiento materno.
- La T4 materna atraviesa la placenta, y en menor cantidad lo hace la T3, que se obtiene por desyodación de T4 materna, y que es imprescindible para el desarrollo neurológico del feto. La TSH no atraviesa la placenta; los anticuerpos antireceptor de TSH (thyroid receptor antibodies [TRAb]), el yodo, los antitiroideos y los ß-bloqueantes sí atraviesan la placenta. La tiroides fetal capta yodo a partir de la 10-12 semana de gestación; durante el primer trimestre, el feto depende de la T4 materna. Hacia la semana 20 se produce el control hipofisario de la tiroides fetal[6].

Los beneficios de realizar estudio de función tiroidea a todas las mujeres embarazadas son objeto de controversia, sin embargo, la AES y la ATA recomiendan el cribado en mujeres embarazadas con factores de riesgo pregestacional (Tabla 3)[10,7], que a su vez ha sido refrendado por la ACOG (American College of Obstetricians and Gynecologists) desde el año 2008. Se recomienda determinar la TSH antes de la semana 10 de embarazo; si es elevada, medir T4L y anticuerpos antiperoxidasa (anti-TPO). Si las concentraciones de TSH son elevadas y los anti-TPO negativos, se determinan los anticuerpos antitiroglobulina (anti-Tg) y se puede considerar realizar una ecografía tiroidea[9].

OBJETIVO:

1. Criterios diagnósticos del Hipotiroidismo
2. Manejo durante el embarazo y puerperio
3. Pronóstico materno y fetal y del recién nacido

DEFINICIÓN:

1) *HIPERTIROIDISMO*:

Se llama Tirotoxicosis, al conjunto de síntomas y signos resultantes de la exposición de los tejidos a una excesiva cantidad de hormona tiroidea, y se la denomina *hipertiroidismo*, cuando ésta situación es provocada por la glándula tiroides, a causa de una sobreproducción. Puede partir de la Enfermedad de

Graves Basedow -EGB (causa más común del hipertiroidismo autoinmune poblacional, pudiendo ser clínico o subclínico y de descubrimiento en el actual embarazo, 0.4 al 0,6 % respectivamente), o el Hipertiroidismo Gestacional (1 al 3 %), siendo ésta la más común en el embarazo.

2) *HIPOTIROIDISMO*:

Se llama Hipotiroidismo primario, a la elevación por encima del límite superior normal, de los valores de TSH. Medir T4L, es lo que va a permitir determinar si se trata de un hipotiroidismo clínico (HC), o uno subclínico (HSC), sean los valores bajos o normales, respectivamente. Puede partir de una Tiroiditis de Hashimoto (75-80% de las pacientes con tiroiditis de Hashimoto están eutiroideas)[11], por un postratamiento ablativo, por utilización de fármacos o por déficit de yodo, entre otras cosas menos frecuentes.

MANIFESTACIONES CLÍNICAS:

1. **Hipertiroidismo**: en función del metabolismo del embarazo, el diagnóstico clínico de los grados leve a moderado, puede ser dificultoso, ya que se confundirían las manifestaciones con las de una embarazada normal: intolerancia al calor, labilidad emocional, taquicardia leve, entre otras comunes; no obstante, la pérdida de peso, insomnio, episodios diarreicos, y taquicardia que supere los 110 latidos por minuto, nos deberían orientar hacia ésta patología. Por supuesto, hay signos clásicos que nos orientarían hacia una EGB, como la oftalmopatía, mixedema pretibial y un bocio difuso mayor del esperado. Si encuentro un cuadro con Hiperemésis con pérdida de peso mayor al 5 %, deshidratación, hipopotasemia y cetosis, con ausencia de autoinmunidad clínica y bioquímica, y sin bocio, tenemos la obligación de descartar la patología conocida como "Hipotiroidismo Transitorio de la Hiperemésis Gravídica"[2]. Esto constituiría, de presentar manifestaciones clínicas (una pequeña proporción), la "tirotoxicosis gestacional propiamente dicha".
2. **Hipotiroidismo**: al igual que en el hipertiroidismo, las manifestaciones clínicas podrían confundirse con los de una embarazada eutiroidea, no obstante, la presencia de intolerancia al frío, bradicardia y piel seca, sumado a la astenia, somnolencia, estreñimiento, lentitud mental y enlentecimiento en la relajación de los reflejos osteotendinosos, nos podrían hacer sospechar de ésta patología; con más frecuencia asociados al HT grave, podemos encontrar, síndrome del túnel carpiano, apnea del sueño e hiponatremia[14,15]. Más allá de esto, el 70 a 80 % de mujeres con HC y más del 80 % de las portadoras de HSC, van a ser asintomáticas.

REPERCUSIONES DE LAS TIROIDEOPATÍAS EN EL EMBARAZO Y EN EL FETO:

En ambos casos, si la paciente es diagnosticada precozmente, y tratada adecuadamente, las complicaciones maternas y fetales, son bajas. Sin embargo, también en ambos casos, la falta de tratamiento va a ocasionar resultados adversos. En el hipertiroidismo, tendremos: hipertensión arterial, preeclampsia (15 a 20 %), insuficiencia cardíaca (60 %), tirotoxicosis (casi un 25 %), partos prematuros en más del 80 % de los casos no tratados. A nivel fetal, presentan crecimiento intrauterino restringido (CIUR), mayor morbilidad perinatal, riesgo de malformaciones fetales.

En el hipotiroidismo, no tratado, vamos a encontrar: anemia, hipertensión gestacional, preeclampsia, desprendimiento placentario (consecuente), ruptura prematura de membranas, abortos a repetición, hemorragias postparto. A nivel fetal, síndrome de dificultad respiratoria, CIUR, Prematurez, mortalidad fetal y perinatal y malformaciones fetales. Entre las malformaciones, sobresalen la persistencia del ductus, fisura anal, comunicación interauricular, polidactilia, paladar pequeño, atresia biliar, etc., entre otras. Algo muy importante a destacar en éstos niños, es que, las mujeres que presentan hipotiroidismo desde el primer trimestre del embarazo, sin tratamiento, tienen hijos con déficit intelectual, con un IQ por debajo de 7 puntos, en comparación con hijos de mujeres eutiroideas durante esa etapa del embarazo[13].

DIAGNÓSTICO:

Cuando hablamos de diagnóstico, y métodos diagnósticos, tenemos que empezar teniendo en cuenta algunas pautas: a) *Pacientes con estado tiroideo estable*: Cuando el estado tiroideo es estable y la función hipotálamohipofisaria está intacta, la determinación de TSH es más sensible que la de T4L para detectar exceso o deficiencia leves (subclínicos) de hormonas tiroideas. La mayor sensibilidad diagnóstica de la TSH refleja la relación logarítmica / lineal que existe entre TSH y T4L, y la gran sensibilidad de la hipófisis para detectar las anormalidades de T4L en relación con el nivel genéticamente determinado para cada individuo. b) *Pacientes con estado tiroideo inestable*: La determinación de T4L es un indicador más confiable del estado tiroideo que la TSH cuando el estado tiroideo es inestable, como por ejemplo durante los 2 ó 3 primeros meses de tratamiento para el hipo o el hipertiroidismo. Los pacientes con hipotiroidismo severo crónico pueden desarrollar hiperplasia del tirotrofo hipofisario que quizás simule un adenoma hipofisario, pero que se resuelve después de varios meses de tratamiento con L-T4. En pacientes hipotiroideos en los que se sospecha falta de cumplimiento con la terapia de reemplazo con L-T4, *el seguimiento se debería realizar con ambas determinaciones: TSH y T4L*, ya que estos pacientes pueden presentar valores discordantes de TSH y de T4L (TSH elevada / T4L elevada) debido a un desequilibrio persistente entre ambas.

Teniendo en cuenta esto, debemos recordar que durante el embarazo, la producción de estrógenos aumenta progresivamente, elevando la concentración de TBG. Los valores de la globulina transportadora de tiroxina (TBG) aumentan al doble o triple de los niveles previos al embarazo, y alcanzan un balance o nivel, hacia las 20 semanas de gestación[16,17]. Este aumento de TBG provoca un cambio en los rangos de referencia de T4T y T3T, hacia las 16 semanas de gestación, de aproximadamente 1,5 veces con respecto a los niveles de no embarazadas[18,19]. Estos cambios se asocian con una disminución en la TSH sérica durante el primer trimestre, de modo que es posible observar valores subnormales de TSH en aproximadamente el 20% de los embarazos normales[16,17 y 20]. Esta disminución en la TSH se atribuye a la actividad estimulante de la tiroides de la gonadotropina coriónica humana (hCG), que tiene homología estructural con la TSH (52, 53). El pico de hCG y el nadir de TSH se producen simultáneamente alrededor de las 10 a 12 semanas de gestación. Teniendo en cuenta esto, es importante considerar las siguientes recomendaciones relacionadas con el diagnóstico:

1. Es importante realizar un screening para disfunción tiroidea determinando TSH y TPOAb antes del embarazo o durante el primer trimestre, tanto para detectar insuficiencia tiroidea leve (TSH > 2,5 mUI/L) como para evaluar el riesgo de tiroiditis post parto (TPOAb elevados).
2. Debería considerarse un tratamiento con levotiroxina (L-T4) si el nivel de TSH sérica es >2,5mUI/L en el primer trimestre de embarazo.
3. Una concentración elevada de TPOAb durante el primer trimestre es un factor de riesgo para tiroiditis post parto.
4. La TSH debería utilizarse para evaluar el estado tiroideo durante cada trimestre cuando las embarazadas reciben tratamiento con L-T4, con determinaciones más frecuentes si se cambia la dosis.
5. Deberían utilizarse intervalos de referencia específicos para cada trimestre en los ensayos para embarazadas.
6. Las determinaciones de T4T y T3T pueden resultar útiles durante el embarazo si no se dispone de determinaciones confiables de T4L, siempre que los rangos de referencia se aumenten 1,5 veces en relación con los rangos de no embarazadas.
7. Los rangos de referencia de T3L y T4L durante el embarazo son dependientes del método empleado y deberían establecerse para cada uno de ellos.
8. Deberían evitarse las determinaciones de tiroglobulina sérica (Tg) en los pacientes con CDT durante el embarazo. La Tg sérica se eleva durante el

embarazo normal y vuelve a los niveles basales después del parto. *Este aumento también se observa en las pacientes con CDT, con tiroides normal remanente o con tejido tumoral presente, y esto no debe ser necesariamente una causa de alarma.*

Entonces:

En el **Hipertiroidismo**, la T4L, es la determinación más usualmente usada, para el diagnóstico de *afectación materna,* aunque se debe ser precavido para la interpretación de sus resultados debido a las modificaciones que hemos visto. En general, la elevación de T4L, con TSH inhibida, permitirá el diagnóstico, aunque debamos confrontar con la T3L, en los casos en que se sospecha hipertiroidismo a T3. Los niveles elevados de aTPO (anticuerpos dirigidos a la tiroperoxidasa) y de TRAb (anticuerpos estimulantes contra el receptor de TSH), también confirman diagnóstico de EGB. Con respecto al *hipertiroidismo fetal,* el diagnóstico se realiza con la dosificación de altos títulos de TRAb, con alto valor pronóstico, sumado a la presencia de taquicardia fetal sostenida (por encima de 160 latidos por minuto), datos ecográficos de bocio fetal, CIUR y aceleración de la maduración ósea. Se confirma con una cordocentesis, que certifica la tirotoxicosis fetal. Dicho esto, un nivel alto de hormonas tiroideas, unido a un nivel bajo de TSH es común cuando la glándula esta hiperactiva. Si las pruebas de sangre demuestran que la tiroides está hiperreactiva, se deberá realizar un ***centellograma tiroideo,*** lo que nos permitirá diagnosticar si la paciente tiene la glándula afectada en su totalidad, si tenemos un bocio tóxico nodular o una inflamación de la tiroides o tiroiditis. Por supuesto no debemos descartar la ***ecografía*** de la glándula. Al mismo tiempo se debería hacer una prueba que mida la ***capacidad de la glándula de almacenar yodo.*** El hipertiroidismo puede ser manifiesto o subclínico: El *hipertiroidismo manifiesto* se caracteriza por un descenso de la concentración de hormona estimulante de la tiroides (TSH) en el suero y un aumento de las concentraciones séricas de las hormonas tiroideas: tiroxina (T4), triyodotironina (T3), o ambos. El *hipertiroidismo subclínico* se caracteriza por una disminución de los valores de la TSH, pero con concentraciones séricas de T4, y T3 normales [21].

En el **Hipotiroidismo**, la *TSH,* elevada, sugiere el *hipotiroidismo primario.* Es muy útil establecer valores normales específicos para cada trimestre, como ya hemos visto (Tablas 1 y 2), por lo que teniendo en cuenta éstos valores, títulos superiores a ellos, sería indicativo de la patología. La *T4L,* tiene valores específicos para cada trimestre, y esto nos permite diferenciar el HC del HSC. Con respecto a los *Anticuerpos antitiroideos,* la medición de aTPO es considerada la más sensible y específica para determinar el origen autoinmune del hipotiroidismo. Pacientes aTPO negativas, se debe utilizar la medición de aTg ultrasensible, dado que se considera de utilidad para el propósito diagnóstico. Con frecuencia las enfermedades tiroideas suelen asociarse a infertilidad, y suele ser éste único síntoma el que conduce a la consulta y nos acerca al diagnóstico. Otro dato para tener en cuenta es que los síntomas típicos del hipotiroidismo son similares a los ocasionados por la gestación, lo que podría conducir a confusión.

TRATAMIENTOS:

a) ***HIPERTIROIDISMO***: de primera elección, *drogas antitiroideas* (ATT) y *beta bloqueantes*. Se utilizan con resultados similares el *Propiltiouracilo (PTU), el Metimazol (MMI) y el Carbimazol*. Se menciona la agranulocitosis y la hepatotoxicidad, como principal complicación, aunque infrecuente. Todos ellos atraviesan la placenta, pudiendo ocasionar hipotiroidismo, hipertirotrofinemia transitoria, bocio y malformaciones, aunque éstas últimas son consideradas complicaciones controvertidas, debido a que la disendocrinia materna, en el primer trimestre o parte de él, per se, puede ocasionar las malformaciones. La dosis inicial es variable, entre 100 y 450 mg/d de PTU, repartido en tres tomas, o 10-45 mg/d de MMI, dependiendo de la severidad del hipertiroidismo. Obtenida la mejoría clínica y el descenso de la T4L, se deberá ir reduciendo la dosis gradualmente, hasta que la T4L, permanezca en el límite superior de lo normal, para evitar la dosis excesiva de los ATT. Dentro de los *Beta Bloqueantes*, son útiles el *Propanolol (40-80 mg/d) y el Atenolol (25-50 mg/d).* deben utilizarse durante corto tiempo, ya que su prolongación en el tratamiento podría favorecer el CIUR, con placentas de bajo peso, sobre todo. La cirugía está indicada, únicamente en casos de falta de respuesta a altas dosis de ATT, se indica la tiroidectomía subtotal en el 2do trimestre de la gestación. Hay que administrar previamente, beta Bloqueantes y yodo, para evitar la crisis tirotóxica durante la cirugía. ***Está formalmente contraindicado*** la administración de yodo radioactivo, y el yodo adicionado a los beta Bloqueantes, no debe exceder los 15 días de tratamiento, por riesgo de ocasionar bocio fetal y comprometer la función respiratoria.

b) ***HIPOTIROIDISMO***: el tratamiento de elección es la *Levotiroxina L-T4*, y la dosis se calcula teniendo en cuenta que debe superar en un 25 – 50 % la estimada para la no gestante. Si la paciente consumía antes del embarazo, hay que ajustar la dosis para alcanzar una TSH < 2,5 mUI/L. El ajuste en la dosis, si la mujer ya consumía la L-T4, ocurre habitualmente entre la 4ta. y 6ta. semana de gestación. Igualmente, la dosis va a depender de la causa del hipotiroidismo, si se trata de una ablación o un Hashimoto, la dosis indefectiblemente será mucho más alta. Las pruebas de función tiroidea deberán repetirse al mes de instalado el tratamiento, o cuando es necesario modificar la dosis de este. Conseguida la normalización de los valores, las mismas se controlarán cada 6 u 8 semanas. Se recomienda una ingesta diaria de yodo durante el embarazo y lactancia de 200 a 500 mcg[22]. La gran mayoría de las pacientes debe reducir la dosis de la Levotiroxina después del parto, tempranamente por lo general (2 a 4 semanas). Es muy importante el monitoreo de los niveles hormonales hasta por lo menos 6 y 12 meses después del parto[23].

CONCLUSIONES Y RECOMENDACIONES:

- La disfunción tiroidea asociada al embarazo –fundamentalmente el HSC– no es infrecuente en mujeres gestantes, y puede tener consecuencias para el feto. Por este motivo, se aconseja tratar con levotiroxina las gestantes con TSH elevada y anti-TPO positivos.
- La enfermedad de Graves-Basedow en mujeres gestantes requiere determinaciones seriadas de TRAb y hormonas tiroideas durante el embarazo, seguidas de control estricto de TRAb y función tiroidea en el recién nacido.
- El HS es una entidad benigna con bajo riesgo de evolucionar a hipotiroidismo franco. En la población general de pacientes con HS (TSH > 5-10 mUI/l), la TSH se normaliza espontáneamente en el 70% de los pacientes. En el HS severo (TSH > 10 mUI/l), o en el HS moderado con presencia de bocio, es recomendable sustituir con levotiroxina, fundamentalmente en pacientes muy jóvenes (menores de tres años) y en aquellos con etiología autoinmune[12].
- La tiroiditis de Hashimoto es la causa más frecuente de disfunción tiroidea en países con suficiencia de yodo. La evolución a hipotiroidismo clínico de los pacientes inicialmente eutiroideos es más frecuente si existe bocio, aumento de anticuerpos anti-Tg, y un incremento progresivo de anticuerpos anti-TPO.
- El manejo terapéutico del hipertiroidismo debe ser cuidadoso y con control clínico y de laboratorio, estricto y frecuente. Medir el TRAb en la segunda mitad del embarazo, puesto que tiene valor predictivo de hipertiroidismo fetal.
- La enfermedad de Graves en el embarazo puede poner en peligro la vida de la madre y del feto. Los resultados tras el tratamiento antes del embarazo son mejores que cuando el tratamiento se retrasa hasta el embarazo. Las mujeres no tratadas o tratadas de forma inadecuada tienen más complicaciones durante el embarazo y el parto[21].
- En el hipotiroidismo, el manejo terapéutico es más sencillo, pero debe ser cuidadosamente equilibrado, y el control de las pacientes en lo posible debe llegar hasta los 12 meses postparto.

- El manejo con un **Equipo Multidisciplinario**: Obstetra, Endocrinólogo, Neonatólogo, Clínico, Ecografistas y Enfermeras, es indispensable para optimizar el control y cuidado de ésta patología compleja.

REFERENCIAS:

1. Rupali et. al., Subclinical Hypothyroidism and Its Effect on Pregnancy Outcome. International Journal of Obstetrics and Gynaecology Research (IJOGR) Vol. 1 (2014) No.1, pp. 112-121.
2. Abalovich MS, Gutiérrez S: Tiroideopatías y embarazo. J.C. Nassif: Obstet: Fundamentos y enfoque práctico. 1ª Edic. (2012) Edit Panamericana: 64:505-509.
3. Hollowell JG, Stachling NW, Flanders WD, et al. (2002) Serum TSH, T(4), and thyroid antibodies in the United States population (1988-1994). National Health and Nutrition Examination Survey (NHANES III). J Clin Endocrinol Metab, 87, 489-99.
4. So LB, Mandel SJ: Thyroid disorder during pregnancy. (2006) Endocrinol Metab Clin North Am, 35,117-36.
5. Lazarus J, Brown RS, Daumerie C, HubalewskaDydejczyk A, Negro R, Vaidya B. (2014) European thyroid association guidelines for the management of subclinical hypothyroidism in pregnancy and in children. Eur Thyroid J. 2014;3:76-94.
6. Ibáñez Toda L, Marcos Salas MV. Actualización en patología tiroidea. En: AEPap (ed.). Curso de Actualización Pediatría 2017. Madrid: Lúa Ediciones 3.0; 2017. p. 161-74.
7. Stagnaro-Green A, Abalovich M, Alexander E, Azizi F, Mestman J, Negro R, et al.; American Thyroid Association Task forcé on thyroid disease during pregnancy and postpartum. Guidelines of the American Thyroid Association for the diagnosis and management of thyroid disease during pregnancy and postpartum. Thyroid. 2011;21:1081-125.
8. De Groot L, Abalovich M, Alexander E K, Amino N, Barbour L, Cobin RH, et al. Management of thyroid dysfunction during pregnancy and postpartum: an Endocrine Society Clinical Practice Guideline. J Clin Endocrinol Metab. 2012;97:2543-65.
9. Protocolos de la Sociedad Española de Ginecología y Obstetricia. Enfermedad tiroidea y gestación. Prog Obstet Ginecol. 2015;58:101-11.
10. Andersen SL, Laurberg P, Wu CS, Olsen J. Attention deficit hyperactivity disorder and autism spectrum disorder in children born to mothers with thyroid dysfunction: a Danish nation wide cohort study. BJOG. 2014;121:1365-74.
11. Seely BL, Burrow GN. Thyroid disease and pregnancy. En: Creasy RK, Resnik R, editors. Maternal-fetal Medicine. 4th ed. Philadelphia: W. B. Saunders Company; 1999.
12. Ibáñez Toda L, Marcos Salas MV. Actualización en patología tiroidea. En: AEPap (ed.). Curso de Actualización Pediatría 2017. Madrid: Lúa Ediciones 3.0; 2017. p. 161-74.
13. Douglas SR. Hypothyroidism during pregnancy: Clinical manifestations, diagnosis, and treatment. UpToDate. Fecha de última revisión: 26 de febrero de 2015. Disponible en: http://www.uptodate.com/ contents/hypothyroidism-during-pregnancy-clinical-manifestationsdiagnosis-and-treatment.
14. Garber et al. Clinical Practice Guidelines for Hypothyroidism in Adults: Cosponsored by the American Association of Clinical Endocrinologists and the American Thyroid Association. Thyroid.2012;22:1200-25.
15. Guidelines for the Treatment of Hypothyroidism. Thyroid. 2014;24:1670-1751.
16. Glinoer D, De Nayer P, Bourdoux P, Lemone M, Robyn C, van Steirteghem A et al. Regulation of maternal thyroid function during pregnancy. J Clin Endocrinol Metab 1990;71:276-87.

17. Glinoer D. The regulation of thyroid function in pregnancy: pathways of endocrine adaptation from physiology to pathology. Endocrinol Rev 1997;18:404-33.
18. Weeke J, Dybkjaer L, Granlie K, Eskjaer Jensen S, Kjaerulff E, Laurberg P et al. A longitudinal study of serum TSH and total and free iodothyronines during normal pregnancy. Acta Endocrinol 1982;101:531-7.
19. Nohr SB, Jorgensen A, Pedersen KM and Laurberg P. Postpartum thyroid dysfunction in pregnant thyroid peroxidase antibody-positive women living in an area with mild to moderate iodine deficiency: Is iodine supplementation safe? J Clin Endocrinol Metab 2000;85:3191-8.
20. NACB: Guía de Consenso para el Diagnóstico y Seguimiento de la Enfermedad Tiroidea. THE NATIONAL ACADEMY OF CLINICAL BIOCHEMISTRY. Editores: Liliana M. Bergoglio, Bioquímica Endocrinóloga y Jorge H. Mestman, Médico Endocrinólogo.
21. Elizalde Cremonte A. Glándula Tiroides II: Hipertiroidismo. Sección 8: Trastornos Endócrinos. Miguel Ruoti Cosp, Antonio Ruoti y Cols. Salud Reproductiva- Obstetricia y Perinatología. Tomo I. 3ra. Edición. Edit. EFACIM 2022; 1049-1061
22. Lazarus J, Brown RS, Daumerie C, Hubalewska-Dydejczyk A, Negro R, Vaidya. European thyroid association guidelines for the management of subclinical hypothyroidism in pregnancy and in children. B. Eur Thyroid J. 2014 Jun;3(2):76-94
23. Diagnóstico y tratamiento de hipotiroidismo primario y subclínico en el adulto. México: Instituto Mexicano del Seguro Social; 03/11/2016.
24. Thyroid and pregnancy guidelines. Revista Arg de Endocrinología y Metabolismo.2016;53(1):5–15.

8-5 Diabetes gestacional: abordaje diagnóstico y terapéutico

Dra. Carolina Fux Otta

La primera descripción de diabetes durante el embarazo fue en 1824 por Bennewitz H. en Berlín, Alemania. El autor relata el caso de una mujer embarazada con síntomas (poliuria, polidipsia) y signos (glucosuria) de diabetes mellitus durante la gestación y que desaparecen luego del parto. Posteriormente se publicaron una serie de casos en el Reino Unido y Estados Unidos, informando altas tasas de mortalidad perinatal. En 1909 es Williams J. quien propone los primeros criterios diagnósticos, utilizando umbrales patológicos de glucosuria transitorios durante la gestación para detectar dicha patología. En 1964, O'Sullivan y Mahan definen criterios de diagnóstico para diabetes mellitus gestacional (DMG) derivados de la prueba de tolerancia oral a la glucosa (PTOG). Desde entonces la evolución de los criterios implementados alrededor del mundo fue variando, con falta de consenso a nivel internacional sobre cómo realizar el diagnóstico. En el presente capítulo definiremos los criterios utilizados en América Latina, publicados por la Asociación Latinoamericana de Diabetes (ALAD), compartido por otras sociedades científicas internacionales.

Prevalencia de DMG:

La DMG es la complicación metabólica más frecuente durante el embarazo. En el año 2019, la Federación Internacional de Diabetes, estimó que 1 de cada 6 nacimientos están complicados con esta patología. Más del 90 % de los casos de hiperglucemia durante el embarazo se registran en países subdesarrollados y en vías de desarrollo, contrastando en su abordaje y complicaciones con los países desarrolladas, donde el diagnóstico y manejo oportuno logran resultados cercanos a los embarazos normales.

Factores de riesgo para desarrollar DMG:

Existen factores de riesgo modificables y no modificables que se deben rescatar de una minuciosa historia clínica. Así, el antecedente de haber padecido DMG en embarazos previos, eleva la tasa de recurrencia al 80% en un próximo embarazo.

Mujeres del sudeste asiático, afroamericanas, hispánicas, aborígenes e isleñas del Estrecho de Torres en Australia y las de Medio Oriente son algunas de las etnias asociadas con mayor riesgo de desarrollar DMG. La obesidad y el uso iatrogénico de fármacos hiperglucemiantes son considerados factores de riesgo modificables.

Los principales factores de riesgo para desarrollar DMG son:

- DMG en embarazo anterior
- Edad: ≥ 30 años
- Etnia
- Multiparidad
- Historia familiar de diabetes mellitus en familiares de 1º
- **Índice de masa corporal: ≥ 27 kg/m^2** al comienzo del embarazo
- Macrosomía fetal (peso del recién nacido ≥ 4000 g)
- Mortalidad perinatal inexplicable
- Síndrome de ovario poliquístico
- Antecedentes de la mujer gestante de bajo o alto peso al nacer
- Glucemia en ayuno ≥ 85 mg/dl
- Preeclampsia
- Malformaciones congénitas
- Glucosuria
- Uso de drogas hiperglucemiantes (glucocorticoides, antipsicóticos, etc)

Criterio diagnóstico actual de DMG:

El diagnóstico de DMG se realiza si la paciente tiene 2 valores de glucemia plasmática en ayunas entre 100 y 125 mg/dl (en el transcurso de la misma semana) o glucemia plasmática a los 120´postcarga con 75g de glucosa (PTOG) ≥ 140 mg/dl.

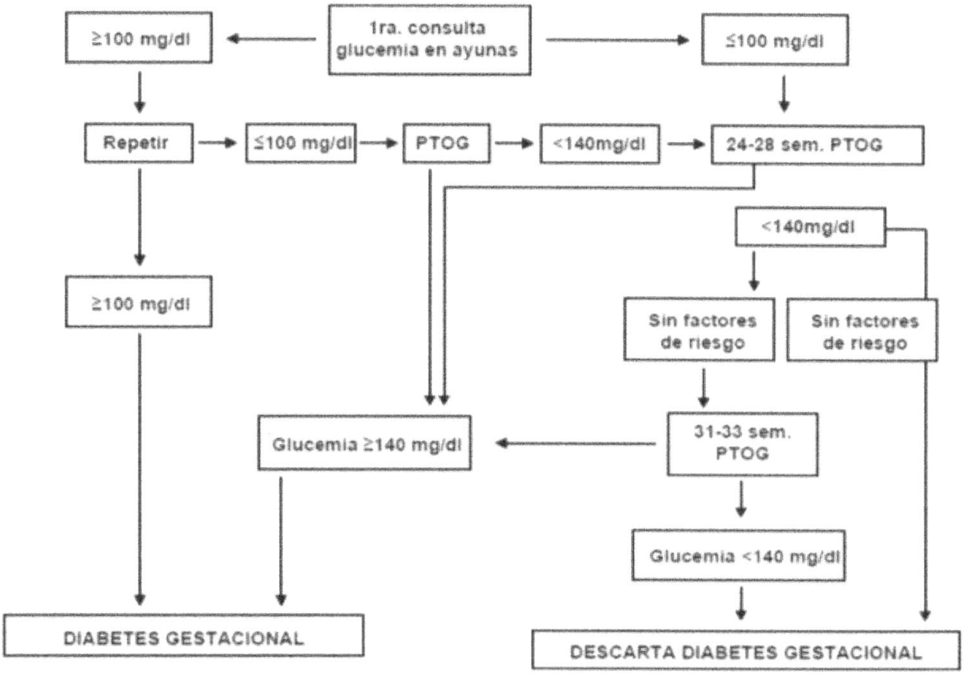

Siguiendo las directrices de ALAD se propone el siguiente algoritmo diagnóstico (ALAD):

Fisiopatología de la DMG:

La resistencia a la insulina (defecto en la unión de la insulina al receptor) y la disfunción de las células β del páncreas (defecto en la insulino-secreción pancreática materna) se señalan como los principales factores fisiopatológicos.

Durante el embarazo normal existe insulino resistencia fisiológica, la cual es determinada por la síntesis de hormonas y citoquinas maternas y placentarias. Durante la gestación fisiológicamente la célula β pancreática responde a la insulino resistencia aumentando la secreción de insulina progresivamente (1,5 a 2,5 veces) para mantener los niveles de glucemia normales. El aumento de la adiposidad materna temprana también promueve la insulino resistencia, lo cual facilita la lipólisis al final de la gestación. El incremento resultante de los ácidos grasos libres maternos exacerba la insulinoresistencia al inhibir la captación de glucosa y estimular la gluconeogénesis hepática. Cuando la insulino resistencia se combina con disminución de la capacidad secretora de célula β pancreática, se instala la DMG. Así, la fisiopatogenia de la DMG es paralela a la de la diabetes tipo 2, caracterizadas por elevada resistencia a la insulina y deficiencia relativa de insulina resultante de una disfunción y reducción de la masa de células β pancreáticas.

Las principales hormonas con efecto diabetogénico durante la gestación son: estrógeno, progesterona, prolactina, somatotrofina coriónica, lactógeno placenctaria y cortisol.

Consecuencias de la DMG:

La DMG se asocia con mayor morbilidad materna y neonatal a corto y largo plazo.

Complicaciones maternas:

Si el control metabólico no es óptimo, la DMG se asocia con incremento en el riesgo de intervenciones obstétricas, tales como inducción del parto, cesárea y las complicaciones derivadas (laceración perianal y ruptura uterina relacionada con macrosomía y polihidramnios).

Las mujeres con DMG tienen mayor riesgo de presentar síndromes hipertensivos del embarazo (hipertensión gestacional y preeclampsia). Teniendo el antecedente de la asociación de daño en la microvasculatura que se asocia a la diabetes mellitus, se plantea que la hiperglucemia afecta la invasión del trofoblasto, lo que conlleva alteración en la placentación y el consecuente riesgo de preeclampsia.

Las pacientes que han tenido DMG tienen mayor tasa de recurrencia (40-84%) en próximos embarazos. A su vez, aumenta en 20 veces el riesgo de tener diabetes mellitus a lo largo de la vida y en estos casos 3 veces más riesgo cardiovascular, siendo de 1,5 veces en aquellas que no desarrollan diabetes.

Complicaciones feto-neonatales:

Morbilidad perinatal: los recién nacidos grandes para la edad gestacional y macrosómicos tienen mayor riesgo de indicación de cesárea, traumatismo al nacer y complicaciones perinatales (distocia de hombros, lesión del plexo braquial, fractura y asfixia perinatal).

El aumento del riesgo de asfixia perinatal se asocia a muerte fetal *in utero*, policitemia e hiperbilirrubinemia.

Malformaciones congénitas:

Su presencia se asocia linealmente a la hiperglucemia materna, siendo su frecuencia 2 a 3 veces mayor que en la población general y representa más del 50% de las causas de muerte perinatal. Las más comunes son:

Cardíacas: defecto del septum ventricular, situs inversus, arteria umbilical única, coartación de aorta

Sistema Nervioso Central: anencefalia, espina bífida, microcefalia

Sistema genitourinario: agenesia, hidronefrosis.

Sistema gastrointestinal: atresia anorectal y duodenal.

Consecuencias de hiperinsulinismo fetal:

La hiperglucemia materna produce en el feto hiperglucemia que ocasiona hiperplasia de las células β pancreáticas fetales con hiperinsulinismo fetal secundario. El mismo puede producir inmadurez de los siguientes órganos, con sus complicaciones en el recién nacido:

- Pulmones: disminución del surfactante: hipoxia-policitemia, distress respiratorio
- Riñones: disminución de la hidroxilación de vitamina D: hipocalcemia
- Hígado: disminución de la glucoroniltransferasa: hiperbilirrubinemia
- Adrenales: disminución de catecolaminas: hipoglucemia

Riesgo cardiovascular a largo plazo:

Estudios epidemiológicos recientes sugieren un incremento en secuelas cardiometabólicas a lo largo de la vida en hijos nacidos de madres con DMG. Estos hallazgos son consistentes con hiperglucemia materna y programación fetal reportado por primera vez en indígenas Pima, población que asienta en al estado de Arizona (Estados Unidos) y en los estados mexicanos de Sonora y Chihuahua, caracterizados por elevada prevalencia de obesidad, diabetes mellitus tipo 2 y DMG.

La evidencia más actual sugiere una activación hipotalámica en niños entre los 7 y 11 años expuestos *in utero* a DMG y obesidad materna, relacionada con la exposición fetal temprana a alteraciones metabólicas. Este representaría uno de los probables mecanismos de obesidad en la niñez en este grupo de pacientes.

Control y seguimiento clínico prenatal:

Las consultas deben realizarse cada 15 días hasta la semana 30 de gestación y luego semanalmente hasta la internación, excepto que se presente alguna patología concomitante que requiera más controles. Se realizará el examen clínico habitual, la evaluación del estado nutricional con la curva de peso, se buscará la presencia de edemas en miembros inferiores, se controlará la presión arterial, altura uterina, movimientos y latidos fetales.

Se controlarán los registros de automonitoreo glucémico pre y postprandiales. En las pacientes que no cumplan con los criterios de buen control metabólico en al menos el 80% de los registros glucémicos durante una semana se indicará insulinoterapia.

Criterios de buen control metabólico:

- Glucemia capilar en ayunas: 70-90 mg/dl
- Glucemia capilar 1 h postprandial:85-140 mg/dl
- Glucemia capilar 2 h postprandial: 80-120 mg/dl
- Cetonuria: negativa- Hipoglucemias: evitar- HbA1c y fructosamina: normales
- Ganancia de peso: adecuada

La ganancia de peso durante el embarazo sugerida dependerá del estado nutricional previo al embarazo:

IMC (índice de masa corporal)	IMC (índice de masa corporal)
Menor de 18 kg/m2 = bajo peso	12,5 a 18 kg.
Entre 18 y 25 kg/m2 = normo peso	11 a 16 kg.
Entre 25 y 29 kg/m2 = sobrepeso	7 a 11 kg.
Mayor de 30 kg/m2 = obesidad	5 a 7 kg.

Abordaje terapéutico:

Los elementos terapéuticos pilares no difieren de las pacientes con diabetes mellitus y consisten en: educación diabetológica, plan de alimentación, actividad física e insulinoterapia si así lo requiere.

1. Educación diabetológica: pilar fundamental para lograr el adecuado control metabólico y evitar las complicaciones obstétricas. Consiste en explicar cambios de hábitos, automonitoreo glucémico, uso de insulina, etc.
2. Plan alimentario: el valor calórico total del 1er trimestre se calcula según el peso teórico y la actividad física y se agregan 300 calorías a partir del 2do trimestre. Del valor calórico total: el 20% son proteínas, 50-60%, hidratos de carbono y grasas 30-35%.

   El plan nutricional debe ser normocalórico (no menos de 1600 kcal/d), está contraindicado realizar plan hipocalórico debido a que el mismo usa como fuente de energía las grasas, con formación de cuerpos cetónicos, los que pasan placenta y son teratogénicos.

3. Actividad física: se recomienda realizar caminata suave para disminuir la excursión glucemica postprandial y los ejercicios no isotónicos en los que predominan la actividad de los miembros superiores (afectan menos útero y oxigenación con menor riesgo de generar contracciones). Contraindicaciones: contracciones uterinas, embarazo múltiple, hipertensión inducida por el embarazo, durante la hipo o hiperglucemia con cetosis, antecedentes de infarto o arritmia.
4. Insulina: se indica insulinoterapia si después de una semana de instaurado el plan de alimentación no logra los objetivos glucémicos. Se utiliza insulina Humana NPH o Detemir para requerimientos basales y Corriente o Aspártica para pre-prandiales y correcciones según una tabla de escalonamiento de acuerdo a las glucemias. La dosis con que se recomienda comenzar es de 0.1 a 0.2 UI Kg peso actual /día. La dosis y momento de aplicación se irán ajustando según las necesidades propias de cada paciente.

El control obstétrico ambulatorio incluirá:

- Cetonuria: para pesquisar un mal control metabólico o cetosis en ayunas.
- Urocultivo: para pesquisar bacteriuria asintomática
- Ecografía tocoginecológica periódica para evaluar crecimiento fetal
- Doppler materno (arterias uterinas) para pesquisar preeclampsia
- Evaluación de la unidad feto-placentaria
- Perfil biofísico fetal

La ecografía es muy útil para evaluar la anatomía fetal (malformaciones) en el 2do trimestre, crecimiento fetal (macrosomía), valoración líquido amniótico (3er trimestre) y perfil biofísico fetal (3er trimestre).

Indicaciones de internación:

-Complicaciones clínicas:

Infección urinaria alta

HTA persistente

Preeclampsia

Descompensación metabólica

-Maduración con Glucocorticoides

-Complicación obstétrica

A partir de semana 37 si existe:

-Mal control metabólico

-Dificultad para trasladarse a centro de referencia

-Situación socioeconómica deficiente

-Inestabilidad emocional

-Negligencia de la paciente

Terminación del embarazo:

Si hay adecuado control metabólico y bienestar fetal se deja evolucionar el embarazo hasta iniciar parto espontáneo.Si es necesario finalizar antes de semana 34 de gestación se debe realizar maduración pulmonar con glucocorticoides.

Vía del parto:

Será vaginal si no existe contraindicación obstétrica y se indicará cesárea en casos de macrosomía.

Reclasificación y monitoreo posterior de la paciente con DMG:

Se recomienda realizar una glucemia plasmática en ayunas, por laboratorio, con dieta libre, antes del alta hospitalaria (48-72h postparto) para descartar la presencia de diabetes mellitus (diagnosticada con 2 glucemias ≥ 126 mg/dl).

Si las glucemias son normales en el puerperio se le debe programar la reclasificación a los fines de conocer el metabolismo de los hidratos de carbono. Para ello se solicitará la POTG a las 6 semanas postparto con carga de 75 g de glucosa y se clasificará según el resultado de la glucemia a las 2h de la curva (s/OMS):

Glucemia <140 mg/dl: Normal

Glucemia 140-199 mg/dl: Tolerancia alterada a la glucosa

Glucemia > 200 mg/dl: Diabetes Mellitus

Si la POTG es normal se sugiere repetir la prueba anualmente e incluirlas en un programa de prevención de diabetes. En toda paciente que se sospeche clínicamente la presencia de diabetes se deberá solicitar la evaluación antes del año.

CONCLUSIONES

La DMG es una de las complicaciones más comunes del embarazo y el aumento de su prevalencia a nivel global está asociada con las condiciones en las que están las mujeres en edad reproductiva que buscan fertilidad, alto porcentaje de obesidad y edad materna tardía.

La importancia de diagnosticar esta condición radica en no subestimar los casos *leves,* pues ellos conllevan un mayor riesgo de diabetes en próximos embarazos, enfermedades cardiovasculares para la madre y para la descendencia a lo largo de la vida.

Difundir el abordaje diagnóstico junto con el óptimo tratamiento, son las herramientas actuales para preservar la salud del binomio materno-fetal. Las modificaciones en el estilo de vida es la estrategia a seguir para cuidar no solo el embarazo sino la salud postnatal de la madre y el niño.

BIBLIOGRAFÍA:

1. Bennewitz H. De Diabete Mellito, Gravidatatis Symptomate. MD thesis, University of Berlin; 1824.
2. Barker DJP. Mothers Babies and Diseases in Later Life. BMJ; 1994.
3. Duncan J. On puerperal diabetes. Trans Obstet Soc Lond. 1882; 24:256-285.
4. Miller HC. The effect of diabetic and prediabetic pregnancies on the fetus and newborn infant. J Pediatr. 1946;29(4):455-461.
5. Williams J. The clinical significance of glycosuria in pregnant women. Am J Med Sci. 1909;137:1-26.
6. O'Sullivan JB, Mahan CM. Criteria for the oral glucose tolerance test in pregnancy. Diabetes. 1964;13:278-285.
7. Guías de diagnóstico y tratamiento de diabetes gestacional. ALAD 2016. Rev ALAD 2016, 6: 155-6.
8. Recomendación para el tratamiento de las pacientes con diabetes pregestacional. Sociedad Argentina de Diabetes-Grupo Latinoamericano de Diabetes y Embarazo. Rev ALAD 2018.
9. Gorban de Lapertosa S, Sucani S, Salzberg S, et al. Prevalence of gestational diabetes mellitus in Argentina according to the Latin American Diabetes Association (ALAD) and International Association of Diabetes and Pregnancy Study Groups (IADPSG) diagnostic criteria and the associated maternal-neonatal complications. Health Care Women Int. 2021;42(4-6):636-656.
10. Sweeting A, Wong J, Murphy HR, Ro GP. Clinical Update on Gestational Diabetes Mellitus. Endocrine Reviews, 2022, 43, 763–793.

8-6

Biomarcadores de envejecimiento: Estrés oxidativo e implicancia ginecológica

Dr. Guillermo Rossi

Envejecer es una realidad inevitable. El ser humano, siendo un otro del conjunto de seres vivos en la naturaleza, se diferencia del resto por estar dotado de inteligencia.

De esta manera, mientras los seres vivos en general se adaptan a su entorno, el ser humano adapta el entorno a sus necesidades.

Envejecer, según la Real Academia Española es "Hacer viejo a alguien o algo", biológicamente es el proceso mediante el cual las funciones y capacidades vitales del organismo se deterioran progresivamente produciendo fallos cada vez más difíciles de reparar por el propio organismo. Esos fallos traen consigo desequilibrios que en última instancia pueden ser irreparables implicando este hecho la enfermedad y muerte.

¿Qué nos hace envejecer? El simple hecho de estar vivos. Biológicamente sufrimos procesos de oxidación fisiológicos consecuentes a los procesos de obtención energética. Es decir, una situación puramente química.

Somos seres vivos aerobios, y el oxigeno que respiramos en una cantidad cercana al 3% produce radicales libres (ROS).

Sin embargo, no es atribuible el envejecimiento a una sola causa y por ello existen diversas teorías sobre la naturaleza de los mecanismos subyacentes al envejecimiento. En este sentido son múltiples los factores no orgánicos que influyen en este complejo proceso de deterioro. Figura 1.

Visto desde otro punto de vista, la enfermedad es causa de envejecimiento. El envejecimiento de la célula deriva del estrés oxidativo y de la pérdida de su capacidad para mantener el equilibrio entre la producción de radicales libres (ROS) y la barrera antioxidante.

Fig. 1. Factores que condicionan el envejecimiento

- Género
- Familia
- Estilo de vida
- Habilidad mental
- Habilidad fisica
- Nutrición
- Raza
- Cantidad y calidad de cuidados
- Sucesos imprevistos
- Accidentes
- Determinantes genéticos
- Fármacos
- Estado civil cultural
- Capacidad económica
- Actividad
- Ejercicio
- Apoyo social
- Enfermedades

Existen diversas teorías, más o menos sólidas y más o menos contradictorias sobre la naturaleza de los mecanismos subyacentes al envejecimiento.

Estas teorías examinan los diversos aspectos del fenómeno, de hecho las teorías genéticas, en las que el factor predominante es dependiente del ADN, suma de errores cada vez más graves a lo largo del tiempo, muerte celular programada, estudio de los telómeros, entre otros; teorías bioquímicas basadas en diversos aspectos del metabolismo y teorías médicas basadas en la disminución de la producción de hormonas y el deterioro del sistema inmunitario.

Las diversas teorías no son mutuamente excluyentes completamente una de otra. Entre las teorías más sustentables y estudiadas observamos la del modelo del metabolismo de Harman.[1-5] Según la misma, el envejecimiento es debido a la acumulación de daño a células y tejidos, asociado a un aumento progresivo de la probabilidad de morbilidad y mortalidad. Según Harman la principal fuente de daño oxidativo es la producción de sustancias reactivas del oxigeno (ROS) y su pimer objetivo son las mitocondrias.

La oxidación es un proceso bioquímico de pérdida de electrones siempre asociado a otro de captación de electrones que llamamos reducción.

Esta oxidación es fundamental para la vida pues es el motor de los procesos de obtención energética celular a nivel mitocondrial.

Es ampliamente comprobada e inumerable la cantidad de enfermedades y síntomas vinculados al exceso de radicales libres, esto es al estrés oxidativo

Las mitocondrias son organelas intracelulares responsables de la síntesis de ATP mediante acoplamiento de los procesos de fosforilación oxidativa a la cadena respiratoria celular.

Aunque las ROS producidas pueden interactuar con las principales macromoléculas, el primer objetivo deletéreo es el ADN mitocondrial (ADNm), hallando de esta manera una acumulación de ADNm dañado, (mutado) en el interior de las células, dependiente del envejecimiento.[6,7]

En base a estas consideraciones Linnane[8] describe una producción aumentada de ROS en la mitocondria de manera que la acumulación de ADN mutado en células postmitóticas constituyen un factor indiscutible en el proceso de envejecimiento.

En condiciones fisiológicas normales, una pequeña fracción del oxígeno consumido por las mitocondrias se convierte en aniones superóxido, peróxido de hidrógeno, radicales hidroxilo y otras ROS. Merece aclarar que genéricamente se denomina ROS a una serie de radicales libres que no son exclusivamente del oxígeno, pero sí se producen a consecuencia de los procesos energéticos de respiración celular.

Aunque en cierta cantidad, las ROS cumplen una función importante en la regulación de diversas funciones celulares, fundamentalmente como segundo mensajero en la activación de la trascripción de factores específicos, una producción excesiva de estas ROS es dañina para las estructuras celulares, produciendo deterioro estructural y funcional, desequilibrios fisiológicos y envejecimiento.

Para equilibrar la reactividad de las ROS a nivel celular, se activa la barrera enzimática antioxidante (superóxido dismutasa SOD, catalasa CAT y glutatión peroxidasa GPX, principalmente).

Estos mecanismos complejos se resumen de la siguiente manera. SOD cataliza aniones superóxido a peróxido de hidrógeno y CAT degrada estos peróxidos a moléculas no reactivas, para finalmente producir productos amigables con el medio. Es decir oxígeno y agua. Figura 2

Fig. 2: Actividad enzimática mitocondrial. Prof Vincent Castronovo

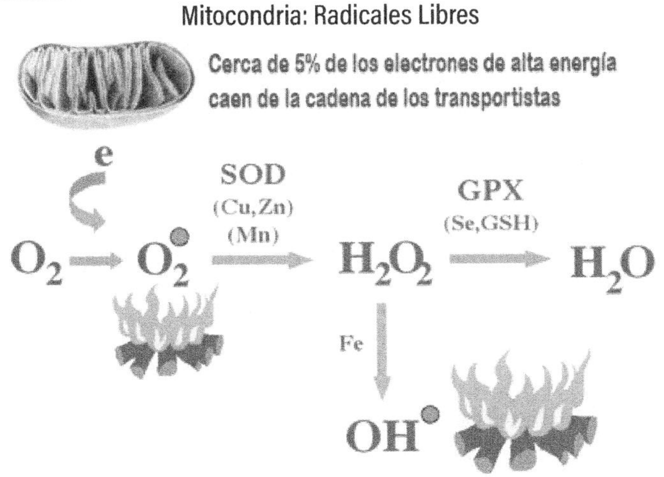

Complementariamente moléculas de bajo peso ejercen un efecto antioxidante tanto endógenas como exógenas, siendo las de mayor protagonismo la vitamina C, D, carotenos y flavonoides.[9]

La actividad de estas barrera enzimática y moléculas antioxidantes de bajo peso molecular disminuye progresivamente con la edad. En consecuencia el aumento edad dependiente de las ROS desequilibra los mecanismos naturales de defensa produciendo daño a nivel DNA, RNA lípidos y proteínas. Además toda señal que estimule la sobreproducción de ROS induce la apertura de la membrana mitocondrial con la consecuente liberación de citocromo C y otros factores apoptósicos[10] y también con la edad disminuye la eficiencia respiratoria mitocondrial.[11] Figura 3.

Figura 3

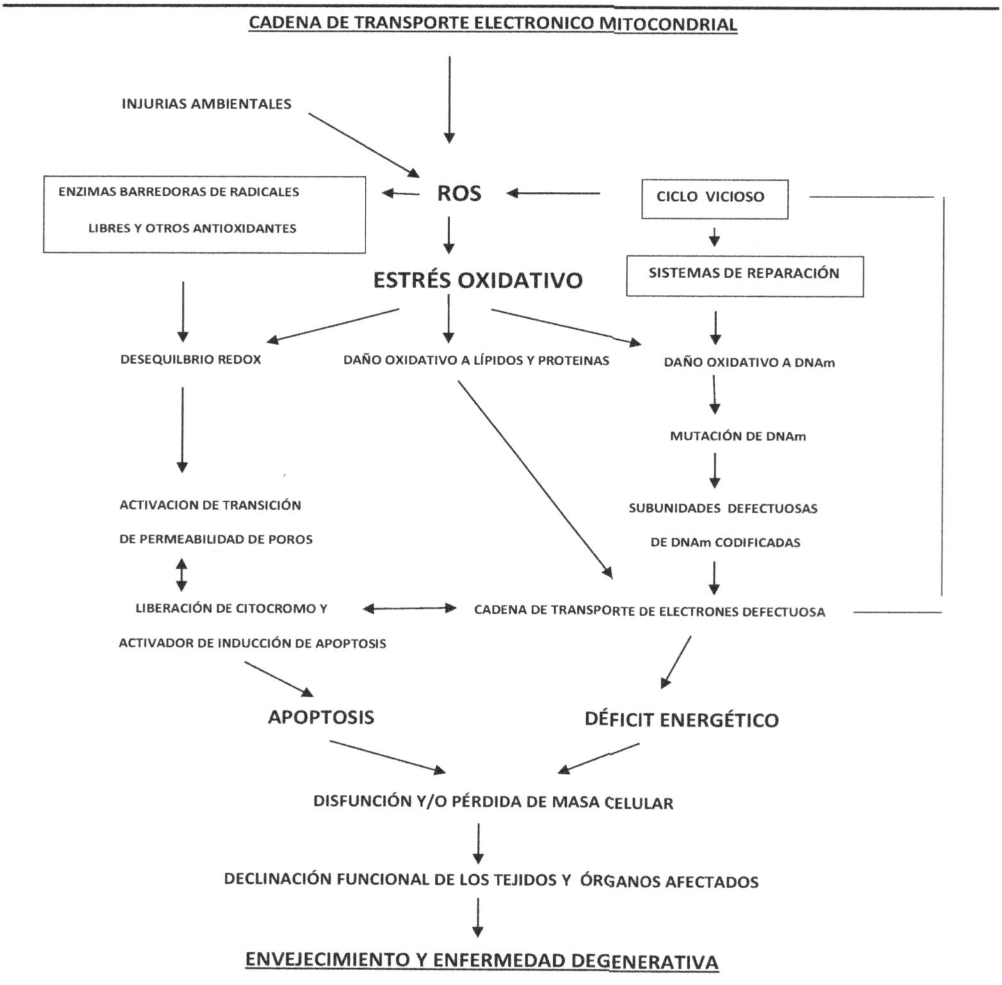

Rol mitocondrial en el envejecimiento y en la enfermedad degenrativa vinculada a la edad. (imagenes y párrafo adapatados de *YH. Wei & HC Lee 2002* e da *YH. Wei at all 2001)*

El sistema de transporte de los electrones en la membrana mitocondrial externa, compuesta por subunidades proteicas codificadas por ADNm y ADNn es activamente involucrado en la síntesis de ATP a traves del acoplamiento de la respiración, el cual consume aproximadamente el 90 % del O2 absorbido. Una fracción considerable de este O2 no es completamente reducida en la transferencia electrónica, generando ROS , los cuales son neutralizados en parte a través de la coordinación antioxidante enzimática.

Un desequilbrio a este nivel, causa daño oxidativo y/o mutaciones en las moléculas de ADN ligadas a la membrana interna. En consecuencia este ADN es trascripto y traducido con producción de subunidades proteicas defectuosas que a su vez se ensamblan formando una cadena de trasporte electrónica defectuosa, la cual disminuye su eficiencia en la síntesis de ATP y genera mas ROS , los cuales a su vez aumentarán el daño oxidativo a las diferentes moléculas mitocondriales.

Este mecanismo alterado se incrementa de manera edad-dependiente y es ampliamente observado el aumento de daño oxidativo y mutacional de ADN que lleva a un progresivo deterioro de la función energética celular en el proceso de envejecimiento.

Por otra parte las enzimas scavenger y los sistemas de reparación de ADN de remoción del daño oxidativo de las ROS también involucionan con el proceso de envejecimiento celular.

Siguiendo este efecto domino los niveles elevados de oxidantes indirectamente inducen a apoptosis alterando el potencial redox celular, oxidando el glutation reducido, reduciendo los niveles de ATP, y disminuyendo NADH y NADPH.

Estos cambios facilitan la peroxidación lipídica y la apertura de poros en la membrana mitocondrial y sucesivamente liberación de citocromo c y otros factores de apoptosis activando esta vía.

Entonces, la acumulación de ADNm mutado por oxidación y de mitocondrias defectuosas seguidas de aumento de apotosis actúan sinérgicamente en el deterioro general de las funciones bioquímicas y fisiológicas celulares contribuyendo al proceso de envejecimiento general.

En este mismo sentido, la alteración de la cadena de transporte de electrones producida por inhibidores de las vias respiratorias, de mutaciones del ADN o de factores genéticos tiene como efecto el incremento de ROS mitocondrial promovido por la reducción incompleta del O2.[12]

De manera complementaria a lo precedentemente expuesto, resultan ilustrativos los hallazgos expuestos por Cutler[13] cuyos resutados se observan en la tabla 1.

Según Cutler, existe una correlación positiva entre la concentración plasmática de SOD, Vit E, urato y ascorbato con la máxima expectativa de vida de diferentes mamíferos y una correlación negativa con la concentración de 8 desoxiguanosina (8OhdG) el cual es un marcador de ADN oxidado.

Por lo tanto la expectativa de vida seria dependiente de la barrera antioxidante de cada especie, la cual a su vez depende de la base genética.

Podríamos afirmar entonces la relación del factor antioxidante como elemento de equilibrio de los daños causados por las ROS y la desaceleración de los procesos de envejecimiento.

Tabla 1: Gráfico derivado de Cutler 1991 13 MLSP, maximum life span potential (máxima espectativa potencial de vida)); SMR, specific metabolic rate (tasa metabólica específica) espresada in calorías /gramo.

A: Concentración de SOD /SMR en hígado de diferentes especies de primates en función de la MLSP

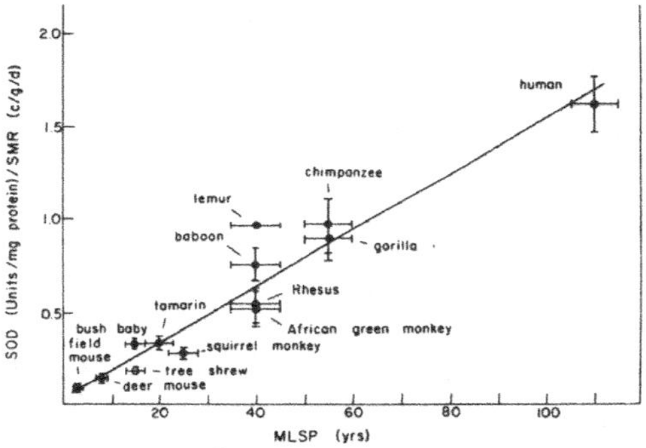

B: Niveles plasmáticos de vitamina E / SMR en función de la MLSP de diferentes mamiferos

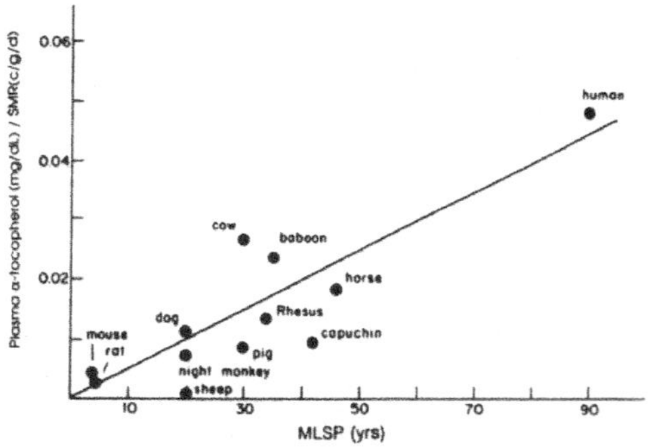

C: Niveles de URATO /SMR en plasma de primates en función de la MLSP
1-humano; 2-chimpancé ; 3-orangutan: 4- gorila; 5, gibon 6, capuchino; 7- macaco; 8-mandril: 9-mono araña; 10- gibone siames; 11-mono lanudo; 12- langur; 13-mono verde africano ; 14- tamarin; 15 mono ardilla; 16-aotus; 17-poto; 18-patas; 19-galago; 20-mono aullador; 21- mono topo

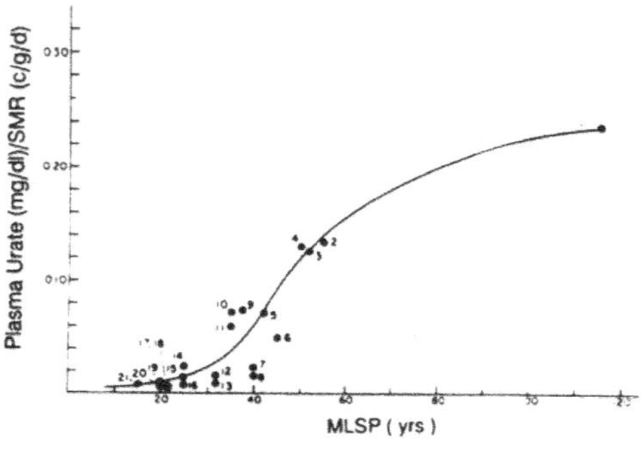

D: Concentración de ascrobato /SMR en cerebro de mamíferos en función de MLSP

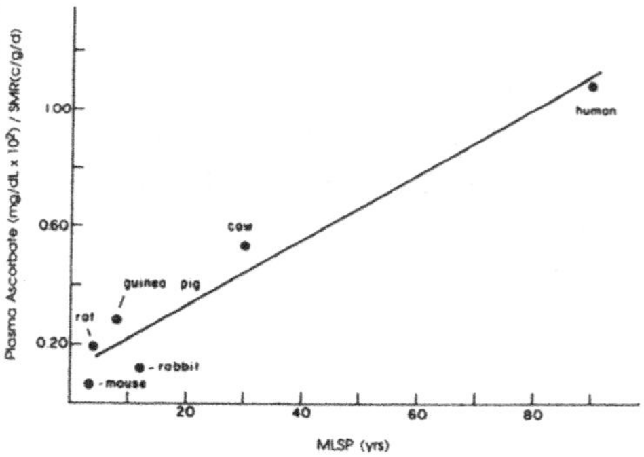

E: Contenido 8-OHdG en ADN hepático en función de la MLSP de diferentes mamíferos; La 8-OHdG fue determinada en muestras de ADN purificado y reducción a nucleósidos por digestión enzimática.

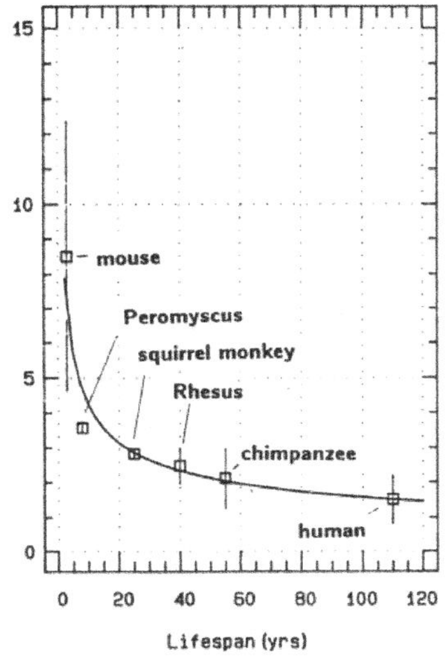

Son ampliamente difundidos los estudios que sustentan la importancia de la barrera antioxidante. En centenarios sanos,[14] se encontraron niveles plasmáticos de vitamina E superiores a los hallados en pacientes de menor edad y con respecto al grupo control con edad inferior a los 60 años. El mismo comportamiento se observa para la vitamina A. La vitamina C y los carotenoides, en cambio, mostraron un comportamiento inverso, explicado como consecuencia de una disminuida ingesta. Por lo tanto, los autores concluyeron que tanto la vitamina A como la E son de particular interés respecto de la longevidad.

En centenarios sanos los niveles de vitamina C y E se encuentran mas elevados respecto de sujetos de edad comprendida entre 70 y 99 años, pero niveles plasmáticos inferiores respecto de individuos más jovenes (menos de 50 años de edad).[15]

Con respecto a algunos grupos habitat geográfico específico, se evidencia un notorio generalizado estado de envejecimeinto saludable y longevidad , caso de la población mediterranea italiana,[16] situaciones que se atribuyen a la ingesta rica en antioxidantes.

Lo mismo pero de manera mas notoria sucede con la población japonesa de Okinawa. Y el hecho contundente que la explicación radica en los habitos allí incorporados es que gemelos homocigotos de esos pobladores que viven en diferentes lugares no gozan de la mencionada longevidad saludable.

Con respecto a los antioxidantes enzimáticos la situación es algo confusa y la literatura en este sentido es discordante. Y en parte esa confusión se explica porque la mayoria de los experimentos utilzan marcadores de ROS aislados en vez de un marcador integral de estrés oxidativo. Es decir Radicales libres totales y capacidad antioxidante total.

En animales senescentes los niveles SOD, CAT y GPX en diferentes tejidos se encuentras disminuidos en comparación de individuos jóvenes.[17,18]

La SOD resulta levemente disminuida en ancianos y la GPX mas elevada en adultos jóvenes, se estabiliza en adultos de menos de 65 años de edad observándose franca disminución a medida que aumenta esa edad.[19]

La contradicción surge cuando algunos autores reportan aumento de la actividad plasmática y en glóbulos rojos de la SOD y aumento de actividad plasmática de GPX aumentadas en función de la edad.[20]

El comportamiento contradictorio podria ser explicado porque la senescencia estaría asociada a una declinación en la ingesta nutricional y de antioxidantes pero a un aumento de la actividad antioxidante enzimática entendida como una respuesta adaptativa al nivel de producción aumentada de ROS.

Otro fenómeno posible prooxidante sería el acúmulo de hierro en sangre vinculado al aumento de edad, bajo la forma de transferrina y ferritina, es decir moléculas que pueden tener hierro no hemodisponible para la reacción de Fenton.[21]

Es ampliamente aceptado el hecho que las personas de edad avanzada sean consideradas sujeto de alto riesgo de estrés oxidativo. Ello se manifiesta también en la predisposición de este grupo etario a patologías edad dependientes, las cuales a su vez son covinculadas a situaciones de estrés oxidativo per sé.

Entonces cabe precisar que no es categórico afirmar si la situación de estrés oxidativo es causa, agravación o efecto de la patología.

Con ello, estos marcadores son una sintomatología clave en presencia de variadas situaciones para evaluar como riesgo o como efecto deletéreo, en cuanto a que las moléculas derivadas del daño oxidativo son a su vez muy reactivas y por lo tanto en condiciones de agravar y multiplicar el daño.

Como surge de la inumerable bibliografía, prácticamente cada compartimiento del organismo está involucrado en el fenómeno de estrés oxidativo. Figura 4.

Figura 4 (Feldmen, 2003; Brownlee, 2005; Ratnam y cols., 2006; Kowluru y Kanwar, 2009)

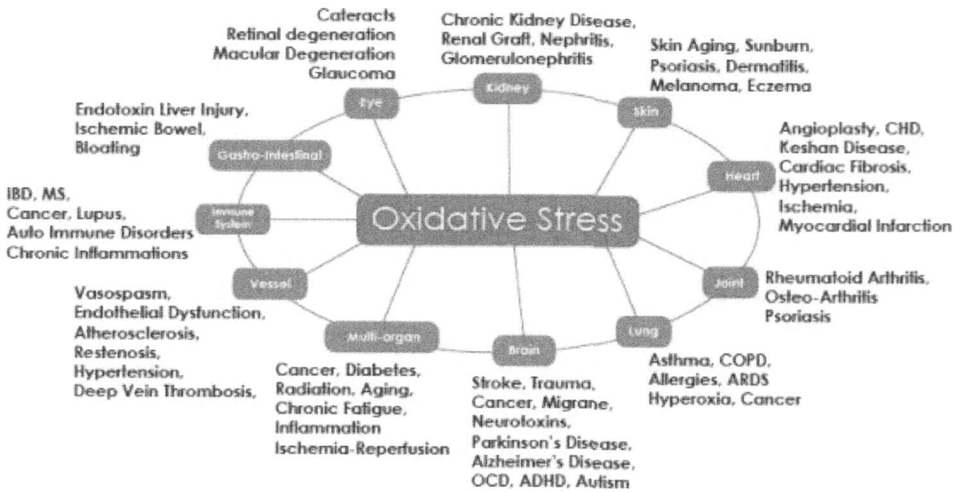

El estudio WHO/MONICA,[43] realizado con muestras de 16 países, evidenció que los niveles de α-tocoferol en plasma presentaban una correlación inversa con el índice de muertes por enfermedad cardiovascular. El estudio Nurses Health Study,[23] que incluyó a 87245 mujeres sanas, entre la edad de 34-59, mostró que el grupo con mayor consumo de vitamina E, presentó un 23-50% menos incidencia de enfermedad cardiovascular, en un periodo de seguimiento de 8 años. Asimismo en el estudio denominado CHAOS[44] evidenció el efecto de suplementación de vitamina E, en un grupo de 2000 pacientes con presencia de enfermedad ateroesclerótica, y mostró una disminución en la incidencia de infartos al miocardio no fatales, de un 47%. Sin embargo, otros estudios como el HOPE,[25] involucró a más de 9000 pacientes en alto riesgo para enfermedad cardiovascular, no logró mostrar beneficio alguno con la administración de vitamina E como antioxidante.

Un posterior estudio publicado en este sentido, el Women's Health Study,[43] valoró la utilidad de suplementación de vitamina E en la prevención de eventos cardiovasculares en 40000 mujeres sanas; este estudio no logró concluir contundentemente respecto de la vitamina E en la prevención de enfermedad cardiovascular. La mayoria de estos estudios si evidencia en estudios observacionales, que las personas con un alto consumo dietético de vitaminas antioxidantes presentan menos incidencia de enfermedad cardiovascular.[44]

Según la fisiopatología de la enfermedad y la evidencia, pareciera que los antioxidantes participarían más en la prevención y no en el tratamiento de la enfermedad.

Y ello es evidente en poblaciones longevas como Japón o Italia, cuyas dietas ricas en antioxidantes demuestran la particularidad preventiva y no curativa de los nutrientes ricos en antioxidantes.

Desde el punto de vista endócrino, el envejecimiento produce cambios en ambos sentidos, tanto en aumento como en disminución de la concentración hormonal. Es decir no existe un contundente patrón de merma hormonal.

Existe si, un aumento de las sustancias proinflamatorias, disminuyendo la fagocitosis, aumentando los niveles de Cortisol (Co) acompañado de una disminución de GH, IGF1 y de las hormonas esteroieas gonadales. Es decir el envejecimiento es un estado proinflamatorio crónico fisiológico. Figura 5.

Los niveles hormonales, varían y algunos tejidos cambian su sensibilidad a la hormona que los controla. Ello produce diversos efectos en el organismo.

Por ejemplo en Hipotálamo la concentración de hormonas reguladoras, prácticamente no varía al envejecer, sin embargo la respuesta por parte de los órganos endócrinos si se verá afectada por los años.[27]

CON TRATAMIENTO DE GH:

- AUMENTA LA NEUROGENESIS,
- BLOQUEA LA APOPTOSIS,
- BLOQUEA LA APARICIÓN DE NUCLEOSOMAS,
- AUMENTA LA SIRTUINA 2, BCL2, IL4 (INTERLEUKINAS ANTIINFLAMATORIAS),
- AUMENTA LA GLUCOPEROXIDASA (FUNCIÓN ANTIOXIDANTE)
- DISMINUYE LA IL6.

CON MELATONINA :

- ESTIMULA LA NEUROGENESIS,
- DISMINUYE LOS NUCLEOSOMAS,
- DISMINUYE TNF (INFLAMATORIO)
- GENERA MENOR EXPRESIÓN DE IL6
- AUMENTA IL10 e IL 4

A nivel tiroideo, la glándula puede evolucionar hacia hipotiroidismo ralentizando el metabolismo y en algunos casos hacia hiper, aumentando riesgo de patología cardiovascular.

Los niveles de las hormonas paratiroideas también se incrementan con el envejecimiento, lo cual puede contribuir a la osteoporosis.

El páncreas también puede hipofuncionar, provocando la aparición de diabetes tipo 2.

En cuanto a las glándulas suprarrenales, es de interés describir someramente los procesos que allí ocurren.

A nivel cortical: en zona glomerular se produce Aldosterona, a nivel zona fasciculada Cortisol (Co) y a nivel zona reticular andrógenos.

La aldosterona responsable de mantener el equilibrio hidroeléctrico se altera con la edad dando lugar a hipotensión ortostática.

El Co definido como la hormona vinculada al estrés actúa a nivel de metabolismo de hidratos de carbono, proteínas y grasas. Cumple funciones antiinflamatorias antialérgicas y posee bondades a nivel del sistema inmune.

Las conexiones anatómicas entre amígdala cerebral, hipocampo y el hipotálamo facilitan la activación del eje HHA.

A nivel lateral de amígdalas, llega información sensorial que se procesa y transmite al núcleo central, posteriormente la proyecta a diferentes zonas del cerebro implicadas en la respuesta hacia el miedo. A nivel hipotálamo, los impulsos vinculados al pánico activan tanto el Sistema Nervioso Simpático como los sistemas moduladores del eje HHA. El incremento en la producción de Co media las relaciones de alarma al estrés, facilitando una fase adaptativa del síndrome general de adaptación en el que las reacciones de alarma, como la respuesta inmune, son suprimidas permitiendo al organismo generar contramedidas. Los glucocorticoides modulan las reacciones de estrés, pero en exceso podrían ser dañinas. Se cree que la atrofia del hipocampo en humanos y animales expuestos a estrés severo está provocada por la exposición prolongada a elevadas concentraciones de glucocorticoides.

Entonces el eje HHA está implicado en la neurobioquímica de trastornos emocionales y enfermedades funcionales, como ansiedad, síndrome por estrés postraumático, depresión, burn-out, trastorno límite de la personalidad, síndrome de fatiga crónica y síndrome de colon irritable.

La adrenal, al igual que otros tejidos, tiene receptores a las citoquinas, pudiendo modificar el sistema inmunitario. Un aumento de cortisol provoca una mayor susceptibilidad a las infecciones, reacciones alérgicas, autoinmunitarias e inflamaciones crónicas. A su vez las citoquinas también modifican la actividad neuroendocrina disminuyendo la T3 y aumentando el cortisol, disminuyendo el IGF1 hepático, los esteroides gonadales y la resistencia a la insulina.

Al aumentar Co se produce un aumento de la noradrenalina/adrenalina, estimulando el sistema simpático, liberando ácidos grasos libres, resistencia a la insulina, obesidad e inmunodepresión, lo que constituye el síndrome metabólico.

Cuando la respuesta es crónica se mantiene una respuesta proinflamatoria y envejecimiento, produciendo enfermedades neurodegenerativas, obesidad, síndrome metabólico, DM II e HTA. El estrés crónico acelera el envejecimiento.[22,24]

Actualmente, el Co es uno de los marcadores fisiológicos más empleados para estudiar la respuesta al estrés. Es una hormona glucocorticoide producida por la corteza adrenal en respuesta a la activación del eje hipotálamopituitaria-adrenal (HPA). Bajo condiciones normales, cuando se presenta un desafío o se percibe una amenaza, el eje HPA se activa y se produce un aumento de Co. Luego del evento, sus los niveles regresan a su estado basal.

La secreción de cortisol se rige en un ritmo circadiano diurno; bajo condiciones normales, la producción más elevada de cortisol ocurre en la segunda mitad de la noche con un pico en las horas de la madrugada, que origina un fuerte aumento del cortisol que ronda 30 minutos después del despertar, hasta dos veces el valor cuando esto ocurre, la denominada respuesta del cortisol al despertar (RCD) y disminuye de manera progresiva durante el día para tener los picos más bajos durante la noche temprana.

El estudio en la variación del ciclo diurno del Co brinda información en las influencias fisiológicas y medioambientales en el eje HPA y en consecuencias de salud relacionadas. Figura 5.

Fases del estrés según Dr. Hans Selye

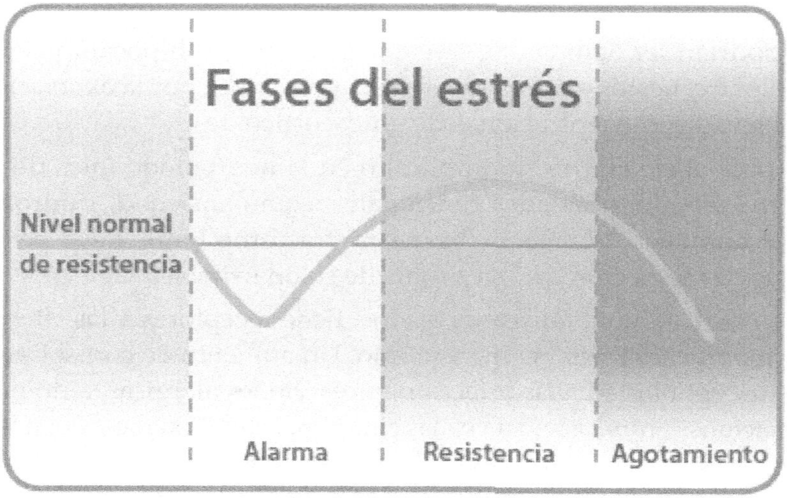

Fig. 5. Biomarcadores de estrés. Marlyn Hellen Romero Peñuela, Luis Fernando, Uribe-Velásquez, Jorge Alberto Sánchez Valencia.

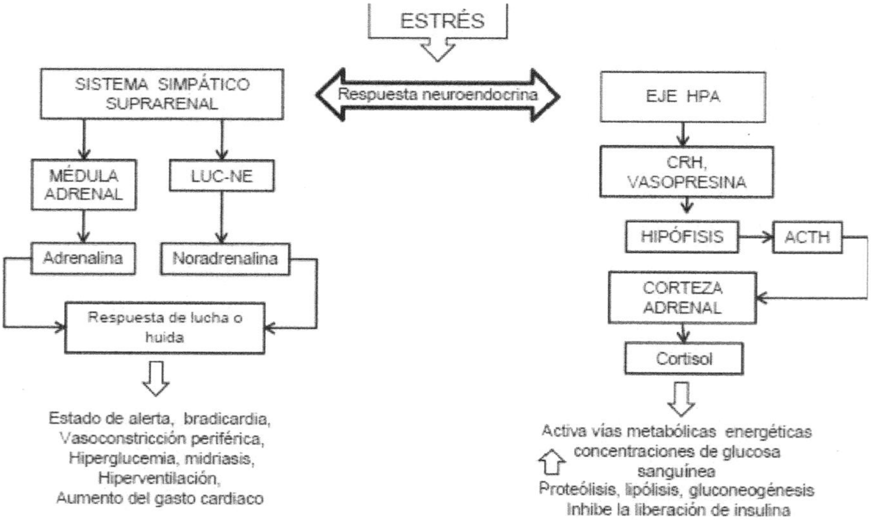

Además, el aplanamiento del ritmo diurno del cortisol es un indicador de carga alostática como también ha sido relacionado con un número considerable de condiciones clínicas, especialmente se ha observado un perfil aplanado en personas con depresión, cáncer de mama, estrés postraumático y con severo estrés parental.

Sobre los cambios del cortisol al envejecer, mientras que en ratas y primates los hallazgos son consistentes, un hipercortisolismo con el umbral disminuido para mantener el proceso de realimentación negativo, los resultados en humanos son controvertidos.[23]

Discordantemente, se han reportado altos niveles de concentraciones de cortisol en la noche que resultan en un aumento generalizado promedio en 24 horas, con un aplanamiento de la curva durante el día. Y en contraste, algunos individuos añosos exhiben una caída abrupta de los niveles de cortisol, y en otros casos no se ha encontrado relación entre la edad y la secreción del mismo durante el día.

Respecto a la RCD se ha informado que se disminuye al envejecer. Algunos investigadores han encontrado un menor aumento en los niveles basales de cortisol salival, en contraste con quienes no han encontrado diferencias con la edad.[24] Otros han reportado que el envejecimiento se asocia con una RCD atenuada y un aplanamiento de la curva durante el día.

Además, la alteración del patrón diurno de Co reviste particular importancia en personas añosas, donde los cambios en la función endocrina están asociados con inmunosenescencia, alteración en el rendimiento físico, del bienestar mental y en la independencia

Una reducción o elevación del RCD y el aplanamiento del patrón diurno parece estar unido a consecuencias adversas. Con la edad se produce un hiperaldosteronismo primario con un aumento del potasio en sangre y en orina, >30 mEq/L, que también ocurriría en el feocromocitoma adrenal o extra-adrenal.

Disminuyen también las hormonas esteroides y los andrógenos.[25] Indiscutiblemente, los cambios más notorios tanto a nivel de síntesis, concentración y manifestaciones clínicas son las hormonas sexuales.[27]

En las mujeres, alrededor de los 50 años de edad, la disminución de estrógenos, progesterona y testosterona marca la llegada de la menopausia y el fin de la función reproductiva. Pero los estrógenos no solo incumben a nivel fertilidad, sino que participan en otros procesos, por lo cual esta disminución produce síntomas y molestias a corto plazo perimenopáusicos, como también a largo plazo (aumenta riesgo de enfermedades cardiovasculares u osteoporosis).

Con respecto a la etapa de la menopausia son complejas y controvertidas las experiencias al respecto del estrés oxidativo.

Ello es probablemente debido a que en los innumerables trabajos la metodología utilizada es diversa y específica de cada compartimento celular, siendo que el estrés oxidativo es un proceso global, y al momento de su estudio las situaciones intermedias tienen comportamientos diversos. Ello es, que la única manera de arribar a conclusiones menos contradictorias, sería a través de la evaluación de todo el proceso de manera global o integral.

De esta manera enumeraremos diferentes ensayos, en los cuales se evalúan comportamientos aislados del proceso de respiración celular, los cuales como lo antedicho, genera más preguntas que respuestas, pero no por ello dejan de ofrecer información de suma trascendencia.

Equilibrio oxidativo y la menopausia

Durante el climaterio o etapa perimenopáusica, el cuerpo y metabolismo de una mujer cambia de forma importante y los mecanismos que regulan el estrés oxidativo, no son la excepción. La disminución en los niveles de estrógenos está vinculado al comportamiento oxidativo / antioxidativo de la mujer.

En modelos animales se han evidenciado estos cambios; Strehlow y cols.[28] mostraron una disminución de la superóxido dismutasa extracelular (ecSOD) y la superóxido dismutasa mitocondrial (MnSOD), y un aumento de producción de radicales libres en ratas, asociado a niveles decrecientes de estrógenos, luego de ser ooforectomizadas. Mientras que Wassmann y cols.[29] evidenciaron un incremento en la actividad de NADPH oxidasa (el cual cataliza la transferencia de un electrón desde el NADPH hacia el O_2 en la cadena respiratoria) y en la producción de la superóxido dismutasa en ratas, luego de ser ooforectomizadas.

También está demostrado[30] que el nivel de estrés oxidativo, representado por los niveles plasmáticos de 4-hidroxynenal (4-HNE) -el cual es un producto de desecho de la oxidación de los lípidos-, el maldonaldehído (MDA) y la capacidad oxidativa de LDL del plasma, estaba aumentado significativamente en la mujer posmenopáusica comparada con la etapa reproductiva.

Cabe destacar que el estudio se efectuó mediante un análisis de características de las poblaciones, y se descartó la edad como factor causal del incremento de estrés oxidativo.

Utilizando los niveles de hidroperóxido lipídico (LPO), como indicador de producción de radicales libres y de daño oxidativo de los lípidos de la membrana, Bednarek-Tupikowska y cols.[30] demostraron que había un mayor nivel de lesión o estrés oxidativo en la postmenopausia en comparación con premenopausia. Además, en este mismo estudio, se evidenció una relación inversa estadísticamente significativa entre los niveles de estrógeno y los de estrés oxidativo, es decir, a menor nivel de estrógeno, mayor evidencia de lesión oxidativa.

Signorelli[42] evidenció menor actividad del antioxidante glutatión peroxidasa (GSH-PX) en el grupo de mujeres postmenopáusicas, comparado con el grupo de premenopáusicas.

Unfer[31] en un estudio más detallado, evidenció que los niveles totales de SOD eran significativamente menores en postmenopáusicas que en premenopáusicas. Sin embargo, no encontró diferencias significativas en los niveles de GSH-PX, ni de catalasa (CAT) entre los grupos de pre y postmenopáusicas. Otros autores,[32] midieron el estatus antioxidativo total, lo que es una medición general de la capacidad antioxidativa del cuerpo, (TAS) de un grupo de 55 mujeres, y evidenciaron que el grupo postmenopáusico tenía niveles de TAS significativamente menores que el grupo premenopáusico y a la vez lograron correlacionar la disminución de estrógenos y la disminución de TAS.

Según los estudios anteriores, pareciera que la menopausia se asocia con niveles aumentados de estrés oxidativo y niveles disminuidos de antioxidantes enzimáticos. Es decir, es un verdadero estado inflamatorio celular. Aun no se sabe claramente cuáles son los mecanismos fisiológicos de estos cambios, pero algunos autores los han asociado con el incremento de enfermedades en el periodo postmenopáusico.

Por lo tanto, la menopausia se asocia con niveles aumentados de estrés oxidativo y niveles disminuidos de antioxidantes enzimáticos. Y en los estados de estrés oxidativos agravados la aparición de enfermedades se incrementa en el periodo postmenopáusico.[33]

Actualmente damos por sentado que los estrógenos modulan los procesos oxidativos y antioxidativos, logrando una disminución en la producción de radicales libres[34] un aumento en la expresión de enzimas antioxidativas[35,36] y a la vez, participando como una molécula antioxidante en sí.

Es muy llamativo que luego de la menopausia, cuando bajan los niveles de estrógenos en la mujer, la incidencia de muchas enfermedades asociadas a posibles causas oxidativas, aumenta notablemente. Es de suponer que al disminuir sus niveles estrogénicos, el equilibro oxidativo se inclinaría hacia el estrés oxidativo, exponiendo a la mujer a una mayor cantidad de noxas propiciadoras de enfermedades[37]. Incluso se ha sugerido que el reemplazo hormonal con estrógenos en modelos animales posmenopáusicas (monas), podría restablecer el equilibrio oxidativo / antioxidativo, y así prevenir o retrasar la aparición de algunas enfermedades como las cardiovasculares y osteoporosis[38-40].

Efecto antioxidante de los estrógenos

En la actualidad, la terapia de reemplazo hormonal (TRH), como tratamiento de los síntomas climatéricos, es ampliamente discutida. Además de sus efectos sobre los síntomas climatéricos, la terapia de reemplazo con estrógenos exógenos se ha mostrado beneficiosa en algunas patologías como la osteoporosis y patología cardiovascular.[45]

Los estrógenos *per se,* son antioxidantes,[46] ya que poseen un anillo fenol, el cual actúa como un neutralizador de radicales libres y a la vez le permite donar un átomo H+. Esta propiedad permite al estrógeno intervenir en diferentes etapas de la oxidación lipídica.

Estudios *in vitro* han evidenciado la capacidad antioxidativa de los estrógenos, al disminuir la oxidación de LDL y el $CuSO_4$, e inclusive se ha demostrado una disminución de lesiones inducidas por radicales libres en cadenas de ADN.[47] Los diferentes estrógenos y sus metabolitos poseen diversas capacidades antioxidativas.[48] De hecho *in vitro* entre algunos tipos de estrógenos, se logró clasificar la capacidad antioxidativa de mayor a menor, así: estradiol > estrona > equilin > estriol.[49]

Los estrógenos equinos son de mayor capacidad antioxidativa[50], el estradiol y la estrona, junto a sus metabolitos catecol, han mostrado capacidad antioxidativa en concentraciones micromolares, en tanto los metabolitos metoxi mostraron la misma capacidad antioxidativa a concentraciones picomolares. Los metabolitos estrogénicos, catecolestrógenos y metoxiestrógenos, además de funcionar como neutralizantes de radicales libres, también logran reducir y mantener reducidas las moléculas de Fe y Cu, lo cual sugiere que estas moléculas actúen como oxidantes. Además, supone que el estradiol es igual de efectivo que la vitamina E, en prevenir la oxidación de LDL, e igual o más efectivo que las enzimas SOD y CAT.

Los estrógenos no solo participan como antioxidantes *per se,* sino que también pueden modificar los niveles y capacidades de los mecanismos oxidativos y antioxidativos del cuerpo. En este sentido, está demostrado que el estradiol disminuía la producción de radicales libres, inducido por la angiotensina II en cultivos celulares de músculo liso[52]. También podemos afirmar que el estradiol aumenta la transcripción, expresión y actividad de MnSOD y de ecSOD, sin afectar los niveles o actividad de la Cu-ZnSOD, GSHPX ni catalasa.[51]

Otro factor a tomar en cuenta es que la terapia de reemplazo hormonal (TRH) incluye la administración de progestágenos cuando la mujer aun tiene útero. Esto propicia la confusión, dado que hay estudios que sugieren que la progesterona tiene efecto antioxidativo, mientras otros afirman que no lo tiene, y otros inclusive, le atribuyen efecto prooxidativo. Wassmann y cols.[29] estudiaron los efectos de la progesterona en cultivos celulares de músculo liso vascular de rata, y mostraron que la progesterona disminuía los niveles, actividad, y transcripción de la ecSOD y MnSOD. También se evidenció que la progesterona revertía los efectos beneficiosos de los estrógenos sobre la ecSOD y MnSOD, y aumentaba la producción endógena de especies reactivas de oxígeno en el músculo liso vascular. De manera que los diferentes tipos de progestágenos, por sí solos, no modificaban la oxidación de LDL *in vitro.*

También se ha estudiado el efecto antioxidativo de los estrógenos junto a los progestágenos, mostrando que el efecto antioxidativo observado por los estrógenos no fue modificado por el norgestrel ni la noretidiona, pero sí por la progesterona y acetato de medroxiprogesterona, los cuales, en dosis altas, más bien potenciaron la capacidad antioxidativa del estrógeno.[53]

Como lo antedicho, en la menopausia hay un cambio en el balance oxidativo/antioxidativo, y se ha demostrado que los estrógenos pueden actuar como antioxidantes *in vitro*, algunos autores han estudiado el impacto que la terapia de reemplazo podría tener en el balance oxidativo / antioxidativo de la postmenopáusica.

El efecto de la TRH (estrógenos + progesterona) disminuye la producción de estrés oxidativo en postmenopáusia. Utilizando el 8-epi-prostaglandina $F_{2\alpha}$ como indicador de oxidación del ácido araquidónico de los fosfolípidos de membranas, y valorando sus niveles después de 6 semanas de TRH, se observa una disminución de los niveles de 8-epi-prostaglandina $F_{2\alpha}$ el cual es marcador de proceso inflamatorio, este comportamiento se observó aún en períodos cortos de tratamiento.

Naziroglu y cols.[41] lograron hacer una comparación más amplia entre postmenopáusicas ¨sanas¨ con y sin TRH (estrógenos + progesterona), y postmenopáusicas diabéticas con y sin TRH (estrógenos + progesterona). En el grupo de mujeres postmenopáusicas ¨sanas¨, la utilización de TRH por 6 semanas no causó aumento significativo en los niveles plasmáticos de GSH-PX, GSH ni catalasa, sin embargo, sí logró una disminución significativa de MDA. Pero, en el grupo de mujeres postmenopáusicas diabéticas, la utilización de TRH por 6 semanas sí causó un aumento significativo en los niveles plasmáticos de GSH-PX, GSH y catalasa, y también logró una disminución significativa de MDA.

También estudiaron el efecto antioxidativo en el nivel eritrocitario. En el grupo de postmenopáusicas ¨sanas¨, la utilización de TRH por 6 semanas sí causó aumento significativo en los niveles eritrocitarios de GSH-PX, pero no de GSH ni catalasa, y también logró una disminución significativa de MDA. En el grupo de postmenopáusicas diabéticas, la utilización de TRH por 6 semanas logró un aumento significativo en los niveles eritrocitarios de GSHPX, GSH y catalasa, y como era de esperar, logró una disminución significativa de MDA.

Ahora bien, la secuencia de estudios en uno y otro sentido con respecto a los efectos protectores o en cuanto a la conveniencia o no de la combinación hormonal, es decir analizar el efecto general de los estrógenos con o sin progestágenos sobre el equilibro oxidativo/ antioxidativo in vivo, es que existen numerosas técnicas para medir estos efectos[55] y que la gran mayoría de los autores estudian solo uno o dos componentes del sistema antioxidativo el cual a estas horas sabemos es harto complejo y compartimento específico.[56]

Con lo cual, medir diversos marcadores de manera aislada llevan al precedentemente escrito, con más preguntas que certezas.

Ahora bien, cuando se realiza el diagnóstico de estrés oxidativo midiendo tanto la concentración total de radicales libres y la capacidad total de barrera antioxidante hemática, se clarifican las ideas.

Existe un método simple diseñado en Italia que fue validado por la CNR (Comisione Nazionale della Ricerca) y comparado con el gold standard que es la RMN (resonancia nuclear magnética).[57]

Con esta metodología simple de screening se puede diagnosticar estrés oxidativo surgiendo de la misma la concentración sanguínea de radicales libres totales (ROM), la concentración de antioxidante plasmático (PAT) y un índice que conjuga el equilibrio de ambos parámetros concluyendo en un solo valor el estado clínico de estrés oxidativo[59]. El método es fiel en cuanto a la estimación total de radicales libres, ya que pondera peróxido de hidrógeno Fig. 6, el cual es metabolito intermedio de la ruta metabólica de respiración celular y es directamente proporcional a la concentración de radicales libres.[57]

Fig. 6. Síntesis metabólica de ROS.

$$O2 + e- \rightarrow O`2 + e- + 2H^* \rightarrow H2O2 + e- \rightarrow OH^* + e- + 2H^* \rightarrow H2O$$

Dicho ello, y orientando la investigación a la medición de los parámetros totales de estrés oxidativo, encontramos que los estrógenos sí modifican el equilibrio oxidativo / antioxidativo *in vivo*, al disminuir el estrés oxidativo y a la vez, por mejorar los niveles y actividad de algunos antioxidantes como SOD. De hecho, como hemos descripto el Estrógeno, *per se* es antioxidante[43,44,49] ya que tiene electrones lábiles lo que lo hace susceptible de oxidación protegiendo otras moléculas. Asimismo, hemos descripto la diferente capacidad antioxidante de las diversas moléculas esteroideas.[48]

Particularmente en menopausia existe evidencia contundente de la mejoría sintomatológica propia cuando se establece un control selectivo del estrés oxidativo mediante la administración de antioxidantes no hormonales específicamente diseñados para esta etapa de la vida.[58]

Con el cese de la actividad ovulatoria, la mujer afronta un brusco pasaje desde un estado estrogénico a una etapa de la vida sin ellos. Efectivamente, más del 50% de las mujeres en menopausia están con exceso de radicales libres, es decir en estrés oxidativo.[60]

La condición de estrés oxidativo frecuente en climaterio y menopausia sucede entre otros debido a la oxidación del NADPH, el cual no está disponible para impulsar la acción catalizadora de la aromatasa en la producción estrogénica a partir de los esteroides de C19 Fig 7

Figura 7

AROMATASA	→	C19	→	ESTROGENOS
↑				
ROS → NADPH	→	NADPH ox		

El exceso de radicales libres, producen disturbios de los cuales en los más frecuentes han sido descriptos sus mecanismos y en base a ello podemos establecer tratamientos antioxidantes con el fin de atenuar los mencionados disturbios.

La aparición de sofocos se debe en parte a un desequilibrio del centro termorregulador central consecuente con la desaparición progresiva de estrógenos y al *feedback* negativo de las gonadotrofinas pituitarias. Algunos autores proponen una hipótesis colateral sinérgica basada en mecanismos de la utilización de la glucosa por parte de las células nerviosas (figura 8). Esta situación es estrechamente vinculada a la eficiencia de los receptores GLUT 1.[61] En situaciones de estrés oxidativo a raíz de la peroxidación de lípidos de membrana estos receptores GLUT 1 tienen una merma en su eficiencia[62]. En este caso dieta suplementada con astaxantina[63], un potente carotenoide antioxidante, resulta en un reequilbrio de radicales libres reestableciendo el normal abastecimiento de glucosa y consecuente atenuación de sofocos[64].

Figura 8

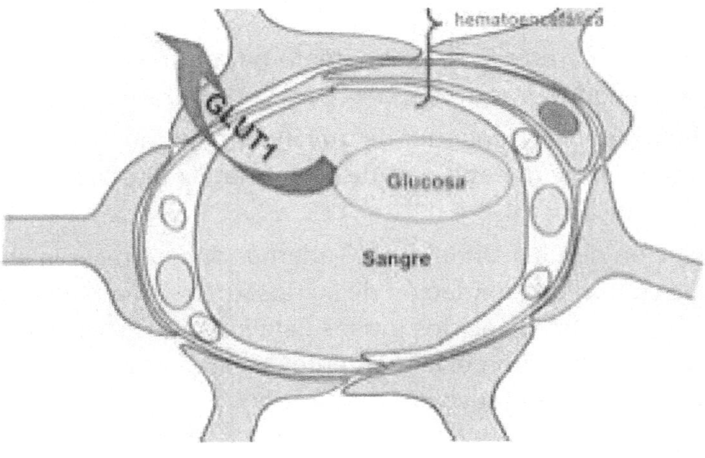

Con respecto a los dolores articulares, son en parte debidos a un fenómeno disreactivo a expensas de un componente oxidativo-inflamatorio.

Con respecto a los dolores articulares, también frecuentes en menopausia, podemos describirlo como un fenómeno disreactivo de componente oxidativo-inflamatorio. Los hidroperóxidos circulantes, marcadores de estrés oxidativo menopáusico, alcanzan a nivel sinovial los mismos niveles verificados en plasma. Por lo tanto, un cambio de pH a nivel sinovial es suficiente para cebar la reacción de Fenton[21] (figura 8) produciendo inflamación y dolor.

En este caso antioxidantes provenientes de bioflavonoides cítricos son reconocidos por la EFSA (European Food Safety Agency 2009) como integradores alimentarios en el tratamiento del dolor articular y tensión muscular.

Fig. 8. Generación de ROS, reacción de Fenton

$$Fe^{+2} + H_2O_2 \rightarrow Fe^{+3} + OH + OH \text{ (Fenton reaction)}$$

$$OH + H_2O_2 \rightarrow O_2 + H+ + H_2O$$

$$\overset{Fe^{+3}/Fe^{+2}}{O_2 + H_2O_2 \rightarrow\rightarrow OH^- + OH + O_2} \text{ (Haber - Weiss reaction)}$$

Desordenes fisiológicos vinculados a carencia u alteraciones en el metabolismo cálcico vinculadas a estrés oxidativo

El calcio no absorbido permanece en intestino, previniendo y reduciendo disturbios irritativos e inflamatorios. Estos son producidos por pulsos de sales biliares, los cuales al complejarse con Ca pierden o atenúan su potencialidad irritativa.

En situaciones de estrés oxidativo, tanto para mujeres en menopausia como asi también en edad reproductiva, se observa una reducción de la densidad ósea.

Es tendencia podría depender de una incrementada actividad osteoclástica con aumento de la permeabilidad de membrana y sucesiva absorción de mayores cantidades de Ca.

La asociación de Ca y Vitamina D3 además de favorecer la absorción intestinal del Ca, estimula la oxidación de ácidos grasos, reduce la lipogénesis y la absorción de los mismos ácidos grasos Esta sumatoria de efectos resultan de eficacia previniendo el potencial aumento de carga grasa y del estado inflamatorio articular y tensión muscular.[65]

La actividad osteoclástica de tipo macrofágica se expresa con un aumento de proteasas, particularmente de tripsina con su consecuente aumento de antitripsina, marcador bioquímico de esta actividad.

Aumentando la suplementación de Ca sistémico disponible se observa un efecto *feedback* negativo sobre esta actividad osteoclástica y considerando además la actividad protectora sobre el osteoclasto ejercida por antioxidantes de membrana como la astaxantina y el licopeno se observa un reequlibrio de la función osteoclástica observada a través de la reducción de los niveles de antiripsina que como ya describimos es marcador bioquímica de actividad osteoclástica.[66]

Es decir, de manera genérica, más allá del objetivo de restablecer el equilibrio hormonal, son vastos los hallazgos en el sentido preventivo que posee la dieta y/o suplementación dietaria antiinflamatoria / antioxidante en la prevención del envejecimiento oxidativo de las estructuras biológicas.

La cuestión es que envejecemos porque no tenemos el aporte hormonal equilibrado o envejecer no es una cuestión semántica. El sentido común nos dicta que la longevidad es realmente una situación artificial, ya que la expectativa de vida se multiplicó en comparación a los inicios. No es casual ni ambiental el aumento de patologías sobre todo de patología tumoral, sino que ello es vinculado al aumento de la expectativa de vida. Es decir, no se vivía lo suficiente como para que el cáncer arribara. El mismo ejemplo, pero más práctico es con respecto a la menopausia. El cese de sangrado en las mujeres era asociado a la patología, simplemente porque la mujer no llegaba a la edad de la menopausia.

En este sentido y resumiendo el intento que hemos desarrollado, la longevidad viene ligada a restablecer los equilibrios bioquímicos y fisiológicos de las etapas saludables y tempranas en edad.

Todo equilibrio alterado se debe procurar restablecer. Y en todo el viaje que emprendemos desde que comenzamos a envejecer, es decir desde el día CERO, los hábitos que generan noxas oxidativas se deben evitar y la dieta, que es la base del envejecimiento saludable debe ser rica o suplementada por integradores alimentarios antioxidantes, para proteger las estructuras biológicas del daño oxidativo que producen las ROS, ello es el envejecimiento prematuro.

Nótese que prácticamente toda la experiencia descripta atribuye a la antioxidación, un rol preventivo y no terapéutico.

BIBLIOGRAFÍA:

1. Harman D. Aging: a theory based on free radical and radiation chemistry. J. Gerontol. 1956;11:298–300.
2. Harman, D The biological clock: the mitochondria? J. Am. Geriatr. Soc. 1972;20:145–147.
3. Harman, D Free radical theory of aging. Mutation Research/DNAging 1992;275(3-6):257-266.
4. Harman D Extending functional life span.
5. Harman D Aging: Phenomena and Theories.ann NY acad sci 1998;874(1-7).
6. Miquel J, Economos JE, Johnson JE Jr. Mitochondrial role in cell ageing; Exp Gerontol 1980;15:575–591.
7. Lee HC, Yin PH, Lu CY et al. Increase of mitochondria and mitochondrial DNA in response to oxidative stress in human cells . Biochem. J. 2000;348:425-432.
8. Linnane AW, Marzuki S, Ozawa T, Tanaka M Mitochondrial DNA mutations as an important contributor to ageing and degenerative disease. Lancet i1989;642–645.
9. Virginia B.C. Junqueira VBC, Barros SBM, Chan SS, et al. Aging and oxidative stress. Molecular Aspects of Medicine 2004 y 25:5–16.
10. Tatton WG, Olanow CW. Apoptosis in neurodegenerative diseases: the role of mitochondria.
11. Cooper JM, Mann VM, Schapira AH Analyses of mitochondrial respiratory chain function and mitochondrial DNA deletion in human skeletal muscle: effect of ageing. J Neurol Sci 1992 y 113:91–98.
12. Suzuki H, Kumagai T, Goto A, Sugiura T Increase in intracellular hydrogen peroxide and upregulation of nuclear respiratory gene evoked by impairment of mitochondrial electron transfer in human cells..
13. Richard G Cutler Antioxidants and aging. Am J C/in Nutr 1991;53:373S-9S.
14. Mecocci, P, Polidori MC, Troiano, L, et al Plasma antioxidants and longevity: a study on healthy centenarians. Free Radic. Biol. Med. 2000;28:1243- 1248.
15. Paolisso G, Tagliamonte MR, Rizzo MR et al Oxidative stress and advancing age: results in healthy centenarians. J. Am. Geriatr. Soc. 1998;46: 833–838.
16. Trichopoulou A, Lagiou P, Papas AM Mediterranean diet: are antioxidants central to its benefits. Antioxidant Status, Diet, Nutrition and Health. 1999:pp. 107–118.
17. Salminen A, Saari P, Kihlstrom M Age- and sex- related difference in lipid peroxidation of mouse cardiac and skeletal muscle. Comp. Biochem. Physiol. 1988;89B:689–695.
18. Cand F & Verdetti J. Superoxide dismutase, glutathione peroxidase, catalase, and lipid peroxidation in the major organs of the aging rats.Free Radic. Biol. Med. 1989;7:59–63.
19. Artur Y, Herberth B, Guemouri L, et al. Age-related variations of enzymatic defences against free radical and peroxides. Free Radicals and Aging. Birkh€auser, Basel,1992:pp. 359–367.
20. Mecocci, P, Polidori MC, Troiano, L, et al Plasma antioxidants and longevity: a study on healthy centenarians. Free Radic. Biol. Med. 2000;28:1243- 1248.
21. Cook JD, Finch CA, Smith NJ Evaluation of the iron status of a population. Blood 1976;48:449-455.
22. Fernando Gómez, Carmen-Lucía. El eje hipotálamopituitaria-adrenal (HPA) al envejecer. Manizales.
23. Stampfer MJ., Hennekens CH, Manson J, Colditz G, Rosner B, Willet W. Vitamin E consumption and risk of coronary disease in women. New Engl J Med. 1993; 328: 1444-1449.
24. Lee IM, Cook NR, Gaziano J, Gordon D, Ridker P, Manson J, et al. Vitamin E in the primary prevention of cardiovascular disease and cancer: the Women's Health Study: a randomized controlled trail. JAMA. 2005; 294: 56-65.
25. Endocrine functions and ageing. Endocrinología y Nutrición . Vol. 47. Núm. 4.
26. Diseases), (Oxidative Profile of the Menopausal Woman: Estrogens´ Rol in the Prevention and Treatment of.
27. (Oxidative Profile of the Menopausal Woman: Estrogens´ Rol in the Prevention and Treatment of Diseases).
28. Efectos del envejecimiento sobre el sistema endocrino William F. Young, Jr , MD, MSc, Mayo Clinic College of Medicine

29. Strehlow K, Rotter S, Wassmann S, Adam O, Grohe C, Laufs K. et al. Modulation of antioxidant enzime expression and function by estrogen. Circ Res. 2003; 93: 170-177.
30. Wassmann K, Wassmann S, Nickenig G. Progesterone antagonizes the vasoprotective effect of estrogen on antioxidant enzyme expression and function. Circ Res. 2005; 97: 1046-1054.
31. Bednarek G, Tupikowski K, Bidzinska B, Bohdanowicz-Pawlak A, Antonowicz-Juchniewicz J, Kosouska B, et al. Serum lipid peroxides and total antioxidant status in postmenopausal women on hormone replacement therapy. Gynecol Endocinol. 2004; 19: 57-63.
32. Unfer T, Conterato M, da Silva J, Duarte M, Emanuelli T. Influence of hormonal replacement therapy on blood antioxidant enzymes in menopausal women. Clin Chem Acta. 2006; 369: 73-77.
33. Ariznavarreta Ruiz, C, Tresguerres Hernández, J.A.F. Ariznavarreta Ruiz, C, Tresguerres Hernández, J.A.F.
34. Revista Médica Clínica Las Condes.Volume 24, Issue 5, September 2013, Pages 866-873.
35. Acta méd. costarric vol.51 n.4 San José Oct./Dec. 2009. Diseases), (Oxidative Profile of the Menopausal Woman: Estrogens´ Rol in the Prevention and Treatment of.
36. Wen Y, Doyle M, Cooke T, Feely J. Effect of menopause on lowdensity lipoprotein oxidation: is oestrogen an important determinant? Maturitas. 2000; 34: 233-238.
37. Demirbag R, Yilmaz R, Erel O. The association of total antioxidant capacity with sex hormones. Scan Cardiovasc J. 2005; 36: 172-176.
38. Thibodeau P, Kachadourain R, Lemay R, Bission M, Day B, Paquette B. In vitro pro- and antioxidant properties of estrogen. J Steroid Biochem Mol Biol. 2002; 81: 227-236.
39. Siseles N. Información y formación para el manejo actual de la mujer en su climaterio. Buenos Aires: Ascune Hnos: 2005.
40. Gorodeski G. Update on cardiovascular disease in post-menopausal women. Best Pract Res Clin Obstet Gynaecol. 2002; 16: 329-355.
41. Clarkson TB. The new conundrum: do estrogens have any cardiovascular benefits? Int J Fertil Womens Med. 2002; 47: 61-68.
42. Naziroglu M, Simsek M, Simsek H, Aydilek N, Ozcan Z, Artilgan R. The effects of hormone replacement therapy combined with vitamins C and E on antioxidant levels and lipid profiles in postmenopausal women with Type 2 diabetes. Clin Chim Acta. 2004; 344: 63-71.
43. Signorelli S, Neri S, Sciacchitano S, DiPino L, Costa M, Marchese G. Behaviour of some indicators of oxidative stress in postmenopausal and fertile women. Maturitas. 2006; 53: 77-82.
44. Gey KF, Puska P, Jordan P, Moser UK. Inverse correlation between plasma vitamin E and mortality from isquemia Herat disease in crosscultural epidemiology. ACJN. 1991; 53: 326-334 S.
45. Stephens NG, Parsons A, Schofield PM, Kelly F, Cheeseman K, Mitchinson MJ, et al. Randomized controlled trail of vitamin E in patients with coronary disease: Cambridge Heart Antioxidant Study (CHAOS). Lancet. 1996; 347: 781-786.
46. Wells, G, Tugwell P, Shea B, Guyatt G, Peterson J, Zytaruk N. et al. Meta-analyses of therapies for postmenopausal osteoporosis. V. Metaanalysis of the efficacy of hormone replacement therapy in treating and preventing osteoporosis in postmenopausal women. Endocr Rev. 2002; 23:529-539.
47. Taniguchi S, Yanase T, Kobayashi K, Takayanagi R, Haji M, Umeda F, et al. Catechol estrogens are more potent antioxidants than estrogens for the Cu(2+) catalyzed oxidation of low or high density lipoprotein: antioxidative effects of steroids on lipoproteins. Endocr J. 1994; 41:605-611
48. Demirbag R, Yilmaz R, Erel O. The association of total antioxidant capacity with sex hormones. Scan Cardiovasc J. 2005; 36: 172-176.
49. Markides C, Roy D, Liehr G. Concentration dependence of prooxidant and antioxidant properties of catecholestro-

gens. Arch Biochem Biophys. 1998; 360: 105-112.
50. McManus J, McEneny J, Young IS, Thompson W. The effect of various oestrogens and progestogens on the susceptibility of low density lipoproteins to oxidation in vitro. Maturitas. 1996; 25: 125- 131.
51. Subbiah MT, Kessel B, Agrawal M, Rajan R, Abplanalp W, Rymaszewski Z. Antioxidant potential of specific estrogens on lipid peroxidation. J Clin Endocrinol Metab. 1993; 77: 1095-1097.
52. Ayres S, Abplanalp W, Liu J, Ravi T. Mechanisms involved in the protective effect of estradiol -17ß on lipid peroxidation and DNA damage. Am J Physiol. 1998; 274: E1002-E1008.
53. Strehlow K, Rotter S, Wassmann S, Adam O, Grohe C, Laufs K. et al. Modulation of antioxidant enzime expression and function by estrogen. Circ Res. 2003; 93: 170-177.
54. Arteaga E, Rojas A, Villaseca P, Bianchi M, Arteaga A, Duran D. In vitro effect of estradiol, progesterone, testosterone and of combined estradiol/progestins on low density lipoprotein oxidation in postmenopausal women. Menopause. 1998; 5: 16-23.
55. Ke R, Todd D, Ahokas R. Effect of short-term hormone therapy on oxidative stress and endothelial function in African American and Caucassian postmenopausal women. Fertil Steril. 2003; 79: 1118- 1122.
56. FERNANDEZ PACHON, María Soledad, VILLAFIO, D., TRONCOSO, A. M., & GarcíaParrilla, M. Revisión de los métodos de evaluación de la actividad antioxidante in vitro del vino y valoración de sus efectos in vivo. Archivos latinoamericanos de nutrición, 2006, vol. 56, no 2, p. 110-122.
57. CAO, Guohua; Prior, R. L. Comparison of different analytical methods for assessing total antioxidant capacity of human serum. Clinical chemistry, 1998, vol. 44, no 6, p. 1309-1315.
58. www.cnr.it/ I valori dei radicali liberi ottenuti con d-ROMs test sono del tutto sovrapponibili ai risultati del test ESR (Electron Spin Resonance).
59. MC Chapuy, R Pamphile, E Paris, C Kempf, M Schlichting, S Arnaud, P Garnero, PJ Meunier Combined calcium and vitamin D3 supplementation in elderly women: confirmation of reversal of secondary hyperparathyroidism and hip fracture risk: the Decalyos II study. Osteoporos Int. 2002 Mar;13(3):257-64. doi: 10.1007/s001980200023.
60. A simple test to monitor oxidative stress. M R Cesarone[1], G Belcaro, M Carratelli, U Cornelli, M T De Sanctis, L Incandela, A Barsotti, R Terranova, A Nicolaides. Int Angiol. 1999 Jun;18(2):127-30.
61. Relationship between oxidative stress and muscle mass loss in early postmenopause: an exploratory study Mariano Zacarías-Flores , Martha A. Sánchez-Rodríguez ', Oswaldo Daniel García-Anaya , Elsa Correa-Muñoz[b], Víctor Manuel Mendoza-Núñez ENDOCRINOLOGIA , DIABETES Y NUTRICION. Vol. 65. Núm. 6. páginas 328-334 (Junio - Julio 2018).
62. Tait D Shanafelt, Debra L Barton, Alex A Adjei, Charles L Loprinzi
63. Mayo Clin Proc. 2002 Nov;77(11):1207-18. doi: 10.4065/77.11.1207. Pathophysiology and treatment of hot flashes.
64. Dormire LS. The Potential Role of Glucose Transport Changes in Hot Flash Physiology: A Hypothesis . Biol Res Nurs. 2009 Jan; 10(3): 241–247.
65. Tsutomu HAYAKAWA, Aditya KULKARNI, Yukimasa TERADA, Takashi MAOKA, Hideo ETOH Reaction of Astaxanthin with Peroxynitrite Bioscience, Biotechnology, and Biochemistry, Volume 72, Issue 10, 23 October 2008, Pages 2716–2722.
66. S Goto, K Kogure, K Abe, Y Kimata, K Kitahama, E Yamashita, H Terada Efficient radical trapping at the surface and inside the phospholipid membrane is responsible for highly potent antiperoxidative activity of the carotenoid astaxanthin . Biochim Biophys Acta. 2001 Jun 6;1512(2):251-8.

EDITORIAL
ASCUNE

Made in the USA
Monee, IL
18 October 2026

66035240R10273